面向21世纪课程教材
全国高等医药院校药学类规划教材 配套教

药剂学应试指南与习题解析

主 编 方 亮

编 者 （以姓氏笔画为序）

方 亮 （沈阳药科大学 药学院）
毛世瑞 （沈阳药科大学 药学院）
尹寿玉 （延边大学 药学院）
尹宗宁 （四川大学 华西药学院）
沈 琦 （上海交通大学 药学院）
胡巧红 （广东药学院 药科学院）
逄秀娟 （沈阳药科大学 药学院）
徐月红 （中山大学 药学院）
袁 弘 （浙江大学 药学院）
崔京浩 （苏州大学 药学院）
鲁 莹 （第二军医大学 药学院）

中国医药科技出版社

图书在版编目（CIP）数据

药剂学应试指南与习题解析／方亮主编．—北京：中国医药科技出版社，2011.9

全国高等医药院校药学类规划教材配套教材 面向21世纪课程教材

ISBN 978－7－5067－4354－9

Ⅰ.①药… Ⅱ.①方… Ⅲ.①药剂学－医学院校－教学参考资料 Ⅳ.①R94

中国版本图书馆CIP数据核字（2011）第124375号

美术编辑 陈君杞
版式设计 郭小平

出版 中国医药科技出版社
地址 北京市海淀区文慧园北路甲22号
邮编 100082
电话 发行：010－62227427 邮购：010－62236938
网址 www. cmstp. com
规格 787×1092mm $^{1}/_{16}$
印张 35¾
字数 926千字
版次 2011年9月第1版
印次 2024年4月第2次印刷
印刷 北京印刷集团有限责任公司印刷
经销 全国各地新华书店
书号 ISBN 978－7－5067－4354－9
定价 69.00元

全国高等医药院校药学类规划教材常务编委会

出 版 说 明

全国高等医药院校药学类专业规划教材是目前国内体系最完整、专业覆盖最全面、作者队伍最权威的药学类教材。随着我国药学教育事业的快速发展，药学及相关专业办学规模和水平的不断扩大和提高，课程设置的不断更新，对药学类教材的质量提出了更高的要求。

全国高等医药院校药学类规划教材编写委员会在调查和总结上轮药学类规划教材质量和使用情况的基础上，经过审议和规划，组织中国药科大学、沈阳药科大学、广东药学院、北京大学药学院、复旦大学药学院、四川大学华西药学院、北京中医药大学、西安交通大学医学院、华中科技大学同济药学院、山东大学药学院、山西医科大学药学院、第二军医大学药学院、山东中医药大学、上海中医药大学和江西中医学院等数十所院校的教师共同进行药学类第三轮规划教材的编写修订工作。

药学类第三轮规划教材的编写修订，坚持紧扣药学类专业本科教育培养目标，参考执业药师资格准入标准，强调药学特色鲜明，体现现代医药科技水平，进一步提高教材水平和质量。同时，针对学生自学、复习、考试等需要，紧扣主干教材内容，新编了相应的学习指导与习题集等配套教材。

本套教材由中国医药科技出版社出版，供全国高等医药院校药学类及相关专业使用。其中包括理论课教材 82 种，实验课教材 38 种，配套教材 10 种，其中有 45 种入选普通高等教育“十一五”国家级规划教材。

全国高等医药院校药学类规划教材
编写委员会
2009 年 8 月 1 日

前　言

为了适应素质教育改革的要求，配合药剂学课程教学，我们组织从事药剂学一线教学的专家，依据普通高等教育药学类规划教材《药剂学》第二版，编写了与之配套的《药剂学应试指南与习题解析》。本书适合药剂学专业师生参考使用。

《药剂学应试指南与习题解析》共分两部分。第一部分按《药剂学》第二版章节顺序编排，每章包括内容归纳总结、练习题与参考答案。第二部分为药剂学考试样卷11套与参考答案。这部分内容为学生顺利通过各类药剂学考试提供指导和帮助。

本书的特点是：

1. 创新性　本书采用表格形式归纳和总结各章节的学习要点，体现了《药剂学》第二版的新理念和新思路，突出知识、能力、素质“三元合一”的教学模式和方法，侧重学法指导。按“知识和能力”、“过程和方法”二维度目标，全面提升学生的学习能力。

2. 前瞻性　本书既突出素质教育的要求，又侧重对学生“应试”能力的培养，强调培养创新精神和实践能力，强调智能的开发和非智力因素的锻炼，使学生思维能力和应用能力不断发展，同时激发和维持学生良好的学习动机，重视学生全面发展。

3. 实用性　本书内容与《药剂学》第二版同步配套。练习题设计立足一个“精”字，抓住一个“活”字，突出一个“新”字，所选的每一道题都符合教学实际，切合学生能力要求，由浅入深，由简到繁，具有很强的操作性和实用性。

4. 科学性　本书练习题设计特色鲜明，科学合理，学习活动符合学生的认知规律，适合自身特点，减少学习过程中的盲目性，提高学习效率，有利于学生培养良好的学习习惯，形成较强的自学能力。有利于学生思维敏捷性，科学性和发散性的形成。

向提供参考资料及给予支持和鼓励的日本城西大学森本雍憲教授和沈阳药科大学崔福德教授表示衷心感谢。

在本书的编写过程中得到了参编院校有关领导的大力支持和帮助，也得到了我的学生们的帮助，在此一并表示衷心感谢。本书的编者之一沈阳药科大学药剂教研室逄秀娟副教授，在编写过程中不幸去世，在此亦表示衷心的谢意和深切的哀悼。

药剂学涉及的基础知识及技术领域非常广泛，专业性与实用性很强，限于编者的水平和编写时间仓促，错误之处在所难免，希望广大读者提出宝贵意见。

编　者

2010年10月

CONTENTS 目 录

第一部分　归纳总结与习题

第二部分 模拟试题

第一部分

归纳总结与习题

第一篇　物理药剂学

第二篇　普通药剂学(剂型概论)

第三篇　剂型的制备工艺与设备

第四篇　制剂新技术与新剂型

CHAPTER 第一章

绪　论

第一节　药剂学的概念与任务

项　目		内　　容
概念	药剂学	药剂学（pharmaceutics）：研究药物制剂的基本理论、处方设计、制备工艺和合理应用的综合性技术科学。
	剂型	剂型（dosage form）：为适应治疗或预防的需要而制备的不同给药形式，称为药物剂型，简称剂型。
	药物制剂	药物制剂（pharmaceutical preparations）：以剂型制成的具体药品称为药物制剂，简称制剂。
	制剂学	制剂学（pharmaceutical engineering）：研究制剂的理论和制备工艺的科学称为制剂学。
	药物传递系统	药物传递系统（drug delivery system，DDS）：以适宜的剂型和给药方式，来达到选择性地把药物以所需要的浓度传递到作用部位，得到最佳治疗效果为目的的新的药物给药技术称为药物传递系统。
药剂学的任务		● 研究药剂学基本理论。 ● 研发药物新剂型。 ● 研发制剂新技术。 ● 研发新药用辅料。 ● 研发中药新剂型。 ● 研发生物技术药物制剂。 ● 研发制剂新机械和新设备。

第二节　药剂学的分支学科

项　目		内　　容
分支学科	工业药剂学	工业药剂学（industrial pharmacy）：是研究药物制剂工业生产的基本理论、工艺技术、生产设备和质量管理的科学。

续表

项目		内容
分支学科	物理药剂学	物理药剂学（physical pharmacy）：是运用物理化学原理、方法和手段，研究药剂学中有关处方设计、制备工艺、剂型特点、质量控制等内容的边缘科学。
	药用高分子材料学	药用高分子材料学（pharmaceutical polymer material science）：研究药用高分子材料的结构、物理化学性质、工艺性能及用途的理论和应用的科学。
	生物药剂学	生物药剂学（biopharmaceutics）：是研究药物在体内的吸收、分布、代谢与排泄的机制及过程，阐明药物因素、剂型因素和生理因素与药效之间关系的边缘科学。
	药物动力学	药物动力学（phamacokinetics）：是采用数学的方法，研究药物的吸收、分布、代谢与排泄的经时过程及其与药效之间关系的科学。
	临床药剂学	临床药剂学（clinical pharmacy）：是以病人为研究对象，研究合理、有效与安全用药的科学。
	医药情报学	医药情报学（drug informatics）：通过检索和处理大量的与药品相关的情报，阐明药物疗法的依据，追求药品使用最佳化的科学。

第三节　药物剂型

项目	内容		
剂型与给药途径	给药途径	吸收或作用部位	剂型
	口服	消化道黏膜（小肠、胃）	散剂、颗粒剂、片剂、胶囊剂、丸剂、滴丸剂、糖浆剂、溶液剂、芳香水剂、合剂、乳剂、混悬剂、煎膏剂、胶剂、酒剂、酊剂、露剂
	口腔	口腔黏膜、咽黏膜、舌下黏膜、颊腔黏膜	含漱剂、口含片剂、舌下片剂
	呼吸道	上呼吸道黏膜、肺泡黏膜	吸入剂、喷雾剂、气雾剂、粉雾剂
	体腔： 肛门 尿道 阴道 鼻孔 耳腔	 直肠黏膜 尿道黏膜 阴道黏膜 鼻黏膜 外耳黏膜	 肛门栓剂、灌肠剂 尿道栓剂、洗剂 阴道栓剂、洗剂、阴道用片剂 滴鼻剂、洗鼻剂、鼻用喷雾剂、鼻用软膏剂 滴耳剂、洗耳剂、耳用软膏剂、耳用喷雾剂

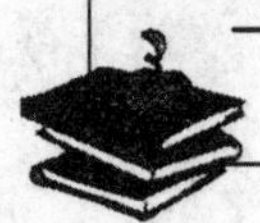

续表

项　目	内　　容		
剂型与给药途径	眼部	角膜、结膜	滴眼剂、洗眼剂、眼膏剂、眼用乳膏剂、眼用凝胶剂、眼膜剂、眼丸剂、眼内插入剂
	皮肤	皮肤表面	软膏剂、乳膏剂、糊剂、巴布剂、贴剂、凝胶剂、搽剂、酒剂
	注射： 皮内 皮下 肌内 静脉 动脉 脊腔	 表皮真皮间 皮下组织 肌肉组织 静脉内 动脉内 脊椎腔内	注射液（溶液型、混悬型、乳状液型）、注射用无菌粉末、注射用浓溶液、静脉用乳状液型注射液、静脉输液
剂型的重要性	● 剂型可改变药物的作用性质； ● 剂型能改变药物的作用速度； ● 改变剂型可降低（或消除）药物的毒副作用； ● 剂型可产生靶向作用； ● 剂型可影响疗效。		
药物剂型的分类	按给药途径	经胃肠道剂型：口服给药剂型 非胃肠道剂型：注射剂、呼吸道给药剂型、皮肤给药剂型、黏膜给药剂型、腔道给药剂型	
	按分散系统	溶液型、胶体溶液型、乳状液型、混悬液型、气体分散型、微粒分散型、固体分散型	
	按制备方法	浸出制剂、无菌制剂	
	按形态	液体剂型、气体剂型、固体剂型、半固体剂型	

第四节　辅料在药物制剂中的应用

项　目	内　　容
使用目的	● 有利于制剂形态的形成：溶剂、稀释剂、黏合剂、基质 ● 使制备过程顺利进行：助溶剂、乳化剂、助流剂、润滑剂 ● 提高药物的稳定性：抗氧剂、助悬剂、乳化剂、防腐剂 ● 满足生理要求：缓冲剂、等渗调节剂、矫味剂、止痛剂、色素 ● 调节药物释放速度或改善体内分布：速释辅料、缓释辅料、靶向辅料

第五节　药典与药品标准简介

项目		内容
药典	概念	● 药典（pharmacopoeia）：是一个国家记载药品标准、规格的法典，一般由国家药典委员会编纂，并由政府颁布施行，具有法律约束力。
药典	收载	● 药效确切、副作用小、质量稳定的常用药物及其制剂，并规定质量标准、制备要求、鉴别方法、杂质检查与含量测定等。
药典	中国药典	●《中华人民共和国药典》（Chinese Pharmacopoeia，ChP）简称《中国药典》，第一部为1953年版。 ● 先后出版1953年版、1963年版、1977年版、1985年版、1990年版、1995年版、2000年版、2005年版与现行的2010年版。 ● 新版药典分为一、二、三部。一部收载中药材及其中药制剂；二部收载化学药、生化药、抗生素、放射性药品及其制剂；三部收载生物制品及其制剂。 ● 现行版药典于2010年7月1日起正式实施。收载品种共4567种，其中新增1386种。药典一部收载2165种，其中新增1019种；药典二部收载2271种，其中新增330种；药典三部收载131种，其中新增37种。
药典	外国药典	● 美国药典（Pharmacopoeia of the United States，USP）：现行版为USP34版，于2007年5月1日开始实施。 ● 英国药典（British Pharmacopoeia，BP）：现行版为BP2009版，2009年1月1日开始实施。 ● 日本药局方（The Japanese Pharmacopoeia，JP）：现行版为2006年出版的第十五改正版（JP15），2006年4月1日开始实施。 ● 欧洲药典（European Pharmacopoeia，EP）：现行版为EP6版，2008年1月1日开始实施。 ● 国际药典（The International Pharmacopoeia，Ph. Int.）现行版为2006年出版的第四版。
药品标准		● 国家药品标准，是指国家食品药品监督管理局颁布的《中华人民共和国药典》、药品注册标准和其它药品标准，其内容包括质量指标、检验方法以及生产工艺等技术要求。国家药品标准与药典一样具有法律约束力。
处方药与非处方药		● 处方药（prescription drug，ethical drug）：是为了保证用药安全，由国家卫生行政部门规定或审定的，需凭医师或其他有处方权的医疗专业人员开写处方出售，并在医师、药师或其他医疗专业人员监督或指导下方可使用的药品。 ● 非处方药（nonprescription drug）：是指为方便公众用药，在保证用药安全的前提下，经国家卫生行政部门规定或审定后，不需要医师或其他医疗专业人员开写处方即可购买的药品，一般公众凭自我判断，按照使用说明书就可自行使用。非处方药又称为柜台发售药品（over the counter drug，OTC）。

第六节　GMP、GLP与GCP

项目		内容
GMP	定义	药品生产质量管理规范（good manufacturing practice，GMP）是药品生产过程中，用科学、合理、规范化的条件和方法来保证生产优质药品的一整套系统的、科学的管理规范，是药品生产和管理的准则。
	检查对象	①人；②生产环境；③制剂生产的全过程。
	三大要素	①人为产生的错误减小到最低； ②防止医药品的污染及低质量药品的产生； ③保证产品高质量的系统设计。
	认证	①包括药品生产企业（车间）的GMP认证；药品品种的GMP认证。 ②现场检查的主要内容：硬件检查的主要内容是公用系统（空气净化系统、水处理系统、污水处理系统、锅炉房、配电房等）、厂房和设备以及检验科、仓库和留样观察室；软件检查的主要内容包括机构人员、生产质量管理、物料与卫生管理、验证、产品销售与收回以及自检等内容。
GLP	定义	药品非临床研究质量管理规范（good laboratory practice，GLP）是试验条件下进行药理和动物试验（体内和体外）的指南和准则。
	基本精神	要尽可能避免和降低实验中的各种误差（系统误差、偶然误差和过失误差），提高实验数据的质量。
	基本要求	GLP要求进行急性、亚急性和慢性毒性试验、致癌、致畸、致突变以及其他毒性试验时，按统一规范的实验设计、实验方法和实验管理来进行。
GCP	定义	药品临床试验管理规范（good clinical practice，GCP）是一套有关临床试验的设计、进行、监视、稽查、记录、分析和报告的标准，该标准保证试验结果的准确、可靠，并保证受试者的权利、整体性和隐私受到保护。
	核心	为受试者公开提供权利、安全性和健康的保证。

练　习　题

一、翻译并解释下列名词与术语

1. pharmaceutics
2. dosage form
3. pharmaceutical preparations
4. DDS
5. industrial pharmacy
6. physical pharmacy
7. biopharmaceutics
8. clinical pharmacy
9. drug informatics
10. pharmacopoeia
11. ethical drug
12. nonprescription drug
13. GMP
14. GLP
15. GCP

二、判断是非题（用○或×表示）

1. 剂型可以改变药物吸收的速度与程度，但不会改变药物的作用性质。(　　)
2. 药典是一个国家记载药品生产、销售、使用的依据。(　　)
3. 患者不需要凭医师的处方即可自行判断、购买和使用的药品称为非处方药。(　　)
4. 药品生产管理规范仅对药品的生产环节进行规范管理。(　　)
5. 药品安全试验管理规范是试验条件下进行药理和动物试验的指南和准则。(　　)
6. 药物动力学是研究药物在体内的吸收、分布、代谢与排泄的机制及过程，阐明药物因素、剂型因素和生理因素与药效之间关系的边缘科学。(　　)
7. 剂型是一类制剂的集合名词。(　　)
8. 国家药品标准是指国家食品药品监督管理局颁布的药品注册标准和其他药品标准，其内容包括质量指标、检验方法以及生产工艺等技术要求，不具有法律约束力。(　　)
9. “OTC”是指处方药，是在柜台上可以买得到的药品。(　　)
10. 医疗机构可以使用处方药和非处方药。(　　)
11. 同一种剂型可以有不同的药物，同一药物也可制成多种剂型。(　　)
12. 药物的化学结构对疗效起决定性作用，但疗效是通过剂型来实现的。(　　)
13. 剂型按分散系统可分为液体、固体、半固体和气体剂型。(　　)
14. 散剂、丸剂、片剂、栓剂均为固体制剂。(　　)
15. 靶向给药系统是指利用载体将药物通过局部或全身血液循环而选择性地浓聚定位于靶组织、靶器官、靶细胞或细胞内结构的给药系统。(　　)

三、单项选择题

1. 下列关于剂型的表述中错误的是（　　）
   A. 剂型系指为适应治疗或预防的需要而制备的不同给药形式
   B. 同一种剂型可以有不同的药物
   C. 同一药物也可制成多种剂型
   D. 剂型系指某一药物的具体品种
   E. 阿司匹林片、扑热息痛片、尼莫地平片等均为片剂剂型
2. 下列关于药剂学叙述中错误的是（　　）
   A. 药剂学是研究药物制剂的基本理论、处方设计、制备工艺和合理应用的综合性应用技术科学
   B. 生物药剂学是药剂学的一个分支学科
   C. 药物的合理应用也属于药剂学的研究内容
   D. 新辅料的研究与开发是药剂学研究的重要内容之一
   E. 临床药学是以病人为对象，研究合理、有效与安全用药的科学，不属于药剂学的分支学科
3. 不具有法律约束力的是（　　）
   A. 中国药典　　B. 美国药典　　C. 国际药典
   D. 中华人民共和国卫生部药品标准　　E. 国家药品监督管理局药品标准
4.《中华人民共和国药典》是由（　　）
   A. 国家颁布的药品集　　B. 国家药品监督管理局制定的药品标准
   C. 国家药典委员会制定的药物手册　　D. 国家药品监督管理局制定的药品法典
   E. 国家编纂的药品规格标准的法典

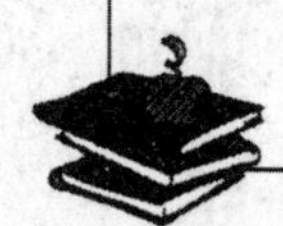

5. 药品生产、检验、销售与使用的依据是（　　）
A. GMP　　B. GLP　　C. OTC
D. 药典　　E. 药品法
6. 下列关于剂型的错误表述是（　　）
A. 药物用于防病治病，必须制成适宜的给药形式，即为药物剂型
B. 剂型是一类制剂的集合名词
C. 同一种药物可以制成不同的剂型，用于不同的给药途径
D. 剂型可以改变药物的作用性质
E. 剂型是根据国家药品标准将某种药物制成适合临床要求，并符合一定质量标准的药物的具体产品
7. 下列关于药物剂型的叙述中错误的是（　　）
A. 药物供临床使用之前，都必须制成适合于应用的剂型
B. 一种药物能制成多种剂型
C. 一种药物制成何种剂型与临床上的需要有关
D. 一种药物制成何种剂型与药物的性质有关
E. 剂型可改变药物的物理化学性质
8. 药剂学的任务不包括（　　）
A. 新剂型的研究　　B. 新辅料的研究　　C. 新药作用机理的研究
D. 药剂学基本理论的研究　　E. 制剂新机械和新设备的研究
9. 下列关于药典作用的正确表述为（　　）
A. 作为药品生产、检验、销售的依据
B. 作为药品生产、检验与使用的依据
C. 作为药品生产、销售与使用的依据
D. 作为药品检验、销售与使用的依据
E. 作为药品生产、检验、销售与使用的依据
10. 美国药典的英文缩写为（　　）
A. USP　　B. GMP　　C. BP　　D. JP　　E. WHO
11. 有可能使药物迅速经黏膜吸收发挥全身性治疗作用的剂型是（　　）
A. 舌下片剂　　B. 贴剂　　C. 丸剂
D. 颗粒剂　　E. 胶囊剂
12. 利用载体将药物运送到并浓聚于特异性病变部位而发挥药效的制剂属于（　　）
A. 经皮吸收制剂　　B. 缓释控释制剂　　C. 靶向制剂
D. 调释制剂　　E. 植入给药制剂
13. 在下列剂型中，有可能经胃肠道给药的剂型是（　　）
A. 注射剂　　B. 混悬剂　　C. 软膏剂
D. 凝胶剂　　E. 气雾剂
14. 药剂学的分支学科不包括（　　）
A. 工业药剂学　　B. 物理药剂学　　C. 方剂学
D. 药物动力学　　E. 生物药剂学
15. 中国药典的制剂通则包括在（　　）一项中
A. 凡例　　B. 正文　　C. 附录
D. 前言　　E. 具体品种的标准

四、多项选择题

1. 下列关于制剂的正确表述是（　　）
   A. 制剂是指根据药典或药政管理部门批准的标准、为适应治疗或预防的需要而制备的不同给药形式
   B. 药物制剂是根据药典或药政管理部门批准的标准、为适应治疗或预防的需要而制备的不同给药形式的具体品种
   C. 同一种制剂可以有不同的药物
   D. 制剂是药剂学所研究的对象
   E. 红霉素片、扑热息痛片、青霉素粉针剂等均是药物制剂
2. 药剂学的任务有（　　）
   A. 新剂型的研究与开发　　B. 新辅料的研究与开发
   C. 中药新剂型的研究与开发　　D. 生物技术药物制剂的研究与开发
   E. 制剂新技术的研究与开发
3. 药物剂型可按下列哪些方法分类（　　）
   A. 按给药途径分类　　B. 按分散系统分类　　C. 按制法分类
   D. 按形态分类　　E. 按药物种类分类
4. 下列有关剂型的叙述中正确的是（　　）
   A. 改变剂型可改变药物的作用性质　　B. 改变剂型可改变药物的作用速度
   C. 改变剂型可降低药物的毒副作用　　D. 改变剂型可产生靶向作用
   E. 改变剂型可改变药物作用强度
5. 下列关于非处方药叙述正确的是（　　）
   A. 是必须凭执业医师或执业助理医师处方才可调配、购买并在医生指导下使用的药品，
   B. 是由专家遴选的、不需执业医师或执业助理医师处方并经过长期临床实践被认为患者可以自行判断、购买和使用并能保证安全的药品
   C. 应针对医师等专业人员作适当的宣传介绍
   D. OTC 已成为全球通用的非处方药的俗称
   E. 非处方药主要是用于治疗各种消费者容易自我诊断、自我治疗的常见轻微疾病。因此对其安全性可以忽视
6. 按分散系统分类，可将药物剂型分为（　　）
   A. 溶液型　　B. 混悬型　　C. 乳浊型
   D. 气体分散型　　E. 半固体分散型
7. 在我国具有法律约束力的是（　　）
   A. 中国药典　　B. 国家药品标准　　C. 国际药典
   D. 美国药典　　E. 英国药典
8. 下列制剂中属于液体制剂的是（　　）
   A. 盐酸丁卡因胶浆　　B. 大黄流浸膏　　C. 注射用细胞色素 C
   D. 沙丁胺醇气雾剂　　E. 小儿止咳糖浆
9. 下列有关处方药与非处方药的叙述中错误的是（　　）
   A.《中华人民共和国药品管理法》规定：“国家对药品实行处方药与非处方药的分类管理制度”
   B. 处方药与非处方药由医药销售商自行界定

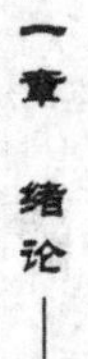

C. 处方药与非处方药由医生商自行界定

D. 处方药与非处方药不是药品本身的属性，而是管理上的界定

E. 处方药是 SFDA 批准的，非处方药不必批准，但必须保障安全性和有效性

10. 下列关于中国药典的正确叙述是（　　）

A. 药典是药品生产、检验、销售与使用的依据

B. 药典由政府颁布施行，具有法律约束力

C. 药典一般由国家药典委员会编纂

D. 药典是记载药品规格和标准的工具书

E. 药典收载药效确切、副作用小、质量稳定的常用药物及其制剂

五、简述题

1. 简述剂型的重要性与作用。
2. 简述药典的性质与作用。
3. 简述药用辅料在制剂中的作用。
4. 简述 GMP 的三大要素以及 GMP 认证时现场考核的内容。
5. 简述 GLP 的基本精神和基本要求。

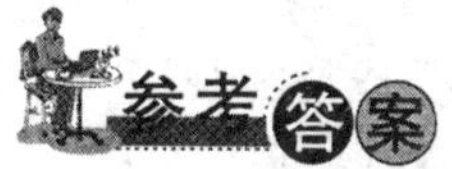

一、翻译并解释下列名词与术语

1. pharmaceutics：药剂学，是研究药物制剂的基本理论、处方设计、制备工艺和合理应用的综合性技术科学。

2. dosage form：剂型，为适应治疗或预防的需要而制备的不同给药形式，称为药物剂型，简称剂型。

3. pharmaceutical preparations：药物制剂，以某种剂型制成的具体药品称为药物制剂，简称制剂。

4. DDS：drug delivery system，药物传递系统，以适宜的剂型和给药方式，来达到选择性地把药物以所需要的浓度传递到作用部位，得到最佳治疗效果为目的的新的药物给药技术称为药物传递系统。

5. industrial phamacy：工业药剂学，是研究药物制剂工业生产的基本理论、工艺技术、生产设备和质量管理的科学。

6. physical phamacy：物理药剂学，是运用物理化学原理、方法和手段，研究药剂学中有关处方设计、制备工艺、剂型特点、质量控制等内容的边缘科学。

7. biopharmaceutics：生物药剂学，是研究药物在体内的吸收、分布、代谢与排泄的机制及过程，阐明药物因素、剂型因素和生理因素与药效之间关系的边缘科学。

8. clinical pharmacy：临床药学，是以病人为研究对象，研究合理、有效与安全用药的科学。

9. drug informatics：医药情报学，通过检索和处理大量的与药品相关的情报，阐明药物疗法的依据，追求药品使用最佳化的科学。

10. pharmacopoeia：药典，是一个国家记载药品标准、规格的法典，一般由国家药典委员会编纂，并由政府颁布施行，具有法律约束力。

11. ethical drug：处方药，是为了保证用药安全，由国家卫生行政部门规定或审定的，需凭医师或其他有处方权的医疗专业人员开写处方出售，并在医师、药师或其他医疗专业人员监督或指导下

方可使用的药品。

12. nonprescription drug：非处方药，是指为方便公众用药，在保证用药安全的前提下，经国家卫生行政部门规定或审定后，不需要医师或其他医疗专业人员开写处方即可购买的药品，一般公众凭自我判断，按照使用说明书就可自行使用。非处方药又称为柜台发售药品（over the counter drug，OTC）。

13. GMP：药品生产质量管理规范（good manufacturing practice），是药品生产过程中，用科学、合理、规范化的条件和方法来保证生产优质药品的一整套系统的、科学的管理规范，是药品生产和管理的准则。

14. GLP：药品非临床研究质量管理规范（good laboratory practice），是试验条件下进行药理和动物试验（体内和体外）的指南和准则。

15. GCP：药品临床试验管理规范（good clinical practice），是一套有关临床试验的设计、进行、监视、稽查、记录、分析和报告的标准，该标准保证试验结果的准确、可靠，并保证受试者的权利、整体性和隐私受到保护。

二、判断是非题

1. ×　2. ×　3. ○　4. ×　5. ○　6. ×　7. ○　8. ×　9. ×　10. ○
11. ○　12. ○　13. ×　14. ○　15. ○

三、单项选择题

1. D　2. E　3. C　4. E　5. D　6. E　7. E　8. C　9. E　10. A
11. A　12. C　13. B　14. C　15. C

四、多项选择题

1. BDE　2. ABCDE　3. ABCD　4. ABCDE　5. BD
6. ABCDE　7. AB　8. ABCE　9. BCE　10. ABCE

五、简述题

1. 简述剂型的重要性与作用。

为适应治疗或预防的需要而制备的不同给药形式，称为药物剂型，简称剂型。

剂型的重要性与作用具体表现为：

① 剂型可改变药物的作用性质；

② 剂型能改变药物的作用速度；

③ 改变剂型可降低（或消除）药物的毒副作用；

④ 剂型可产生靶向作用；

⑤ 剂型可影响疗效。

2. 简述药典的性质与作用。

药典是一个国家记载药品标准、规格的法典，一般由国家药典委员会编纂，并由政府颁布施行，具有法律约束力。药典收载药效确切、副作用小、质量稳定的常用药物及其制剂，并规定质量标准、制备要求、鉴别方法、杂质检查与含量测定等。药典作为药品生产、检验、销售与使用的依据，在一定程度上可以反映一个国家药品生产、医疗和科学技术水平。药典保证人民用药安全性和有效性，促进药品研究和生产方面起重大作用。

3. 简述药用辅料在制剂中的作用。

药物制剂是由原料药和药用辅料组成，因此药用辅料是制剂生产中必不可少的组成部分。辅料在药物制剂中的作用表现在：

① 有利于制剂形态的形成：溶剂、稀释剂、黏合剂、基质；

② 使制备过程顺利进行：助溶剂、乳化剂、助流剂、润滑剂；

③ 提高药物的稳定性：抗氧剂、助悬剂、乳化剂、防腐剂；

④ 满足生理要求：缓冲剂、等渗调节剂、矫味剂、止痛剂、色素；

⑤ 调节药物释放速度或改善体内分布：速释辅料、缓释辅料、靶向辅料。

4. 简述 GMP 的三大要素以及 GMP 认证时现场考核的内容。

GMP 的三大要素：

① 人为产生的错误减小到最低；

② 防止对医药品的污染和低质量药品的产生；

③ 保证产品高质量的系统设计。

GMP 认证包括药品生产企业（车间）的 GMP 认证和药品品种的 GMP 认证。

GMP 认证现场检查的主要内容：硬件检查的主要内容是公用系统（空气净化系统、水处理系统、污水处理系统、锅炉房、配电房等）、厂房和设备、以及检验科、仓库和留样观察室；软件检查的主要内容包括机构人员、生产质量管理、物料与卫生管理、验证、产品销售与收回以及自检等内容。

5. 简述 GLP 的基本精神和基本要求。

GLP（good laboratory practice）即药品非临床研究质量管理规范，是试验条件下进行药理和动物试验（体内和体外）的指南和准则。

GLP 的基本精神是要尽可能避免和降低实验中的各种误差（系统误差、偶然误差和过失误差），提高实验数据的质量。

GLP 基本要求：进行急性、亚急性和慢性毒性试验、致癌、致畸、致突变以及其他毒性试验时，按统一规范的试验设计、实验方法和实验管理来进行。

（方　亮）

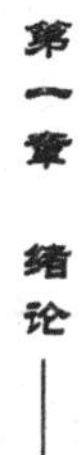

第一篇

物理药剂学

CHAPTER 第二章

溶 液

第一节 溶液与分子间相互作用

项 目			内 容
分子间作用力	范德华力		范德华力（Van der Walls force）是分子之间相互作用力。包括取向力（orientation force）：永久偶极（permanent dipole）与永久偶极间的静电引力。 诱导力（induction force）：诱导偶极（induced dipole）与永久偶极之间产生的作用力。 色散力（dispersion force）：单个分子产生的瞬时偶极（temporary dipole）与它相邻分子的诱导偶极相互吸引产生的作用力。
	氢 键		氢键（hydrogen bond）定义：与电负性很强的原子 X 共价结合的氢原子会带部分正电荷，而能够吸引另一带负电荷的原子 Y 的作用力。 特点：具有方向性和饱和性。 形成 X—H···Y 时，原子 X 给出质子，为质子供体（proton donor），原子 Y 接收质子，为质子受体（proton accepter）。
	传荷络合作用		传荷络合作用（charge transfer interaction）：是电性差别比较大的两个分子间产生的电荷迁移力。 电荷转移方向：多电子分子（电子供体）→缺电子分子（电子受体）。
	疏水结合力		疏水结合力（hydrophobic interaction）是非极性分子在具有极性的水中倾向于积聚在一起的现象。
	复合物作用		复合物作用（complex interaction）是由一系列分子（复杂有机物、无机化合物）以及单质相互结合组成的具有一定（生理、化学）功能或明显（物化）特性的集合体之间的作用。
种类及性质	种类	极性溶剂	水是最常用的极性溶剂。其理化性质稳定，能与身体组织在生理上相适应，吸收快，因此水溶性药物多制备成水溶液。
		非水溶剂	如果药物在水中难溶，可选择适宜的非水溶剂，增大药物的溶解度。常用的非水溶剂：醇类、二氧戊环类、醚类、酰胺类、酯类、植物油类、亚砜类等。

续表

<table>
<tr><th colspan="2">项 目</th><th>内 容</th></tr>
<tr><td rowspan="2">种类及性质 / 性质</td><td>介电常数</td><td>溶剂的介电常数（dielectric constant）表示在溶液中将相反电荷分开的能力，它反映溶剂分子的极性大小。介电常数借助电容测定仪，通过测定溶剂的电容值 C 求得，是个无因次的数值。
$$\varepsilon = \frac{C}{C_0}$$
式中，C_0—电容器在真空时的电容值，C—实测以空气为介质时的电容值，通常测得空气的介电常数接近于1。
物质的溶解性与溶剂的介电常数
溶剂 / 介电常数 / 溶质（极性递减；水溶性递减）
水 / 80 / 无机盐、有机盐
二醇类 / 50 / 糖、鞣质
甲醇、乙醇 / 30 / 蓖麻油、蜡
醛、酮、氧化物、高级醇 / 20 / 树脂、挥发油
己烷、苯、四氯化碳、乙醚 / 5 / 脂肪、石蜡、烃类、汽油
矿物油、植物油 / 0 / </td></tr>
<tr><td>溶解度参数</td><td>溶解度参数（solubility parameter）表示同种分子间的内聚能，也是表示分子极性大小的一种量度。溶解度参数越大，极性越大。
溶剂或溶质的溶解度参数 δ_i 可用下式表示。
$$\delta_i = (\frac{\Delta U_i}{V_i})^{1/2}$$
式中，ΔU_i—分子间的内聚能；V_i—物质在液态时的摩尔体积。在一定温度下，分子间内聚能可从物质的摩尔气化热求得，即 $\Delta U_i = \Delta H_v - RT$，因此，
$$\delta_i = (\frac{\Delta H_v - RT}{V_i})^{1/2}$$
式中，V_i—物质在液态时 T 温度下的摩尔体积；ΔH_v—摩尔气化热；R—摩尔气体常数；T—热力学温度。
两种组分的 δ 越接近，它们越能互溶。
一些溶剂的摩尔体积与溶解度参数
溶剂 / δ（$J^{1/2}/cm^{3/2}$） ‖ 溶剂 / δ（$J^{1/2}/cm^{3/2}$）
正丁烷 / 4.11 ‖ 正辛醇 / 20.07
正己烷 / 14.93 ‖ 乙醇 / 26.59
乙醚 / 15.75 ‖ 甲醇 / 29.66
环己烷 / 16.77 ‖ 二甲基亚砜 / 26.59
乙酸乙酯 / 18.20 ‖ 1，2－丙二醇 / 30.27
苯 / 18.61 ‖ 甘油 / 36.20
三氯甲烷 / 19.02 ‖ 水 / 47.86
丙酮 / 20.04 ‖ </td></tr>
</table>

第二节　溶液的种类和特征

<table>
<tr><th colspan="2">项　目</th><th>内　　容</th></tr>
<tr><td colspan="2">溶　液</td><td>定义：呈液态的多种物质的均相混合物。
溶剂（solvent）+溶质（solute）= 溶液（solution）</td></tr>
<tr><td rowspan="6">稀溶液</td><td>依数性</td><td>依数性（colligative properties）：稀溶液具有的，仅取决于所含溶质粒子的浓度而与溶质本身的性质无关的性质。
如溶剂的蒸气压下降、凝固点下降、沸点升高、渗透压等。</td></tr>
<tr><td>蒸气压下降</td><td>拉乌尔定律（Raoult's law）：温度一定时，难挥发的非电解质稀溶液的蒸气压降低与溶质的摩尔分数成正比。
$$p_A = p_A^o \cdot x_A$$
p_A—某温度下稀溶液中溶剂的蒸气压；p_A^o—该温度下纯溶剂的饱和蒸气压；x_A—溶液中溶剂的摩尔分数。</td></tr>
<tr><td>凝固点下降</td><td>● 凝固点（freezing point）：在一定的外界压力下，液体物质的固液两相蒸气压相等而共存的温度。凝固点下降（freezing point depression）：溶液凝固点低于纯溶剂凝固点的现象。
$$\Delta T_f = K_f m$$
K_f—摩尔凝固点降低常数。</td></tr>
<tr><td>沸点升高</td><td>● 沸点（boiling point）：液体蒸气压等于外界压力时的温度
● 溶液的沸点升高（boiling point elevation）：溶液沸点比纯溶剂沸点升高的现象。
$$\Delta T_b = K_b m$$
K_b—溶液的摩尔沸点升高常数，只与溶剂的性质有关。</td></tr>
<tr><td>渗透压</td><td>● 渗透（osmosis）：当纯水与溶液用半透膜隔开时，水分子自动地透过半透膜进入溶液的过程。
● 渗透压（osmotic pressure）：两侧液面高度相等的溶液和纯溶剂（水）用半透膜隔开，为保持两侧原有液面高度不变而施加在溶液液面上的压力。单位为 Pa 或 kPa。
● 范特霍夫（Van't Hoff）定律：在一定温度下，难挥发的非电解质稀溶液的渗透压只决定于溶液的浓度或单位体积内溶质的粒子数，而与溶质的性质无关。
$$\pi V = nRT \quad 或 \quad \pi V = CRT$$
π—渗透压；V—溶液体积；C—溶液体积摩尔浓度；n—在 V 体积溶液中溶质的摩尔数；T—绝对温度。</td></tr>
</table>

续表

<table>
<tr><th colspan="2">项 目</th><th colspan="2">内 容</th></tr>
<tr><td rowspan="5">非电解质溶液</td><td>定 义</td><td colspan="2">不能导电的溶液，其溶液的溶质以未解离的分子或正、负离子缔合物存在。包括水溶液和非水溶液。
其稀溶液特点：具有依数性。</td></tr>
<tr><td>化学势</td><td colspan="2">化学势（chemical potential）定义：$\mu_i = G_i = \left(\frac{\partial G}{\partial n_i}\right)_{T,P,n_i}$
保持温度、压力和除 i 以外的其他组分不变，体系的 Gibbs 自由能随 n_i 的变化率称为化学势。</td></tr>
<tr><td>亨利定律</td><td colspan="2">亨利定律（Henry's law）：在一定温度和平衡状态下，气体在液体中的溶解度与该气体的分压成正比。
$$P_B = K_x \cdot x_B$$
X_B—溶质（即气体）在溶液中的摩尔分数；P_B—气体在达平衡时液面上的分压；K_x—亨利常数（其值与温度、溶质和溶剂的性质有关）。
适用范围：稀溶液。</td></tr>
<tr><td>理想溶液</td><td colspan="2">每一组分在全部浓度范围内都服从拉乌尔定律的溶液。
理想溶液（ideal solution）中各种分子间的相互作用力相等。</td></tr>
<tr><td>非理想溶液</td><td colspan="2">各组分分子间作用力不同，或者溶剂浓度不是很大，溶质浓度也不是很小，造成溶剂不服从 Raoult 定律，溶质不服从 Henry's 定律的溶液。</td></tr>
<tr><td rowspan="5">电解质溶液</td><td>定 义</td><td colspan="2">电解质（electrolyte）：在水溶液里或熔化状态下能导电的化合物。如无机酸、碱及盐类等。
电解质溶液（electrolyte solution）：电解质溶解于水所形成的溶液，其中电解质电离为正、负离子。</td></tr>
<tr><td rowspan="4">离子间相互作用</td><td colspan="2">强电解质：离子型化合物和强极性共价化合物。</td></tr>
<tr><td>强电解质离解</td><td>强电解质在水溶液中是完全离解的，但实测离解度均小于 100%。如 0.1 mol/L KCl 溶液的离解度为 86%；0.1mol/L HCl 溶液的离解度为 89%。</td></tr>
<tr><td>离子互吸理论</td><td>强电解质在溶液中完全离解，但出于阴、阳离子间的互吸，溶液的导电能力弱于实际存在的离子数所应表现的导电能力；实测的依数性值小于计算值。</td></tr>
<tr><td>离子活度</td><td>强电解质溶液中，由于阴、阳离子间的互吸，使溶液中的离子不能 100% 地发挥其应有的效能。
活度（activity）：有效浓度
$$a = f \times c$$
a—活度或者有效浓度；c—实际浓度；f—活度系数（activity coefficient），反映溶液中阴、阳离子间相互牵制作用的大小。溶液越稀，f 越大。溶液无限稀释，则 f 接近于 1，此时 $a \approx c$，通常 $f < 1$，即 a 总是小于 c。</td></tr>
</table>

续表

<table>
<tr><th colspan="2">项　目</th><th colspan="2">内　　容</th></tr>
<tr><td rowspan="9">电解质溶液</td><td rowspan="3">等渗与等张溶液</td><td>等渗溶液</td><td>等渗溶液（iso - osmotic solution）：临床上指药液的渗透压与血浆的渗透压相等的溶液。</td></tr>
<tr><td>等张溶液</td><td>等张溶液（iso - tonic solution）：指不引起红细胞膜变形的溶液，是生物学概念。等张时，红细胞正常功能和结构保持不变，既无体积变化也不发生溶血。
如：0.9% 氯化钠既是等渗溶液又是等张溶液。
高张→红细胞萎缩；低张→细胞肿胀、破裂而溶血。</td></tr>
<tr><td>两者区别</td><td>红细胞膜不是理想的半透膜，既能让水分子自由通过，也能让其他物质经不同途径出入，等渗溶液不一定是等张溶液。</td></tr>
<tr><td rowspan="2">酸碱理论</td><td colspan="2">酸：凡是能给出质子（H^+）的物质。
碱：凡是能接受质子的物质。
共轭碱：酸给出质子后的剩余部分称为该酸的共轭碱，HB - B 合称共轭酸碱对，或称一对共轭酸碱。
两性物质作为酸还是碱，要看与它发生反应的物质酸碱性的相对强弱。
H_2O：当 $HCl_{(g)}$ 溶于水中，H_2O 作为碱接受质子；
当 $NH_{3(g)}$ 溶于水中，H_2O 作为酸给出质子。
酸碱反应的实质：两个共轭酸碱对之间的质子转移。</td></tr>
<tr><td>质子转移平衡常数</td><td>一对共轭酸碱中，酸和碱在水溶液中质子转移平衡常数（proton transfer equilibrium constant）K_a 和 K_b 的关系为
$$pK_a + pK_b = 14$$</td></tr>
<tr><td rowspan="4">缓冲液</td><td>组成</td><td>组成：缓冲对（buffer pair）或称缓冲系（由共轭酸碱对组成）。
如 HAc - NaAc 混合液，HAc 为抗碱成分，NaAc 为抗酸成分。
类型：弱酸及其盐、弱碱及其盐、多元酸的酸式盐及其次一级盐。</td></tr>
<tr><td>缓冲作用原理</td><td>HAc - NaAc 缓冲溶液为例，质子转移平衡：
$$HAc + H_2O \Longleftrightarrow H_3O^+ + Ac^-$$
加入少量强酸时，H_3O^+ 浓度增大→平衡左移→$[H_3O^+]$ 无明显改变。加入少量强碱时→消耗 H_3O^+→平衡右移→$[H_3O^+]$ 无明显改变。</td></tr>
<tr><td>pH 计算</td><td>共轭酸碱与水之间的质子转移平衡为：
$$HAc + H_2O \Longleftrightarrow H_3O^+ + Ac^-$$
$$K_a = \frac{[H_3O^+][Ac^-]}{[HAc]} \quad [H_3O^+] = K_a \cdot \frac{[HAc]}{[Ac^-]}$$
$$pH = pK_a + \lg\frac{[Ac^-]}{[HAc]}$$</td></tr>
<tr><td>缓冲容量</td><td>使单位体积（1L 或者 1mL）缓冲溶液的 pH 值改变一个单位所需要加入一元强酸或一元强碱的量（mol 或 mmol）称为缓冲容量（buffer capacity）。
缓冲溶液的缓冲容量越大，其抗酸、抗碱能力越强。</td></tr>
</table>

续表

<table>
<tr><th colspan="2">项 目</th><th colspan="2">内 容</th></tr>
<tr><td rowspan="4">高分子溶液</td><td>定 义</td><td colspan="2">指高聚物溶解在溶剂中形成的溶液。高分子的溶解过程：溶胀和溶解。</td></tr>
<tr><td rowspan="3">性 质</td><td>动力学性 质</td><td>溶胀以后，粒子时刻处于无规则的运动状态，表现出布朗运动、扩散、沉降等与胶粒大小及形状等属性有关的运动特性，称之为动力学性质。</td></tr>
<tr><td>电学性质</td><td>金属氢氧化物溶胶的胶粒带正电（为正溶胶）；金属硫化物、非金属氧化物、硅胶、金、银等溶胶的胶粒带负电（为负溶胶）。在外加电场的作用下，带电溶胶粒子在介质中定向移动的现象称为电泳。</td></tr>
<tr><td>光散射性 质</td><td>散射光波的强度、频率偏移、偏振度和光强的角分布等，均与分子在溶液中的大小、形状、移动速率和分子间的相互作用等性质有关。
应用：高分子在溶液中的尺寸、形状，分子量和分子量分布、动态性质和扩散系数等相关研究。</td></tr>
</table>

第三节 溶解度和溶解速度

<table>
<tr><th colspan="2">项 目</th><th>内 容</th></tr>
<tr><td rowspan="2">溶解度</td><td>表示方法</td><td>● 溶解度（solubility）：一定温度下，100g 溶剂中（100g 溶液或 100 ml 溶液）溶解溶质的最大克数。也可用物质的摩尔浓度 mol/L 表示。
●《中国药典》2010 年版关于药物溶解性有七种提法：极易溶解、易溶、溶解、略溶、微溶、极微溶解、几乎不溶和不溶。</td></tr>
<tr><td>测定方法</td><td>（1）特性溶解度
● 特性溶解度（intrinsic solubility）：是指药物不含任何杂质，在溶剂中不发生解离和缔合，也不发生相互作用时所形成的饱和溶液的浓度。
● 测定药物在饱和溶液中的浓度。测得药物浓度为纵坐标，药物质量－容积体积的比率为横坐标作图，直线外推到比率为零处即得药物的特性溶解度。
● 曲线 A（正偏差）表明在该溶液中药物发生解离，或者杂质成分或溶剂对药物有复合及增溶作用等；直线 B 表明药物纯度高，无解离、无缔合、无相互作用；曲线 C 负偏差则表明发生抑制溶解的同离子效应。
S
A
S_0
B
C
0
药物/溶剂(mg/ml)</td></tr>
</table>

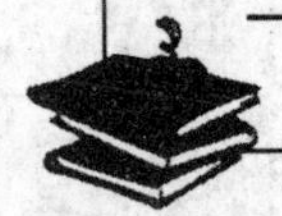

续表

项目		内容
溶解度	测定方法	(2) 平衡溶解度 ● 药物的溶解度值多是平衡溶解度，取数份药物，配制从不饱和溶液到饱和溶液的系列溶液，置恒温条件下振荡至平衡，经滤膜过滤，取滤液分析，测定药物在溶液中的实际浓度 S 并对配制溶液浓度 c 作图，如下图，曲线的转折点 A 即为该药物的平衡溶解度（equilibrium solubility）或称表观溶解度（apparent solubility）。
溶解速度	定　义	溶解速度（dissolution rate）：在一定条件下，在单位时间内溶出溶质的量。
	表示方法	● Noyes – Whitney 方程： $$\frac{dC}{dt} = \frac{DS}{hV}(C_s - C)$$ dC/dt—溶出速率；D—溶质在溶出介质中的扩散系数；V—溶出介质的体积；h—扩散层的厚度；C_s—药物溶解度；C—时间 t 时刻的药物浓度。 ● 溶出条件：应满足漏槽条件（sink condition），可理解为药物溶出后立即被移出，或溶出介质的量很大，溶液主体中药物浓度很低。体内的吸收也被认为是在漏槽条件下进行。 ● 特性溶出速度常数：是指单位时间单位面积药物溶解进入溶液的量。当固体药物的特性溶出速度常数小于 1mg/（min · cm^2）时，就应考虑溶出对药物吸收的影响。
溶解度与pH	弱酸性药物	HA 表示酸性药物，S 表示药物的总溶解度，S_0 表示未解离 HA 的溶解度，酸的解离常数为 K_a。 $$pH_m = pK_a + \log \frac{S - S_0}{S_0}$$ pH_m—沉淀析出时的 pH 值。
	弱碱性药物	$$pH_m = pK_a + \log \frac{S_0}{S - S_0}$$
	两性药物	同时具有酸性和碱性基团，pH 值低于等电点时服从酸性药物的公式，pH 值高于等电点时服从碱性药物的公式。
气液溶解度	液体溶解度	在一定温度下，液体和液体混合可能有三种情况：完全互溶，不互溶，部分互溶。
	气体溶解度	在一定温度和压强下，气体在一定量溶剂中溶解的最高量称为气体的溶解度。除与气体本性，溶剂性质有关外，还与温度、压强有关，随温度升高而减少，随压强增大而显著增大。

续表

项目		内容
影响药物溶解度的因素	分子结构	“相似相溶”原则。
	溶剂化作用	水合作用，其影响因素有离子性质、离子大小、离子表面积。药物的溶剂化会影响药物在溶剂中的溶解度。
	多晶型	同一化学结构的药物，由于结晶条件（溶剂、温度、冷却速度等）不同，形成结晶时分子排列与晶格结构不同，因而形成不同的晶型，产生多晶型（polymorphism）。 晶型不同，导致晶格能不同，药物的熔点、溶解度、溶解速度等不同。 溶解度和溶解速度： 无定型（amorphous forms）> 结晶型 伪多晶型药物：水合物 < 无水物 < 有机化物
	粒子大小	Ostwald - Freundlich 式： $\log\frac{S_2}{S_1}=\frac{2\sigma M}{\rho RT}\left(\frac{1}{r_2}-\frac{1}{r_1}\right)$ S_1 和 S_2—粒子半径为 r_1 和 r_2 时的溶解度；ρ—固体药物的密度；σ—固体药物与液体溶剂之间的界面张力；M—药物的摩尔质量；R—摩尔气体常数；T—热力学温度。 适用范围：难溶性药物，且粒子大小在 0.1 ~ 100nm。
	温　度	$\log S=-\frac{\Delta H_s}{RT}+C$ S—溶解度；R—摩尔气体常数；T—热力学温度；ΔH_s—摩尔溶解焓；C—为常数。 当 $\Delta H_s > 0$ 时，溶解度随温度升高而升高；反之，溶解度随温度升高而降低。
	pH 和同离子效应	● 有机弱酸、弱碱及其盐类药物的溶解度受 pH 影响很大。 ● 同离子效应（common-ion effect）：若药物的解离型或分子型限制组分的溶解，则其在溶液中相关离子的浓度是影响该药物溶解度大小的决定因素。
	混合溶剂	在混合溶剂中各溶剂在某一比例时，药物溶解度比在各单纯溶剂中溶解度更大，这种现象称为潜溶（co - solvency），这种溶剂称为潜溶剂（co - solvent）。
	添加物	助溶（hydrotropy）：指难溶性药物与加入的第三种物质在溶剂中形成可溶性络合物，复盐或缔合物等，以增加药物在溶剂中的溶解度。助溶剂可溶于水，多为低分子化合物，可与药物形成络合物。 可分两类：一类是有机酸及其钠盐，如苯甲酸钠，水杨酸钠，对氨基苯甲酸钠等；一类是酰胺类化合物，如乌拉坦，尿素，烟酰胺等。
		增溶（solubilizaion）：指某些难溶性药物（增溶质）在表面活性剂（增溶剂）的作用下，在溶剂中溶解度增大形成澄清溶液的过程。在水中，增溶剂的最适 HLB 值为 15 ~ 18。 常用的增溶剂：聚山梨酯类和聚氧乙烯脂肪酸酯类等。 增溶量：每 1 克增溶剂能增溶药物的克数。

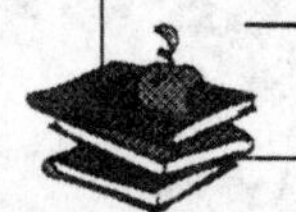

续表

项目		内容
影响溶解速度因素	固体表面积	增加表面积：减小粒径；增加孔隙率；加入润湿剂。
	温　度	$T\uparrow$，$C_s\uparrow$，扩散增强，黏度降低，溶出速度加快。
	介质的体积	$V\downarrow$，$C\uparrow$，溶出速度慢；反之则溶出速度快。
	扩散系数	扩散系数越大，溶出速度越快。扩散系数受溶出介质的黏度和药物分子大小的影响。
	扩散层厚度	扩散层越厚，溶出速度越慢，厚度与搅拌程度有关。搅拌速度快，扩散层薄，溶出速度快。
增加药物溶解度的方法	混合溶液	对于不溶或者难溶于水的药物，常采用加入一种或几种与水互溶的其他溶剂组成混合溶剂。
	助溶剂	如配制碘溶液时，选用碘化钾作为助溶剂，增加碘溶解度。
	增　溶	如吐温80对弱酸、弱碱性药物等的增溶作用。
	可溶性盐	对于弱碱性药物（如生物碱）常用盐酸、硫酸等将其制成盐。 对于弱酸性药物（如磺胺类）常用碱将其制成盐。
	结构改造	● 阴离子亲水基：$—SO_3Na$，$—CH_2OSO_2Na$，$—COONa$，$—OH$ 等。 ● 阳离子亲水基：氨基，季铵基等。 ● 非离子亲水基：多羟基的糖类，聚氧乙烯基等。
	固体分散物	药物与水溶性载体形成固体分散物，可增大药物溶解度。
	包合物	多数药物与β-环糊精形成包合物时，溶解度增加。

第四节　药物溶液性质的测定方法

<table>
<tr><th colspan="2">项目</th><th colspan="2">内容</th></tr>
<tr><td colspan="2">依数性与渗透压</td><td colspan="2">渗透压摩尔浓度测定法，采用冰点下降法测定。</td></tr>
<tr><td rowspan="3">药物溶液的pH和pK_a值</td><td rowspan="3">pH</td><td>生物体内的不同部位pH</td><td>
<table>
<tr><th>组织液</th><th>pH</th><th>组织液</th><th>pH</th></tr>
<tr><td>血清</td><td>7.35 ~7.45</td><td>泪液</td><td>7.40</td></tr>
<tr><td>髓液</td><td>7.35 ~7.45</td><td>唾液</td><td>6.35 ~6.85</td></tr>
<tr><td>眼玻璃液</td><td>7.40</td><td>胃液</td><td>0.9 ~1.2</td></tr>
<tr><td>胰液</td><td>7.5 ~8.0</td><td>尿</td><td>4.8 ~7.5</td></tr>
<tr><td>肠液</td><td>7.0 ~8.0</td><td>大便</td><td>7.0 ~7.5</td></tr>
<tr><td>胆汁液</td><td>5.4 ~6.9</td><td>乳</td><td>6.6 ~6.9</td></tr>
</table>
</td></tr>
<tr><td>药物溶液的pH</td><td>药物溶液的pH不适合时，易对组织产生刺激或影响药物的稳定性。
一般情况下，注射液pH应在4 ~9范围内，滴眼液应为6 ~8范围内。</td></tr>
<tr><td>pH测定</td><td>用pH计，以玻璃电极为指示电极，以甘汞电极为参比电极组成电池测定。</td></tr>
<tr><td></td><td>解离常数</td><td colspan="2">药物的解离方法可用电导法，电位法，分光光度法，溶解度法等测定。</td></tr>
</table>

练 习 题

一、翻译并解释下列名词与术语

1. hydrophobic interaction
2. charge transfer interaction
3. colligative properties
4. osmotic pressure
5. iso - osmotic solution
6. iso - tonic solution
7. equilibrium solubility
8. intrinsic solubility
9. dissolution rate
10. co - solvency
11. hydrotropy
12. solubilizaion

二、判断是非题（用○或×表示）

1. 稀溶液具有的，仅取决于溶质本身的性质而与所含溶质粒子的浓度无关的性质称为稀溶液的依数性。(　　)
2. 药物的 pK_a 越大，碱性越强。(　　)
3. 在药物的特性溶解度曲线中，正偏差表明在该溶液中药物发生解离，或者杂质成分或溶剂对药物有复合及增溶作用等。(　　)
4. 药物分子间的作用力大于药物分子与溶剂分子间的作用力则药物溶解度小。(　　)
5. 不同的半透膜的透过性能是相同的。(　　)
6. 如果溶液中任一组元在一定浓度范围内服从拉乌尔定律，这种溶液称为理想溶液。(　　)
7. 在强电解质溶液中，溶液越稀，活度系数越大。(　　)
8. 通常所测定的溶解度是药物的特性溶解度。(　　)
9. 弱酸性药物在碱性溶液中的表观溶解度大于该药物的特性溶解度。(　　)
10. 对于难溶性药物，其微粒小于 100nm 时，粒子大小对药物溶解度的影响规律是：药物粒子越小，药物的溶解度越大。(　　)
11. 随着温度升高，药物的溶解度增大。(　　)
12. 在电解质类药物溶液中加入电解质类附加剂，药物的溶解度一定会降低。(　　)
13. 根据药物溶解速度的方程 Noyes - Whitney 公式，可认为在其他因素一定的条件下，降低药物的粒径，一定会增大药物的溶解速度。(　　)
14. 药物溶液的 pH 调节主要考虑机体的耐受性、药物稳定性及药物溶解度。(　　)
15. 对于可溶性药物，粒子大小对溶解度的影响不大。(　　)

三、单项选择题

1. 稀溶液的依数性不包括 (　　)

   A. 溶剂的蒸气压下降　　B. 凝固点下降　　C. 沸点升高

   D. 渗透压　　E. 溶质的密度

2. 在咖啡因处方中，常加入苯甲酸钠，苯甲酸钠的作用是 (　　)

   A. 增溶剂　　B. 助溶剂　　C. 潜溶剂

   D. 组成复方　　E. 助悬剂

3. 范特霍夫方程表达式为 (　　)

   A. $\Delta P = Km$　　B. $\pi V = nRT$　　C. $P_B = k_X x_B$

   D. $a = f \times C$　　E. $dC/dt = DS/hV\ (c_s - c)$

4. 潜溶剂能提高药物溶解度的原因被认为是两种溶剂间发生（　　）缔合，改变原来溶剂的介电常数。

A. 氢键　　B. 范德华力　　C. 共价键

D. 疏水结合力　　E. 共轭键

5. 下列关于药物溶解度的正确表述是（　　）

A. 药物在一定量溶剂中溶解的最大量

B. 一定压力下，100g 溶剂中（或 100g 溶液或 100 ml 溶液）溶解溶质的最大克数

C. 一定压力下，100g 溶剂中（或 100g 溶液或 100 ml 溶液）溶解溶质的克数

D. 一定温度下，100g 溶剂中（或 100g 溶液或 100 ml 溶液）溶解溶质的克数

E. 一定温度下，100g 溶剂中（或 100g 溶液或 100 ml 溶液）溶解溶质的最大克数

6. 配制溶液时，进行搅拌的目的是（　　）

A. 增加药物的溶解度　　B. 增加药物的润湿性　　C. 使溶液浓度均匀

D. 增加药物的溶解速率　　E. 使溶液温度下降

7. 伪多晶型药物在多数情况下，溶解度和溶解速度（　　）

A. 有机化物 < 水合物 < 无水物　　B. 有机化物 < 无水物 < 水合物

C. 水合物 < 无水物 < 有机化物　　D. 无水物 < 水合物 < 有机化物

E. 无水物 < 有机化物 < 水合物

8. 对于难溶性药物，粒子大小在（　　）时溶解度随粒径减小而增加。

A. 0.01 ~ 1nm　　B. 0.1 ~ 10nm　　C. 0.1 ~ 100nm

D. 0.1 ~ 1000nm　　E. 1 ~ 10nm

9. 强电解质溶液中，活度系数 f 总是（　　）

A. 小于 0　　B. 大于 0　　C. 小于 1

D. 等于 1　　E. 大于 1

10. 下列组合中记述的难溶性药物和其助溶剂正确的是（　　）

A. 氨苄青霉素和普鲁卡因　　B. 可可豆碱和水杨酸钠　　C. 核黄素和苄星青霉素

D. 氯霉素和枸橼酸　　E. 奎宁和碳酸乙酯

11. 测定药物的解离常数方法不包括（　　）

A. 电导法　　B. 电位法　　C. 分光光度法

D. 溶解度法　　E. 滴重法

12. 增溶量是指（　　）克增溶剂能增溶药物的克数

A. 0.1　　B. 1　　C. 10　　D. 100　　E. 1000

13. 下列因素中与药物溶解度无关的因素是（　　）

A. 溶剂的量　　B. 温度　　C. 药物的极性

D. 药物的晶型　　E. 溶剂的极性

14. 药物的溶解过程符合 Noyes - Whitney 方程：$\frac{dC}{dt} = \frac{DS}{hV}(C_s - C)$，设药物初始浓度为零，当 S 一定时，溶液浓度达到药物溶解度 C_s 的一半时所需要的时间为（　　）

A. $t = KS\ln2$　　B. $t = KC_s\ln2$　　C. $t = S\ln2/K$

D. $t = KSC_s/\ln2$　　E. $t = \ln2/KS$

15. 已知某一弱酸性药物的 $pK_a = 4$，在 pH 值为 1 时药物的存在状态为（　　）

A. 均为离子态　　B. 离子态浓度为分子态浓度的 4 倍

C. 几乎均为分子态　　D. 离子态浓度为分子态浓度的 1/4 倍

E. 离子态浓度与分子态浓度相同

四、多项选择题

1. 范德华力包括（　　）

A. 取向力　　B. 诱导力　　C. 色散力

D. 疏水结合力　　E. 氢键

2. 产生渗透现象的必要条件（　　）

A. 半透膜的存在　　B. 水分子的存在　　C. 溶质浓度不同

D. 膜两侧单位体积内溶剂分子数不相等　　E. 必须在溶液液面上施加的压力

3. 在一定温度下，液体和液体混合可能存在的情况（　　）

A. 互溶　　B. 完全互溶　　C. 部分互溶

D. 难互溶　　E. 不互溶

4. 对方程 $\frac{dC}{dt}=\frac{DS}{hV}(C_s-C)$，正确的叙述是（　　）

A. 此方程称为 Arrhenius 方程　　B. dC/dt 为药物的溶解速度

C. 药物的溶出速率与（C_s-C）成正比　　D. 方程中 dC/dt 与 S 成正比

E. 溶出介质的体积越大，药物的溶出速度越小

5. 难溶性药物微粉化的目的是（　　）

A. 改善溶出度提高生物利用度　　B. 改善药物在制剂中的分散性

C. 有利于药物的稳定　　D. 减少对胃肠道的刺激

E. 改善制剂的口感

6. 无论是测定平衡溶解度还是测定特性溶解度，一般都需要在（　　）条件下进行，以便对药物及其制剂的贮存和使用情况做一参考。

A. 0℃　　B. 4～5℃　　C. 20℃　　D. 37℃　　E. 32℃

7. 下列因素中影响药物溶解与溶出速率的有（　　）

A. 药物的分散度　　B. 温度　　C. 溶剂的用量

D. 增溶剂的种类　　E. 搅拌速度

8. 下列因素中影响药物溶解度的有（　　）

A. 介质的 pH 与弱电解质的 pK_a　　B. 药物的粒径与晶型

C. 增大搅拌速度　　D. 介质的温度　　E. 扩散系数

9. 难溶性弱酸或弱碱性药物制成可溶性盐时，除满足临床需要外，还应考虑（　　）

A. 分子量　　B. 稳定性　　C. pH

D. 吸湿性　　E. 毒性

10. 关于高分子的溶解与溶胀的叙述中错误的是（　　）

A. 高分子在溶剂中的溶解首先经过一个溶胀而后溶解的过程

B. 溶胀的速度和程度与溶剂的性质、溶剂量及高分子的结构和分子量无关

C. 晶态高分子化合物的溶解较非晶态高分子化合物容易

D. 非线型交联高分子化合物溶胀程度取决于聚合物的交联度，交联度越大，溶胀度越小

E. 溶胀是指溶剂分子扩散进入高分子，使其体积逐渐增大的过程

五、简答题

1. 影响药物溶解度的因素有哪些？

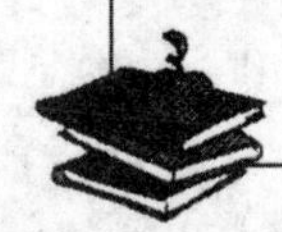

2. 为什么测定溶质分子量时常用溶液凝固点法?

3. 试分析影响固体药物溶解速度的因素。

4. 简述药物的平衡溶解度的测定方法。

5. 简述增加药物溶解度的方法。

六、计算题

1. 已知25℃时苯巴比妥的 $pK_a=7.41$，在水中的溶解度为0.1g/100ml，分子量为232.14。配制1.0g/100ml的苯巴比妥钠溶液，苯巴比妥钠的分子量为254.22，试求游离苯巴比妥在溶液中开始析出时的pH。

2. 已知吲哚美辛（α型）在不同温度下，在磷酸盐（pH=6.8）溶液中的溶解度如下表，求吲哚美辛（α型）在25℃时，在磷酸盐（pH=6.8）溶液中的溶解度。

温度（℃）	30	35	40	50
溶解度（mg/100ml）	66.0	83.0	106.5	170

一、翻译并解释下列名词与术语

1. hydrophobic interaction：疏水结合力，非极性分子在具有极性的水中倾向于积聚在一起的现象就是疏水结合力。

2. charge transfer interaction：传荷络合作用，电性差别比较大的两个分子间产生的电荷迁移力。

3. colligative properties：依数性，稀溶液具有的，仅取决于所含溶质粒子的浓度而与溶质本身的性质无关的性质。如溶剂的蒸气压下降、凝固点下降、沸点升高、渗透压等。

4. osmotic pressure：溶液的渗透压，两侧液面高度相等的溶液和纯溶剂（水）用半透膜隔开，为保持两侧原有液面高度不变而施加在溶液液面上的压力。

5. iso - osmotic solution：等渗溶液，临床上指药液的渗透压与血浆的渗透压相等的溶液。

6. iso - tonic solution：等张溶液，指不引起红细胞膜变形的溶液，是生物学概念。

7. equilibrium solubility：平衡溶解度，在一定温度下，药物在溶剂中的溶解过程达到平衡时，即达到饱和时的药物浓度。

8. intrinsic solubility：特性溶解度，是指药物不含任何杂质，在溶剂中不发生解离和缔合，也不发生相互作用时所形成的饱和溶液的浓度。

9. dissolution rate：溶解速度，在一定条件下，在单位时间内溶出溶质的量。

10. co - solvency：潜溶，在混合溶剂中各溶剂在某一比例时，药物溶解度比在各单纯溶剂中溶解度更大，这种现象称为潜溶。

11. hydrotropy：助溶，指难溶性药物与加入的第三种物质在溶剂中形成可溶性络合物、复盐或缔合物等，以增加药物在溶剂中的溶解度。

12. solubilizaion：增溶，指某些难溶性药物在表面活性剂的作用下，在溶剂中溶解度增大形成澄清溶液的过程。

二、判断是非题（用○或×表示）

1. × 2. ○ 3. ○ 4. ○ 5. × 6. × 7. ○ 8. × 9. ○ 10. ×

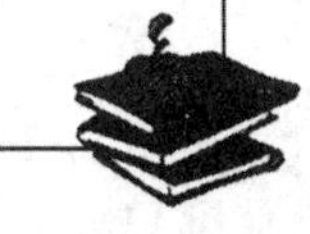

11. × 12. × 13. × 14. ○ 15. ○

三、单项选择题

1. E 2. B 3. B 4. A 5. E 6. D 7. C 8. C 9. C 10. B
11. E 12. B 13. A 14. E 15. C

四、多项选择题

1. ABC 2. AD 3. BCE 4. BCD 5. AB
6. BD 7. ABDE 8. ABD 9. BCDE 10. BC

五、简答题

1. 答：影响药物溶解度的因素：分子结构、溶剂化作用与水合作用、多晶型、粒子大小、温度、pH 和同离子效应、混合溶剂、添加物。

2. 答：溶剂的摩尔凝固点降低常数的数值较大，因此，测定溶液凝固点的实验误差较小，溶液凝固时，现象明显，容易观察；同时，凝固点温度较低，避免了在高温时溶液中溶剂的挥发而引起的误差。基于上述优点，测定溶液凝固点的方法常被用于测定溶质的分子量。

3. 答：影响药物溶解速度的因素有：

① 药物的粒径：同一质量的固体药物，其粒径小，表面积大，溶出速率快。

② 药物的溶解度：药物在溶出介质中的溶解度越大，溶出速率快。

③ 溶出介质的体积：溶出介质的体积越大，溶液中药物浓度小，溶出速率快。

④ 扩散系数：药物在溶出介质中的扩散系数越大，溶出速率快。在一定温度条件下，扩散系数的大小受溶出介质的黏度和药物分子大小的影响。

⑤ 扩散层的厚度：扩散层的厚度越小，溶出速率越快。搅拌或胃肠道的蠕动，可减小扩散层的厚度，加快溶出速率。

⑥ 温度：温度升高，药物的溶解度增大，扩散增强，介质的黏度降低，加快溶出速率。

4. 答：药物的平衡溶解度的测定方法如下：取数份药物，配制从不饱和溶液到饱和溶液的系列溶液，置恒温条件下振荡至平衡，经滤膜过滤，取滤液分析，测定药物在溶液中的实际浓度并对配制溶液浓度作图，曲线的转折点即为该药物的平衡溶解度。

5. 答：增加药物溶解度的方法有：混合溶剂法，助溶法、增溶法、制成可溶性盐法、制成固体分散体法、制成包合物法、结构改造法等。

六、计算题

1. $S=10/254.22=0.0393$（mol/L），$S_0=1/232.24=0.00431$（mol/L）；

$pH=pK_a+\lg(S-S_0)/S_0=7.41+\lg(0.0393-0.00431)/0.00431=8.32$

故 pH < 8.32 时，游离苯巴比妥开始析出。

2. 先对数据进行处理得下表：

$(1/T)\times10^3$	3.299	3.245	3.193	3.094
$\ln S_0$	4.1896	4.4188	4.6681	5.1358

（尹寿玉）

CHAPTER 第三章 表面现象和表面活性剂

第一节 表面张力和表面能

项 目	内 容
表面张力	● 表面张力（surface tension）：使表面积缩小的张力，具有大小和方向。 $$\sigma = \frac{F}{2l}$$ F—力；l—表面长度。单位：dyne/cm，N/m。 ● 影响因素：温度、压力、组成及共存的另一相的性质。
表面能	表面能（surface energy）：使液体表面增加单位表面积时所需做的可逆功，又称为比表面积吉布斯能（specific surface Gibbs energy）。 $$\sigma = \left(\frac{\partial G}{\partial A}\right)_{T,P}$$ G—吉布斯自由能；A—表面积；T—绝对温度；P—压力。单位：mJ/m^2。
两者关系	● 不同点：表面张力有大小和方向，液体表面空穴作用的结果；表面能有大小无方向，液体分子间的作用力做功的结果。 ● 共同点：分子间作用力的一种量度，数值相同而单位不同。

第二节 表面吸附

项 目	内 容
吸附	● 吸附（absorption）：物质在界面层中被富集（正吸附，positive absorption）或被排开（负吸附，negative absorption）的现象。 ● 吸附可发生在各种界面，如固体和气体、固体和液体、气体和液体、液体和液体界面。

续表

项目	内容	
表面张力和浓度之间的关系	Ⅰ：溶质浓度增加，溶液的表面张力略有升高（无机盐等强电解质和蔗糖、甘油等多羟基化合物）。 Ⅱ：溶质浓度增加，溶液的表面张力缓慢下降（一般有机化合物）。 Ⅲ：少量溶质即能引起溶液表面张力急剧下降，至某一浓度（CMC）后，表面张力趋于稳定（表面活性剂）。 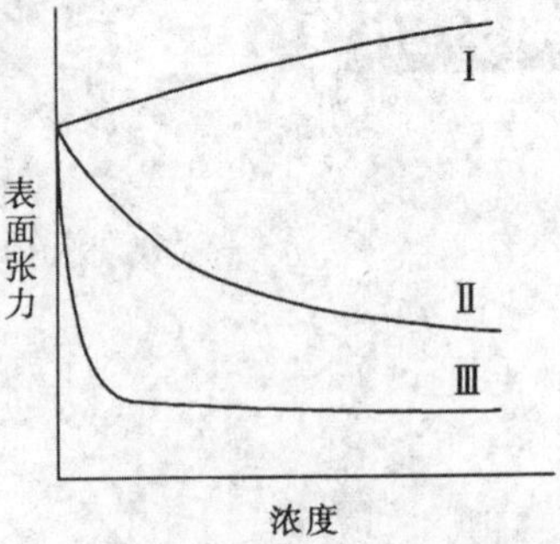	**溶质浓度与表面张力的关系** Ⅰ：负吸附，Ⅱ，Ⅲ：正吸附
吉布斯吸附等温式	一定温度下，溶液的活度、表面张力和吸附量之间的关系式。 $\Gamma = -\frac{a}{RT}\left(\frac{\partial \sigma}{\partial C}\right)_T$ 理想溶液： $\Gamma = -\frac{C}{RT}\left(\frac{\partial \sigma}{\partial C}\right)_T$ Γ – 表面吸附量，单位 $mol \cdot m^{-2}$；a – 溶液的活度；σ – 表面张力；R – 摩尔气体常数。	
气－固表面吸附	气体在固体表面的吸附：与固体的表面性质、组成、结构及气体性质有关。 在一定温度条件下，随着蒸气压力的增加，吸附量也会增加。 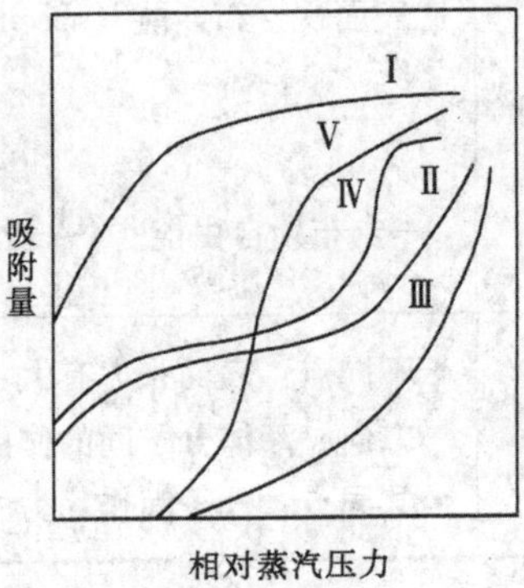	**吸附等温曲线** 类型Ⅰ：吸附剂毛细孔的孔径比吸附质分子尺寸略大时的单层分子吸附或在微孔吸附剂中的多层吸附或毛细凝聚； 类型Ⅱ：在吸附的前半段发生了类型Ⅰ吸附，而在吸附的后半段出现了多分子层吸附或毛细凝聚； 类型Ⅲ：吸附气体量不断随组分分压的增加直至相对饱和值趋于1为止； 类型Ⅳ：是类型Ⅱ的变型，能形成有限的多层吸附； 类型Ⅴ：偶然见于分子互相吸引效应较大的情况，如磷蒸气吸附于 NaX 分子筛。

第三节　表面活性剂

<table>
<tr><th colspan="3">项　目</th><th colspan="2">内　容</th></tr>
<tr><td rowspan="3">离子型表面活性剂</td><td rowspan="3">阴离子型</td><td>高级脂肪酸盐</td><td colspan="2">
<table>
<tr><th>种类</th><th>结构式</th><th>举例</th><th>用途</th></tr>
<tr><td>碱金属皂
（O/W）</td><td>$RCOO^- M^+$
M^+：Na^+，K^+；R：$C_{11} \sim C_{17}$</td><td>硬脂酸钾</td><td rowspan="3">外用制剂的乳化剂</td></tr>
<tr><td>碱土金属皂
（W/O）</td><td>$(RCOO^-)_2 M^{2+}$
M^{2+}：Ca^{2+}，Mg^{2+}，Zn^{2+}</td><td>油酸钙</td></tr>
<tr><td>有机胺皂
（O/W）</td><td>$RCOO^- [N(CH_2CH_2OH)_3]^+$</td><td>硬脂酸三乙醇胺</td></tr>
</table>
</td></tr>
<tr><td>硫酸化物</td><td colspan="2">高级脂肪醇硫酸酯（O/W）：$ROSO_3^- M^+$；十二烷基硫酸钠等。
用途：外用乳膏的乳化剂、洗涤剂、润湿剂与增溶剂。</td></tr>
<tr><td>磺酸化物</td><td colspan="2">高级脂肪酸磺酸酯（O/W）：$RSO_3^- M^+$；二辛基琥珀酸磺酸钠等。
用途：洗涤剂、胃肠道脂肪的乳化剂。</td></tr>
<tr><td colspan="3">阳离子型</td><td colspan="2">季铵化合物：$(R_1R_2N^+R_3R_4)X^-$；苯扎溴铵。
用途：杀菌剂、消毒剂。</td></tr>
<tr><td rowspan="2" colspan="2">两性离子型</td><td>天然</td><td>磷脂类：卵磷脂、大豆磷脂、氢化磷脂。
用途：注射用乳剂及脂质微粒制剂的主要乳化剂。</td><td>$H_2C-O-OCR_1$
$HC-O-OCH_2R_2$
$H_2C-O-P(=O)(O^-)-O-CH_2-CH_2-N^+(CH_3)_3$</td></tr>
<tr><td>合成</td><td colspan="2">氨基酸型：$R^+NH_2CH_2COO^-$；Tego，杀菌剂。
甜菜碱型：$R^+N(CH_3)_2CH_2COO^-$。</td></tr>
</table>

项目			内容	
非离子表面活性剂	脂肪酸甘油酯		$RCOOCH_2CH(OH)CH_2OH$；单硬脂酸甘油酯。 用途：辅助乳化剂。	
非离子表面活性剂	多元醇型	蔗糖脂肪酸酯	蔗糖与脂肪酸反应生成的一类化合物，有单酯、二酯、三酯及多酯。HLB：5~13，O/W 型乳化剂、分散剂。	
非离子表面活性剂	多元醇型	脂肪酸山梨坦	司盘类（Span 类），HLB：1.8~8.6；W/O 型乳化剂，与吐温类配伍混合乳化剂。	O, CH_2OOCR, HO, OH, OH $RCOO^-$：脂肪酸根
非离子表面活性剂	多元醇型	聚山梨酯	吐温类（Tween 类），HLB：10.5~16.7。 常用增溶剂、O/W 型乳化剂、润湿剂。	O, CH_2OOCR, $H(C_2H_4O)_xO$, $O(C_2H_4O)_yH$, $O(C_2H_4O)_zH$ $RCOO^-$：脂肪酸根
非离子表面活性剂	聚氧乙烯型	聚氧乙烯脂肪酸酯	$RCOOCH_2(CH_2OCH_2)_nCH_2OH$ 卖泽（Myrij），O/W 型乳化剂。	
非离子表面活性剂	聚氧乙烯型	聚氧乙烯脂肪酸醇醚	$RO(CH_2OCH_2)_nCH_2OH$ 苄泽（Brij），O/W 型乳化剂。	
非离子表面活性剂	聚氧乙烯-聚氧丙烯共聚物		$HO—(C_2H_4O)_a—(C_3H_6O)_b—(C_2H_4O)_c—H$ 泊洛沙姆（Poloxamer），也称普朗尼克（Pluronic），静脉注射用乳剂及脂质微粒制剂的乳化剂。	

第四节　表面活性剂的理化性质

项目		内容
胶束	定义	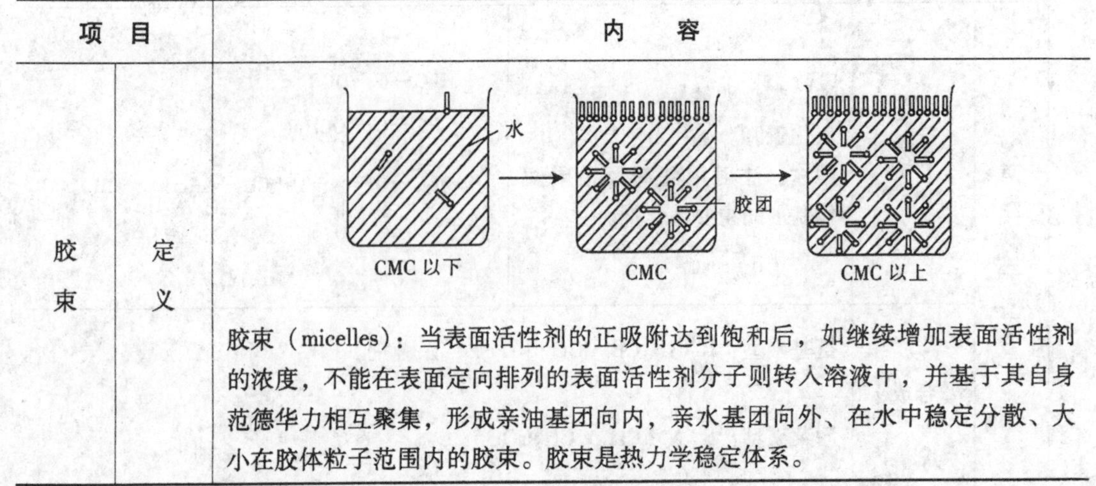 胶束（micelles）：当表面活性剂的正吸附达到饱和后，如继续增加表面活性剂的浓度，不能在表面定向排列的表面活性剂分子则转入溶液中，并基于其自身范德华力相互聚集，形成亲油基团向内，亲水基团向外、在水中稳定分散、大小在胶体粒子范围内的胶束。胶束是热力学稳定体系。

<table>
<tr><th colspan="2">项 目</th><th colspan="2">内 容</th></tr>
<tr><td>胶束</td><td>临界胶束浓度</td><td>● 临界胶束浓度（critical micelle concentration，CMC）：表面活性剂分子缔合形成胶束的最低浓度。
● 亲水性强，CMC 大；疏水性强，CMC 小。
● 离子型表面活性剂 CMC > 非离子型表面活性剂 CMC。</td><td> 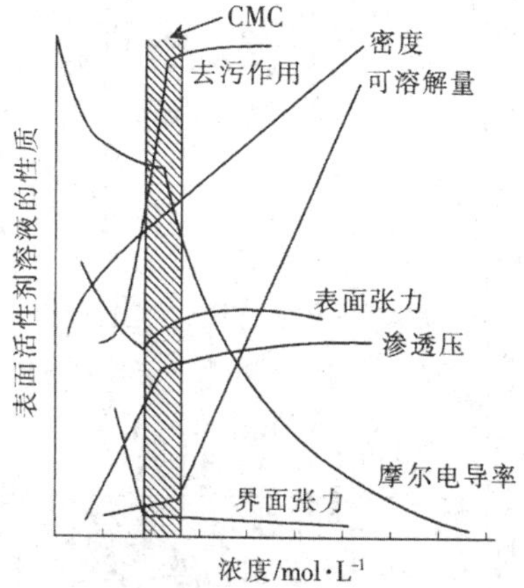CMC
去污作用
密度
可溶解量
表面活性剂溶液的性质
表面张力
渗透压
摩尔电导率
界面张力
浓度/mol·L⁻¹</td></tr>
<tr><td rowspan="2">亲水亲油平衡值</td><td>定义</td><td>● 亲水亲油平衡值（Hydrophile Lipophile Balance，HLB）：表面活性剂分子中亲水和亲油基团对油或水的综合亲和力。
● 亲水性表面活性剂有较高 HLB 值，亲油性表面活性剂有较低 HLB 值。</td><td> 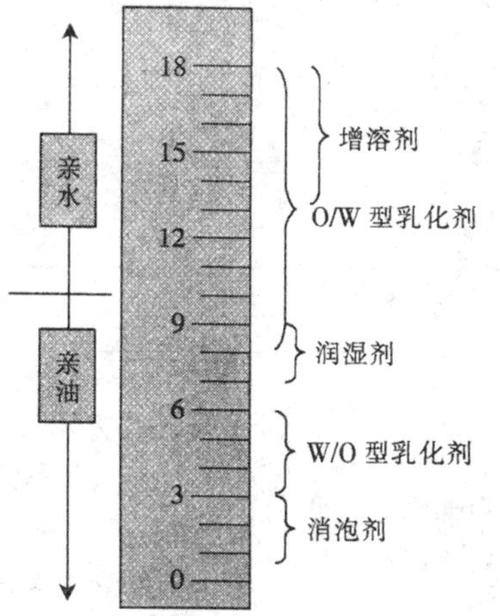亲水
亲油
18
15
12
9
6
3
0
增溶剂
O/W 型乳化剂
润湿剂
W/O 型乳化剂
消泡剂</td></tr>
<tr><td>计算</td><td colspan="2">混合非离子型表面活性剂时的 HLB 值计算公式：
$$HLB = \frac{HLB_a \times W_a + HLB_b \times W_b}{W_a + W_b}$$
HLB_a，HLB_b—分别为 a 和 b 种表面活性剂的 HLB；W_a 和 W_b—分别为 a 和 b 种表面活性剂的质量。
该公式不能用于混合离子型表面活性剂 HLB 值计算。</td></tr>
<tr><td colspan="2">Krafft 点</td><td>● 离子型表面活性剂在水中的溶解度随温度而变化，在某一温度急剧升高，该转折点温度称为 Krafft 点（Krafft point）。
● Krafft 点相对应的溶解度为 CMC。
● 离子型表面活性剂的特征值。</td><td>15.0
12.5
10.0
7.5
5.0
2.5
浓度×10⁻²/mol·L⁻¹
表面活性剂析出
A
Krafft point
胶束溶液
CMC
溶液
5 6 7 8 9 10 11 12 13
温度/℃
离子型表面活性剂的 CMC 与 Krafft</td></tr>
</table>

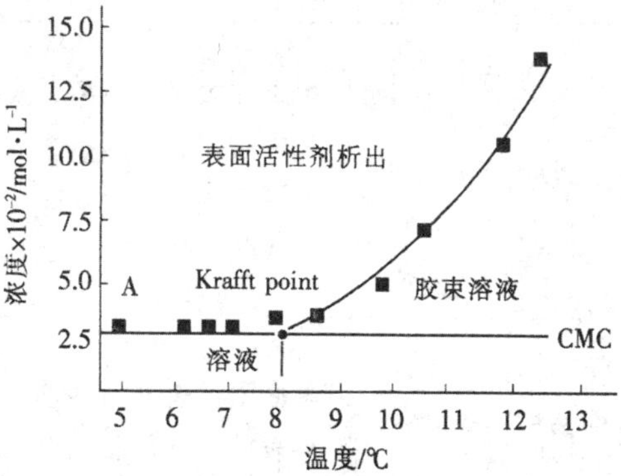

续表

项目		内容
昙点	定义	加热聚氧乙烯型非离子表面活性剂溶液而发生混浊的现象称为起昙，此时的温度称为浊点或昙点（cloud point）。
	原因	含聚氧乙烯型非离子表面活性剂溶液的温度升高可致聚氧乙烯链与水之间的氢键断裂，当上升至一定程度时，聚氧乙烯链可发生强烈脱水和收缩，使增溶空间减小，增溶能力下降，表面活性剂溶解度急剧下降和析出，溶液出现混浊。
	备注	● 聚氧乙烯型非离子表面活性剂的昙点在 70 ~ 100℃。 ● poloxamer108，poloxamer188 等无起昙现象。

第五节　表面活性剂的生物学性质

项目	内容
对药物吸收的影响	● 加快药物从基质中的释放，提高浓度梯度。 ● 影响皮肤和黏膜的屏障功能。 ● 润湿皮肤，使角质层吸水膨胀，降低组织紧密性。 ● 与药物形成络合物，改善药物的理化性质。
与蛋白质的相互作用	● 蛋白质分子在碱性或酸性条件下，发生解离而带有负电荷或正电荷，故与阳离子或阴离子表面活性剂发生电性结合。 ● 非离子型表面活性剂与蛋白质通过疏水力发生相互作用。
表面活性剂的毒性	● 毒性大小：阳离子表面活性剂 > 阴离子表面活性剂 > 非离子表面活性剂。两性离子表面活性剂的毒性小于阳离子表面活性剂。 ● 溶血作用大小顺序：聚氧乙烯烷基醚 > 聚氧乙烯芳基醚 > 聚氧乙烯脂肪酸酯 > 吐温类；吐温 20 > 吐温 60 > 吐温 40 > 吐温 80。
表面活性剂的刺激性	● 原因：表面活性剂与皮肤角质层中角质蛋白发生作用。 ● 表面活性剂刺激性大小：与毒性大小类似。

第六节　表面活性剂的应用

项　目	内　　容
增溶剂	● 表面活性剂显著增大难溶性药物在水中的溶解度并形成澄清溶液的过程称为增溶（solubilization），具有增溶能力的表面活性剂称为增溶剂（solubilizer）。 ● 当表面活性剂用量为1g时增溶药物达到饱和浓度即为最大增溶浓度（maximum additive concentration，MAC）。 ● 常用增溶剂：吐温类、聚氧乙烯蓖麻油。 ● 增溶剂可通过形成胶束，防止或减少药物的氧化。 ● 选择增溶剂应考虑毒性、溶血和稳定性等。 ● 增溶剂的性质对增溶作用的影响 （1）CMC：CMC越小，胶束聚集数越多，增溶作用越强。 （2）增溶剂的加入顺序：将增溶剂与增溶质先行混合要比增溶剂先与水混合的效果好。 ● 增溶质的性质对增溶作用的影响 （1）极性：对强极性药物而言，非离子型表面活性剂的HLB值越大，增溶效果越好，对极性低的药物则正好相反。 （2）结构：增溶质同系物随着烃链的增加，增溶效果降低；增溶质的碳氢支链对溶解度的影响较小，环状化合物的支链增加，使增溶量增大。 （3）解离度：对弱酸性药物，在偏酸性环境中有较大程度的增溶；对弱碱性药物，在偏碱性环境中有较大程度的增溶；对于两性药物，则在等电点具有最大程度的增溶。 （4）其他组分：其他组分与主药竞争同一增溶位置时增溶量减小。 ● 温度对增溶作用的影响 温度升高，离子型表面活性剂增溶量增大；聚氧乙烯醚型表面活性剂使非极性化合物的增溶量增加，使极性化合物的增溶量减小。
乳化剂	● 由于第三种物质的存在，一种液体以微滴形式分散在另一种与之互不相溶的液体中，形成相对稳定的非均相液体体系的过程称为乳化（emulsifying），具有乳化作用的第三种物质称为乳化剂（emulsifier）。 ● 作为乳化剂的表面活性剂的最适宜的HLB值在3~8（W/O型）与8~16（O/W型）。 ● 复乳：表面活性剂与高级脂肪醇、大分子物质混合使用。 ● 静脉注射乳剂：泊洛沙姆和磷脂类。 ● 外用和口服乳剂：常选用非离子表面活性剂。
润湿剂	● 液体在固体表面铺展的现象称为润湿（wetting），能起润湿作用的表面活性剂叫润湿剂（wetter）。 ● 常用阴离子型和非离子型表面活性剂：聚山梨酯类、聚氧乙烯脂肪醇醚类、聚氧乙烯蓖麻油类、十二烷基苯磺酸钠、十二醇硫酸钠、油酸丁酯硫酸钠等，HLB值在7~9之间。
起泡剂 消泡剂	● 具有发生泡沫作用的物质称为起泡剂（foaming agent）。 ● 相反，用来消除泡沫的物质称为消泡剂（antifoaming agent），一般消泡剂的HLB值在1~3之间。

练 习 题

一、翻译并解释下列名词与术语

1. surfactant
2. positive absorb
3. micelles
4. hydrophile - lipophile balance
5. solubilization
6. critical micelle concentration
7. Krafft point
8. cloud point
9. maximum additive concentration

二、判断是非题（用○或×表示）

1. 表面活性剂之所以能降低液体表面张力，是由其结构中同时含有极性的亲水基团和非极性的亲油基团特征决定。(　　)
2. 如果表面活性剂浓度越低，而降低表面张力越显著，则表面活性越强，越难形成正吸附。(　　)
3. 与低分子表面活性剂相比，高分子表面活性剂降低表面张力的能力较小，增溶力、渗透力弱，乳化能力强。(　　)
4. 卵磷脂是天然的两性离子表面活性剂，由磺酸型的阴离子部分和季铵盐型的阳离子部分组成，主要来源于大豆和蛋黄。(　　)
5. 阳离子表面活性剂毒性较大，只能外用，临床上主要用于皮肤、黏膜和手术器材的消毒。(　　)
6. 非离子表面活性剂的 HLB 值越低，其脂溶性越低，HLB 值越高，其亲水性越强，可广泛用于外用、口服制剂及注射剂。(　　)
7. 脂肪酸山梨坦是由山梨糖醇及其单酐和二酐与脂肪酸反应而成的酯类化合物的混合物，是常用的油包水型乳剂的乳化剂。(　　)
8. 聚山梨酯，商品名为吐温（Tween），是由失水山梨醇脂肪酸酯与环氧乙烷反应生成的亲脂性化合物，常用于 W/O 型乳剂的乳化剂。(　　)
9. 随着合成吐温的失水山梨醇脂肪酸酯碳数目的增加，吐温类的亲水性也相应提高，其 HLB 值增大。(　　)
10. 聚氧乙烯型表面活性剂具有较强水溶性，乳化能力强，为水包油型乳化剂。(　　)
11. 泊洛沙姆类表面活性剂由聚氧乙烯和聚氧丙烯聚合而成，具有多种优良性能，均呈固态。(　　)
12. 表面活性剂在低浓度时，几乎完全吸附在溶液表面形成单分子层，可降低溶液的表面张力。(　　)
13. 表面活性剂胶束没有固定的缔合分子数，且不受温度和浓度的影响。(　　)
14. Pluronic F68 为可静脉注射的亲水性表面活性剂，但是应注意其起昙现象。(　　)
15. 相同亲水基的同系列表面活性剂，如果亲油基团越大，则其 CMC 也越低。(　　)
16. 表面活性剂的 CMC 主要与其结构相关，而与环境条件无关。(　　)
17. 亲油性或亲水性较大的表面活性剂易溶于油或水，降低表面活性的作用较强。(　　)
18. 离子表面活性剂的 HLB 值具有加合性，可用公式进行计算。(　　)
19. 在 CMC 以上，随着表面活性剂用量的增加，胶束数量增加，增溶量也相应增加。(　　)
20. 对于离子表面活性剂，温度上升，增加增溶质在胶束中溶解度以及增加表面活性剂的溶解度。(　　)

21. Krafft 点是离子表面活性剂的特征值，也是离子表面活性剂使用温度的上限。(　　)

22. 在聚氧乙烯链相同时，非离子表面活性剂的碳氢链越长，其浊点越低；在碳氢链相同时，聚氧乙烯链越长，则浊点越高。(　　)

23. 表面活性剂的存在，对药物吸收只能起促进作用。(　　)

24. 一般而言，阳离子型表面活性剂的毒性最大，其次是阴离子型表面活性剂，非离子型表面活性剂毒性最小。(　　)

25. 两性离子型表面活性剂在等电点以上时呈阴离子型表面活性剂性质，在等电点以下呈阳离子型表面活性剂特性。(　　)

26. 非极性物质可完全进入胶束内核的非极性中心区而被增溶。(　　)

27. 尼泊金甲酯由于分子两端均含有极性基团，可完全被胶束内层的聚氧乙烯链所包裹而被增溶。(　　)

28. CMC 越小，胶束聚集数越多，增溶剂的增溶作用就越强。(　　)

29. 不解离的极性药物较解离药物更不易被表面活性剂增溶。(　　)

30. 溶液中存在大量多价反离子时，可能降低阴离子表面活性剂的溶解度，产生盐析现象。(　　)

三、单项选择题

1. 关于表面活性剂的叙述中正确的是（　　）
   A. 能使溶液表面张力增加的物质　　B. 能使溶液表面张力降低的物质
   C. 能使溶液表面张力不改变的物质　　D. 能使溶液表面张力急剧上升的物质
   E. 能使溶液表面张力急剧下降的物质

2. 表面型活性剂分子的结构特征是（　　）
   A. 具有酯键　　B. 均具有醚键　　C. 结构中具有醇羟基结构
   D. 既有亲水基团，又有亲油基团　　E. 仅具有亲水基团，而无亲油基因

3. 下列关于表面活性剂的叙述中错误的是（　　）
   A. 表面活性剂分子可在溶液表面作定向排列
   B. 能够降低溶液表面张力的物质叫作表面活性剂
   C. 能够显著降低溶液表面张力的物质叫作表面活性剂
   D. 表面活性剂分子结构中具有亲水基与亲油基
   E. 表面活性剂在溶液表面层的浓度大于其在溶液内部的浓度

4. 下列属于阳离子型表面活性剂的为（　　）
   A. 吐温类　　B. 洁尔灭　　C. 磺酸化物
   D. 硫酸化物　　E. 肥皂类

5. 下列属于阴离子型表面活性剂的是（　　）
   A. 十六烷基硫酸钠　　B. Poloxamer 188　　C. Tego
   D. 司盘 65　　E. 蔗糖脂肪酸酯

6. 以吐温 80 为乳化剂制备的乳剂灭菌后出现浑浊现象，最可能的原因是（　　）
   A. 吐温 80 被水解　　B. 吐温 80 被氧化　　C. 吐温 80 被增溶
   D. 吐温 80 发生了起昙现象　　E. 吐温 80 发生了聚合反应

7. 下列属于两性离子型表面活性的是（　　）
   A. 卵磷脂　　B. 肥皂类　　C. 聚山梨酯
   D. 脂肪酸甘油酯　　E. 季铵盐类

8. 十二烷基硫酸钠属于（　　）

A. 两性离子型表面活性剂　B. 阳离子型表面活性剂　C. 阴离子型表面活性剂　D. 非离子型表面活性剂　E. 灭菌与防腐剂

9. 聚氧乙烯脱水山梨醇单油酸酯的商品名称是（　　）

A. Tween 20　B. Tween 80　C. Span 40　D. Tween 60　E. Span 80

10. 下列属于非离子型表面活性剂的是（　　）

A. HPMC　B. SLS　C. Tego　D. lecithin　E. polysorbate

11. 下列属于非离子型表面活性剂的是（　　）

A. polysorbate 80　B. lecithin　C. sodium cholate　D. MCC　E. SDS - Na

12. 吐温类表面活性剂的化学名称是（　　）

A. 失水山梨醇脂肪酸酯类　B. 聚氧乙烯失水山梨醇脂肪酸酯类　C. 山梨醇脂肪酸酶类　D. 三油酸甘油酯类　E. 聚乙烯脂肪酸酯类

13. 下列关于 Tween 80 的描述中错误的是（　　）

A. Tween 80 可作为 O/W 型乳剂的乳化剂

B. Tween 80 能与抑菌剂羟苯酯类形成络合物

C. Tween 80 属于非离子型表面活性剂

D. Tween 80 在碱性溶液中易水解

E. 在常用的表面活性剂中，吐温 80 的溶血作用最强

14. 吐温类表面活性剂不具有（　　）

A. 助溶作用　B. 增溶作用　C. 润滑作用　D. 乳化作用　E. 分散作用

15. 可静脉注射用亚微米乳的乳化剂为（　　）

A. 吐温 85　B. 司盘 80　C. 蔗糖脂肪酸酯　D. SDS　E. lecithin

16. 最适合作 W/O 型乳化剂的 HLB 值是（　　）

A. 1 ~ 3　B. 3 ~ 8　C. 7 ~ 15　D. 9 ~ 13　E. 0.5 ~ 20

17. O/W 型乳化剂的 HLB 值一般在（　　）

A. 6 ~ 9　B. 3 ~ 8　C. 3 ~ 20　D. 8 ~ 16　E. 15 ~ 40

18. 表面活性剂的增溶机制，是由于形成了（　　）

A. 共价键　B. 复合物　C. 络合物　D. 聚合物盐　E. 胶束

19. 下列表面活性剂中具有 Krafft 点的是（　　）

A. 单硬脂酸甘油酯　B. 司盘类　C. 肥皂类　D. 聚氧乙烯脂肪酸酯　E. 吐温类

20. 临界胶束浓度的缩写为（　　）

A. MC　　B. CMS－Na　　C. MAC

D. CMC　　E. LD_{50}

21. 与表面活性剂增溶作用相关的表面活性剂性质是（　　）

A. HLB 值　　B. 溶液中形成胶束　　C. 界面活性

D. 昙点或浊点　　E. 溶液与气体表面的正吸附

22. 下列具有昙点的表面活性剂为（　　）

A. 肥皂类　　B. 硫酸化物　　C. 磺酸化物

D. 聚山梨酯类　　E. 脂肪酸山梨坦类

23. 具有起昙现象的表面活性剂是（　　）

A. 卵磷脂　　B. 壳聚糖　　C. 吐温 40

D. 司盘 20　　E. 三乙醇胺

24. 增溶剂的 HLB 值范围一般在（　　）

A. 3～6　　B. 6～8　　C. 8～10

D. 15～18　　E. 8～18

25. 发挥润湿剂作用的表面活性剂，其 HLB 值一般在（　　）

A. 3～8　　B. 7～9　　C. 8～16

D. 13～16　　E. 15～18

26. 某挥发油形成稳定乳剂所需 HLB 值为 11.4，现拟用吐温 80（HLB＝15.0）和司盘 80（HLB＝4.3）的混合乳化剂，则两者的比例应为（　　）

A. 1∶1　　B. 1∶2　　C. 1∶3

D. 2∶1　　E. 3∶1

27. 将 Tween80（HLB＝15.0）与 Span 80（HLB＝4.3）按照 4∶6 的比例混合，则混合物的 HLB 值为（　　）

A. 4.8　　B. 6.6　　C. 8.6

D. 12.6　　E. 15.2

28. 下列有关表面活性剂的正确描述是（　　）

A. 阳离子型表面活性剂具有很强杀菌作用，故常用作杀菌和防腐剂

B. 表面活性剂用作乳化剂时，其浓度必须达到临界胶团浓度（CMC）

C. 非离子型表面活性的亲水亲油平衡值（HLB）值越小，其亲水性越大

D. 表面活性剂均有很高毒性，故应注意给药途径

E. 表面活性剂的使用浓度要在临界胶团浓度（CMC）以下，才有增溶作用

29. 下列对表面活性剂的 HLB 值表述正确的是（　　）

A. 表面活性剂的亲油性越强，其 HLB 值越大

B. 表面活性剂的亲水性越强，其 HLB 值越大

C. 表面活性剂的 CMC 越大，其 HLB 值越小

D. 离子型表面活性剂的 HLB 值具有加和性

E. 表面活性剂的 HLB 值就是油相或水相中的溶解能力

30. 有关 HLB 值的错误描述是（　　）

A. 表面活性剂分子中亲水和亲油基团对油或水的综合亲和力称为 HLB 值

B. HLB 值在 8～18 的表面活性剂，适合用作 O/W 型乳化剂

C. 亲水性表面活性剂有较低的 HLB 值，亲油性表面活性剂有较高的 HLB 值

D. 非离子型表面活性剂的 HLB 值有加合性

E. 一般将表面活性剂的 HLB 值限定在 0 ~ 20 之间

31. 下列术语与表面活性剂特性无关的是（　　）

A. CMC　　B. Krafft point　　C. cloud point

D. Z 值与 F_0 值　　E. HLB

32. 不同 HLB 值的表面活性剂用途不同，下列叙述中错误的是（　　）

A. 增溶剂最适范围为 15 ~ 18 以上　　B. O/W 型乳化剂最适范围为 8 ~ 16

C. 润湿剂与铺展剂最适范围为 7 ~ 9　　D. 去污剂最适范围为 13 ~ 16

E. 大部分消泡剂最适范围为 5 ~ 8

33. 下列有关表面活性剂的叙述中错误的是（　　）

A. 表面活性剂的 CMC 越低、缔合数越大，增溶的 MAC 就越高

B. 不是所有的聚氧乙烯类表面活性剂都具有昙点

C. 在 CMC 以上，随着表面活性剂用量的增加，增溶量也相应增加

D. 某表面活性剂的昙点是其应用温度的下限

E. Krafft 点是离子型表面活性剂应用温度的下限

34. 下列表面活性剂中毒性最小的是（　　）

A. 阴离子型表面活性剂

B. 两性离子型表面活性剂中的氨基酸型

C. 阳离子表面型活性剂

D. 非离子型表面活性剂

E. 两性离子型表面活性剂中的甜菜碱型

35. 聚山梨酯类表面活性剂溶血作用的顺序为（　　）

A. 聚山梨酯 20 > 聚山梨酯 60 > 聚山梨酯 40 > 聚山梨酯 80

B. 聚山梨酯 80 > 聚山梨酯 60 > 聚山梨酯 40 > 聚山梨酯 20

C. 聚山梨酯 80 > 聚山梨酯 40 > 聚山梨酯 60 > 聚山梨酯 20

D. 聚山梨酯 40 > 聚山梨酯 20 > 聚山梨酯 60 > 聚山梨酯 80

E. 聚山梨酯 40 > 聚山梨酯 80 > 聚山梨酯 60 > 聚山梨酯 20

36. 常用表面活性剂溶血作用大小正确的顺序为（　　）

A. 聚氧乙烯烷芳基醚 < 聚山梨酯类 < 聚氧乙烯烷基醚 < 聚氧乙烯脂肪酸酯类

B. 聚氧乙烯烷基醚 > 聚氧乙烯烷芳基醚 > 聚氧乙烯脂肪酸酯 > 聚山梨酯类

C. 聚山梨酯类 > 聚氧乙烯烷芳基醚 > 聚氧乙烯脂肪酸酯 > 聚氧乙烯烷基醚

D. 聚氧乙烯烷芳基醚 < 聚氧乙烯烷基醚 < 聚山梨酯类 < 聚氧乙烯脂肪酸酯类

E. 聚氧乙烯烷基醚 < 聚氧乙烯烷芳基醚 < 聚氧乙烯脂肪酸酯 < 聚山梨酯类

37. 下列表面活性剂中，毒性最强的是（　　）

A. 苯扎氯铵　　B. 肥皂　　C. 平平加 O

D. 司盘 80　　E. 吐温 80

38. 下列关于表面活性剂的叙述中错误的是（　　）

A. 吐温 80 的溶血作用最小

B. 阳离子型表面活性剂的毒性最小

C. 卵磷脂无毒、无刺激性、无溶血性

D. Poloxamer 188 可作为静脉注射脂肪乳剂的乳化剂

E. 阴离子型表面活性剂较非离子型表面活性剂具有较大的刺激性

39. 下列表面活性剂中属于 W/O 型乳化剂的是（　　）

A. Arabic gum　　B. Myrij 45　　C. Span 80

D. Tween 80　　E. Pluronic F 68

40. 与表面活性剂增溶相关的性质为（　　）

A. 表面活性　　B. 在溶液表面定向排列　　C. HLB 值

D. 形成胶束　　E. 昙点

41. 可作为杀菌剂的表面活性剂是（　　）

A. 非离子型表面活性剂　　B. 肥皂类

C. 两性离子型表面活性剂　　D. 阳离子型表面活性剂

E. 阴离子型表面活性剂

42. 可作为消毒剂的表面活性剂是（　　）

A. Tego　　B. Cremophor EL　　C. Brij 72

D. Pluronic F 68　　E. SDS - Na

43. Tween80 可提高尼泊金类防腐剂的溶解度，但不能增加抑菌力，其原因（ ）

A. 前者不能改变后者活性　　B. 两者之间起化学作用

C. 两者之间形成复合物　　D. 形成胶团包裹防腐剂

E. 前者使后者分解

44. 作为疏水性药物常用润湿剂的 HLB 值范围是（　　）

A. HLB 值在 5 ~ 20 之间　　B. HLB 值在 3 ~ 8 之间

C. HLB 值在 7 ~ 9 之间　　D. HLB 值在 7 ~ 13 之间

E. HLB 值在 8 ~ 16 之间

45. 下列关于表面活性剂的叙述中正确的是（　　）

A. 表面活性剂既可能促进药物的吸收也可能降低药物的吸收

B. 阴离子型表面活性剂与阳离子型表面活性剂不能配伍使用

C. 司盘类是常用的去污剂

D. 吐温类表面活性剂对皮肤和黏膜的刺激性较小，可大剂量长期使用

E. 增溶质同系物随着烃链的增加，其溶解能力上升

46. 下列关于表面活性剂的叙述中错误的是（　　）

A. 表面活性剂静脉注射的毒性远大于口服给药

B. 表面活性剂与蛋白质可发生相互作用

C. 一般来讲，非离子型表面活性剂毒性最大

D. 表面活性剂长期应用或高浓度使用于皮肤或黏膜，也会出现皮肤或黏膜损伤

E. 温度升高，可使聚氧乙烯类表面活性剂的 CMC 减少，胶束聚集数增加

47. 下列关于表面活性剂的叙述正确的是（　　）

A. 阴离子型表面活性剂一般作消毒剂使用

B. 卵磷脂是非离子型表面活性剂

C. 表面活性剂作增溶剂时浓度应大于 CMC

D. 所有非离子型表面活性剂均具有昙点

E. Krafft 点是非离子型表面活性剂的特征值，但与增溶无关

48. 与表面活性剂应用无关的作用是（　　）

A. 增溶作用　　B. 杀菌作用　　C. 润湿作用

D. 乳化作用　　E. 助溶作用

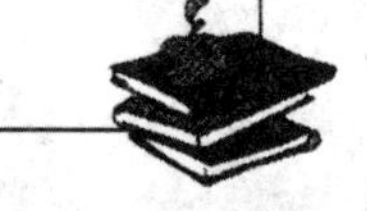

49. 下列有关增溶的叙述中正确的是（　　）

A. 就增溶剂而言，同系物碳链愈长，则增溶量愈小

B. 就药物性质而言，同系物药物分子量愈大，则增溶量愈大

C. 增溶剂与药物的混合顺序与增溶无关，增溶量只与温度及增溶剂用量有关

D. 药物增溶后形成澄明溶液，但用溶剂稀释后反而会产生浑浊

E. 增溶是利用药物与表面活性剂形成络合物的性质

50. HLB 值用于体现（　　）

A. 乳化能力大小　　B. 增溶能力大小　　C. 亲水性大小

D. 润湿能力大小　　E. 消泡能力大小

四、多项选择题

1. 下列属于离子型表面活性剂的是（　　）

A. Tween80　　B. 阿洛索 - OT　　C. Pluronic F68

D. 十二烷基硫酸钠　　E. 硬脂酸铵

2. 下列关于表面活性剂的描述中正确的是（　　）

A. 低浓度时可显著降低表面张力，表面浓度大于内部浓度

B. 在结构上为长链有机化合物，分子中含有亲水基团和亲油基团

C. 表面活性剂的亲油亲水能力用 HLB 值表示

D. 形成胶团时表面活性剂在溶液表层的浓度为零

E. 一般而言，阳离子型表面活性剂的毒性最大，其次是阴离子型表面活性剂，非离子型表面活性剂毒性相对较小

3. 关于表面活性剂增溶的叙述中正确的是（　　）

A. 两亲性分子中的非极性部分插入胶束的非极性中心区，极性部分插入胶束的亲水基团方向

B. 具有极性基团而不溶于水的药物在胶束中定向排列

C. 胶束具有亲水性中心区，极性药物进入此区获得增溶

D. 胶束具有疏水性中心区，非极性药物可进入疏水中心区获得增溶

E. 极性基团占优势的药物分布在胶束的亲水基之间

4. 与表面活性剂有关的术语有（　　）

A. 胶束　　B. 亲水亲油平衡值　　C. Krafft 点

D. 昙点　　E. 临界胶束浓度

5. 当表面活性剂的浓度达到 CMC 时，溶液的（　　）等物理性质发生变化

A. 黏度和密度　　B. 光散射　　C. 表面张力

D. 渗透压　　E. 摩尔电导

6. 阴离子型表面活性剂的主要应用有（　　）

A. 杀菌　　B. 消毒　　C. 外用乳化剂

D. 润湿剂　　E. 增溶剂

7. 非离子型表面活性剂的类型有（　　）

A. 脂肪酸甘油酯　　B. 多元醇型　　C. 聚氧乙烯型

D. 聚氧乙烯 - 聚氧丙烯共聚物　　E. 卵磷脂

8. 可用作静脉乳剂的乳化剂有（　　）

A. 卵磷脂　　B. 豆磷脂　　C. 泊洛沙姆

D. Tween80　　E. 十二烷基硫酸钠

9. 下列关于亲水亲油平衡值的叙述中正确的是（　　）

A. 表面活性剂分子中亲水和亲油基团对油或水的综合亲和力称为亲水亲油平衡值

B. 非离子型表面活性剂的 HLB 值具有加和性

C. 亲水性表面活性剂有较高的 HLB 值，亲油性表面活性剂有较低的 HLB 值

D. 表面活性剂的 HLB 值越高，其增溶能力越强

E. HLB 值在 3 ~6 的表面活性剂适合用做 W/O 型乳化剂

10. 下列关于临界胶束浓度的叙述中正确的是（　　）

A. 具有相同亲水基的同系列表面活性剂，若亲油基团越大，则 CMC 越小

B. 在 CMC 时，溶液的表面张力基本达到最低

C. 表面活性剂的 CMC 与温度有关

D. 当表面活性剂的浓度达到 CMC 时，溶液的某些物理性质发生急剧变化

E. 表面活性剂的 HLB 值大小与 CMC 高低没有必然联系

11. 影响增溶量的因素有（　　）

A. 增溶剂的类型　　B. 增溶质（药物）的类型

C. 增溶剂加入顺序　　D. 药物粒子大小

E. 增溶剂的用量

12. 具有去污剂作用的表面活性剂有（　　）

A. 钠皂　　B. 钾皂　　C. SDS

D. 烷基磺酸钠　　E. 油酸钠

13. 聚山梨酯是最常用的（　　）

A. 分散剂　　B. 润湿剂　　C. 增溶剂

D. 乳化剂　　E. 消毒剂

14. 两性离子型表面活性剂包括（　　）

A. 脂肪酸山梨坦　　B. 氨基酸盐　　C. 甜菜碱型

D. 卵磷脂　　E. 磺酸化物

15. 下列关于表面活性剂的叙述中正确的是（　　）

A. 当表面活性剂的用量超过其 CMC 时，会生成胶团，脂溶性药物会溶入到胶团中去，使溶液中游离的药物浓度降低，反而使药物吸收速度减小

B. 非离子型表面活性剂口服一般认为无毒性

C. 高浓度吐温 80 可使四环素的吸收明显增加

D. 当表面活性剂浓度降低时，会使固体药物与胃肠道体液间的接触角变大，不利于药物吸收

E. 表面活性剂能溶解消化道上皮细胞的脂质，使药物吸收速度加快

五、简述题

1. 简述表面活性剂降低界面张力的原因。
2. 简述表面活性剂对难溶性药物增溶的原理。
3. 试述表面活性剂的分类并列举代表性物质的应用。
4. 叙述 HLB 值的定义及对表面活性剂应用。
5. 试述影响增溶的因素。
6. 详述表面活性剂在药剂学中的应用。

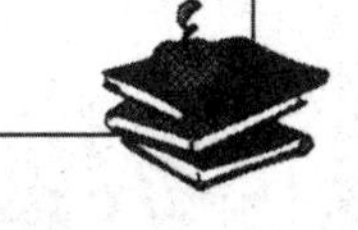

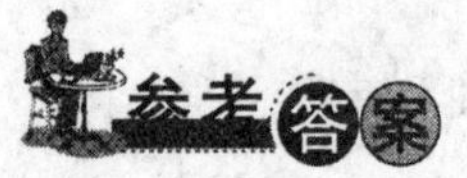

一、翻译并解释下列名词与术语

1. surfactant：系指能够显著降低溶液表面张力的一类物质。

2. positive absorb：正吸附，表面活性剂在低浓度时，主要在水溶液表面发生聚集，且亲水基团朝向水而亲油基团朝向空气的现象称为正吸附。

3. Micelles：胶束，当表面活性剂水溶液达到一定浓度时，由于水分子与表面活性剂分子的疏水基存在强烈的斥力，致使表面活性剂分子的疏水基依靠疏水基团间的作用力而聚集在一起，形成疏水基团向内，亲水基团向外，在水中稳定分散的缔合体，称其为胶束。

4. hydrophile - lipophile balance，HLB：亲水亲油平衡值，表面活性剂分子中亲水与亲油基团对油或水的综合亲和力。

5. solubilization：增溶，表面活性剂增大难溶性药物在水中的溶解度并形成澄清溶液的过程称为增溶。

6. critical micelle concentration，CMC：临界胶束浓度，表面活性剂分子缔合形成胶束的最低浓度称为临界胶束浓度。

7. Krafft point：Krafft 点，随温度升高，离子型表面活性剂的溶解度增大，当温度升高到某温度点后溶解度迅速增加，此温度称为 Krafft 点。

8. cloud point：浊点或昙点，对于具有聚氧乙烯基结构的非离子型表面活性剂，当温度升高到某一点后，其溶解度表现为急剧下降，使溶液由清变浊，此温度称为昙点。

9. maximum additive concentration，MAC：最大增溶浓度，系指在一定温度条件下，药物溶解在一定浓度表面活性剂中的最大量。

二、判断是非题

1. ○　2. ×　3. ○　4. ×　5. ○　6. ×　7. ○　8. ×　9. ×　10. ○
11. ×　12. ○　13. ×　14. ×　15. ○　16. ×　17. ×　18. ×　19. ○　20. ○
21. ×　22. ○　23. ×　24. ○　25. ○　26. ○　27. ×　28. ○　29. ×　30. ○

三、单项选择题

1. E　2. D　3. B　4. B　5. A　6. D　7. A　8. C　9. B　10. E
11. A　12. B　13. E　14. A　15. E　16. B　17. D　18. E　19. C　20. D
21. B　22. D　23. C　24. D　25. B　26. D　27. C　28. A　29. B　30. C
31. D　32. E　33. D　34. D　35. A　36. B　37. A　38. B　39. C　40. D
41. D　42. A　43. D　44. C　45. A　46. C　47. C　48. E　49. D　50. C

四、多项选择题

1. BDE　2. ABCE　3. ABDE　4. ABCDE　5. ABCDE
6. CDE　7. ABCD　8. ABC　9. ABCE　10. ABCDE
11. ABCDE　12. ABCDE　13. ABCD　14. BCD　15. ABCE

五、简述题

1. 答：表面活性剂在溶液表面层聚集、产生定向排列，形成正吸附。正吸附改变了溶液表面的性质，最外层呈现出碳氢链性质，从而表现出较低的表面张力。

2. 答：当表面活性剂的正吸附达到饱和后继续加入表面活性剂，其分子则转入溶液中，形成亲油基团向内，亲水基团向外，在水中稳定分散，大小在胶体粒子范围的胶束。非极性物质可以完全进入胶束内核非极性环境被增溶；两亲分子则以其非极性基插入胶束内核，极性基则伸入胶束栅状层和亲水基中；极性较强的分子可完全被胶束的亲水基团所增溶。

3. 答：（1）离子型表面活性剂

①阴离子型表面活性剂：高级脂肪酸盐，硫酸化物，如硫酸化蓖麻油；磺酸化物，如二辛基琥珀酸磺酸钠。——主要用于外用制剂。

②阳离子型表面活性剂：苯扎氯铵和苯扎溴铵。——主要用于消毒和防腐等。

③两性离子型表面活性剂：卵磷脂。——注射用乳剂的乳化剂。

（2）非离子型表面活性剂

①脂肪酸甘油酯：脂肪酸单甘油酯。——油包水型辅助乳化剂。

②多元醇型：蔗糖脂肪酸酯——水包油乳化剂；脂肪酸山梨坦，司盘80——油包水乳化剂；聚山梨酯，吐温80——水包油乳化剂。

③聚氧乙烯型：聚氧乙烯脂肪酸酯，卖泽——水包油型乳化剂；聚氧乙烯脂肪醇醚，苄泽——水包油乳化剂。

④聚氧乙烯-聚氧丙烯共聚物，泊洛沙姆——静脉注射乳剂的乳化剂。

4. 答：①表面活性剂分子中亲水和亲油基因对油或水的综合亲和力称为亲水亲油平衡值（HLB）。完全由疏水碳氢基团组成的石蜡分子的HLB值为0，完全由亲水性的氧乙烯基组成的聚氧乙烯的HLB值为20，既有碳氢链又有氧乙烯链的表面活性剂的HLB值则介于两者之间。②亲水性表面活性剂有较高的HLB值，亲油性表面活性剂有较低的HLB值。③HLB值在3~6的表面活性剂适合用做W/O型乳化剂，HLB值在8~18的表面活性剂适合用做O/W型乳化剂。作为增溶剂的HLB值在13~18，作为润湿剂的HLB值在7~9等。

5. 答：①增溶剂的种类：增溶剂同系物的碳链越长，其增溶量越大；强极性或非极性药物，非离子增溶剂的HLB值越大，增溶效果越好；而对于弱极性药物，增溶效果则相反。②药物的性质：增溶剂的种类和浓度一定时，同系物药物的分子量越大，增溶量越小。③加入顺序：一般先将药物与增溶剂混合，然后再加水稀释能得到很好的效果。④增溶剂的用量：温度一定时，加入足够量的增溶剂可得到澄清溶液，稀释后仍然保持澄清。若配比不当则得不到澄清溶液，或在稀释时变为混浊。

6. 答：①增溶剂：表面活性剂可通过形成胶束，提高难溶性药物在水中的溶解度，HLB 15~19为宜。②乳化剂：加入第三种物质（乳化剂）后，可使一种液体以微滴形式分散在另一种与之互不相溶的液体分散体系中，形成相对稳定的非均相液体体系。HLB值在3~8的适用于W/O型乳化剂，8~16的适用于O/W型乳化剂。③润湿剂：表面活性剂能够促使液体在固体表面铺展，HLB值范围7~9为宜。④消泡剂：用于消除泡沫的表面活性物质，HLB值范围1~3为宜。⑤去污剂：表面活性剂可用于去除污垢，HLB值范围：13~16为宜。⑥消毒杀菌剂：大多数阳离子型表面活性剂都可用作消毒剂。

（崔京浩）

CHAPTER 第四章

微粒分散系

第一节 概 述

项 目	内 容
概 念	分散系（disperse systems）：一种或几种物质高度分散在某种介质中所形成的体系。 分散相（disperse phase）：被分散的物质。 分散介质（disperse medium）：连续的介质。 微粒分散系（microparticulate disperse systems）：微粒构成的分散体系，微粒直径在 10^{-9} ~ 10^{-4}m。
分 类	粗分散系：粒径范围 100nm ~ 100μm，混悬剂、乳剂、微囊、微球等。 胶体分散系：粒径小于 100nm，纳米微乳、纳米脂质体、纳米粒、纳米囊、纳米胶束等。
特 点	①多相体系，存在着相界面和大量的表面现象； ②具有相对较高的表面自由能，是热力学不稳定体系，容易絮凝、聚结、沉降； ③粒径更小的分散体系还具有明显的布朗运动、丁达尔现象、电泳等性质。
应 用	①提高药物的溶解速度及溶解度，提高难溶性药物的生物利用度； ②提高药物微粒在分散介质中的分散性与稳定性； ③体内分布上具有一定的选择性； ④可制备缓释制剂； ⑤改善药物在体内外的稳定性。
体内分布	• 小于 50nm 的微粒能够进入骨髓组织； • 静脉注射、腹腔注射 0.1 ~ 3.0μm 的微粒分散体系，结果显示多数药物微粒浓集于巨噬细胞丰富的肝脏和脾脏等部位，血液中的微粒逐渐被清除。一般在静脉注射后几分钟内，就有 80% 左右的微粒集中在肝脏中。 • 静脉注射 7 ~ 12μm 的微粒时，大部分微粒由于不能通过肺的毛细血管，结果被肺部机械性地滤取。 • 注射大于 50μm 的微粒至肠系膜动脉、门静脉、肝动脉或肾动脉，可使微粒分别被截留在肠、肝、肾等相应部位。

续表

项　目	内　　容
粒径测定方法	● 光学显微镜法：用光学显微镜直接测定粒径的方法。 ● 电子显微镜法：用电子显微镜直接测定粒径的方法。可以测定0.1nm。 ● 筛选法：用药筛分离粉体，从各个筛上残留的粉末重量求出粒度分布。 ● 沉降法：粒子在液体中沉降，从其沉降速度来测得粒径。 ● 小孔通过法（库特法）：将粒子分散于电解质溶液中，中间有一小孔两侧插上电极，混悬粒子通过小孔时，两极间电阻瞬时产生变化，这种变化的大小和粒子容积成比例。 ● 激光散射法：采用米氏散射理论，根据大小不同的颗粒在各角度上散射光强的变化来反映出颗粒群的粒度大小和粒度分布规律。

第二节　药物微粒分散系的物理化学性质

项　目	内　　容
热力学性质	$\Delta G = \sigma \Delta A$ ΔG—表面自由能的增量；σ—表面张力；ΔA—表面积的增量 ● 表面积增加：典型的热力学不稳定体系，而且微粒越小，聚结趋势就越大。 ● 表面张力降低：可以明显降低体系的表面自由能，从而增加体系的物理稳定性。选择适当的表面活性剂是最常用的稳定化方法。
动力学性质	● Brown 运动：微粒在 10^{-7}m 以下时，不停地无规则移动和转动称为 Brown 运动，其本质是质点的热运动。 ● 扩散与渗透压：作为 Brown 运动的结果，胶体质点可自发的从高浓度区域向低浓度区域扩散。扩散速率遵从 Fick's 第一定律。 $\frac{dm}{dt} = -DA\frac{dC}{dx}$　　$D = \frac{RT}{L} \times \frac{1}{6\pi\eta r}$ $\frac{dm}{dt}$—粒子质量为 m 的扩散速率；$\frac{dC}{dx}$—浓度梯度；A—截面的面积；D—扩散系数；L—阿伏加德罗常数；η—介质的黏度；r—粒子半径。 扩散速率与浓度梯度及截面的面积成正比，粒子的扩散能力和粒子的大小反比。 $\pi = cRT$ π—渗透压；c—溶胶的浓度；R—气体常数；T—绝对温度。 ● 沉降：Stoke's 定律 $V = \frac{2r^2(\rho_1 - \rho_2)g}{9\eta}$ V—微粒沉降速度；r—微粒半径；ρ_1、ρ_2—分别为微粒和分散介质的密度；η—分散介质的黏度；g—重力加速度常数。 沉降速度 V 越小说明体系越稳定，反之不稳定。 V 与微粒半径 r^2 成正比，所以减小粒径是防止微粒沉降的最有效方法； V 与黏度 η 成反比，即增加介质的黏度 η，可降低微粒的沉降速度； 降低微粒与分散介质的密度差（$\rho_1 - \rho_2$）、提高微粒粒径的均匀性、防止晶型的转变、控制温度的变化等都可在一定程度上阻止微粒的沉降。

续表

项 目	内 容
光学性质	● 光的吸收由微粒的化学组成与结构所决定；光的反射与散射主要取决于微粒的大小。乳光是微粒散射光的宏观表现。如果有一束光线在暗室内通过微粒分散体系，在其侧面可以观察到明显的乳光，这就是 Tyndall 效应。 ● 粗分散体系由于反射光为主，不能观察到 Tyndall 效应；而低分子的真溶液则是以透射光为主，同样也观察不到乳光。
电学性质	● 电泳（electrophoresis）：电场作用下微粒进行的定向移动的现象。 $$v=\frac{\sigma E}{6\pi\eta r}$$ v—微粒运动速度；r—微粒半径；E—电场强度；η—分散介质的黏度。 微粒在电场作用下移动的速度与其粒径大小成反比，其他条件相同时，微粒越小，移动越快。 ● 双电层结构（electrical double layer）：固体粒子与液体接触时，固体从溶液中选择性吸附某种离子，或固体分子本身发生电离作用而使离子进入溶液，以致使固液两相分别带有不同符号的电荷，在界面上形成了双电层的结构。 Helmholz 平板双电层模型：模型过于简单，由于离子热运动，反离子不可能形成平板电容器。 Gouy－Chapman 扩散双电层模型：区分了热动力电势 ψ_0 和 ζ 电势，但没有给出 ζ 电势的明确物理意义，不能解释加入电解质后，有时 ζ 电势会超过表面电势。 Stern 扩散双电层模型：解释了电解质对 ζ 电势的影响，并对高价离子和表面活性剂大离子使 ζ 电势改变符号或升高现象给予了合理的解释。

第三节　微粒分散体系物理稳定性相关理论

项 目	内 容
絮凝与反絮凝	● 絮凝作用（flocculation）：加入一定量的电解质，中和微粒表面的电荷，降低微粒表面 ζ 电位，使斥力下降，出现絮凝状态，振摇可重新分散均匀的作用。当絮凝剂的加入使 ζ 电位降至 20～25mV 时，形成的絮凝物疏松、不易结块，而且易于分散。 ● 絮凝剂（flocculant）：加入后产生絮凝作用的电解质。一般离子价数越高，絮凝作用越强。 ● 反絮凝（deflocculation）：在微粒体系中加入某种电解质使微粒表面的 ζ 电位升高，静电排斥力阻碍了微粒之间的碰撞聚集的现象。 ● 反絮凝剂（deflocculant）：加入后产生反絮凝作用的电解质。 ● 同一电解质可作絮凝剂又可作反絮凝剂。

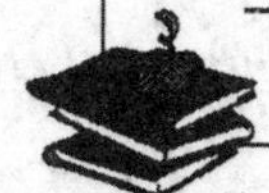

续表

<table>
<tr><th>项　目</th><th>内　　容</th></tr>
<tr><td>DLVO理论</td><td>● 在20世纪40年代，苏联学者Derjauin、Landau与荷兰学者Verwey、Overbeek分别独立提出了溶胶稳定性理论，称为DLVO理论。理论提出了两个质点间的相互吸引能和双电层排斥能的计算方法。DLVO理论的核心是微粒的双电层因重叠而产生排斥作用。
● 微粒之间普遍存在Van der Waals吸引作用，但粒子相互接近时又因双电层的重叠而产生排斥作用，微粒的稳定性就取决于微粒之间吸引与排斥作用的相对大小。
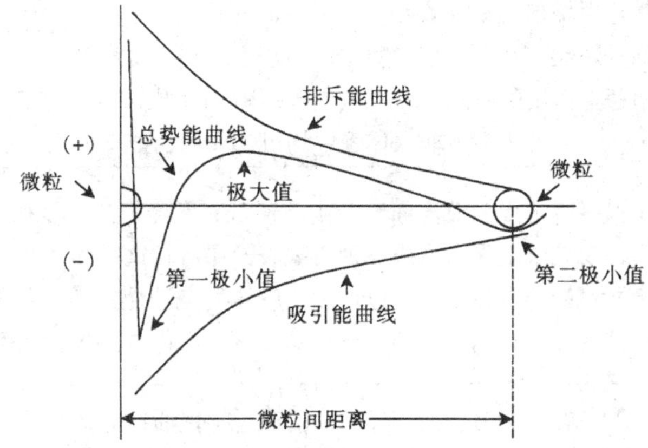

DLVO理论：两个粒子间的势能曲线
● 临界聚沉浓度（critical coagulation concentration）：势垒的高度随溶液中电解质浓度的加大而降低，当电解质浓度达到某一数值时，势能曲线的最高点恰为零，势垒消失，体系由稳定转为聚沉，这就是临界聚沉状态，这时的电解质浓度即为该微粒分散体系的聚沉值（coagulation value）。
$$聚沉值 = C \cdot \frac{\varepsilon^3 (kT)^5 \gamma_0^4}{A^2 Z^6}$$
C—常数；ε—介质的介电常数；Z—离子的价数；γ_0—与微粒表面电势有关的参数；k—波兹曼常数；T—热力学温度；A—Hamaker常数。
● 聚沉值特征
①在表面电势较高时，聚沉值与反离子价数的六次方成反比；
②聚沉值与介质的介电常数的三次方成正比；
③当规定零势垒为临界聚沉条件时，聚沉值与微粒大小无关。
● 在微粒体系势能曲线第一极小值处发生的聚结称为聚沉（coagulation），而将在第二极小值处发生的聚结叫絮凝（flocculation）。</td></tr>
</table>

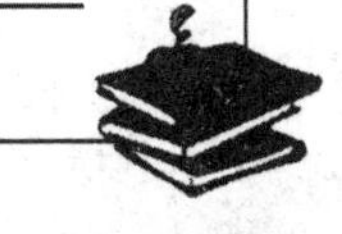

项　目	内　　容
空间稳定理论	● 在微粒分散体系中，加入一些非离子型表面活性剂或高分子，微粒表面由于吸附了大分子，产生了空间位阻作用，从而阻碍了微粒相互接近，进而阻碍了它们的聚结。因此称这一类稳定作用为空间稳定作用。 ● 分子稳定剂的结构特点：必须和微粒有很强的亲和力，又要与溶剂有良好的亲合性。 ● 高分子浓度与分子量的影响：分子量越大，高分子在微粒表面上形成的吸附层越厚，稳定效果越好；吸附的高分子要能覆盖微粒表面才能起到保护作用，即需要在微粒表面上形成一个包围层，再多的高分子并不能增加它的保护作用，但若高分子的浓度过低，微粒表面不能被完全覆盖，则不但起不到保护作用，反而使胶体对电解质的敏感性增加（敏化作用，sensitization）。 ● 溶剂的影响：在良溶剂中稳定作用增强，在不良溶剂中稳定作用变差。 ● 空间稳定作用的特点：与双电层排斥作用相比，空间稳定作用受电解质浓度的影响很小，它在水体系及非水体系中均可起作用，能够使很浓的分散体系稳定。
空缺稳定理论	聚合物没有吸附于微粒表面时，粒子表面上聚合物的浓度低于体相溶液的浓度，形成负吸附，使粒子表面上形成一种空缺表面层。在这种体系中，自由聚合物的浓度不同，大小不同可能使胶体聚沉，也可能使胶体稳定。使胶体分散体系稳定的理论称为空缺稳定理论（theory of depletion stabilization），亦称自由聚合物稳定理论。
微粒聚结动力学	● 聚沉速度是微粒稳定性的定量反映，若总势能曲线势垒为零，则微粒相互接近时必然导致聚结，若有势垒存在，则只有其中的一部分聚结，前者为快聚结，后者称慢聚结。 ● 快聚结（rapid coalescence）：微粒间不存在排斥势垒，微粒一经碰撞就会聚结，其速度由碰撞速率决定，而碰撞速率又由微粒布朗运动决定，也就是说，由微粒的扩散速度决定。 ● 慢聚结（slow coalescence）：微粒间存在势垒时，微粒实际聚结速度很慢。电解质浓度的变化会影响微粒体系的慢聚结速度。 ● 架桥聚结（bridging coalescence）：当被吸附的聚合物只覆盖一小部分表面时，它们往往使微粒对电解质的敏感性大大增加，称这种絮凝作用为敏化（sensitization），因为它可以减少引起絮凝作用所需的电解质的量。

练　习　题

一、翻译并解释下列名词与术语

1. disperse systems
2. disperse phase and disperse medium
3. microparticulates
4. Brownian motion
5. Tyndall effect
6. flocculation and deflocculation
7. zeta potential
8. critical coagulation concentration
9. sensitization

二、判断是非题（用○或×表示）

1. 微球与微囊属于胶体分散体系。（　　）
2. 为保持微粒分散体系的稳定性，应防止粒子的絮凝。（　　）
3. 药物的不同大小的微粒在体内分布具有选择性。（　　）
4. 微粒分散系都能观察到 Tyndall 现象，而真溶液则不能。（　　）
5. 聚沉速度的快慢可反映微粒分散系的稳定与否。（　　）
6. 药物微粒分散系是热力学稳定体系，动力学不稳定体系。（　　）
7. 布朗运动可以提高微粒分散系的物理稳定性，而重力产生的沉降降低微粒分散体系的稳定性。（　　）
8. 微粒表面具有的双电子层的厚度越大，则相互排斥力越小，微粒就越稳定。（　　）
9. 絮凝剂是微粒表面的 ζ 电势升高，使排斥力大于吸引力，引起微粒形成絮凝状态的电解质。（　　）
10. 电解质的聚沉作用是因为压缩双电层，降低粒子间静电斥力所致。（　　）

三、单项选择题

1. 分散体系中被分散的物质称为（　　）
   A. 分散相　　B. 分散介质　　C. 连续相
   D. 外相　　E. 固相
2. 微粒不停地无规则运动和移动被称为（　　）
   A. Tyndall 现象　　B. 布朗运动　　C. 牛顿流动
   D. 扩散　　E. 非牛顿流动
3. 当微粒分散系中存在粒径大小不一致的粒子时，因为溶解度的关系（　　）
   A. 大粒子减小，小粒子变大　　B. 小粒子变小，大粒子变大
   C. 大粒子变大，小粒子不变　　D. 小粒子变大，大粒子不变
   E. 小粒子变小，大粒子不变
4. 向微粒分散体系中加入电解质使 ζ 电位降至 20～25mV 时，形成疏松、不易结块的疏松结构的过程称为（　　）
   A. 反絮凝　　B. 聚沉　　C. 沉降
   D. 絮凝　　E. 敏化
5. 根据 DLVO 理论，在势能曲线的第一极小处发生的聚结称为（　　）
   A. 反絮凝　　B. 聚沉　　C. 沉降
   D. 絮凝　　E. 敏化
6. 根据 DLVO 理论，在势能曲线的第二极小处发生的聚结称为（　　）
   A. 反絮凝　　B. 聚沉　　C. 沉降
   D. 絮凝　　E. 敏化
7. 高分子的浓度过低时，由于高分子链起了“桥联”作用，把邻近微粒吸附在链节上，促使微粒聚集下沉，称这种作用为（　　）
   A. 反絮凝　　B. 聚沉　　C. 保护胶体
   D. 沉降　　E. 敏化
8. 以下可作为絮凝剂的是（　　）
   A. 西黄蓍胶　　B. 甘油　　C. 羧甲基纤维素钠

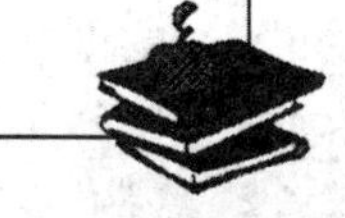

D. 聚山梨酯80　　E. 枸橼酸钠

9. 微粒的双电子层重叠而产生排斥作用导致微粒分散系稳定是（　　）的核心内容

A. 空间稳定理论　　B. 空缺稳定理论　　C. 体制限制效应理论

D. 混合效应理论　　E. DLVO 理论

10. 与 ζ 电位成反比的因素是（　　）

A. 微粒表面电荷密度　　B. 微粒半径　　C. 介质的介电常数

D. 介质中电解质浓度　　E. 介质的黏度

11. 下列因素中不影响混悬剂的稳定性的是（　　）

A. 微粒间的排斥力与吸引力　　B. 压力

C. 微粒的沉降　　D. 微粒增长　　E. 温度

12. Tyndall 现象是由于发生（　　）的结果

A. 散射　　B. 反射　　C. 折射

D. 投射　　E. 衍射

13. 下列有关 ζ 电势的叙述中正确的是（　　）

A. ζ 电势与溶剂化层中离子浓度有关　　B. ζ 电势与外电场的作用有关

C. ζ 电势越大溶胶越稳定　　D. ζ 电势越大，扩散层中反离子越少

E. ζ 电势是紧密层和扩散层分界处与本体溶液之间的电位差

14. 根据 DLVO 理论，溶胶相对稳定的主要原因是（　　）

A. 微粒表面存在双电子层　　B. 微粒和分散介质相对运动时产生 ζ 电位

C. 布朗运动使微粒很难聚结　　D. 微粒的双电层因重叠而产生排斥作用

E. 微粒间的斥力本质上是离子相互作用

15. 下列有关微粒的聚沉速度与电动电位的叙述中正确的是（　　）

A. 电动电位越大，聚沉越快　　B. 电动电位越小，聚沉越快

C. 电动电位为零，聚沉快　　D. 电动电位越负，聚沉越快

E. 电动电位越正，聚沉越快

四、多项选择题

1. 微粒分散体系在药剂学中的重要意义在于（　　）

A. 有助于提高药物的溶解速度

B. 有利于提高药物微粒在分散介质中的分散性与稳定性

C. 在体内分布上具有一定的选择性

D. 可以延长药物在体内的作用时间

E. 有助于肠溶制剂的设计

2. DLVO 理论关于电解质聚沉作用的结果中聚沉值的叙述中正确的是（　　）

A. 在表面电势较高时，聚沉值与反离子价数的六次方成正比

B. 在表面电势较高时，聚沉值与反离子价数的六次方成反比

C. 一般情况下，视表面电势的大小，聚沉值与反离子价数的关系应在 Z^{-2} 与 Z^{-6} 之间变化

D. 聚沉值与介质的介电常数的三次方成正比

E. 当规定零势垒为临界聚沉条件时，聚沉值与微粒大小无关

3. 微粒分散系中常用的粒径表示方法有（　　）

A. 几何学粒径　　B. 比表面积粒径　　C. 有效粒径

D. 长径　　E. 短径

4. 下列关于絮凝剂与反絮凝剂的表述中，正确的是（　　）

A. 在混悬剂中加入适量电解质可使 ζ 电势适当降低，该电解质为反絮凝剂

B. 枸橼酸盐、酒石酸盐可作絮凝剂使用

C. 因用量不同，同一电解质在混悬剂中可以起絮凝作用或反絮凝作用

D. ζ 电势在 20 ~ 25mV 时混悬剂恰好产生絮凝

E. 絮凝剂离子的化合价与浓度对混悬剂的絮凝无影响

5. 下列关于布朗运动的叙述中正确的是（　　）

A. 布朗运动是微粒扩散的宏观基础，扩散现象是布朗运动的宏观表现

B. 布朗运动使 10^{-7}m 的微粒具有了热力学稳定性

C. 布朗运动使 10^{-7}m 的微粒具有了动力学稳定性

D. 布朗运动的本质是质点的热运动

E. 微粒作布朗运动时的平均位移与系统温度无关

6. 下列体系中可以观察到 Tyndall 现象的是（　　）

A. 低分子真溶液　　B. 胶体　　C. 混悬剂

D. 纳米粒分散体系　　E. 乳剂

7. 下列关于 DLVO 理论的叙述中正确的是（　　）

A. 微粒间存在斥力的势能是由于带电微粒相互靠拢时扩散层重叠所产生的静电排斥力

B. 微粒间存在的斥力势能是由电荷静电排斥力所产生的斥力势能

C. 微粒间存在的吸引势能是属于范德华力性质的，它与距离的一次方或二次方成正比

D. 当微粒间斥力的势能大于微粒间存在的吸引势能时，则体系相对稳定

E. 向体系中加入电解质对微粒间吸引势能的影响不大，对微粒间斥力的势能影响明显

8. 下列关于空间稳定理论的叙述中正确的是（　　）

A. 在微粒分散系中加入一定量的高分子化合物时，由于高分子的保护作用可显著提高稳定性，故称之为空间稳定理论

B. 空间稳定是微粒表面由于吸附了大分子，产生了空间位阻作用，从而阻碍了微粒相互接近，进而阻碍了它们的聚结，使体系稳定

C. 高分子吸附微粒表面受微粒表面的吸附点数目，聚合物的链长与活性基团的数目和位置，聚合物在分散介质中的溶解度等因素的影响

D. 空间稳定作用主要体现在：高分子吸附层的存在，产生空间斥力势能；高分子的存在减小微粒间的 Hamaker 常数，会减少范德华力势能；带电高分子被吸附会增加微粒间的静电斥力势能

E. 空间稳定理论的核心是微粒的双电层因重叠而产生排斥作用，提高体系的稳定性

9. 下列关于空缺稳定理论的叙述中正确的是（　　）

A. 空缺稳定理论的核心是微粒表面上的高分子化合物的负吸附作用

B. 由于形成空缺层，使粒子间的空间与体相溶液产生浓度差，由此产生渗透压，迫使粒子进一步靠拢而发生聚沉

C. 由于形成空缺层的过程是溶剂与高分子分离的过程，是非自发过程，产生斥力势能，使体系稳定

D. 空缺稳定理论的核心是微粒的双电层因重叠而产生排斥作用，提高体系的稳定性

E. 空缺稳定作用是由于空缺层的存在所引起微粒间的吸引效应和斥力效应综合结果

10. 下列有关微粒分散系的叙述中正确的是（　　）

A. 微粒分散系分为粗分散系（粒径范围 100nm ~ 100μm）和胶体分散系（粒径小于 100nm）

B. 混悬剂、乳剂、微囊、微球是属于胶体分散系，纳米微乳、纳米脂质体、纳米粒、纳米囊、纳米胶束是属于粗分散系

C. 具有相对较高的表面自由能，是热力学不稳定体系，容易絮凝、聚结、沉降

D. 可以改善改善药物在体内外的稳定性

E. 微粒布朗运动使 10^{-7}m 的微粒具有了动力学稳定性

五、问答题

1. 试用 DLVO 理论简要说明制备混悬剂时需要加入絮凝剂的理由。
2. 简述絮凝和反絮凝作用对微粒分散体系的稳定性的影响。
3. 简述电解质浓度对 ζ－电势的影响。
4. 为何 ζ－电势大小可以衡量微粒分散体系的稳定性。
5. 简述与微粒分散体系物理稳定性相关 DLVO 理论、空间稳定理论与空缺稳定理论的区别。

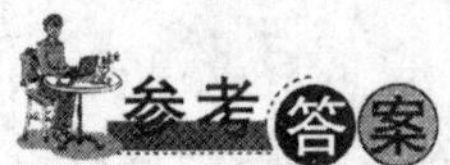

一、翻译并解释下列名词与术语

1. disperse systems：分散系，一种或几种物质高度分散在某种介质中所形成的体系。

2. disperse phase and disperse medium：分散相和分散介质，被分散的物质称为分散相；连续的介质称为分散介质。

3. microparticulates：微粒分散系，微粒构成的分散体系，微粒直径在 10^{-9}～10^{-4}m

4. Brownian motion：布朗运动，微粒在 10^{-7}m 以下时，固体质点在不停地做无规则运动的现象，其本质是质点的热运动。

5. Tyndall effect：丁达尔现象，如果有一束光线在暗室内通过微粒分散体系，在其侧面可以观察到明显的乳光，这就是 Tyndall 效应。

6. flocculation and deflocculation：絮凝与反絮凝，絮凝是在微粒体系中加入一定量的电解质，中和微粒表面的电荷，降低微粒表面 ζ 电势，使斥力下降，出现絮凝状态，形成的絮凝物疏松、不易结块，而且易于分散；反絮凝是在微粒体系中加入某种电解质使微粒表面的 ζ 电位升高，静电排斥力阻碍了微粒之间的碰撞聚集的现象。

7. zeta potential：ζ 电势，紧密层和扩散层分界处与本体溶液之间的电位差。

8. critical coagulation concentration：临界聚沉浓度，势垒的高度随溶液中电解质浓度的加大而降低，当电解质浓度达到某一数值时，势能曲线的最高点恰为零，势垒消失，体系由稳定转为聚沉，这就是临界聚沉状态，这时的电解质浓度即为该微粒分散体系的临界聚沉浓度。

9. sensitization：敏化，当被吸附的聚合物只覆盖微粒的一小部分表面时，它们往往使微粒对电解质的敏感性大大增加，称这种絮凝作用为敏化。

二、判断是非题

1. ×　2. ×　3. ○　4. ×　5. ○　6. ×　7. ○　8. ×　9. ×　10. ×

三、单项选择题

1. A　2. B　3. B　4. D　5. B　6. D　7. E　8. E　9. E　10. B

11. B　　12. A　　13. A　　14. D　　15. C

四、多项选择题

1. ABCD　　2. BCDE　　3. ABC　　4. BCD　　5. ACD
6. BD　　7. ADE　　8. ABCD　　9. ABCE　　10. ACDE

五、问答题

1. DLVO 理论认为微粒分散体系在一定条件下是否稳定，主要取决于粒子间的相互作用能。而这种作用能是微粒之间的吸引力与静电斥力的综合体现，即微粒间总势能。在混悬体系中，加入电解质是控制体系的总势能处于第二极小点的最有效的方法。随着电解质的浓度的增加，粒子的扩散双电层厚度迅速被压缩，ζ电势随之减小，静电斥力势能也随之相应降低。当ζ-电势降低到一定程度后，引力位能相对于斥力位能占优势，总位能曲线不再出现峰值，而且会表现为负值，势必产生微粒间的凝聚。经验证明，控制ζ电势在 20~25 mV 范围内，使混悬体系恰好产生最佳状态，即絮凝状态。

2. 微粒表面具有扩散双电层，使微粒表面带有同种电荷，在一定条件下因相互排斥而稳定。双电层的厚度越大，则相互排斥作用力越大，体系就越稳定。

如果在体系中加入一定量的某种电解质，可能中和微粒表面的电荷，降低双电层的厚度，降低表面荷电量，使微粒间的斥力减小，从而使体系的物理稳定性下降，出现絮凝状态，形成的絮凝物疏松、不易结块，而且易于分散。

如果在体系中加入一定量的某种电解质使微粒表面的ζ电势升高，静电排斥力阻碍微粒间的碰撞聚集，这个现象称为反絮凝，沉降后易产生严重结块，不能再分散，对物理稳定性不利。

3. ζ电势与电解质浓度有关，电解质浓度增加（固定层中反离子数量增加），电势下降，扩散双电层变薄，特别是表面吸附多价或具有表面活性的异号离子会使ζ电势显著降低，甚至引起ζ-电势反号。

4. ζ电势是紧密层和扩散层分界处与本体溶液之间的电位差。微粒分散体系能稳定存在的最重要的原因是微粒间存在的静电斥力，而阻止微粒的聚沉。ζ电势越大，静电斥力越大，所以ζ-电势的数值可以用来衡量微粒分散体系的稳定性。

5.

项　目	DLVO 理论	空间稳定理论	空缺稳定理论
稳定剂性质	电解质	高分子化合物	高分子化合物
吸附性质	正吸附	正吸附	负吸附
稳定的本质	热力学亚稳定	热力学稳定	热力学亚稳定
微粒间相互作用	长程范德华引力与扩散双电层静电斥力	空间斥力势能与长程范德华引力	空缺层重叠产生渗透吸附及 ΔG 增大的斥力势能

（袁　弘）

CHAPTER 第五章

流变学基础

第一节 概　述

项　目		内　容
基本概念	流变学	流变学（rheology）是力学的一个新分支，它主要研究材料在应力、应变、温度、湿度、辐射等条件下与时间因素有关的变形和流动的规律。
	弹性	弹性（elasticity）是物体在外力的作用下发生形变，撤去外力后恢复原来状态的性质。
	黏性	黏性（viscosity）是流体在外力的作用下质点间相对运动时产生的阻力。
	塑性	塑性（plasticity）半固体施加一定的外力却观察不到形变，施加更大的外力后，当撤去其应力时不能复原，这种性质称为塑性。
	屈服值	引起形变或流动的最低应力称为屈服值（yield value）。
	黏弹性	黏弹性（viscoelasticity）是指物体具有的黏性与弹性的双重特性，具有这样性质的物体称为黏弹体（viscoelastic body）。
	剪切模量	剪切模量（shearing module）是物体单位剪切应变所需要的剪切应力。
	应力松弛	应力松弛（stress relaxation）是指试样瞬时变形后，在变形不变的情况下，试样内部的应力随时间的延长而减少的过程。应力松弛是以一定大小的应变为条件的，应力松弛往往由胡克模型（弹性体模型）和阻尼模型串联而成的麦克斯韦模型描述。
	蠕变	蠕变（creep）是指把一定大小的应力施加于黏弹性体时，物体的形变随时间的变化而逐渐增加的现象。蠕变是以一定大小的应力为条件的，蠕变往往由胡克模型和阻尼模型并联组成的沃格特模型描述。

第二节　流体的分类及基本性质

项　目		内　容
各种流体流动曲线		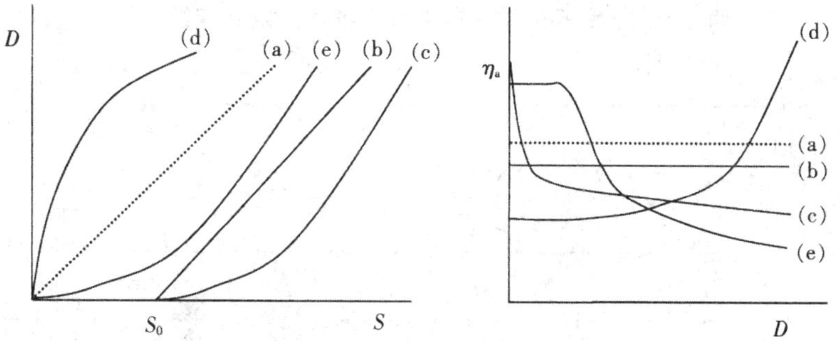 **各种流体剪切速率（D）与剪切应力（S）的关系和剪切速率与表观黏度（η_a）的关系** （a）牛顿流体　（b）塑性流体　（c）假塑性流体　（d）胀性流体　（e）准黏性流体
牛顿流体		遵循牛顿黏度定律的液体为牛顿流体（Newtonian flow），在层流条件下的剪切应力 S 与剪切速度 D 成正比：$S = \eta \cdot D$ η 称为黏度，其物理意义是速度梯度为 $1s^{-1}$，面积为 $1cm^2$ 时两液层间的内摩擦力。 特点：牛顿流体的剪切速度 D 与剪切应力 S 呈直线关系，且直线经过原点，直线斜率的倒数表示黏度，黏度与剪切速度无关。低分子溶液或高分子稀溶液都属于牛顿流体。
非牛顿流体	塑性流体	塑性流动（plastic flow）：流动曲线不经过原点，在横轴剪切应力 S 轴上的某处有交点，将直线外延至横轴，在 S 上某一点可以得屈服值（yield value）。当剪切应力达不到屈服值时，液体在剪切应力作用下不发生流动，而表现为弹性形变。当剪切应力增加至屈服值时，液体开始流动，剪切速度 D 和剪切应力 S 呈直线关系。引起液体流动的最低剪切应力为屈服值 S_0。 $$S - S_0 = \eta_a D$$ 式中，η_a—塑性黏度（plastic viscosity）；S_0—屈服值。 特点：塑性流动的特性曲线不通过坐标原点，表观黏度与剪切速度无关。 在制剂中呈现为塑性流动的剂型有高浓度乳剂、混悬剂、单糖浆等。
	假塑性流体	假塑性流动（pseudoplastic flow）的特点：流体具有屈服值 S_0，当剪切应力超过 S_0 才开始流动；表观黏度 η_a 随剪切速度 D 的增大而减少，即具有切稀作用，其流动曲线为凸向剪切应力 S 轴的曲线。 因为随着剪切速率的增大，表观黏度减小，所以也称为剪切稀化流体（shear thinning flow）。甲基纤维素、羧甲基纤维素、淀粉、大多数高分子溶液等属于假塑性流体。
	胀性流体	胀性流动（dilatant flow）的特点：流体无屈服值；随剪切速度 D 增大，其体积和刚性增加，表观黏度增大，即切稠作用，其流动曲线为凸向剪切应力 S 轴方向的经过原点的曲线。随着剪切应力 S 或剪切速度 D 的增大，表观黏度 η_a 逐渐增大，所以胀性流动也称作剪切增稠流动（shear thickeing flow）。 淀粉浆大约在 40% ~50% 的浓度范围内才表现出明显的胀性流型。

(续)

项目		内容
非牛顿流体	准黏性流体	准黏性流动（quasi - viscous flow）的特点：流体无屈服值；随剪切速度 D 增大，其表观黏度减小，其流动曲线为凸向剪切速度 D 轴方向的经过原点的曲线。 西黄蓍胶、海藻酸钠、羧甲基纤维素、甲基纤维素等 1% 左右溶液属于准黏性流动流体。

第三节　触变性

项目	内容
概念	触变性（thixotropy）是在一定温度下，非牛顿流体在恒定的剪切力（振动、搅拌、摇动）的作用下，其黏性减少，流动性增大，外界剪切力停止或减小时，体系黏度随时间逐渐增加恢复原状的一种性质。也就是在静止状态下是凝胶，施加剪切应力时变为溶胶增加其流动性，撤掉剪切应力重新静止时可逆地变回为凝胶的现象。 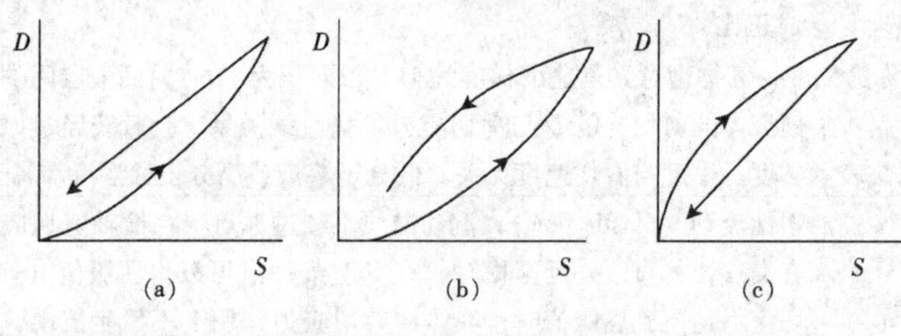 **假黏性流动（a）、假塑性流动（b）和胀性流动（c）的触变性曲线**
影响因素	● pH　聚丙烯酸、泊洛沙姆、乙基纤维素、醋酸酞酸酯乳胶具有 pH 依赖的触变性，例如，通过身体各部位体液，包括泪液、宫颈液引起 pH 值增加或降低，聚合物溶液便会凝固。含阳离子铝、镁的铝碳酸镁和含阳离子淀粉的非水混悬剂，在近中性和碱性条件下，平衡状态黏度会增加，而在酸性条件下它们的黏度则会下降。 ● 温度　泊洛沙姆的黏性会随温度、组成改变而改变，而且通过与泊洛沙姆其他衍生物合用，使其具有适宜的相转变温度，可进一步增加其在角膜的滞留时间。 ● 聚合物的浓度　以泊洛沙姆为基质的眼部给药体系，具有很强的浓度依赖性的溶胶－凝胶－溶胶转变特性。 ● 聚合物的联合应用　含有比例为 2∶1 的卡波普与聚丙烯酸混合物的处方具有最高的黏性，并且表现出明显的触变性，适合作为制霉菌素的局部用凝胶的基质。 ● 聚合物结构修饰　经过疏水基团修饰的羟乙基纤维素衍生物在 O/W 型乳剂中的增稠能力，比其母体羟乙基纤维素强。 ● 离子的加入　硅酸镁铝，是一种荷负电的黏土，将其分散于海藻酸钠或壳聚糖中，增加它们的黏性，并且改变流动类型，由牛顿流体转变为具有触变性的假塑性流体。 ● 其他辅料的添加　将卵磷脂、氯化钠和甘油等辅料添加到凝胶体系中，会显著影响其黏性，得到黏稠的触变凝胶剂，增加体系的稳定性。

第四节　流变性测定方法

项　目		内　　容
黏度	表示方法	黏度的表示方法有绝对黏度（absolute viscosity）、运动黏度（kinetic viscosity）、相对黏度（relative viscosity）、增比黏度（specific viscosity）、比浓黏度（reduced viscosity）、特性黏度（intrinsic viscosity）。（见下表）
黏度	影响因素	● 温度：液体的黏度（与绝对温度 T 的关系可用 Andrade 式表示，随着温度的升高，黏度就降低。 $\eta = Ae^{\Delta E/RT}$ 式中，A、ΔE—常数；R—气体常数。 ● 压力：液体的黏度随着压力的增大而呈指数增高，然而，这种变化极小，在大气压下很难检测到。 ● 分散相：黏度受分散相的浓度、分散相的黏度、分散相的形状、分散相的粒子大小等的影响。 ● 分散介质：对乳剂黏度影响最大的是分散介质本身的黏度。与分散介质本身黏度有关的影响因素主要是其本身的化学组成、极性、pH 以及电解质浓度等。
黏度计	毛细管黏度计	测定原理： $\eta = \eta_0 \dfrac{\rho t}{\rho_0 t_0}$ η，η_0—分别为供试液和标准液的黏度；ρ，ρ_0—分别为供试液和标准液的密度；t 和 t_0—供试液和标准液在毛细管中流动时的通过时间。 （图：M_1、M_2）平氏黏度计　　（图：M_1、M_2）乌氏黏度计

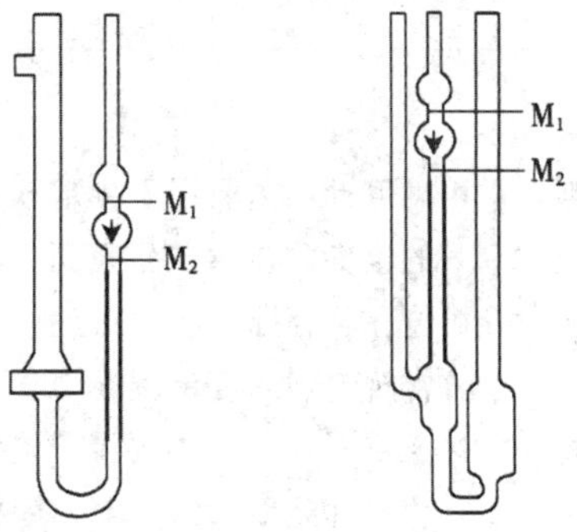

名称	定义	含　义
绝对黏度	$S = \eta \cdot D$	剪切应力与剪切速度之比
动力黏度	$V = \dfrac{\eta}{\rho}$	与绝对黏度的液体比重（ρ）成正比
相对黏度	$\eta_r = \dfrac{\eta}{\eta_0}$	溶剂黏度与溶液黏度之比
增比黏度	$\eta_{sp} = \dfrac{(\eta - \eta_0)}{\eta_0}$	溶液黏度比溶剂黏度增加的百分比，代表溶质对黏度的贡献
比浓黏度	$\dfrac{\eta_{sp}}{C}$	单位浓度的溶质对黏度的贡献
特性黏度	$[\eta] = \lim\limits_{C \to 0} \dfrac{\eta_{sp}}{C}$	单个溶质分子对黏度的贡献

（续）

<table>
<tr><th colspan="2">项 目</th><th colspan="2">内 容</th></tr>
<tr><td rowspan="2"></td><td>落球黏度计</td><td>测定原理：$\frac{\eta}{\eta_s}=\frac{(\rho_0-\rho)t}{(\rho_0-\rho_s)t_s}$
η 和 t—标准液的黏度和落下时间；η_s 和 t_s—供试液的黏度和落下时间；ρ 和 ρ_s—分别表示标准液和供试液的密度。</td><td> 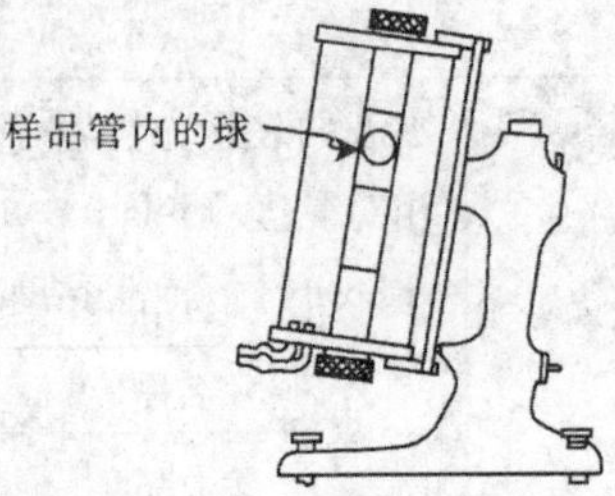样品管内的球</td></tr>
<tr><td>黏度计　旋转式黏度计</td><td colspan="2">同心双筒式：$\eta=\frac{M(1-K)}{2\pi R^2\Omega L}$
η—为液体黏度；M—为转矩；K—为内、外筒半径之比；R—外筒的半径；Ω—为角速度；L—为筒长。
锥板式：$\eta=\frac{3\varphi M}{2\pi R^3\Omega}$
η—为液体黏度；φ—为圆锥面与平板夹角；M—为转矩；R—锥板的半径；Ω—为角速度。
平行板式：$\eta=\frac{M}{2\pi R^3 D}(3+n)$
η—为液体黏度；M—为转矩；R—圆盘的半径；D—为剪切速度；n—为指数定律的指数。 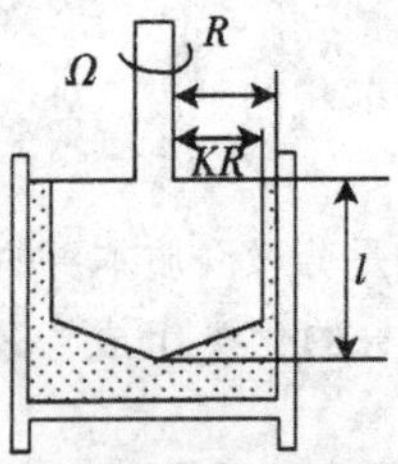
Ω R KR l　同心双筒式 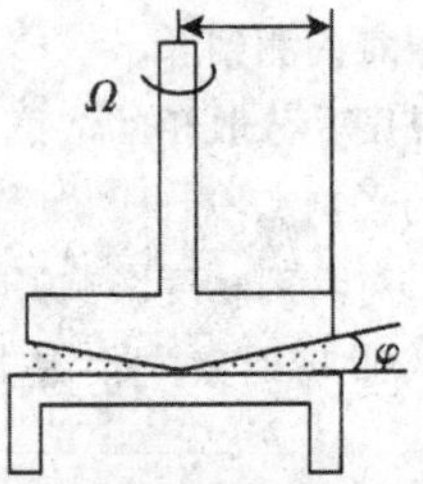
Ω φ　锥板式 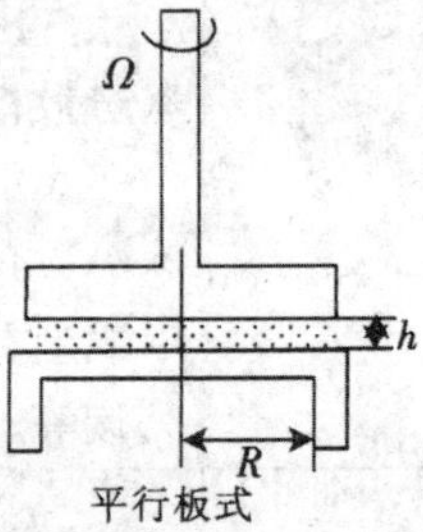
Ω h R　平行板式</td></tr>
<tr><td colspan="2">制剂流变性的评价</td><td colspan="2">● 插度计：主要用于测定软膏的稠度。即在一定温度下，将插度计中重 150g 的金属锥体的锥尖放在供试品表面，以插入的深度评定供试品的稠度，以 0.1mm 的深度为一个单位，称为插入度。一般稠度大的样品插入度小，稠度小的插入度大。合格的软膏剂通常规定插入度范围在 200～300 个单位。
● spread meter：主要用于测定软膏剂的涂展性。将样品夹在平行板之间，施加一定的压力，样品就横向扩散，根据扩散速度可以评价其涂展性。</td></tr>
</table>

第五节 流变学在药剂学中的应用

项 目	内 容
药物制剂的流变性质	● 稳定性：控制外相流变特性是稳定乳剂的一种方法。一般应用流变添加剂增加外相的黏度，使外相具有一定的屈服值，使乳剂稳定。混悬剂中药物粒子的不均匀分布不仅影响其外观，而且也影响其疗效。因此选择合适的流变添加剂，使其具有触变性是保证产品质量和疗效的主要措施。 ● 可挤出性：当半固体制剂从软管挤出时，遇到一定的阻力，如果阻力太大或太小，均不合适。药品在开盖时应不会自动流出，但当挤出时，应平稳地由软管挤出。采用具有触变性的体系，就能克服黏度方面的矛盾。 ● 铺展性：软膏剂、凝胶剂、搽剂等都是涂敷在皮肤上使用。通过添加具有触变性的流变添加剂，可调节药品的黏度和用后感，可使药品容易铺展，药物易被吸收。为了获得适宜的黏度，并在给药部位实现从牛顿流动到触变流动的转变，各种增稠剂已用于软膏、乳剂、混悬剂等局部制剂中。 ● 通针性：生物医学领域，需要研发一种能够顺利通过注射针头而不损坏其结构的水凝胶。 ● 滞留性：具有触变性的原位凝胶眼部给药系统相应环境变化作出反应，如液体制剂一经滴入就会在眼部结膜穹窿内引起相转变，形成具有黏弹性的凝胶。 ● 控释性：通过体液成分调节胶凝过程，直接影响所载药物在制剂中的控释速度。体液的主要成分为水分，是决定屈服值及其触变体系结构的主要因素。体液能渗透进入溶胶－凝胶体系基质中，体液成分会影响其结构，尤其是交联以及水合作用程度，进而影响所包裹药物的释放速度。
流变性质对生产工艺的影响	● 工艺过程放大：非牛顿流体制剂（乳剂、混悬剂、软膏剂等）生产工艺放大很不容易。大规模生产后的这类制剂的黏度和稳定性，与实验室小试样品的性能可能会显著不同。因而在解决工艺过程放大问题和减少每批制剂产品的质量变化时，了解流变学原理和影响流变特性的因素很有用。 ● 混合作用：如果产品特性与剪切应力和时间有关，同时剪切后复原需要时间，工艺过程各种设备（如混合罐、泵和均质机等）施加机械功（即剪切作用）的强度和经历时间的任何改变都会引起最终产品的黏度明显改变。

练 习 题

一、翻译并解释下列名词与术语

1. elasticity
2. viscosity
3. viscoelasticity
4. plasticity
5. plastic flow
6. pseudo-plastic flow
7. dilatant flow
8. pseudo-viscous flow
9. thixotropy
10. yield value
11. creep
12. stress relaxation

二、判断是非题（用〇或×表示）

1. 黏性流动和假塑性流动均没有屈服值。（　　）
2. 理想的黏性流动（牛顿流体）与切变速度无关，黏度是一定值。（　　）
3. 触变现象就是在弱力作用下不流动，在强力作用下就流动的现象。（　　）
4. 胀性流动在固体含量少的混悬剂中可以观察到。（　　）
5. 理想的塑性流动，在切变应力超过屈服值时，黏度与切变速度无关。（　　）
6. 物体的流动与形变是物体中质点之间相对运动的表现和结果。（　　）
7. 流体沿垂直于应力方向（流体流动方向）上的速度梯度称为切变速度或剪切速度。（　　）
8. 在一定温度下牛顿流体的切变速度与切变应力之间呈线性关系。（　　）
9. 引起流体流动的最小切变速度称为屈服值。（　　）
10. 胀性流体的流变曲线通过原点，其流变曲线与假塑性流体相似，只是弯曲方向相反。（　　）
11. 胀性流体流动，随着剪切速度的增大，黏度则减小。（　　）
12. 牛顿流体的流动曲线不受温度的影响，而非牛顿流体的流动曲线受温度的影响。（　　）
13. 牛顿流体，剪切应力不变，则剪切速度发生变化。（　　）
14. 浓厚的水性混悬剂，剪切速度与剪切应力成反比。（　　）
15. 固体含量超过 50% 的淀粉混悬液，随着剪切速度的增大，由于结构变化为粗糙的填充状态，黏度增大。（　　）
16. 软膏剂、凝胶剂和糊剂一般属于牛顿流体。（　　）
17. 施加到液体的剪切应力与剪切速度成非线性关系时，则呈现触变性。（　　）
18. 单硬脂酸铝的植物油混悬液，具有触变性。（　　）
19. 黏弹体的应力松弛往往由胡克模型（弹性体模型）和阻尼模型串联而成的沃格特模型描述，蠕变往往由胡克模型和阻尼模型并联组成的麦克斯韦模型描述。（　　）
20. 用插度计可以测得软膏剂的稠度，用 spread meter 可以测得软膏剂的铺展性。（　　）

三、单项选择题

1. 物体在去除其应力时恢复原状的性质称为（　　）
   A. 黏弹性　　B. 塑性　　C. 弹性
   D. 假塑性　　E. 胀性
2. 在层流条件下的剪切应力 S 与剪切速度 D 成正比的液体为（　　）
   A. 非牛顿流体　　B. 塑性流体　　C. 假塑性流体
   D. 牛顿流体　　E. 胀性流体
3. 对于塑性流动，引起液体流动的最低剪切应力称为（　　）
   A. 流动点　　B. 黏性率　　C. 屈服值
   D. HLB 值　　E. 弹性率
4. 随剪切速度增大，体系表观黏度增大的流体是（　　）
   A. 牛顿流体　　B. 塑性流体　　C. 塑性流体
   D. 胀性流体　　E. 触变流体
5. 表观黏度不随剪切应力或剪切速度增大、减小而变化的流动称为（　　）
   A. 牛顿流动　　B. 塑性流动　　C. 假塑性流动
   D. 胀性流动　　E. 触变流动

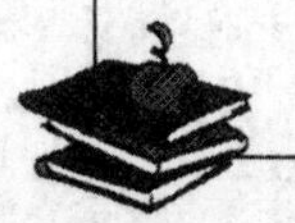

6. 在外力作用下，黏度减小、流动性增大，当外力减小或停止时，黏度逐渐恢复的流体是(　　)

A. 牛顿流体　　B. 塑性流体　　C. 假塑性流体

D. 胀性流体　　E. 触变流体

7. 下列作为黏度的单位正确的是（　　）

A. N　　B. N/m　　C. Pa

D. Pa · S　　E. m^2/s

8. 流动曲线通过原点，且随着剪切应力的增加，表观黏度减少的是（　　）

A. 胀性流体　　B. 牛顿流体　　C. 塑性流体

D. 假塑性流体　　E. 准黏性流体

9. 关于触变性的叙述中错误的是（　　）

A. 触变性流体的流变曲线其上行线与下行线不重合

B. 塑性流体、假塑性流体、胀性流体多数具有触变性

C. 滞后环的面积越大，说明触变性越强

D. 凝胶状态与溶胶状态为等温互变关系，即具有触变性

E. 触变性不受温度、pH 值、聚合物的浓度、聚合物的结构的影响

10. 下列关于液体流变性与黏度的叙述中错误的是（　　）

A. 物体在适当的外力作用下所具有的流动性和变形性称为流变性

B. 液体受应力的作用产生变形，即流动

C. 黏度是液体内部存在阻碍液体流动的摩擦力

D. 液体沿应力方向（流体流动方向）上的速度梯度称为切变速度

E. 理想液体的流动服从牛顿定律

四、多项选择题

1. 下列关于触变胶的表述中，正确的为（　　）

A. 假塑性流体具有触变性　　B. 触变胶可作助悬剂　　C. 触变胶属于非牛顿流体

D. 触变胶属于牛顿流体　　E. 塑性流体具有触变性

2. 适合于用落球式黏度计测定黏度的流体包括（　　）

A. 震凝性流体　　B. 塑性流体　　C. 假塑性流体

D. 胀性流体　　E. 触变流体

3. 关于液体流动的叙述中正确的是（　　）

A. 剪切应力与剪切速度之间呈线性关系的液体均是牛顿流动

B. 通过测定高分子溶液的特性黏度，就可以求得高分子的分子量

C. 剪切应力与剪切速度之间呈非线性关系的液体具有触变性

D. 浓厚的混悬液中施加的剪切应力与剪切速度之间关系为通过原点的直线

E. 准黏性流体流动曲线为凸向剪切应力轴方向的经过原点的曲线

4. 关于流变学的叙述中正确的是（　　）

A. 在牛顿流动中，黏度随着剪切速度的增大成比例地增大

B. 塑性流体具有屈服值，当剪切应力增加至屈服值以上时，液体的表观黏度与剪切应力无关的常数

C. 在胀性流动中，黏度随着剪切速度的增大而减小，其流动曲线为凸向剪切速度轴的曲线

D. 具有触变性的流体中，流变曲线的上升曲线和下降曲线不一定是同一曲线

E. 假塑性流体的表观黏度随剪切速度的增大而减小，其流动曲线为凸向剪切应力轴的曲线

5. 下列有关制剂流变学特性测定的叙述中错误的是（　　）
   A. 乌氏黏度计为毛细管黏度计的一种，可以测得液体的动力黏度
   B. 旋转式黏度计不仅适用于牛顿流体，也适用于非牛顿流体
   C. 用插度计可以测得软膏剂的铺展性
   D. 用 spread meter 可以测得软膏剂的稠度
   E. 平行板式黏度计非常适宜于高温测量和多相体系的测量
6. 下列有关黏度的测定方法的叙述中正确的是（　　）
   A. 在平行于液体流动方向的平面的单位面积的内部摩擦力称之为应力，垂直于流动方向上产生速度梯度称为剪切速度，两者之间呈线性关系，直线的斜率为黏度
   B. 黏度的单位为帕秒（Pa·s）或微帕秒（mPa·s）
   C. 通过测定高分子溶液的特性黏度，就可以求得高分子的分子量
   D. 用毛细管黏度计，测定已知黏度和密度的液体 A 通过毛细细管的所需的时间为 t，用同一黏度计在相同条件下测定液体 B，所需时间为 $2t$，与两液体的密度无关，液体 B 的黏度为 A 的 2 倍
   E. 用同心双筒式黏度计可以测定非牛顿流体黏度
7. 下列流体中表观黏度随着剪切应力的变化而改变的是（　　）
   A. 牛顿流体　　B. 塑性流体　　C. 假塑性流体
   D. 胀性流体　　E. 准黏性流体
8. 下列流体中，没有屈服值的是（　　）
   A. 牛顿流体　　B. 塑性流体　　C. 假塑性流体
   D. 胀性流体　　E. 准黏性流体
9. 下列流体的流动曲线通过原点的是（　　）
   A. 牛顿流体　　B. 塑性流体　　C. 假塑性流体
   D. 胀性流体　　E. 准黏性流体
10. 下列关于流变学的叙述中正确的是（　　）
   A. 物体一般具有二重性，即物体在外力的作用下可观察到变形与流动的现象
   B. 液体受应力的作用产生变形，即流动
   C. 物体在适当的外力作用下具有的流动性和变形性称为流变性
   D. 液体的变形是可逆的过程
   E. 流变学是研究物体流动和变形的一门科学

五、简述题

1. 简述影响黏度的因素。
2. 何谓触变性？简述影响触变性的因素。
3. 简述药物制剂的流变性质与制剂特性的关系。
4. 如何根据流变学特性选择混悬剂的分散介质和助悬剂。

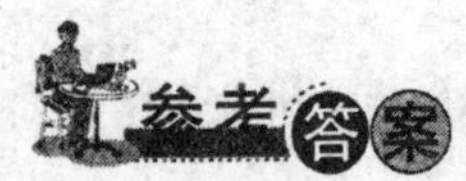

一、翻译并解释下列名词与术语

1. elasticity：弹性，对于外部应力而产生的固体的变形，当去除其应力时恢复原状的性质。

2. viscosity：黏性，流体在外力的作用下质点间相对运动时产生的阻力称为黏性。

3. viscoelasticity：黏弹性，是指物体具有的黏性与弹性的双重特性，具有这样性质的物体称为黏弹体。

4. plasticity：塑性，对软膏或硬膏等半固体施加一定外力时，却观察不到变形，而施加更大的外力时可以发生变形，但解除外力后不能复原，这种性质称为塑性。

5. plastic fluid：塑性流体，当作用在物质上的剪切应力大于极限值时物质开始流动，否则物质保持即时形状并停止流动，具有此性质的物质称为塑性流体。

6. pseudo - plastic fluid：假塑性流体，表观黏度随着剪切应力或剪切速率的增大而减小的流体，称为假塑性流动。也具有屈服值，流动曲线为凸向剪切应力轴的曲线。

7. dilatant fluid：胀性流体，该流体无屈服值；随剪切速率增大，表观黏度增大，其流动曲线为凸向剪切速率轴方向的经过原点的曲线。

8. quasi - viscous fluid：准黏性流体，流体无屈服值；随剪切速率增大，其表观黏度减小，其流动曲线为凸向剪切应力轴方向的经过原点的曲线。

9. thixotropy：触变性，在一定温度下，非牛顿流体在恒定的剪切力（振动、搅拌、摇动）的作用下，其黏性减少，流动性增大，外界剪切力停止或减小时，体系黏度随时间逐渐增加恢复原状的一种性质。

10. yield value：屈服值，引起形变或流动的最小应力称为屈服值。

11. creep：蠕变，指把一定大小的应力施加于黏弹性体时，物体的变形随时间的变化而逐渐增加的现象。

12. stress relaxation：应力松弛，指试样瞬时变形后，在变形不变的情况下，试样内部的应力随时间的延长而减少的过程。

二、判断题

1. × 2. ○ 3. × 4. × 5. ○ 6. ○ 7. ○ 8. ○ 9. × 10. ×
11. × 12. × 13. × 14. × 15. ○ 16. × 17. × 18. ○ 19. × 20. ○

三、单项选择题

1. C 2. D 3. C 4. D 5. A 6. E 7. D 8. E 9. E 10. D

四、多项选择题

1. ABCE 2. BCD 3. ABE 4. BD 5. ACD
6. BCE 7. CDE 8. ADE 9. ADE 10. ABCE

五、问答题

1. 答：影响黏度的因素有温度、压力、分散相、分散介质等。

（1）温度：随着温度的升高，黏度就降低。

（2）压力：液体的黏度随着压力的增大而呈指数增高，然而，这种变化极小，在大气压下很难检测到。

（3）分散相：黏度受分散相的浓度、分散相的黏度、分散相的形状、分散相的粒子大小等的影响。

（4）分散介质：对乳剂黏度影响最大的是分散介质本身的黏度。与分散介质本身黏度有关的影响因素主要是其本身的化学组成、极性、pH 以及电解质浓度等。

2. 答：触变性是在一定温度下，非牛顿流体在恒定的剪切力（振动、搅拌、摇动）的作用下，其黏性减小，流动性增大，外界剪切力停止或减小时，体系黏度随时间逐渐增加恢复原状的一种性质。

(1) pH　聚丙烯酸、泊洛沙姆、乙基纤维素、醋酸纤维素酞酸酯乳胶具有 pH 依赖的触变性，例如，通过身体各部位体液，包括泪液、宫颈液引起 pH 增加或降低，聚合物溶液便会凝固。

(2) 温度　泊洛沙姆的黏性会随温度、组成改变而增加，而且通过与泊洛沙姆其他衍生物合用，使其具有适宜的相转变温度，可进一步增加其在角膜的滞留时间。

(3) 聚合物的浓度　以泊洛沙姆为基质的眼部给药体系，具有很强的浓度依赖性的溶胶－凝胶－溶胶转变特性。

(4) 聚合物的联合应用　含有比例为 2∶1 的卡波普与聚丙烯酸混合物的处方具有最高的黏性，并且表现出明显的触变性，适合作为制霉菌素的局部用凝胶的基质。

(5) 聚合物结构修饰　经过疏水基团修饰的羟乙基纤维素衍生物在 O/W 型乳剂中的增稠能力，比其母体羟乙基纤维素强。

(6) 离子的加入　硅酸镁铝，是一种荷负电的黏土，将其分散于海藻酸钠或壳聚糖中，增加它们的黏性，并且改变流动类型，由牛顿流体转变为具有触变性的假塑性流体。

(7) 其他辅料的添加　将卵磷脂、氯化钠和甘油等辅料添加到凝胶体系中，会显著影响其黏性，得到黏稠的触变凝胶剂，增加体系的稳定性。

3. 答：药物制剂的流变性质与制剂的稳定性、可挤出性、铺展性、通针性、滞留性有关。

(1) 稳定性　通过控制外相流变特性是稳定乳剂的一种方法。一般应用流变添加剂增加外相的黏度，使外相具有一定的屈服值，使乳剂稳定。混悬剂中药物粒子的不均匀分布，不仅影响其外观，而且也影响其疗效。因此选择合适的流变添加剂，使其具有触变性是保证产品质量和疗效的主要措施。

(2) 可挤出性　半固体制剂，如软膏剂、凝胶剂等的可挤出性是患者对药品依从性的重要评价指标。当产品从软管挤出时，遇到一定的阻力，如果阻力太大或太小，均不合适。药品在开盖时应不会自动流出，但当挤出时，应平稳地由软管挤出。采用具有触变性的体系，就能克服黏度方面的矛盾。

(3) 铺展性　软膏剂、凝胶剂、搽剂等都是涂敷在皮肤上使用。通过添加具有触变性的流变添加剂，可调节药品的黏度和用后感，可使药品容易铺展，药物易被吸收。

(4) 通针性　生物医学领域，需要研发一种能够顺利通过注射针头而不损坏其结构的水凝胶。

(5) 滞留性　为了避免传统的眼部给药制剂缺点，现已开发了具有触变性的原位凝胶眼部给药系统。眼部给药系统对相应环境变化作出反应，如液体制剂一经滴入就会在眼部结膜穹窿内引起相转变，形成具有黏弹性的凝胶。

(6) 控释性　通过体液成分调节胶凝过程，直接影响所载药物在制剂中的控释速度。体液的主要成分为水分，是决定屈服值及其触变体系结构的主要因素。体液能渗透进入溶胶－凝胶体系基质中，体液的成分会影响其结构，尤其是交联以及水合作用程度，进而影响所包裹的药物的释放速度。

4. 答：在贮藏过程中保持较高的黏度，而振摇、倒出及铺展时能自由流动，是理想混悬剂应具备的性质。

因此最好选择具有触变性的助悬剂。硅酸镁铝，是一种荷负电的黏土，将其分散于海藻酸钠或壳聚糖中，增加它们的黏性，并且改变流动类型，由牛顿流体转变为具有触变性的假塑性流体。另外，调节分散介质的混合比列，也可以得到理想的触变性。

（袁　弘）

CHAPTER 第六章

粉体学基础

第一节 概 述

项 目	内 容
基本概念	● 粉体（powder）：是无数个固体粒子集合体的总称，粒子是粉体运动的最小单元。 ● 粉体学（micromeritics）：研究粉体的基本性质及其应用的科学。 ● 一级粒子（primary particle）：将单一结晶粒子称为一级粒子。 ● 二级粒子（second particle）：单一粒子的聚结体叫二级粒子。 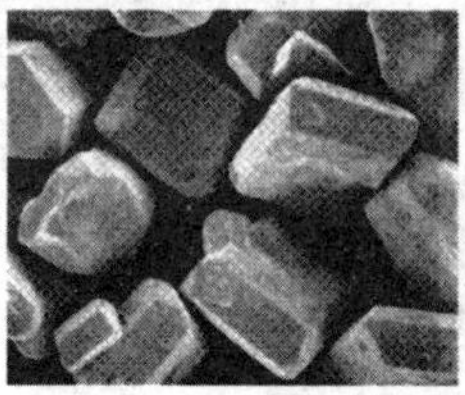 一级粒子 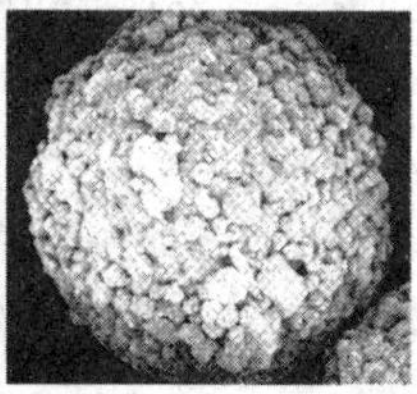 二级粒子

第二节 粒子的性质

项 目		内 容
粒子径与粒度分布	粒子径的表示方法	1. 几何学粒子径（geometric diameter） 根据几何学尺寸定义的粒子径。一般用显微镜法、库尔特记数法等测定。 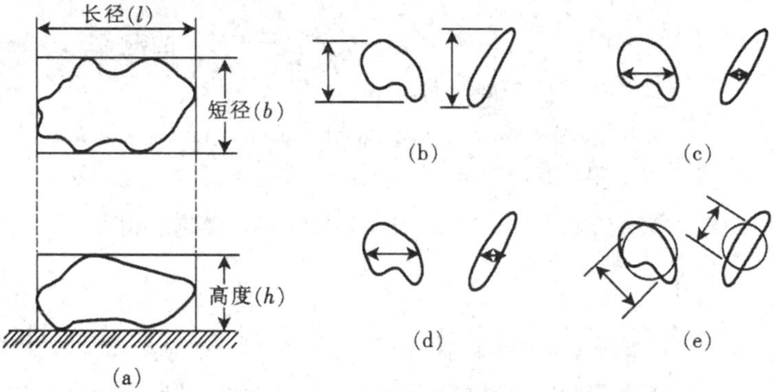 长径(l) 短径(b) 高度(h) (a) (b) (c) (d) (e) (a) 三轴径；(b) Feret 径；(c) Krummbein 径；(d) Martin 径；(e) Heywood 径

续表

项目		内容
粒子径与粒度分布	粒子径的表示方法	(1) 三轴径：在粒子的平面投影图上测定的长径 l、短径 b 和高度 h。三轴径反映粒子的外接长方体的尺寸。 (2) 定方向径：在粒子的平面投影图上测得的特征径。 ● Feret 径（或 Green 径）：定方向接线径，在粒子的投影面上按一定方向画出外接平行线，其平行线间的距离为定方向径。 ● Krummbein 径：定方向最大径，用一直线将粒子的投影面按一定方向进行分割，分割线段最大的长度叫定方向最大径。 ● Martin 径：定方向等分径。用一直线将粒子的投影面按一定方向进行分割，正好将投影面积分割为等份时的长度叫定方向等分径。 (3) 圆相当径：常见有投影面积相当径和投影面周长相当径。 ● Heywood 径：投影面积圆相当径，与粒子的投影面积相同圆的直径。 ● 周长圆相当径：与投影面的周长相同圆的直径。 (4) 球相当径：常见有球体积相当径和球表面积相当径。 ● 体积相当径（equivalent volume diameter）：与粒子的体积相同的球体直径，用库尔特计数器测得。 ● 面积相当径（equivalent surface diameter）：与粒子的体表面积相同的球体的直径。 2. 筛分径（sieving diameter） 又称细孔通过相当径。当粒子通过粗筛网且被截留在细筛网时，粗细筛孔直径的算术或几何平均值称为筛分径，记作 D_A。 算术平均径 $D_A = \frac{a+b}{2}$ 几何平均径 $D_A = \sqrt{ab}$ 式中，a—粒子通过的粗筛网直径；b—粒子被截留的细筛网直径。 3. 有效径（effect diameter） 粒径相当于在液相中具有相同沉降速度的球形颗粒的直径（settling velocity diameter）。该粒径根据 Stock's 方程计算所得，因此又称 Stock's 径，记作 D_{Stk}。 $D_{stk} = \sqrt{\frac{18\eta}{(\rho_p - \rho_l)\cdot g}\cdot\frac{h}{t}}$ 式中，ρ_p，ρ_l—分别表示被测粒子与液相的密度；η—液相的黏度；h—等速沉降距离；t—沉降时间。 4. 比表面积等价径（equivalent specific surface diameter） 与欲测粒子具有等比表面积的球的直径，记作 D_{SV}。采用透过法、吸附法测得比表面积后计算求得。这种方法求得的粒径为平均径，不能求粒度分布。 $D_{SV} = \frac{\varphi}{S_w \cdot \rho}$ 式中，S_w—比表面积；ρ—粒子的密度；φ—粒子的形状系数，球体时 $\varphi=6$，其他形状时一般情况下 $\varphi=6.5\sim8$。

续表

<table>
<tr><th colspan="2">项　目</th><th>内　　容</th></tr>
<tr><td rowspan="2">粒子径与粒度分布</td><td>粒度分布</td><td>

- 粒度分布（particle size distribution）：表示不同粒径的粒子群在粉体中分布的情况，反映粒子大小的均匀程度。
- 频率分布（frequency size distribution）：表示各个粒径相对应的粒子群在全体粒子群中所占的百分数（微分型）。
- 累积分布（cumulative size distribution）：表示小于（或大于）某粒径的粒子在全体粒子群中所占的百分数（积分型）。

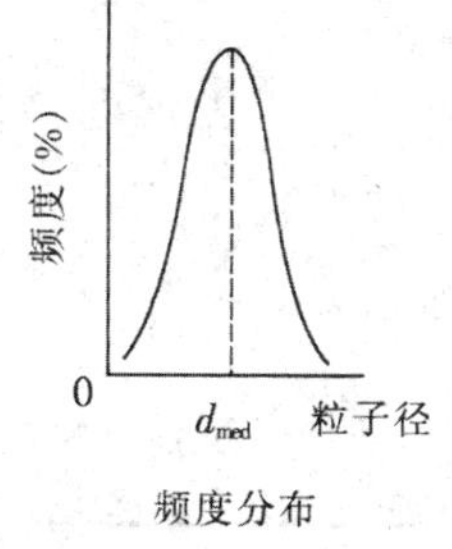

频度分布

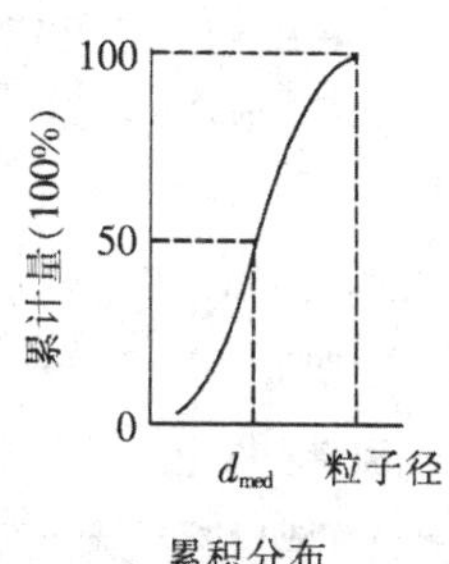

累积分布

在药学的粉体处理过程中实际应用较多的是质量和个数基准的粒度分布。

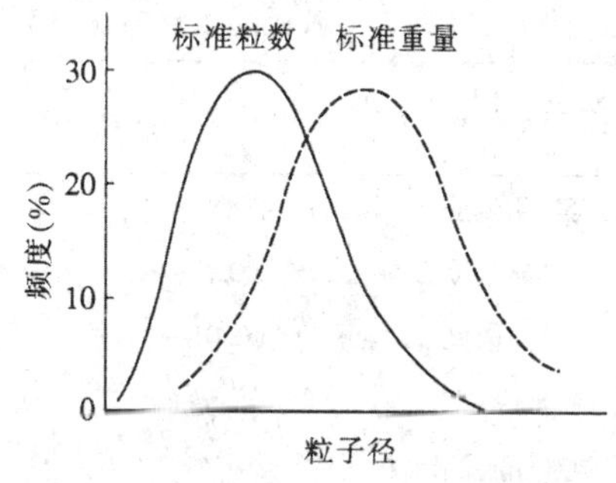

标准粒数分布和标准重量分布
</td></tr>
<tr><td>平均粒子径</td><td>

- 中位径（medium diameter）：也叫中值径，在累积分布中累积值正好为50%所对应的粒子径，常用D_{50}表示。
- 用筛分法测定累积分布时，小于某筛孔直径的累积分布叫筛下分布（undersize distribution）；大于某筛孔直径的累积分布叫筛上分布（oversize distribution）。无论是通过筛上累积分布图还是筛下累积分布图求得的D_{50}值都一样，在累积分布图上两条线相交的一点就是D_{50}。

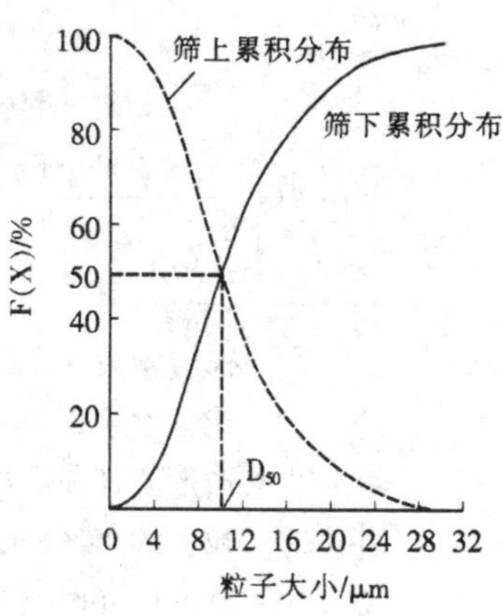

累积分布图
</td></tr>
</table>

续表

<table>
<tr><th colspan="2">项　目</th><th>内　　容</th></tr>
<tr><td rowspan="3">粒子径与粒度分布</td><td>平均粒子径</td><td>
常用平均粒径与换算公式
<table>
<tr><th>名　　称</th><th>个数基准</th><th>计算公式</th></tr>
<tr><td>算术平均径
(arithmetic mean diameter)</td><td>$\sum nd/\sum n$</td><td></td></tr>
<tr><td>众数径（mode diameter）</td><td>频数最多的粒子直径</td><td></td></tr>
<tr><td>中位径（medium diameter）</td><td>累积中间值（D_{50}）</td><td>D_{50}</td></tr>
<tr><td>面积－长度平均径
(surface length mean diameter)</td><td>$\sum nd^2/\sum nd$</td><td>$D_S = D_{50}\exp(\ln^2\sigma_g)$</td></tr>
<tr><td>体积－面积平均径
(volume surface mean diameter)</td><td>$\sum nd^3/\sum nd^2$</td><td>$D_{SV} = D_{50}\exp(2.5\ln^2\sigma_g)$</td></tr>
<tr><td>重量平均径
(weight mean diameter)</td><td>$\sum nd^4/\sum nd^3$</td><td>$D_{50}' = D_{50}\exp(3\ln^2\sigma_g)$</td></tr>
</table>
</td></tr>
<tr><td>粒子径的测定方法</td><td>
粒径的测定方法与测定范围及其特点
<table>
<tr><th>测定方法</th><th>粒子径（μm）</th><th>平均径</th><th>粒度分布</th><th>比表面积</th><th>流体力学原理</th></tr>
<tr><td>几何学测定法</td><td></td><td></td><td></td><td></td><td></td></tr>
<tr><td>光学显微镜</td><td>0.5～</td><td>○</td><td>○</td><td>×</td><td>×</td></tr>
<tr><td>电子显微镜</td><td>0.01～</td><td>○</td><td>○</td><td>×</td><td>×</td></tr>
<tr><td>筛分法</td><td>45～</td><td>○</td><td>○</td><td>×</td><td>×</td></tr>
<tr><td>有效粒子径测定法</td><td></td><td></td><td></td><td></td><td></td></tr>
<tr><td>沉降法</td><td>0.5～100</td><td>○</td><td>○</td><td>×</td><td>○</td></tr>
<tr><td>库尔特计数法</td><td>1～600</td><td>○</td><td>○</td><td>×</td><td>×</td></tr>
<tr><td>气体透过法</td><td>1～100</td><td>○</td><td>×</td><td>○</td><td>○</td></tr>
<tr><td>氮气吸附法</td><td>0.03～1</td><td>○</td><td>×</td><td>○</td><td>×</td></tr>
<tr><td>光散射（湿法）</td><td>0.02～2000</td><td>○</td><td>○</td><td>×</td><td>×</td></tr>
<tr><td>光散射（干法）</td><td>0.02～2000</td><td>○</td><td>○</td><td>×</td><td>×</td></tr>
</table>
● “目”系指在筛面的每1英寸（25.4mm）长度上开有的孔数。
</td></tr>
<tr><td>形状指数</td><td>● 形状指数（shape index）：是将粒子的某些性质与球或圆的理论值比较形成的无因次组合。
● 球形度（degree of sphericility）：系指用粒子的球相当径计算的球体表面积与粒子的实际表面积之比，亦称真球度，表示粒子接近球体的程度。
● 圆形度（degree of circularity）：系指用粒子的投影面积相当径计算的圆周长与粒子的投影面周长之比，表示粒子的投影面接近于圆的程度。</td></tr>
</table>

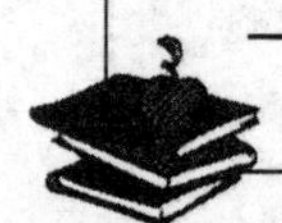

（续）

项目		内容
粒子形态	形状系数	● 在立体几何中，用特征长度计算体积或面积时，往往乘以系数，这种系数就叫形状系数（shape factor）。 ● 常用的形状系数：体积形状系数、表面积形状系数和比表面积形状系数。
	表示方法	● 体积比表面积：体积比表面积是单位体积粉体的表面积，cm^2/cm^3。 ● 重量比表面积：重量比表面积是单位重量粉体的表面积，cm^2/g。 ● 比表面积随着粒径的减小而变大，而且趋于无穷大。
粒子的比表面积	测定方法	● 气体吸附法（gas adsorption method）：系利用粉体吸附气体的性质，气体的吸附量不仅与气体的压力有关（吸附等温线），而且与粉体的比表面积有关。 ● 气体透过法（gas permeability method）：当气体通过粉体层时，气体透过粉体层的空隙而流动，因此气体的流动速度与阻力受粉体层表面积大小（或粒子大小）的影响。本法不适用于多孔性粒子的比表面积与粒径的测定。

第三节　粉体的性质

项目	内容
粉体的密度	● 真密度（true density，ρ_t）：指粉体质量（W）除以不包括颗粒内外空隙的体积（真体积 V_t）求得的密度，即 $\rho_t = W/V_t$。可用液浸法（liquid immersion method）和压力比较法测得。 (a)真体　(b)颗粒体积　(c)堆体积 ● 颗粒密度（granule density，ρ_g）：指粉体质量除以包括开口细孔与封闭细孔在内的颗粒体积 V_g 所求得的密度，即 $\rho_g = W/V_g$。颗粒内存在的细孔径小于 10μm 时水银不能渗入，因此往往采用水银置换法测定颗粒密度。 ● 松密度（bulk density，ρ_b）：指粉体质量除以该粉体所占容器的体积 V 求得的密度，亦称堆密度，即 $\rho_b = W/V$，填充粉体时，经一定规律振动或轻敲后测得的密度称振实密度（tap density，ρ_{bt}）。
空隙率	空隙率（porosity）：粉体层中空隙所占有的比率。由于颗粒内、颗粒间都有空隙，相应地将空隙率分为颗粒内空隙率、颗粒间空隙率、总空隙率等。 $V = V_t + V_{内} + V_{间}$ V_t—粉体的真体积；$V_{内}$—颗粒内部空隙体积；$V_{间}$—颗粒间空隙体积。 粒子中的孔隙　粒子间空隙

续表

<table>
<tr><th>项 目</th><th colspan="2">内 容</th></tr>
<tr><td>粉体的流动性与充填性</td><td>流动性</td><td>

● 粉体的流动性（flowability）与粒子的形状、大小、表面状态、密度、空隙率、颗粒之间的内摩擦力和黏附力等有关。

● 休止角（angle of repose）：休止角是粉体堆积层的自由斜面与水平面所形成的最大角。常用的测定方法有注入法，排出法，倾斜角法等。休止角越小，说明摩擦力越小，流动性越好，一般认为 $\theta \leqslant 30°$ 时流动性好，$\theta \leqslant 40°$ 时可以满足生产过程中流动性的需求。

● 流出速度（flow velocity）：将物料加入漏斗中，用全部物料流出所需的时间来描述。

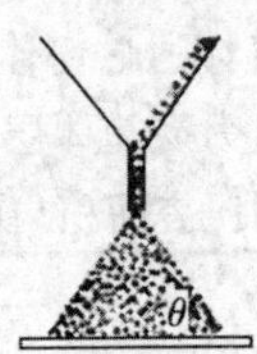

固定漏斗法

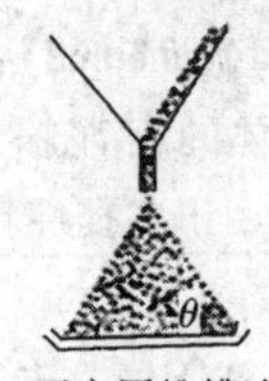

固定圆锥槽法

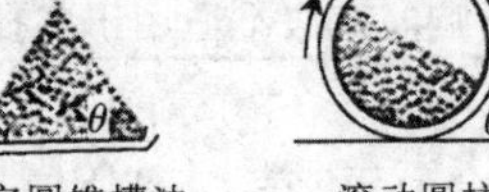

滚动圆柱体法

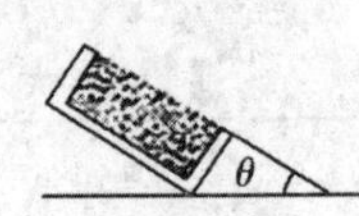

倾斜箱法

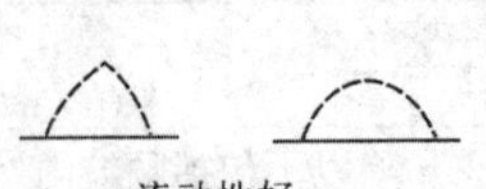
流动性好

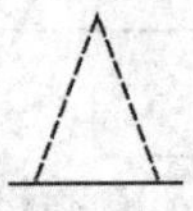
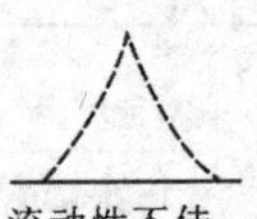
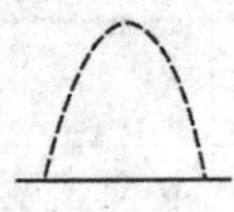
流动性不佳

● 压缩度（compressibility）：将一定量的粉体轻轻装入量筒后测量最初松体积；采用轻敲法（tapping method）使粉体处于最紧状态，测量最终的体积；计算最松密度 ρ_0 与最紧密度 ρ_f；根据公式计算压缩度 C。

$$C = \frac{V_0 - V_f}{V_0} \times 100\% = \frac{\rho_f - \rho_0}{\rho_f} \times 100(\%)$$

压缩度是粉体流动性的重要指标，其大小反映粉体的团聚性、松软状态。压缩度20%以下时流动性较好，压缩度增大时流动性下降，当 C 值达到38%以上时粉体很难从容器中自动流出。

● 粉体流动性的影响因素：粒子大小、粒子形态及表面粗糙度、粒子含水量、助流剂。

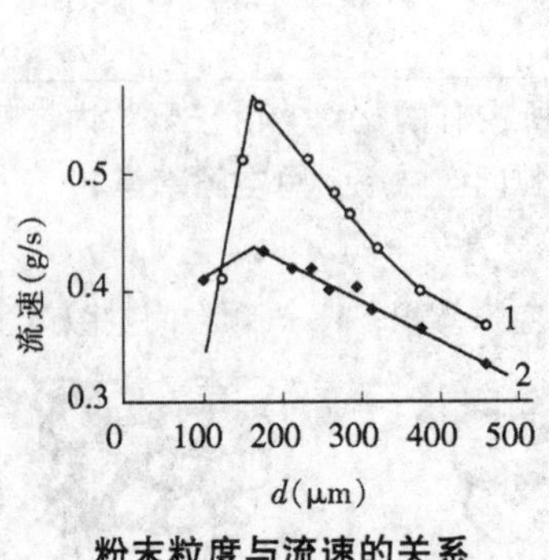

粉末粒度与流速的关系

1－硼砂；2－硼酸

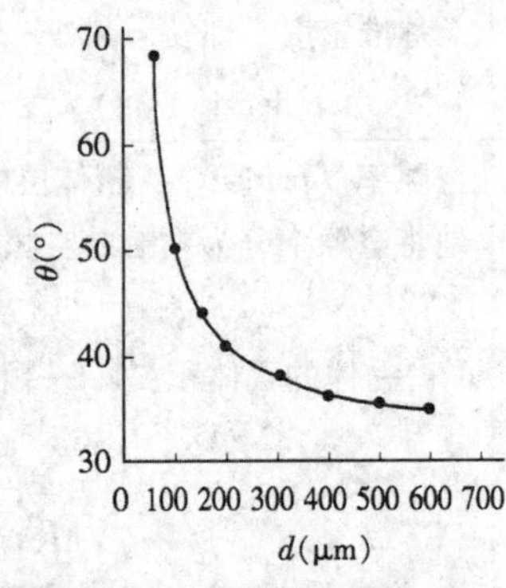

氧化镁粉末的休止角与粒径的关系

</td></tr>
</table>

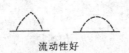

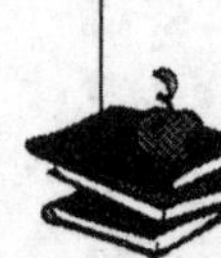

续表

项 目		内 容
粉体的流动性与充填性	充填性	● 充填性的表示方法（见下表） 注：W—粉体重量；V—粉体所占表观容积；V_t—粉体的真容积。 ● 颗粒的排列模型：Graton-Fraser 模型。 ● 助流剂对充填性的影响：助流剂的粒径一般约 40μm 左右，与粉体混合时在粒子表面附着，减弱粒子间的黏附，增大充填密度。

充填性	英文名称	定义	方程
堆比容	specific volume	粉体单位质量（1g）所占体积	$\nu = V/W$
堆密度	bulk density	粉体单位体积（cm^3）的质量	$\rho = W/V$
孔隙率	porosity	粉体的堆体积中空隙所占体积比	$\varepsilon =（V - V_t）/V$
空隙比	void ratio	空隙体积与粉体真体积之比	$e =（V - V_t）/V_t$
充填率	packing fraction	粉体的真体积与堆体积之比	$g = V_t/V = 1 - \varepsilon$
配位数	coordination number	一个粒子周围相邻的其它粒子个数	

注：W—粉体重量；V—粉体所占表观容积；V_t—粉体的真容积。

粉体的吸湿性与润湿性 — 吸湿性

● 吸湿性（moisture absorption）：指固体表面吸附水分的现象。药物的吸湿性与空气状态有关。

● 临界相对湿度（critical relative humidity，CRH）：水溶性药物吸湿量开始急剧增加的相对湿度。物料的 CRH 越小则越易吸湿；反之则不易吸湿。

● Elder 假说：$CRH_{AB} = CRH_A \cdot CRH_B$

水分含量/%（纵轴 5、10、15、20）；相对湿度/%（横轴 0、20、40、60、80、100 %）；曲线 1、2、3、4

水溶性药物的吸湿平衡曲线

1 - 尿素　2 - 枸橼酸　3 - 酒石酸　4 - 对氨基水杨酸钠

● 水不溶性药物没有临界点，水不溶性药物混合物的吸湿性具有加和性。

粉体的吸湿性与润湿性 — 润湿性

● 润湿性（wetting）：固体界面由固 - 气界面变为固 - 液界面的现象。

θ=0°　θ<90°　θ=90°　θ>90°　θ=180°

完全润湿　←— 易湿　完全不润湿

● 粉体的润湿性对片剂、颗粒剂等固体制剂的崩解性、溶解性等具有重要意义。

● 接触角的测定方法：液滴法、毛细管法。

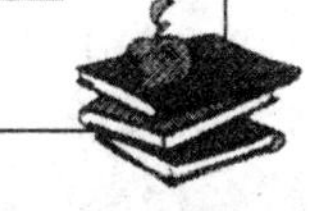

（续）

项目		内容
黏附性与凝聚性		● 黏附性（adhesion）：指不同分子间产生的引力，如粉体的粒子与器壁间的黏附； ● 凝聚性（cohesion）（或黏着性）：指同分子间产生的引力，如粒子与粒子间发生的黏附而形成聚集体。 粒度越小的粉体越易发生黏附与凝聚，因而影响流动性和充填性。以造粒方法增大粒径或加入助流剂等手段是防止黏附与凝聚的有效措施。
粉体的压缩性质	压缩特性	● 可压缩性（compressibility）：表示粉体在给定压力下减小体积的能力，表明压缩压力对空隙率（或固体分率）的影响。 ● 可成形性（compactibility）：表示粉体在给定压力下紧密结合形成一定形状的能力[12]，表明空隙率（或固体分率）对抗张强度的影响。 ● 可压片性（tabletability）：表示在给定压力下把粉体压缩成具有一定强度的片剂的能力，表明压缩压力对抗张强度的影响。 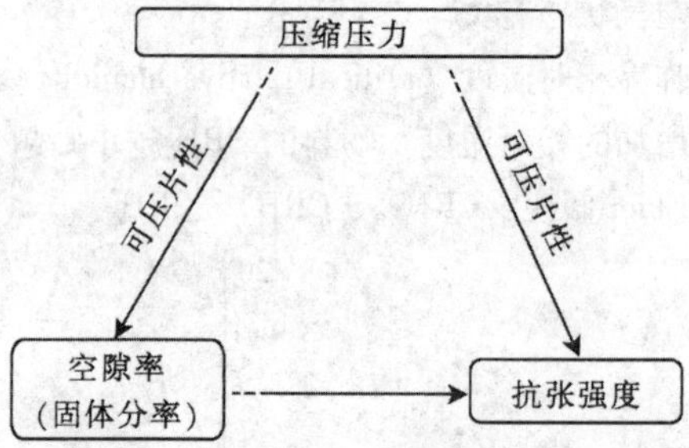 压缩压力 可压片性 可压片性 空隙率（固体分率） 抗张强度 **可压缩性、可成形性、可压片性的关连图** ● 弹性变形（elastic deformation）：在施加压力时发生变形，但解除压力时恢复原样，弹性变形在压片过程中不产生结合力。 ● 塑性变形（plastic deformation）：在施加压力时一旦发生变形，尽管解除了压力也不能恢复原形，塑性变形在压片过程中产生结合力。 ● 脆性变形（brittle deformation）：颗粒在压力下破碎而产生的变形，解除压力后不能恢复原形，亦称破碎变形。颗粒破碎时产生的新生界面增加表面能，从而增强结合力。
	压缩方程	● 在医药品的压缩成形研究中应用较多的方程为 Heckel 方程，Cooper-Eaton 方程和川北方程等，其中 Heckel 方程最为常用。 ● 将 Heckel 方程中的体积换算为空隙率，其表达式如下： $$\ln\frac{1}{\varepsilon} = KP + \ln\frac{1}{\varepsilon_0}$$ 式中，P—压力；ε—压缩时粉体层的孔隙率；ε_0—最初孔隙率，直线斜率 K 表示塑性变形引起的空隙率的变化，K 值越大，塑性变形越好。

练 习 题

一、翻译并解释下列名词与术语

1. geometric diameter
2. sieving diameter
3. effect diameter
4. medium diameter
5. equivalent volume diameter
6. mode diameter
7. effect diameter
8. degree of sphericility
9. true density
10. granule density
11. bulk density
12. tap density
13. porosity
14. angle of repose
15. flow velocity
16. compressibility
17. critical relative humidity
18. compressibility
19. compactibility
20. tabletability

二、判断是非题（用○或×表示）

1. 物料的粒径越小，其流动性越好。(　　)
2. 粉体的流动性与颗粒间的摩擦力和黏附力有关而与粒子的形状、大小无关。(　　)
3. 物料的休止角越小，流动性越好。(　　)
4. 湿度在临界相对湿度以上，药物吸湿度急剧增加。(　　)
5. 物料的接触角越大，润湿性越好。(　　)
6. 比较同一物质粉体的各种密度，其顺序是：堆密度 > 粒密度 > 真密度。(　　)
7. 比表面积是单位体积所有的表面积。(　　)
8. 物质的轻重不同，主要是其堆密度不同，重者堆密度大，轻者堆密度小。(　　)
9. 将黏附力较大的粉体装填于模子时，孔隙率大，填充性好。(　　)
10. 重力流动时，堆密度也反映粉体的流动性。(　　)
11. 粉末的比表面积大，压缩时接触点数多，结合强度大。(　　)
12. Heckel 方程的斜率越大，孔隙率的变化越大，弹性强。(　　)
13. 最松密度与最紧密度相差越小，粉体的填充性越好。(　　)
14. 体积基准的平均粒度和重量基准的平均粒度数字上相同。(　　)
15. 粉体的压缩度越大，其压缩成型性越好。(　　)
16. 测定流出速度时，加入的玻璃球越多，说明该物料的流动性越好。(　　)
17. 助流剂可改善微粒的表面形态，加入量越大，对流动性的改善越显著。(　　)
18. 气体透过法测定表面积径是利用了流体力学原理。(　　)
19. 在粉体的处理过程中自发的团聚物和用黏合剂制粒的颗粒都属于一级粒子。(　　)
20. “目”系指在筛面的每 1 平方英寸上开有的孔数。(　　)

三、单项选择题

1. 下列关于粉体学的概念的正确叙述是（　　）
   A. 是研究具有各种形状的粒子的科学
   B. 是研究具有各种形状的粒子的大小的科学
   C. 是研究具有各种形状的粒子的性质的科学
   D. 是研究具有各种形状的粒子的集合体性质的科学
   E. 是研究具有各种形状的粒子的物理性质的科学

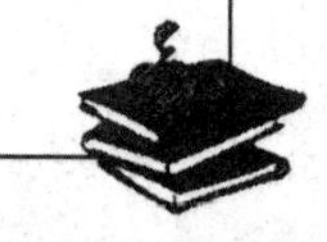

2. 下列关于休止角的正确表述为（　　）

A. 休止角小于30°，物料的流动性好　　B. 休止角越大，物料的流动性越好

C. 粒子表面粗糙的物料休止角小　　D. 休止角大于30°，物料的流动性好

E. 粒径大的物料休止角大

3. 休止角满足下列哪个条件，粉体可以自由流动（　　）

A. $\theta \leqslant 30°$　B. $\theta \leqslant 50°$　C. $\theta \geqslant 30°$　D. $\theta \geqslant 20°$　E. $\theta \geqslant 50°$

4. 粉体粒子大小是粉体的基本性质，粉体粒子愈小（　　）

A. 比表面积愈大　B. 比表面积愈小　C. 与比表面积无关

D. 表面能愈小　E. 流动性不发生变化

5. 以下关于粉体润湿性的叙述正确的是（　　）

A. 用接触角表示粉体的润湿性　　B. 粉体的润湿性与颗粒剂的崩解无关

C. 接触角小，粉体的润湿性差　　D. 用休止角表示粉体的润湿性

E. 休止角小，粉体的润湿性差

6. 粒子的大小称为（　　）

A. 细度　B. 粒度　C. 分散度

D. 颗粒径　E. 粒子径

7. CRH用于评价粉体的（　　）

A. 风化性　B. 流动性　C. 粘着性

D. 吸湿性　E. 聚集性

8. 下列关于几何粒子径的说法正确的是（　　）

A. 只有在光学显微镜下观察到的粒子几何形状所确定的粒子径

B. 只有在电子显微镜下观察到的粒子几何形状所确定的粒子径

C. 在光学显微镜或电子显微镜下观察到的粒子几何形状所确定的粒子径

D. 用X－射线衍射技术所测到的粒子几何形状所确定的粒子径

E. 用吸附法或透过法测得粉体的比表面积后推算出的粒子径

9. 20g的水溶性药物A（CRH为60%）与15g的水溶性药物B（CRH为78%）混合后，若不发生反应，则混合物的CRH为（　　）

A. 60.0%　B. 23.7%　C. 46.8%

D. 69.0%　E. 3.9%

10. 粉体粒子的平均粒径是（　　）

A. 由若干粒子径的几何平均值所表示的粒径

B. 由若干粒子径的粒度平均值所表示的粒径

C. 最大粒径和最小粒径的平均值称为平均粒径

D. 粒度居中的粒子粒径称为平均粒径

E. 一般45μm定为平均粒径

11. 在一个容器中装入一些药物粉末，有一个力通过活塞施加于这一堆粉末，假定这个力大到足够使粒子内空隙和粒子间都消除，测定该粉体的体积，用此体积求算出来的密度为（　　）

A. 真密度　B. 粒密度　C. 表观密度

D. 粒子平均密度　E. 堆密度

12. 在相对湿度为56%时，水不溶性药物A与B的吸湿量分别为2g和3g，A、B混合后不发生反应，则混合物的吸湿量为（　　）

A. 2.8g　B. 8g　C. 1.5g　D. 6g　E. 5g

13. 下列关于粉体密度的比较关系式正确的是（　　）

A. 真密度 > 粒密度 > 松密度　　B. 粒密度 > 真密度 > 松密度

C. 松密度 > 真密度 > 粒密度　　D. 粒密度 > 松密度 > 真密度

E. 真密度 > 松密度 > 粒密度

14. 下列关于休止角叙述正确的是（　　）

A. 休止角指的是静止状态下粒子与粒子之间的夹角

B. 休止角指的是让粉体自由下落后，所形成的堆积体的顶角

C. 休止角指的是让粉体自由下落后，所形成的堆积体的顶角的一半

D. 静止状态下，粉体堆积体自由表面与水平面之间的夹角

E. 休止角指的是运动状态下粒子与粒子之间的夹角

15. 将 CRH 为 88% 的苯甲酸 30g 与 CRH 为 78% 的水杨酸钠 50g 混合，其混合物的 CRH 为(　　)

A. 69%　　B. 85%　　C. 80%　　D. 73%　　E. 83%

16. 氯化钠与葡萄糖间无相互作用，其 CRH 分别为 75.1% 和 82%，将两者按 1∶4 比例混合，混合物的 CRH 为（　　）

A. 61.6%　　B. 6.9%　　C. 15.7%

D. 10.8%　　E. 78.4%

17. 当药物本身产生的饱和蒸汽压低于环境的水蒸气分压时，将产生（　　）

A. 吸湿　　B. 风化　　C. 蒸发

D. 吸附　　E. 降解

18. 下列方法中可测定粉体比表面积的是（　　）

A. 沉降法　　B. 筛分法　　C. 显微镜法

D. 库尔特计数法　　E. 气体吸附法

19. 可用于评价粉体的填充性的是（　　）

A. 接触角　　B. 孔隙率　　C. 休止角

D. 流出速度　　E. 比表面积

20. 根据 Stock's 方程计算所得的直径称为（　　）

A. 定方向径　　B. 等价径　　C. 体积等价径

D. 有效径　　E. 筛分径

四、多项选择题

1. 粉体学的研究对象是（　　）

A. 粒子集合体中的每一个粒子　　B. 粒子集合体中的某一个粒子

C. 粒子的集合体　　D. 由粒子组成的整体

E. 粒子集合中的某一部分粒子

2. 粉末状制剂需要控制粒子的大小，是因为粒子大小与下列哪种因素有关（　　）

A. 溶解度　　B. 吸附性　　C. 附着性

D. 粉体的密度　　E. 孔隙率

3. 下列关于粒子径的测定方法中正确的是（　　）

A. 显微镜法测定的是粒子本身直径　　B. 显微镜法测定的是比表面积径

C. 显微镜法测定的是粒子的投影　　D. 显微镜法测定的是几何学径

E. 显微镜法测定的是平均径

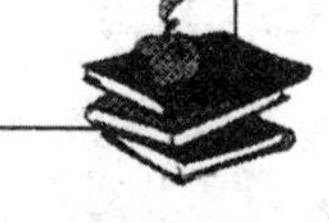

4. 下列因素中影响物料流动性的有（　　）

A. 物料的表面状态　B. 物料的溶解性能　C. 物料粒子的形状

D. 物料的粒径　E. 物料的化学结构

5. 下列关于流动性、休止角和粉体的流出速度叙述中正确的是（　　）

A. 流出速度越大，则休止角越小　B. 流出速度越大，流动性越差

C. 流动性越好，则休止角越大　D. 休止角越小，则流动速度越大

E. 休止角越大，则流动性越差

6. 表示物料流动性的方法有（　　）

A. 比表面积　B. 流出速度　C. 休止角

D. 滑角　E. 内摩擦系数

7. 下列有关相对湿度的叙述中，错误的是（　　）

A. 水溶性药物迅速增加吸湿量时的相对湿度为临界相对湿度

B. 非水溶性药物无临界相对湿度

C. 水溶性药物混合后的临界相对湿度等于各药物临界相对湿度的乘积

D. 两种水溶性药物混合后的 CRH 高于其中任何一种药物

E. 分装散剂时，应控制车间的湿度高于分装物料的 CRH

8. 在实验中欲测混悬剂中的粒子的粒径，可以选用下列哪些方法（　　）

A. 光学显微镜法　B. 筛分法　C. 库尔特计数法

D. 溶剂法　E. 沉降法

9. 粉体的性质包括（　　）

A. 粒子大小与分布　B. 孔隙率　C. 比表面积

D. 流动性　E. 吸湿性

10. 影响胶囊剂填充性的粉体性质是（　　）

A. 堆密度　B. 真密度　C. 粒径

D. 算术平均径　E. 休止角

11. 下列性质中不影响粉体流动性的是（　　）

A. 接触角　B. 粒子形态　C. 含湿量

D. 堆密度　E. 比表面积

12. 粉体压缩成型的表示方法有（　　）

A. 抗张强度　B. 脆碎度　C. 崩解度

D. 压缩度　E. 比表面积

13. 影响粉体吸附性的是（　　）

A. 比表面积　B. 孔隙率　C. 粒径

D. 有效径　E. 堆密度

14. 影响粉体流动性的因素有（　　）

A. 粒子大小　B. 粒子形状　C. 含湿量

D. 接触角　E. 休止角

15. 下列关于临界相对湿度（CRH）的叙述中错误的是（　　）

A. 药物均具有 CRH　B. 药物 CRH 越大，越易吸湿

C. 药物 CRH 越小，越易吸湿　D. 水溶性药物均有稳定的 CRH

E. 混合物的 CRH 约等于各成分的 CRH 乘积

五、问答题

1. 简述影响粉体流动性的因素及增加粉体流动性的方法。
2. 请比较真密度、粒密度、松密度的异同。
3. 简述润湿性对药物制剂的影响及其表示方法。

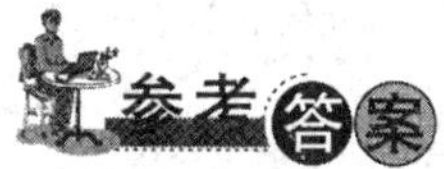

一、术语解释

1. geometric diameter，几何粒径：根据几何学尺寸定义的粒子径，一般用显微镜法、库尔特记数法等测定。

2. sieving diameter，筛分径：当粒子通过粗筛网且被截留在细筛网时，粗细筛孔直径的算术或几何平均值。

3. effect diameter，有效径：在同一介质中与被测粒子有相同沉降速度的球形粒子的直径。

4. medium diameter，中位径：在累积分布中累积值正好为50%所对应的粒子径。

5. equivalent volume diameter，体积相当径：与粒子的体积相同的球体直径，用库尔特计数器测得。

6. mode diameter，众数径：在频率分布中频数最多的粒子直径。

7. effect diameter，有效径：是粒子在液相中具有相同沉降速度的球的直径，该粒径是根据Stock's方程计算所得，因此又称Stock's径。

8. degree of sphericility，球形度：系指用粒子的球相当径计算的球体表面积与粒子的实际表面积之比，表示粒子接近球体的程度。

9. true density，真密度：指粉体质量除以不包括颗粒内外空隙的体积求得的密度。

10. granule density，颗粒密度：是粉体质量除以颗粒体积所求得的密度。

11. bulk density，松密度：是粉体质量除以该粉体所占体积求得的密度。

12. tap density，振实密度：填充粉体时，经一定规律振动或轻敲后测得的堆密度称振实密度。

13. porosity，空隙率：是粉体层中空隙所占有的比率。

14. angle of repose，休止角：是指粉体在堆积状态下，堆积斜面与水平面之间的最大夹角。

15. flow velocity，流出速度：是将物料加于漏斗中，全部物料流出所需的时间。

16. compressibility，压缩度：粉体在最松和最紧状态下的体积比。

17. critical relative humidity，临界相对湿度：水溶性的药物粉末当空气中相对湿度提高到某一定值时，吸湿量急剧增加，此时的相对湿度叫物料的临界相对湿度。

18. compressibility，可压缩性：表示粉体在给定压力下减小体积的能力，表明压缩压力对空隙率的影响。

19. compactibility，可成形性：表示粉体在给定压力下紧密结合形成一定形状的能力，表明空隙率对抗张强度的影响。

20. tabletability，可压片性：表示在给定压力下把粉体压缩成具有一定强度的片剂的能力，表明压缩压力对抗张强度的影响。

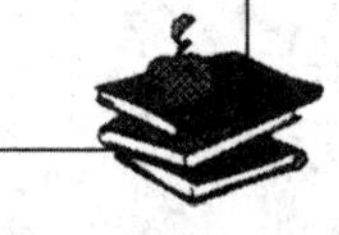

二、判断题

1. × 2. × 3. ○ 4. × 5. × 6. × 7. ○ 8. ○ 9. × 10. ○
11. ○ 12. × 13. ○ 14. ○ 15. × 16. × 17. × 18. ○ 19. × 20. ×

三、单项选择题

1. D 2. A 3. A 4. A 5. A 6. B 7. D 8. C 9. C 10. B
11. A 12. E 13. A 14. D 15. A 16. A 17. A 18. E 19. B 20. D

四、多项选择题

1. CD 2. ABCDE 3. ADE 4. ACD 5. ADE
6. BCE 7. DE 8. ABCE 9. ABCDE 10. AE
11. AE 12. AB 13. AB 14. ABC 15. AB

五、问答题

1. 影响流动性的因素主要有粒子大小、粒度分布、粒子形状、粒子间的黏着力、摩擦力、范德华力、静电力等。

增加粉体流动性的方法有：① 对黏附性的粉末粒子应进行制粒。② 适当进行干燥可减小粒子间黏附性。③ 改善粒子形状及表面粗糙度。④加入滑石粉、微粉硅胶等助流剂。

2. 粉体的密度是单位体积粉体的质量。由于粉体的颗粒内部和颗粒间存在空隙，粉体的体积有不同的含义，所以粉体的密度分为真密度、粒子密度、松密度。同一种粉体的真密度是相同的，但松密度会有所不同。

真密度：粉体质量（M）除以不包括颗粒内外空隙的体积（真体积 V_t）求得的密度，$\rho_t = M/V_t$。粒子密度：粉体质量（M）除以包括颗粒内空隙的体积（$V_t + V_{内}$）求得的密度，$\rho_g = M/(V_t + V_{内})$。松密度（堆密度）：粉体质量（M）除以该粉体所占容器的体积（$V_t + V_{内} + V_{间}$）求得的密度，$\rho_b = M/V$（$V = V_t + V_{内} + V_{间}$）。

3. 润湿性是粉体表面上已被吸附的空气被液体置换的现象。粉体的润湿性对片剂、颗粒剂等固体制剂的崩解性、溶解性等具有重要意义。粉体的润湿性由接触角来表示。接触角是液滴在固液接触边缘的切线与固体平面间的夹角。接触角范围在 0～180°之间。接触角越小，粉体润湿性越好。

（袁　弘）

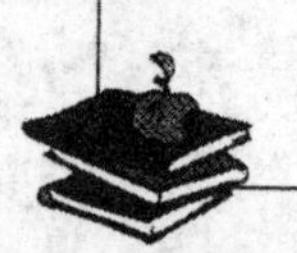

第七章 药物制剂的稳定性

第一节 概　述

项　目	内　　容
定义	药物的稳定性包括化学稳定性、物理稳定性、生物学稳定性、药效学稳定性、毒理学稳定性五个方面。
意义	保证药品药效与安全，提高经济效益。
任务	考察药物在储存期间可能发生的变化，探讨影响药物制剂稳定性的因素，并采取相应措施避免或延缓药物的降解，寻找提高药物制剂稳定性的方法，制订药品的有效期，为新药申报提供稳定性依据。

第二节 化学动力学基础

<table>
<tr><th>项　目</th><th>内　　容</th></tr>
<tr><td>反应级数</td><td>
零级、一级反应速度的方程及其特征
<table>
<tr><th>反应级数</th><th>零级</th><th>一级</th></tr>
<tr><td>$-\frac{dC}{dt} = kC^n$</td><td>$n=0$</td><td>$n=1$</td></tr>
<tr><td>微分式</td><td>$-\frac{dC}{dt} = k$</td><td>$-\frac{dC}{dt} = kC$</td></tr>
<tr><td>积分式</td><td>$C = C_0 - kt$</td><td>$\lg C = -\frac{kt}{2.303} + \lg C_0$</td></tr>
<tr><td>k 的单位</td><td>$mol \cdot L^{-1} \cdot s^{-1}$</td><td>$s^{-1}$，$min^{-1}$，$h^{-1}$，$d^{-1}$</td></tr>
<tr><td>半衰期 $t_{1/2}$</td><td>$\frac{C_0}{2k}$</td><td>$\frac{0.693}{k}$</td></tr>
<tr><td>有效期 $t_{0.9}$</td><td>$\frac{C_0}{10k}$</td><td>$\frac{0.1054}{k}$</td></tr>
<tr><td>积分式图形</td><td>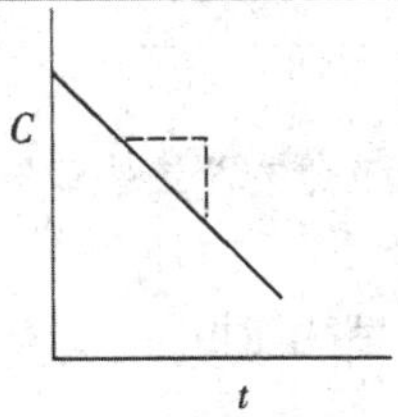
</td><td>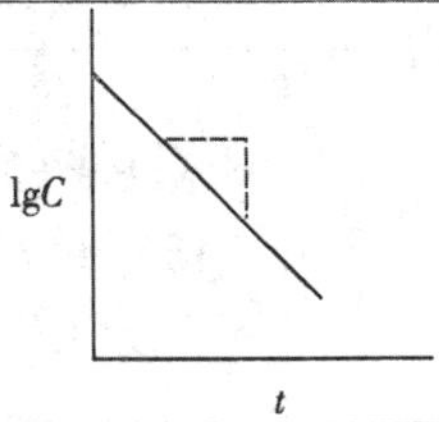
</td></tr>
</table>
</td></tr>
</table>

续表

项目		内容
温度对反应速率的影响与药物稳定性预测	Arrhenius方程	速率常数与温度之间的关系式：$k = A \cdot e^{-E/RT}$，$\lg k = -\frac{E}{2.303RT} + \lg A$ 是稳定性加速试验的主要理论依据。 k—降解反应的速率常数；A—常数，称为频率因子；E—反应活化能；R—摩尔气体常数；T—热力学温度。 适用范围：在实验温度范围，A 和 E 变化不大时，Arrhenius 方法具有很好的适用性，但是，进行较大温度范围的外推预测时，应对 Arrhenius 公式进行修正。
	Arrhenius plot	lgK　(70°)　(60°)　(50°)　斜率=$-E_a$/2.303R　(25°)　$\lg K_{25'}$　1/T ● 求 2 点以上温度的 lgK，对温度倒数作图得一条直线。 ● 由斜率可以求得 E_a。 ● 由纵轴的截距可以求得 lgA。 ● 稳定性预测：测定较高的温度下的反应速率常数（加速试验），由温度的倒数对 lgK 图外推到 25°，可以求得室温下的反应速率常数（点线）。
	活化能	● 活化能：分子从常态转变为容易发生化学反应的活跃状态所需要的能量称为活化能。反应的活化能越低，则在指定温度下活化分子数越多，反应就越快。 ● 升高温度，可以使活化分子百分数增大，从而使反应速率增大。温度升高，反应的速率加快。对不同的反应，温度升高，活化能大的反应，其反应速率增加得更多。 ● 根据不同温度下的反应速率常数，可求反应活化能： $\lg \frac{k_2}{k_1} = -\frac{E_a}{2.303R}(\frac{1}{T_2} - \frac{1}{T_1})$
	频率因子	● 活跃状态的反应物分为产生生成物的部分和回到反应物的部分，决定这个比例的参数为频率因子。 ● 由反应决定，若活化能相同，频率因子越大，反应速率越快。

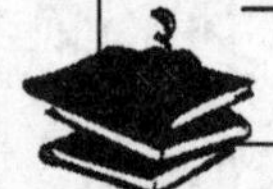

续表

项 目		内 容
温度对反应速率的影响与药物稳定性预测	分解与温度的关系	药物分解 10% 所需要的时间（$t_{0.1}$）: $\lg t_{0.1}=\dfrac{E_a}{2.303RT}+\dfrac{0.105}{A}$ 灭菌所需要的时间（t_s）: $\lg t_s=\dfrac{E'_a}{2.303RT}+\dfrac{0.105}{A}$ 药物分解所需要的活化能（E_a）一般为 80000J/mol，而灭菌所需要的活化能（E'_a）一般为 250000 J/mol。 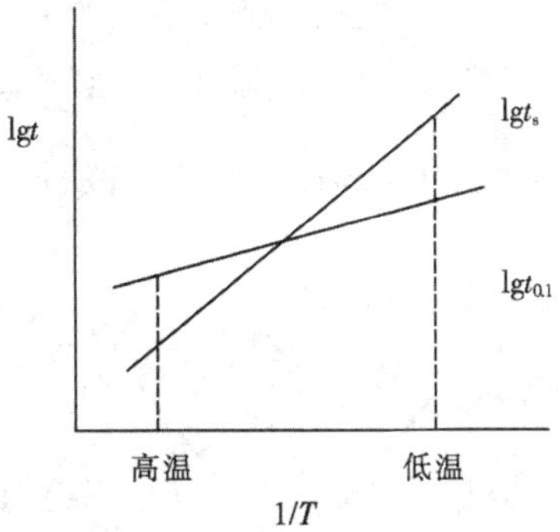 $\lg t$　$\lg t_s$　$\lg t_{0.1}$　高温　低温　$1/T$ 在低温，灭菌之前药物分解 10%，而在高温，虽然灭菌已经结束，药物分解没有达到 10%。因此高温短时间灭菌，药物分解少。

第三节　药物的化学降解途径

项 目	内 容
水解反应	● 酯类药物、酰胺类药物、含活泼卤素药物、苷类及缩胺类药物较易水解。 ● 药物水解可以受专属酸碱催化，也可受广义酸碱催化，还可以由亲核试剂催化。 ● 在 pH 一定时，降解速度与浓度成正比，是伪一级反应。
氧化反应	● 酚类、烯醇类、芳胺类、吡唑酮类、噻嗪类药物较易氧化。 ● 药物氧化分解常是自动氧化，即在大气中氧的影响下进行缓慢的氧化。
异构化反应	● 药物异构化后，通常生理活性降低甚至没有活性。异构化分为光学异构化和几何异构化。 ● 光学异构化指化合物的光学特性发生了变化，光活性异构体之间发生了相互的转变。 ● 几何异构化是指化合物的顺反式之间发生了变化，从而使药物的含量和生理活性发生了变化。
其他反应	● 聚合反应、脱羧、脱羟。

第四节　影响药物降解的因素及稳定化方法

<table>
<tr><th colspan="2">项　目</th><th>内　　容</th></tr>
<tr><td rowspan="2">处方因素对药物稳定性的影响及解决方法</td><td>pH</td><td>

● 许多酯类、酰胺类药物常受 H^+ 或 OH^- 催化水解，这种催化作用也叫专属酸碱催化（specific acid - base catalysis）或特殊酸碱催化。
● pH 对速率常数 k 的影响可用下式表示：

$$k = k_0 + k_{H^+}[H^+] + k_{OH^-}[OH^-]$$

● 在 pH 很低时，主要是酸催化，则上式可表示为：$\lg k = \lg k_{H^+} - pH$
● pH 值较高时，主要是碱催化，则：$\lg k = \lg k_{OH^-} + \lg k_w + pH$
● 最稳定的 pH 值 pH_m 可以通过下式计算：$pH_m = \frac{1}{2}pk_w - \frac{1}{2}\lg\frac{k_{OH^-}}{k_{H^+}}$

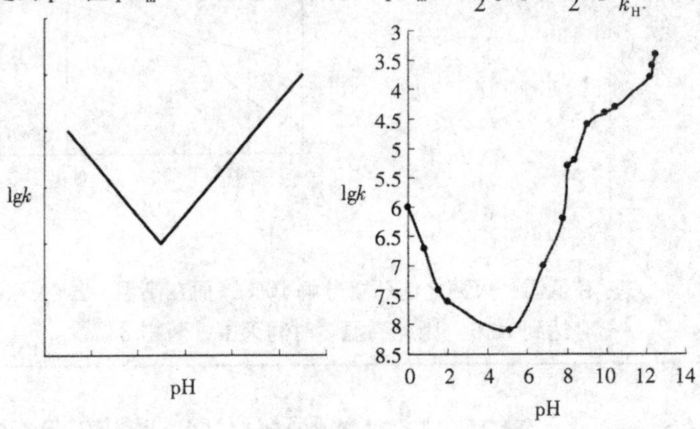

pH - 速度图

● 为了降低药物的降解速度，将溶液的 pH 至最稳定的 pH 范围，常用的 pH 调节剂是盐酸与氢氧化钠。
● 为了保持药液的 pH 不变，也常用磷酸、枸橼酸、醋酸及其盐类组成的缓冲液来调节，但应注意广义酸碱催化的影响。
● 值得注意的是，pH 的调节不仅要考虑药物制剂的稳定性，而且还要同时考虑药物的溶解度和疗效以及人体的适应性。

</td></tr>
<tr><td>广义酸碱催化</td><td>

● 有些药物也可被广义的酸碱催化水解，这种催化作用叫广义的酸碱催化（general acid - base catalysis）或一般酸碱催化。
● 许多药物处方中，往往需要加入缓冲剂，如醋酸盐、磷酸盐、枸橼酸盐、硼酸盐，这些缓冲剂均为广义的酸碱。HPO_4^{2-} 对苯氧乙基青霉素的催化作用如下图所示。
● 为了减少这种催化作用的影响，在实际生产处方中，缓冲剂应用尽可能低的浓度或选用没有催化作用的缓冲剂系统。
● 在相同 pH 条件下，缓冲盐的组成不同，药物分解速度也不同。

</td></tr>
</table>

续表

项目		内容
处方因素对药物稳定性的影响及解决方法	广义酸碱催化	● 在相同 pH 值条件下，缓冲盐的浓度不同，药物分解速度也不同。 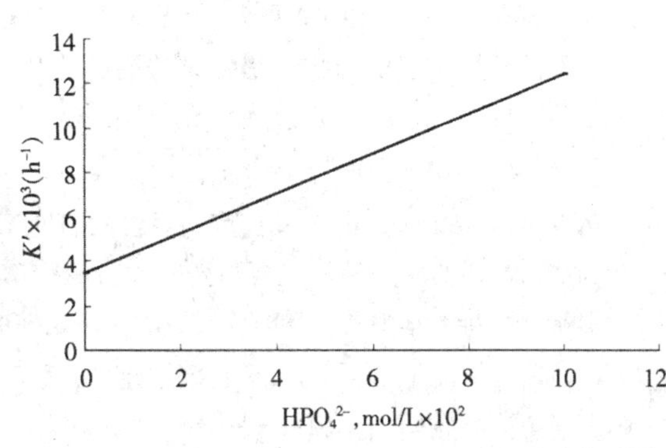 **HPO_4^{2-}对苯氧乙基青霉素水解速度的催化影响**
	溶剂	● 有机溶剂（乙醇、丙二醇等）的加入，改变溶剂的介电常数，从而影响表观反应速率常数。非水溶剂对易水解药物的稳定化作用。 $$\lg k = \lg k_{\infty} - \frac{k' Z_A Z_B}{\varepsilon}$$ ● 上式表示溶剂介电常数对药物稳定性的影响，适用于离子与带电荷药物之间的反应。 ● 式中 $Z_A Z_B$ 为离子或药物所带的电荷，在处方中采用介电常数低的溶剂将降低药物分解的速度。 ● 若药物离子与进攻离子的电荷相反，则采取介电常数低的溶剂，就不能达到稳定药物制剂的目的。
	离子及离子强度	离子强度对降解速度的影响： $$\lg k = \lg k_0 + 1.02 Z_A Z_B \sqrt{\mu}$$ 对于相同离子间的反应，加入盐使溶液离子强度增加，反应速度增加；若相反离子间的反应，溶液离子强度增加，则反应速度下降。非解离型药物降解不受离子强度的影响。 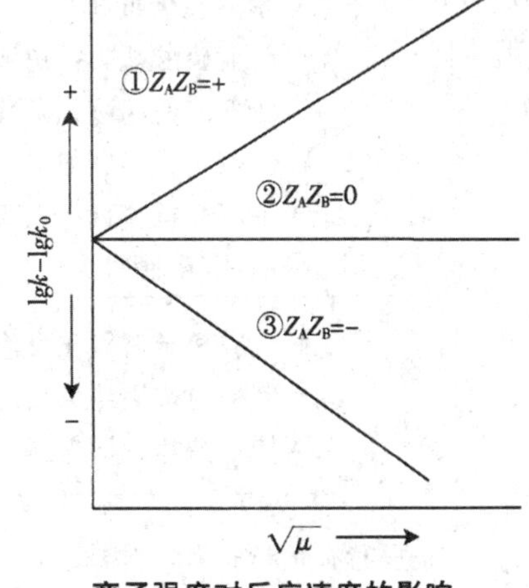 **离子强度对反应速度的影响**
	表面活性剂	● 表面活性剂可在溶液中形成胶束，形成一种屏障，防止催化基团的进攻。 ● 但有时表面活性剂的加入会使稳定性下降。
	基质与辅料	辅料对药物稳定性的影响主要有以下几种：起表面催化作用；改变液层中的 pH；直接与药物产生相互作用。

续表

项目		内容
外界因素对药物稳定性的影响及解决方法	温度	● 温度升高，反应速度加快。 ● 制剂制备过程中的加热溶解、灭菌等操作，可能对药物稳定性产生影响，一些对热特别敏感的药物，制备时需要设计合适的剂型（如固体剂型），或采取特殊的工艺，如冷冻干燥，无菌操作等，以及低温贮存。
	光线	● 有些药物分子受辐射（光线）作用使分子活化而产生分解的反应称为光化降解（photodegradation），其速度与系统的温度无关。 ● 药物对光线是否敏感，主要与药物本身的化学结构有关，酚类药物（如肾上腺素、吗啡、苯酚等）和分子结构中有双键的药物（如维生素 A、D、B_1、B_2、B_{12}、K_1、叶酸、利血平、硝苯地平、尼群地平等）对光线都很敏感。 ● 光敏感的药物制剂，制备过程中要避光操作，并选择合适的包装。
	湿度水分	● 水是化学反应的媒介，水进入固体制剂后，在表面形成液膜，分解反应在此发生。 ● 对易水解的药物，处方中避免使用吸湿性辅料，加工过程中尽量不使用水，必要时对环境湿度进行控制；选择密封性好的包装材料。
	空气（氧气）	● 大气中的氧是引起药物制剂氧化的主要因素。 ● 影响的途径：溶解在水中的氧，在药物容器空间的空气存在的氧。 ● 措施：添加抗氧剂，通惰性气体，真空包装。 ● 抗氧剂的使用：一些抗氧剂本身为强还原剂，它首先被氧化而保护主药免遭氧化，在此过程中抗氧剂逐渐被消耗（如亚硫酸盐类）；另一些抗氧剂是链反应的阻化剂，能与游离基结合，中断链反应的进行，在此过程中其本身不被消耗。 ● 水溶性抗氧剂 亚硫酸盐类：焦亚硫酸钠和亚硫酸氢钠常用于弱酸性药液，亚硫酸钠常用于偏碱性药液，硫代硫酸钠在偏酸性药液中可析出硫的细粒。 其他：半胱氨酸、维生素 C 等。 ● 油溶性抗氧剂：叔丁基对羟基茴香醚（BHA）、二丁甲苯酚（BHT）、维生素 E、卵磷脂等。
	金属离子	● 金属离子对氧化反应有显著的催化反应。 ● 制备时选用纯度较高的原辅料，不使用金属器具，同时还可加入螯合剂（如依地酸盐、枸橼酸、酒石酸、磷酸、二巯乙基甘氨酸等）。
药物稳定化的其他方法	改进药物制剂或生产工艺	● 制成固体制剂。 ● 制成微囊或包合物。 ● 采用粉末直接压片或包衣工艺。
	制成难溶性盐	● 药物水溶性降低，产品溶液中药物浓度低，稳定性提高。

第五节　固体药物制剂稳定性的特点及降解动力学

项　目		内　容
固体药物制剂稳定性的特点	一般特点	● 分解较慢，含量变化较小，需要较长时间和精确的分析方法； ● 具有不均匀性，分析结果很难重现； ● 一些反应往往限于固体表面，表里变化不一。
	晶型与稳定性关系	● 不同晶型的药物，理化性质发生改变，稳定性也出现差异。 ● 药物制剂的一些加工过程可能引起晶型的变化。必须明确药物何种晶型有效，何种晶型稳定。
	相互作用	● 固体剂型中组分之间的相互作用可能导致组分的分解。
	固体药物分解中的平衡现象	● 固体制剂在存放一定的时间后，有效成分含量不再继续下降，即达到平衡。 ● 如最后达到平衡，速度常数对预测稳定性没意义。
固体药物制剂的降解动力学		● 成核作用理论。 ● 液层理论。 ● 局部化学反应原理。

第六节　药物稳定性试验方法

项　目		内　容
稳定性的试验内容	影响因素试验	● 在比加速试验更激烈的条件下进行，包括高温（60℃）、高湿（25℃，75%和90%的相对湿度）、强光照射（4500Lx），放置10天。 了解药物的稳定性和影响因素，为制剂生产工艺、包装、贮存条件提供依据。
	加速试验	● 在超常的条件下进行，通过加速药物的化学或物理变化，预测药物的稳定性。 ● 市售包装，在温度40±2℃，相对湿度75%±5%的条件下放置6个月。 ● 对温度特别敏感的药物制剂，预计冷藏保存的，可在温度25±2℃，相对湿度60%±5%的条件下进行加速试验，时间为6个月。 乳剂、混悬剂、软膏剂、眼膏剂、栓剂、气雾剂，泡腾片及泡腾颗粒宜直接采用温度30±2℃、相对湿度60%±5%的条件进行试验。
	长期试验	● 在接近药品的实际贮存条件下进行，其目的是为制定药物的有效期提供依据。 ● 市售包装，在温度25±2℃，相对湿度60%±10%的条件下放置，分别于0、3、6、9、12、18、24、36个月，按稳定性重点考察项目进行检测。

续表

项目		内容	
		剂型	稳定性重点考察项目
稳定性的试验内容	稳定性重点考察项目	原料药	性状、熔点、含量、有关物质、吸湿性以及根据品种性质选定的考察项目
		片剂	性状、含量、有关物质、崩解时限或溶出度或释放度
		胶囊剂	性状、含量、有关物质、崩解时限或溶出度或释放度、水分，软胶囊需要检查内容物有无沉淀
		注射剂	性状、含量、pH、可见异物、有关物质，应考察无菌
		栓剂	性状、含量、融变时限、有关物质
		软膏剂	性状、含量、均匀性、粒度、有关物质
		乳膏剂	性状、含量、均匀性、粒度、有关物质，分层现象
		糊剂	性状、均匀性、含量、粒度、有关物质
		凝胶剂	性状、均匀性、含量、有关物质、粒度，乳胶剂应检查分层现象
		眼用制剂	如为溶液，应考察性状、可见异物、含量、pH、有关物质；如为混悬液，还应检查再分散性、粒度；洗眼剂还应考察无菌度；眼丸剂应考察无菌度与粒度
		丸剂	性状、含量、有关物质、溶散时限
		糖浆剂	性状、含量、澄明度、相对密度、有关物质、pH
		口服溶液剂	性状、含量、澄明度、有关物质
		口服乳剂	性状、含量、分层现象、有关物质
		口服混悬剂	性状、含量、沉降体积比、再分散性、有关物质
		散剂	性状、含量、粒度、外观均匀度、有关物质
		气雾剂	泄露率、每瓶主药含量、有关物质、每瓶总揿次、每揿主药含量、雾滴分布
		粉雾剂	排空率、每瓶总吸次、每吸主药含量、有关物质、雾粒分布
		喷雾剂	每瓶总吸次、每吸喷量、每吸主药含量、有关物质、雾滴分布
		颗粒剂	性状、含量、粒度、有关物质、溶化性或溶出度或释放度
		透皮贴剂	性状、含量、有关物质、释放度、黏附力
		冲洗剂、洗剂、灌肠剂	性状、含量、有关物质、分层现象（乳状型）、分散性（混悬型），冲洗剂应考察无菌
		搽剂、涂剂、涂膜剂	性状、含量、有关物质、分层现象（乳状型）、分散性（混悬型），涂膜剂还应考察成膜性
		耳用制剂	性状、含量、有关物质，耳用散剂、喷雾剂与半固体制剂分别按相关剂型要求检查
		鼻用制剂	性状、pH、含量、有关物质，鼻用散剂、喷雾剂与半固体制剂分别按相关剂型要求检查

续表

<table>
<tr><th colspan="2">项　目</th><th>内　　容</th></tr>
<tr><td rowspan="2">有效期的计算方法</td><td>统计分析</td><td>选择可以定量的指标进行处理（如药物含量变化），按照长期试验测定数值，以标示量百分数对时间进行直线回归，获得回归方程，求出各时间点标示量的计算值（y'），然后计算标示量（y'）95%单侧可信限的置信区间为 $y' \pm z$；将有关点连接可得出分布于回归线两侧的曲线。取质量标准中规定的含量低限（根据各品种实际规定限度确定）与置信区间下界线相交点对应的时间，即为药物的有效期。</td></tr>
<tr><td>经典恒温法</td><td>样品放置于不同温度下，测定各温度下药物含量随时间的变化，求出各温度的速率常数，按 Arrhenius 公式求出反应活化能（E_a）和室温下反应速度常数 k，求出室温下有效期 $T_{0.9}$。
$$T_{0.9}=0.1054/k$$ 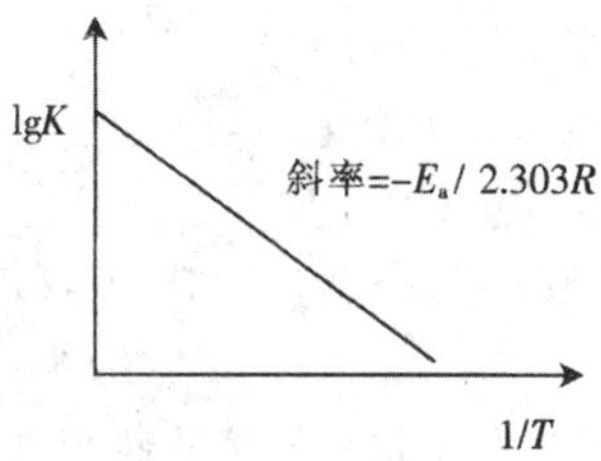 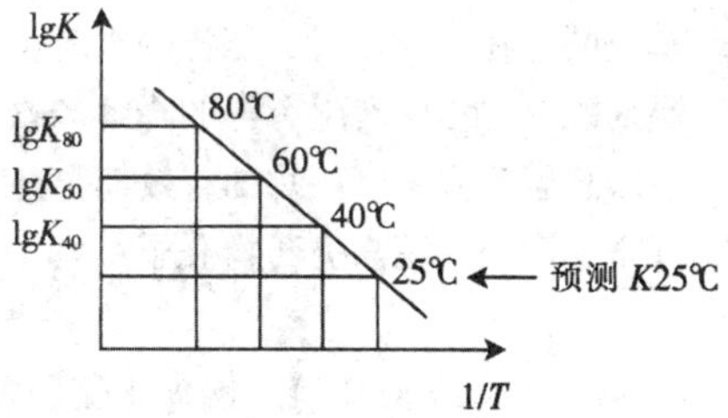</td></tr>
<tr><td rowspan="2">固体制剂稳定性试验的特殊要求和特殊方法</td><td>固体制剂稳定性试验的特殊要求</td><td>①样品必须测定水分；
②样品容器必须密封；
③测定含量和水分的样品，要分别单独包装；
④样品含量尽量均匀；
⑤颗粒需过筛，并测定其粒度；
⑥温度以60℃以下为宜。</td></tr>
<tr><td>辅料与药物的相互作用</td><td>差示热分析法（differential thermal analysis，DTA）。
差示扫描量热法（differential scanning calorimetry，DSC）。
漫反射光谱法。
薄层色谱法。</td></tr>
<tr><td colspan="2">新药开发过程中稳定性研究</td><td>由于药物反应十分复杂，影响因素较多，用一些快速的预测稳定性方法与实际尚有一定距离。故在目前新药研究中只作参考，不能作为制订有效期的依据，药物制剂有效期，仍以长期试验来确定。
新药申报资料项目中需要报送稳定性研究的试验资料应包括以下内容：
①原料药的稳定性试验；
②药物制剂处方与工艺研究中的稳定性试验；
③包装材料稳定性与选择；
④药物制剂的加速试验与长期试验；
⑤药物制剂产品上市后的稳定性考察；
⑥药物制剂处方或生产工艺、包装材料改变后的稳定性研究。</td></tr>
</table>

练　习　题

一、翻译并解释下列名词与术语

1. shelf life
2. general acid-base catalysis
3. specific acid-base catalysis
4. stress tests
5. accelerated tests
6. long-term tests

二、判断题（用○或×表示）

1. 酯类药物不但能水解，而且也很易氧化。（　　）
2. 药物的水解反应可受 H^+ 和 OH^- 的催化。（　　）
3. 对于零级反应，药物降解的半衰期与初浓度无关。（　　）
4. 包装材料对药物制剂的稳定性没有影响。（　　）
5. 光照可引发药物的氧化、水解、聚合等反应。（　　）
6. 水分的存在不仅可引起药物的水解，也可加速药物氧化。（　　）
7. 制剂贮存过程中产生有毒的降解产物是属于物理化学变化。（　　）
8. 一级降解反应中，药物的有效期与药物浓度无关。（　　）
9. 青霉素和头孢菌素类药物分子结构中存在不稳定的β-内酰胺环，在酸碱催化下，极易开环失效。（　　）
10. 水溶性抗氧剂焦亚硫酸钠、亚硫酸氢钠和亚硫酸钠常用于偏酸性药物，硫代硫酸钠只能用于碱性药液中。（　　）
11. 易水解的药物制成难溶性盐或难溶性酯，往往可以提高其稳定性。（　　）
12. 影响因素试验、加速试验和长期稳定性试验都要求供试品的包装为市售包装。（　　）
13. 对于易水解药物，只要采用非水溶剂如乙醇、丙二醇等都可使其稳定。（　　）
14. 相同离子间的反应（如药物离子带负电，受 OH 催化降解），加入盐会使反应速度减小。（　　）
15. 光敏药物的光化学降解速率与系统的温度无关。（　　）

三、单项选择题

1. 盐酸普鲁卡因的主要降解途径为（　　）
   A. 水解　B. 光学异构化　C. 氧化　D. 脱羧　E. 聚合
2. 维生素 C 降解的主要途径为（　　）
   A. 脱羧　B. 氧化　C. 光学异构化　D. 聚合　E. 水解
3. 酚类药物降解的主要途径为（　　）
   A. 水解　B. 脱羧　C. 氧化　D. 异构化　E. 聚合
4. 酯类药物降解的主要途径为（　　）
   A. 脱羧　B. 聚合　C. 氧化　D. 水解　E. 异构化
5. 下列关于药物稳定性的叙述中，错误的是（　　）
   A. 通常将反应物消耗一半所需的时间称为半衰期

B. 大多数药物的降解反应可用零级、一级反应进行处理

C. 若药物降解的反应是一级反应，则药物有效期与反应浓度有关

D. 对于大多数反应来说，温度对反应速率的影响比浓度更为显著

E. 若药物降解的反应是零级反应，则药物有效期与反应浓度有关

6. 既能影响易水解药物的稳定性，又与药物氧化反应有密切关系的因素为（　　）

A. pH　　B. 广义的酸碱催化　　C. 溶剂

D. 离子强度　　E. 空气

7. 以下关于药物稳定性的酸碱催化叙述中，错误的（　　）

A. 许多酯类、酰胺类药物常受 H^+ 或 OH^- 催化水解，这种催化作用也叫广义的酸碱催化

B. 在 pH 很低时，药物的降解主要受酸催化

C. pH 较高时，药物的降解主要受 OH^- 催化

D. 在 pH -速度曲线图中，最低点所对应的横坐标即为最稳定的 pH

E. 给出质子或接受质子的物质都可能催化水解

8. 影响药物制剂稳定性的制剂因素不包括（　　）

A. 溶剂　　B. 广义酸碱　　C. 离子强度

D. 温度　　E. pH

9. 影响药物稳定性的环境因素不包括（　　）

A. 温度　　B. pH　　C. 光线

D. 空气中的氧　　E. 空气湿度

10. 对于易水解的药物，通常加入乙醇等有机溶剂增加其稳定性，其主要原因是（　　）

A. 增大介电常数　　B. 减小介电常数　　C. 酸性变大

D. 酸性变小　　E. 降低离子强度

11. 一些易水解的药物溶液中加入表面活性剂可使其稳定性提高的主要原因是（　　）

A. 两者形成络合物　　B. 药物的溶解度增加　　C. 药物进入胶束

D. 药物溶解度降低　　E. 药物吸附在表面活性剂表面

12. 一级反应半衰期公式为（　　）

A. $t_{1/2}=0.1054/k$　　B. $t_{1/2}=0.693/k$　　C. $t_{1/2}=C_0/2k$

D. $t_{1/2}=0.693k$　　E. $t_{1/2}=1/C_0k$

13. 下列关于药物稳定性加速试验的叙述中，正确的是（　　）

A. 试验温度为 40±2℃　　B. 进行加速试验的供试品要求三批，且为市售包装

C. 试验时间为 1、2、3、6 个月　　D. 试验相对湿度为 75%±5%

E. A、B、C、D 均是

14. 易氧化的药物通常结构中含有（　　）

A. 酯键　　B. 饱和键　　C. 双键

D. 苷键　　E. 酰胺键

15. 酯类药物的稳定性不佳，是因为容易产生（　　）

A. 差向异构　　B. 水解反应　　C. 氧化反应

D. 变旋反应　　E. 聚合反应

16. 以下各因素中，不属于影响药物制剂稳定性的处方因素是（　　）

A. 安瓿的理化性质　　B. 药液的 pH　　C. 药液的离子强度

D. 溶剂的极性　　E. 附加剂

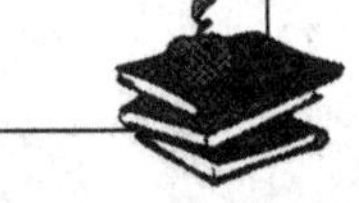

17. 下列关于长期稳定性试验的叙述中，错误的是（　　）

A. 符合实际情况　　B. 一般在25℃下进行　　C. 可预测药物有效期

D. 不能及时发现药物的变化及原因　　E. 在通常包装贮存条件下观察

18. 已知醋酸可的松的降解半衰期为100min，反应200min后，其残存率为（　　）

A. 90%　　B. 50%　　C. 25%

D. 75%　　E. 80%

19. 下列药物中，易发生水解的药物为（　　）

A. 烯醇类药物　　B. 酚类药物　　C. 多糖类药物

D. 蒽胺类药物　　E. 酰胺类药物

20. 下列药物中，容易发生氧化降解的是（　　）

A. 乙酰水杨酸　　B. 维生素C　　C. 盐酸丁卡因

D. 利多卡因　　E. 氯霉素

21. 下列有关药物稳定性的叙述中，正确的是（　　）

A. 制剂中应避免使用亚稳定型晶型

B. 凡受给出质子或接受质子的物质催化的反应称为特殊酸碱催化反应

C. 乳剂的分层是不可逆现象

D. 乳剂破裂后，加以振摇，能重新分散、恢复成原来状态的乳剂

E. 为增加混悬剂的稳定性，加入能降低ζ-电位、使粒子絮凝的电解质称絮凝剂

22. 某一带正电荷的药物水解受OH^-催化，介质的离子强度增加时，该药的水解速度常数(　　)

A. 下降　　B. 不变　　C. 不规则变化

D. 增大　　E. A、B均可能

23. 下列关于药物水解的叙述中，错误的是（　　）

A. 酯类药物易发生水解反应

B. 磷酸氢根对青霉素G钾盐的水解有催化作用

C. 专属性酸（H^+）与碱（OH^-）可催化水解反应

D. 药物的水解速度常数与溶剂的介电常数无关

E. pH_m 表示药物溶液的最稳定pH

24. 注射剂制备工艺中，将药物制成无菌粉末的主要目的为（　　）

A. 防止药物氧化　　B. 防止药物水解　　C. 防止微生物污染

D. 便于生产　　E. 便于运输和贮存

25. Arrhenius方程定量描述（　　）

A. 湿度对反应速度的影响　　B. 温度对反应速度的影响　　C. pH对反应速度的影响

D. 光线对反应速度的影响　　E. 大气压对反应速度的影响

26. 对于易水解的药物，最适宜的剂型为（　　）

A. 小水针　　B. 大输液　　C. 粉针

D. 乳剂　　E. 脂质体

27. 制备易氧化药物注射剂时不应（　　）

A. 使用茶色容器　　B. 调节pH　　C. 添加抗氧剂

D. 通入二氧化碳　　E. 通入空气

28. 药物稳定性预测的主要理论依据为（　　）

A. Stoke's方程　　B. Noyes方程　　C. Higuchi方程

D. Arrhenius方程　　E. Nernst方程

29. 亚硫酸氢钠作为抗氧剂，通常用于（　　）

A. 弱酸性药液　B. 弱碱性药液　C. 碱性药液
D. 油性药液　E. 非水性药液

30. 油性药液的抗氧剂可选用（　　）

A. 焦亚硫酸钠　B. 亚硫酸氢钠　C. 亚硫酸钠
D. 硫代硫酸钠　E. BHA

四、多项选择题

1. 主要降解途径是水解的药物有（　　）

A. 酯类　B. 酚类　C. 烯醇类
D. 芳胺类　E. 酰胺类

2. 药物降解主要途径是氧化的有（　　）

A. 酯类　B. 酚类　C. 烯醇类
D. 酰胺类　E. 芳胺类

3. 下列关于药物稳定性的酸碱催化的叙述中，正确的是（　　）

A. 许多酯类、酰胺类药物常受 H^+ 或 OH^- 催化水解，这种催化作用也叫专属酸碱催化
B. 在 pH 很低时，药物的降解主要由碱催化
C. pH 较高时，药物的降解主要由酸催化
D. 在 pH－速度曲线图中，最低点所对应的 pH 即为最稳定 pH_m
E. 一般药物的氧化作用不受 H^+ 或 OH^- 的催化

4. 以下对于药物稳定性的叙述中，错误的是（　　）

A. 易水解的药物，加入表面活性剂都能使稳定性增加
B. 在制剂处方中，加入电解质或盐所带入的离子，均可增加药物的水解速度
C. 需通过试验，正确选用表面活性剂，使药物稳定
D. 聚乙二醇能促进氢化可的松药物的分解
E. 滑石粉可使乙酰水杨酸分解速度加快

5. 影响药物制剂降解的处方因素有（　　）

A. pH　B. 溶剂　C. 温度　D. 离子强度　E. 光线

6. 防止药物氧化的措施有（　　）

A. 驱氧　B. 制成液体制剂　C. 加入抗氧剂
D. 加金属离子络合剂　E. 选择适宜的包装材料

7. 包装材料塑料容器存在主要问题有（　　）

A. 透气性　B. 不稳定性　C. 有透湿性
D. 有吸附性　E. 易破碎性

8. 稳定性影响因素试验包括（　　）

A. 高温试验　B. 高湿度试验　C. 强光照射试验
D. 在 40℃、RH 75% 条件下试验　E. 长期试验

9. 下列有关药物稳定性加速试验的叙述中正确的是（　　）

A. 为新药申报临床与生产提供必要的资料
B. 原料药需要进行此项试验，制剂不需要进行此项试验
C. 供试品可以用一批产品进行试验
D. 供试品按市售包装进行试验

E. 在温度 40±2℃，相对湿度 75%±5% 的条件下放置三个月

10. 防止药物水解的方法有（　　）

A. 改变溶剂　　B. 调节溶液 pH 值　　C. 将药物制成难溶性盐
D. 制成包合物　　E. 改善包装

11. 下列参数中，可反映药物稳定性好坏的有（　　）

A. 半衰期　　B. 有效期　　C. 反应速度常数
D. 反应级数　　E. 药物浓度

12. 药物制剂稳定性研究的范围包括（　　）

A. 化学稳定性　　B. 物理稳定性　　C. 生物稳定性
D. 体内稳定性　　E. 生物利用度稳定性

13. 影响固体药物氧化的因素有（　　）

A. pH　　B. 光线　　C. 离子强度
D. 温度　　E. 溶剂

14. 下列物质中可作为氯霉素滴眼剂 pH 调节剂的是（　　）

A. 10% HCl　　B. 硼砂　　C. 尼泊金甲酯
D. 硼酸　　E. BHA

15. 属于药物制剂稳定的物理变化的是（　　）

A. 混悬剂的结块　　B. 乳剂的分层　　C. 片剂崩解变慢
D. 片剂药物含量降低　　E. 软膏剂的稠度变小

16. 下列有关固体制剂稳定性的叙述中正确的是（　　）

A. 与液体制剂相比，固体药物制剂中药物分解缓慢
B. 固体制剂中药物降解通常始于表面
C. 固体药物分解反应中若出现平衡现象，可用 van't Hoff 方程处理
D. 系统具有不稳定性
E. 研究稳定性时必须测定供试品的水分

17. 固体药物制剂化学降解动力学理论包括（　　）

A. 成核作用理论　　B. 液层理论　　C. 广义酸碱催化理论
D. 局部化学反应理论　　E. Noyes-Whitney 方程

18. 下列稳定性试验中不可以用同一批供试品进行的有（　　）

A. 高温试验　　B. 加速试验　　C. 长期试验
D. 高湿度试验　　E. 强光照射试验

19. 对湿热不稳定的药物，可采取（　　）等工艺措施提高其稳定性

A. 干法制粒压片　　B. 湿法制粒压片　　C. 冷冻干燥
D. 流化床干燥　　E. 粉末直接压片

20. 可反映药物稳定性好坏的指标有（　　）

A. 半衰期　　B. 降解产物含量　　C. 反应速度常数
D. 反应级数　　E. 药物含量

五、问答题

1. 简述延缓药物制剂中有效成分水解的方法。
2. 简述制剂中药物降解的主要化学途径。
3. 简述影响药物制剂降解的因素。

4. 简述药物制剂稳定性试验的基本要求。
5. 简述经典恒温法的原理和操作过程。
6. 简述延缓药物制剂中有效成分氧化的方法。
7. 试述影响因素试验的目的和基本内容。
8. 试述加速试验的目的和基本要求。
9. 试述长期稳定性试验的目的和要求。

六、计算题

1. 某药按一级反应速度降解，反应速度常数为 $k_{25℃}=4.0\times10^{-6}$（h^{-1}），请计算该药的有效期。
2. 磺胺醋酰钠在 120℃及 pH 7.4 时的一级反应速率常数为 9×10^{-6}（s^{-1}），活化能为 95.72kJ/mol，求该药物的有效期。
3. 阿糖胞苷水溶液 pH 6.9，在 60℃、70℃、80℃三个恒温水浴中进行加速试验，求得一级反应速度常数分别为 3.5×10^{-4}（h^{-1}）、7.97×10^{-4}（h^{-1}）、1.84×10^{-3}（h^{-1}），求反应活化能及阿糖胞苷水溶液的有效期。
4. 氨苄西林钠在 45℃进行加速试验，求得 $t_{0.9}=113$ 天，设活化能为 83.6kJ/mol，求氨苄西林钠在 25℃时的有效期。
5. 每毫升含有 800 单位的某抗生素溶液，在 25℃下放置 1 个月，其含量下降为每毫升 600 单位。若此抗生素的降解服从一级反应，求：①第 40 天时的含量；②半衰期；③有效期。

一、术语解释

1. shelf life：有效期即 $t_{0.9}$，指药物在贮存条件下降解 10% 所需要的时间。

2. general acid-base catalysis：广义酸碱催化，按照 Brönsted-Lowry 酸碱理论，给出质子的物质叫广义的酸，接受质子的物质叫广义的碱，有些药物可被广义的酸碱催化水解，这种催化作用称为广义的酸碱催化。

3. specific acid-base catalysis：特殊酸碱催化，也叫专殊酸碱催化，药物受 H^+ 或 OH^- 催化水解，这种催化作用叫专属酸碱催化，水解速率主要由溶液的 pH 决定。

4. stress tests：影响因素试验，在比加速试验更激烈的条件下进行，包括高温（60℃）、高湿（25℃，75% 和 90% 的相对湿度）、强光照射（4500Lx），放置 10 天；了解药物的稳定性和影响因素，为制剂生产工艺、包装、贮存条件提供依据。

5. accelerated tests：加速试验，加速是通过加速药物的物理、化学变化，预测药物在自然条件下的稳定性。

6. long-term tests：长期试验，在接近药品的实际贮存条件下进行的稳定性试验，其目的是为制定药物的有效期提供依据。

二、判断题

1. × 2. ○ 3. × 4. × 5. ○ 6. ○ 7. × 8. ○ 9. ○ 10. ×
11. ○ 12. × 13. × 14. × 15. ○

三、单项选择题

1. A　2. B　3. C　4. D　5. C　6. A　7. A　8. D　9. B　10. B
11. C　12. B　13. E　14. C　15. B　16. A　17. C　18. C　19. E　20. B
、21. E　22. A　23. D　24. B　25. B　26. C　27. E　28. D　29. A　30. E

四、多项选择题

1. AE　2. BCE　3. AD　4. ABE　5. ABD
6. ACDE　7. ACD　8. ABC　9. AD　10. ABCD
11. ABC　12. ABC　13. BD　14. BD　15. ABCE
16. ABCDE　17. ABD　18. BC　19. ACE　20. ABCE

五、问答题

1. 延缓药物制剂中有效成分水解的方法有：①调节 pH；②降低温度；③改变溶剂；④制为干燥固体。

2. 水解和氧化是药物降解的两个主要途径。①水解；②氧化；③异构化，分为光学异构化和几何异构化。

3. 处方对药物制剂稳定性的影响因素主要有：pH、广义的酸碱催化、溶剂、离子强度、表面活性剂以及半固体、固体制剂的某些赋形剂或附加剂。外界环境对药物制剂稳定性的影响因素主要有：温度、光线、空气、湿度和水分、金属离子及包装材料等。

4. 药物制剂稳定性试验的基本要求是：①稳定性试验包括影响因素试验、加速试验、长期试验。②原料药供试品应是一定规模生产的，其合成工艺路线、方法、步骤应与大生产一致，药物制剂的供试品应是一定规模生产且处方及其生产工艺与大生产一致。③供试品的质量标准应与各项基础研究及临床验证所使用的供试品质量标准一致。④加速试验、长期试验所用供试品的容器和包装材料及包装应与上市产品一致；⑤研究药物的稳定性，要采用专属性强、准确、精密、灵敏的药物分析方法与分解产物检查方法并对方法进行验证，以保证药物稳定性结果的可靠性。

5. 经典恒温法的原理是 Arrhenius 指数定律：

$$\lg k = \frac{-E}{2.303RT} + \lg A$$

式中，k 为反应速度常数；E 为反应的活化能；R 为气体常数；T 是绝对温度；A 为频率因子。

操作过程：根据 Arrhenius 指数定律，设计一系列试验温度与取样时间，在不同温度下进行试验，测定各时间点的药物浓度，求出各温度下的 k，以 $\lg k$ 对 $1/T$ 作直线回归，根据直线斜率可得到反应活化能 E，将直线外推至室温，即可求出室温下的反应速度常数 k_{25}，由 k_{25} 可求出室温下降解 10% 所需的时间 $t_{0.9}$。

6. 延缓药物制剂中有效成分氧化的方法有：①降低温度；②避免光线；③驱逐氧气；④添加抗氧剂；⑤控制微量金属离子。

7. 影响因素试验是在比加速试验更激烈的条件下进行的，其目的是探讨药物的固有稳定性、了解影响其稳定性的因素及可能的降解途径与降解产物，为制剂生产工艺、包装、贮存条件以及建立降解产物分析方法提供科学依据。

一般原料药供试品置适宜的容器中，摊成≤5mm 厚的薄层，疏松的原料≤10mm 厚的薄层进行试验。对于口服固体制剂产品，一般采用去除包装的制剂单位，分散为单位层置适宜的条件下进行试验。

(1) 高温试验　供试品开口置于适宜的洁净容器中，60℃温度下放置 10 天，于第 5、10 天取样，按稳定性重点考察项目进行检测。若供试品含量低于规定限度，则在 40℃条件下同法进行上述试验。若 60℃无明显变化，不再进行 40℃试验。

(2) 高湿度试验　供试品开口置于恒湿密闭容器中，在 25℃、相对湿度 90% ±5% 条件下放置 10 天，于第 5、10 天取样，按稳定性重点考察项目进行检测，同时准确称量试验前后供试品的重量，以考察供试品的吸湿、潮解性能。若吸湿增重 5% 以上，则在相对湿度 75% ±5% 条件下，同法进行上述试验；若吸湿增重 5% 以下且其他条件符合要求，则不再进行此项试验。

恒湿条件可在密闭容器，如干燥器下部放置饱和盐溶液，根据不同相对湿度的要求，可以选择 NaCl 饱和溶液（相对湿度 75% ±1%，15.5 ~60℃）或 KNO_3 饱和溶液（相对湿度 92.5%，25℃）。

(3) 强光照射试验　供试品开口放置在适宜的光照装置内，于照度为 4500 ±500 lx 的条件下放置 10 天，于第 5、10 天取样，按稳定性重点考察项目进行检测，特别要注意供试品的外观变化。

8. 加速试验是在超常的条件下进行。其目的是通过加速药物的化学或物理变化，为制剂设计、包装、运输及贮存提供必要的资料。原料药物与药物制剂均需进行此项试验，供试品要求 3 批，按市售包装，在温度 40℃ ±2℃，相对湿度 75% ±5% 的条件下放置 6 个月。

在试验期的第 1、2、3、6 个月取样，按稳定性重点考察项目进行检测。在上述条件下，如 6 个月内供试品经检测不符合制订的质量标推，则应在温度 30℃ ± 2℃，相对湿度65% ± 5%（可用 Na_2CrO_4 饱和溶液，30℃相对湿度 64.8%）的情况下进行加速试验，时间仍为 6 个月。对温度特别敏感的药物，预计只能在冰箱中（4 ~8℃）保存，其加速试验，可在温度 25℃ ± 2℃、相对湿度 60% ±10% 的条件下进行，时间为 6 个月。

9. 长期试验是在接近药品的实际贮存条件下进行，其目的是为制定药物的有效期提供依据。供试品 3 批，市售包装，在温度 25℃ ±2℃、相对湿度 60% ±10% 的条件下放置 12 个月，或在温度 30℃ ±2℃、相对湿度 65% ±5% 的条件下放置 12 个月，每 3 个月取样一次，即于 0、3、6、9、12 个月取样，按稳定性重点考察项目进行检测。12 个月后仍继续考察，分别于 18、24、36 个月取样检测。将结果与 0 月比较，以确定药物的有效期。

对温度特别敏感的药物制剂，长期试验可在温度为 6℃ ±2℃的条件下放置 12 个月，按上述时间要求进行检测，12 个月以后，仍需按规定继续考察，制订在低温贮存条件下的有效期。

六、计算题

1. 解：$t_{0.9} = \frac{0.1054}{k} = \frac{0.1054}{4.0\times10^{-6}} = 2.653\times10^{9}\text{h} = 3$ 年

2. 解：$k = Ae^{-E/RT}$ 即 $\lg k = -\frac{E}{2.303RT} + \lg A$

$$\lg k_1 = -\frac{E}{2.303RT_1} + \lg A\ ;\ \lg k_2 = -\frac{E}{2.303RT_2} + \lg A$$

$$\lg k_1 - \lg k_2 = \frac{E}{2.303RT_2} - \frac{E}{2.303RT_1}$$

$$\lg\frac{k_1}{k_2} = \frac{E}{2.303R}(\frac{1}{T_2} - \frac{1}{T_1}) = \frac{95.72\times10^3}{2.303\times8.314}\left(\frac{1}{393} - \frac{1}{298}\right) = -4$$

$$k_1 = 10^{-4}\times9\times10^{-6} = 9\times10^{-10}(\text{s}^{-1})$$

$$t_{0.9} = \frac{0.1054}{k} = \frac{0.1054}{9.0\times10^{-10}} = 1.1711\times10^{8}\text{s} = 3.71\text{ 年}$$

3. 解：将 $\lg k$ 对 $1/T$ 进行线性回归得一直线，直线斜率 = $-E/(2.303T)$，从而求出 E = 81.190kJ/mol。

重新将$T_1=333$，$T_2=298$，$k_1=3.50\times10^{-4}h^{-1}$带入公式：

$$\lg k_1-\lg k_2=\frac{E}{2.303RT_2}-\frac{E}{2.303RT_1}$$

求得25℃时的反应速度常数k_2，$t_{0.9}=\frac{0.1054}{k}=13.1$月

4. 解：先通过公式$t_{0.9}=\frac{0.1054}{k}$算出45℃时的速率常数k_1，然后用与题2相似的方法求出有效期。

$t_{0.9}=2.6$年

5. 解：(1) 由$C=C_0e^{-k/RT}$可知：$k=\frac{2.303}{t}\lg\frac{C_0}{C}=\frac{2.303}{30}\lg\frac{800}{600}=0.0096$天$^{-1}$

$$0.0096=\frac{2.303}{40}\lg\frac{800}{C}$$

$C=545$单位

(2) $t_{1/2}=\frac{0.693}{k}=\frac{0.693}{0.0096}=72.7$天

(3) $t_{0.9}=\frac{0.1054}{k}=\frac{0.693}{0.0096}=11$天

（袁　弘）

第二篇

普 通 药 剂 学
(剂型概论)

CHAPTER 第八章

药物制剂的设计

第一节 概 述

项 目		内 容
药物制剂的设计	处方前工作	主要对药物理化性质、生物药剂学性质和药理毒理学性质进行研究。
	选择合适剂型	根据药物理化性质和治疗需要，结合各项临床前研究工作，确定给药的最佳途径并选择合适剂型。
	选择合适辅料及工艺优化	根据剂型特点和要求，结合药物基本性质，选择适当的辅料，同时对处方和制备工艺进行优化。

第二节 处方前研究

项 目		内 容
概念		处方前研究（preformulation study）：通过实验研究或从文献资料中获得原料药物的有关性质包括药物的物理性状、熔点、沸点、溶解度、溶出速度、多晶型、pK_a、分配系数和物理化学稳定性等，是整个药物制剂设计的基础。
药物理化性质	溶解度	溶解度（solubility）：是一定的温度和压力下，在一定量的饱和溶液中溶解的溶质的量。
	电离平衡常数	电离平衡常数（pK_a）：弱电解质药物溶液中电离电子与未电离分子在电离达到平衡时的浓度比值。
	分配系数	● 药物的分配系数（partition coefficient）表示药物的亲脂性。 ● 测定方法：用 V_2ml 有机溶剂提取 V_1ml 的药物水溶液，平衡时 V_1、V_2 的浓度分别为 C_1、C_2，则油水分配系数 $P = C_2V_2/(C_1V_1 - C_2V_2)$，常用有机溶剂为 n－辛醇。

续表

<table>
<tr><th>项目</th><th colspan="2">内容</th></tr>
<tr><td rowspan="3">药物理化性质</td><td>晶型</td><td>药物常常存在一种以上的晶型的现象称为药物的多晶型（polymorphism）。可采用溶出速度法、红外分析法、热显微镜法研究多晶型药物。

常用药物多晶型分析方法及其特点
<table>
<tr><th>分析方法</th><th>特点及仪器</th></tr>
<tr><td>熔点法</td><td>以熔点仪测量熔点区分晶型</td></tr>
<tr><td>热分析法</td><td>通过观察待测物吸热和放热峰确定晶型，也可测定多晶型样品稳定性数据</td></tr>
<tr><td>显微镜法</td><td>热台偏光显微镜，光学或电子显微镜，原子力显微镜</td></tr>
<tr><td>红外吸收光谱</td><td>简捷、迅速，但易受干扰</td></tr>
<tr><td>拉曼光谱</td><td>对固体药物的晶型变化灵敏度高</td></tr>
<tr><td>固态核磁共振法</td><td>可反映固态下原子环境的变化，尤其适于化合物构象变化引起的多晶型变化</td></tr>
<tr><td>X 射线衍射法</td><td>分为粉末衍射和单晶衍射。特征性强，单晶衍射是公认的确证晶型的最可靠方法</td></tr>
</table></td></tr>
<tr><td>吸湿性</td><td>● 能从周围环境空气中吸收水分的药物则被称为具有吸湿性（hygroscopicity），一般吸湿程度取决于周围空气中的相对湿度（relative humidity，RH）和药物的临界相对湿度（CRH）。
● CRH 的测定：将药物置于已知相对湿度的环境中，以一定的时间间隔称重测定吸水量，吸水量急剧增加的转折点即为药物的 CRH。</td></tr>
<tr><td>粉体学</td><td>包括粒子形状、大小、粒度分布、粉体密度、附着性、流动性、润湿性和吸湿性等。

常用测试指标和方法
<table>
<tr><th>指标</th><th>测定方法</th></tr>
<tr><td>形状与分形维数</td><td>以显微镜测量粉体最长与最短尺度的比值；利用成像技术计算分形维数</td></tr>
<tr><td>粒径及其分布</td><td>筛析法，显微测定法，沉降法和电感应法等</td></tr>
<tr><td>孔隙率</td><td>利用压汞孔度计测定</td></tr>
</table></td></tr>
</table>

续表

<table>
<tr><th colspan="2">项 目</th><th>内 容</th></tr>
<tr><td rowspan="2">药物理化性质</td><td>稳定性</td><td>包括热稳定性实验，光敏性测定，晶型转变的速度测定，液体药物制剂在不同温度不同缓冲溶剂系统下反应速度常数的测定等。</td></tr>
<tr><td>辅料相容性</td><td>● 固体制剂的配伍：考察干燥状态和5%湿度条件，药物55℃贮存2周后是否发生结块、液化、变色、臭味或产气等物理变化。
● pH－反应速度图：对于溶解状态的药物，考察缓冲盐的种类及浓度、pH范围、温度和盐效应等配伍对其稳定性的影响，通过建立pH－反应速度图选择其最稳定的pH值和缓冲盐。
● 水溶液配伍研究：将药物置于辅料溶液中，常在含重金属或抗氧剂的条件下研究，能提供药物和辅料在氧化、光照及接触重金属情况下的稳定性。口服液体制剂常需研究药物与乙醇、甘油、糖浆、防腐剂和缓冲盐的配伍。</td></tr>
<tr><td rowspan="2">生物药剂学性质</td><td>体内过程</td><td>吸收：可改变pH或药物结构增大药物脂溶性，或引入亲水基团提供药物水溶性方法促进药物吸收；也可采用微粉化、固体分散技术、环糊精包合技术等改善药物溶出度而促进其吸收。
分布：理想药物制剂需使药物选择性地进入靶器官，在必要时间内维持一定血药浓度，发挥作用后迅速排出体外。
代谢：首过效应强的药物可设计成前体药物；利用酶代谢反应的饱和现象设计合理剂型；利用代谢抑剂设计复方制剂等。
排泄：利用药物相互作用或疾病状态下排泄速度的变化设计合理剂型。</td></tr>
<tr><td>生物利用度</td><td>药物被吸收进入血液循环的速度与程度。</td></tr>
<tr><td colspan="2">稳定性研究</td><td>● 固体制剂的配伍研究：主要采用热分析方法。
● 液体制剂的配伍研究：建立pH－反应速度关系图。</td></tr>
<tr><td colspan="2">药理学毒理学性质</td><td>● 改变给药途径的新制剂应进行毒理学研究，包括急性、慢性毒性甚至致畸、致突变等实验。
● 局部用药制剂必须进行刺激性实验。
● 应根据药物不良反应发生的部位确定给药的剂型，毒性较大的药物可选择显著降低药物不良反应的缓释、控释剂型。</td></tr>
</table>

第三节　设计原则

项　目		内　容
药物设计基本原则	安全性	安全性（safety）：药物制剂设计应提高药物安全性，降低刺激性或毒副作用。
	有效性	有效性（effectiveness）：药物制剂设计应增强药物治疗的有效性，至少不能减弱药物效果。可从药物本身特点或治疗目的出发，选用合适制剂克服其弱点，充分发挥药物作用。
	可控性	可控性（controllability）：制剂设计应选择成熟的剂型、给药途径和制备工艺，以保证制剂质量的可预知性与重现性。
	稳定性	稳定性（stability）：制剂稳定性包括物理、化学和生物学稳定性，可通过调整处方，优化制备工艺或改变包装或贮存条件等解决药物的稳定性问题。
	顺应性	顺应性（compliance）是指病人或医护人员对所用药物的接受程度。

第四节　药物制剂设计的主要内容

项　目	内　容
研究项目	● 处方前工作：研究药物的理化性质、药理学性质和药动学性质，测定相关参数。 ● 确定给药最佳途径，选择合适剂型。 ● 安全性初步考察：初步评价溶血性、刺激性、过敏性等指标。 ● 处方研究。 ● 制剂工艺研究。 ● 选择内容包装材料或容器。 ● 建立质量标准，考察制剂稳定性。
给药途径和剂型的确定	● 根据所治疗疾病对制剂的要求选择合适给药途径和剂型。 ● 根据药物本身特性如药物作用特点、毒副作用、用药剂量和药物动力学参数等选择给药途径和剂型。

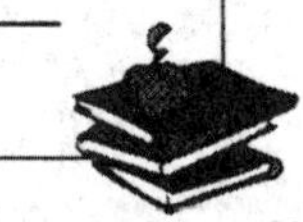

续表

<table>
<tr><th>项　目</th><th colspan="2">内　容</th></tr>
<tr><td>处方筛选与优化</td><td colspan="2">● 处方设计：辅料种类的选择，辅料用量的选择。
● 工艺设计：对工艺类型及工艺过程中具体制备条件等的选择。
● 常用优化技术：正交设计、均匀设计、星点设计、单纯形优化法和拉氏优化法等。</td></tr>
<tr><td>质量标准的建立</td><td colspan="2">● 确定质量研究的内容。
● 方法学研究。
● 确定质量标准的项目及限度。
● 制订及修订质量标准。</td></tr>
<tr><td rowspan="3">稳定性评价</td><td>影响因素试验</td><td>● 影响因素试验（stress test）：在剧烈条件下进行的，以了解影响药物稳定性的因素及可能的降解途径和降解产物为目的的一系列实验。
● 可为制剂工艺筛选、材料和容器的选择、贮存条件的确定等提供依据。
● 包括高温、高湿、光照实验，必要时可考察 pH 值、氧、低温、冻融等因素对样品稳定性的影响。</td></tr>
<tr><td>加速试验</td><td>● 加速试验（accelerated test）：在超常条件下进行，通过加快市售包装中药品的化学或物理变化速度来考察药品稳定性。
● 对药品在运输、保存过程中的超常条件下的稳定性进行模拟考察；初步预测样品在规定贮存条件下的长期稳定性。
● 实验条件：40℃，75%RH，0、1、2、3、6 个月取样检查。</td></tr>
<tr><td>长期试验</td><td>● 长期试验（long - term test）：指药品在上市包装和正常贮存条件下（25℃）的留样观察，是药品贮存期的最终依据。
● 实验条件：25℃，60%RH，第一年每三个月一次，第二年每六个月一次，以后每年一次取样检查。
● 对热敏感的药物的长期试验可在 6℃进行；采用半通透性容器包装的药物制剂，实验条件为 25℃，40%RH。</td></tr>
<tr><td rowspan="2">包装设计与评价</td><td>包装设计</td><td>● 包装的安全性和有效性：不得含有有毒或生理活性物质，不应有不良嗅味以及可能与药物产生相互作用的物质。
● 包装应满足药品剂量分割的需要。
● 根据药品性质，选择材料的防潮性、气密性、遮光性。
● 外观设计和药物经济学选择。</td></tr>
<tr><td>包装评价</td><td>依据《药品包装用材料、容器管理办法》（暂行），《药品包装、标签和说明书管理规定》（暂行）等文件执行。</td></tr>
<tr><td>体内评价</td><td colspan="2">● 制剂临床药代动力学参数的获得。
● 生物等效性的评价。</td></tr>
</table>

练 习 题

一、翻译并解释下列名词与术语

1. preformulation
2. oil-water partition coefficient
3. polymorphism
4. hygroscopicity
5. compliance
6. stress test

二、判断是非题（用○或×表示）

1. 药物必须处于溶解状态才能被吸收；解离型药物透过生物膜能力较强，非解离型药物一般不能透过生物膜被吸收。(　　)
2. 平衡溶解度是在一定温度下达到平衡后的药物浓度。(　　)
3. 药物油水分配系数是药物亲脂亲水性的指标，分配系数越大，药物亲水性越强。(　　)
4. 多晶型药物的稳定型熔点高，化学稳定性好，但溶解度小，溶解速率慢。(　　)
5. 绝大多数药物在 RH60% ~75%（室温）时吸湿性较低，在此条件下贮存的药物较为稳定。(　　)
6. 黏膜给药制剂通常具有体积小，剂量小，刺激性小的特点。(　　)
7. 通常口服剂型的生物利用度由高到低顺序为：溶液剂＜乳剂、混悬剂＜散剂＜胶囊剂＜片剂＜包衣片。(　　)
8. 分配系数的测定可用于预测同系列化合物的体内吸收情况。(　　)
9. 多晶型药物的化学成分相同，晶型结构不同，某些物理性质如密度、熔点、溶解速度等会不同。(　　)
10. 液体制剂不存在崩解和分散过程，溶液型制剂甚至没有吸收过程，因而药物生物利用度高。(　　)

三、单项选择

1. 在处方前研究时不需要测定的参数是(　　)
   A. 熔点　　B. 溶解度　　C. 多晶型
   D. 生物利用度　　E. 油水分配系数
2. 测定 pK_a 的常用方法是(　　)
   A. 热显微镜法　　B. 红外分析法　　C. 滴定法
   D. DSC　　E. DTA
3. 下列叙述中不属于亚稳定型晶型的特点是(　　)
   A. 晶格能较小　　B. 熔点较低　　C. 化学稳定性较高
   D. 化学稳定性较低　　E. 溶解度和溶解速率较高
4. 研究药物多晶型常用的方法中不包括(　　)
   A. 热显微镜法　　B. 红外分析法　　C. HPLC 法
   D. DSC　　E. DTA
5. 绝大多数药物在 RH (　　)（室温）时吸湿性较低，在此条件下贮存的药物较为稳定。
   A. 10% ~15%　　B. 20% ~75%　　C. 60% ~75%
   D. 30% ~45%　　E. 50% ~75%
6. 下列性质中不属于药物粉体学性质的是(　　)

A. 粒子形状　　B. 粒子大小　　C. 润湿性
D. 吸湿性　　E. 晶型

7. 测定药物油水分配系数时最常用的有机溶剂为(　　)
A. 乙醇　　B. 正丙醇　　C. n－辛醇
D. n－丁醇　　E. n－庚醇

8. 口服制剂中溶出速率最快的是(　　)
A. 溶液剂　　B. 乳剂　　C. 混悬剂
D. 片剂　　E. 胶囊剂

9. 药物理化性质的测定属于制剂研究中的(　　)
A. 初步毒理学研究　　B. 临床研究　　C. 处方前研究
D. 制剂制备工艺研究　　E. 药效研究

10. 下列叙述中正确的是(　　)
A. 通过改变给药途径，只能降低药物的副作用并不能改善体内吸收
B. 药物必须处于溶解状态才能被吸收
C. 解离型药物能很好地通过生物膜被机体吸收
D. 所有难溶性药物都可采用提供体内溶出速率的方法提高吸收程度
E. 药物的溶解度和 pK_a 不影响药物制剂的设计

四、多项选择

1. 药物制剂设计主要包括(　　)
A. 处方前工作　　B. 选择给药剂型　　C. 确定给药途径
D. 选择外包装材料　　E. 制订临床试验方案

2. 多晶型现象会造成其体内吸收速度和临床疗效的差异的药物有(　　)
A. 西咪替丁　　B. 吲哚美辛　　C. 胰岛素锌
D. 氯霉素　　E. 维生素 C

3. 多晶型分析常用方法包括(　　)
A. HPLC 法　　B. X 射线衍射法　　C. 近红外分光光度法
D. 滴定法　　E. 差示扫描量热法

4. 影响药物吸湿程度的因素包括(　　)
A. 环境相对湿度　　B. 药物临界相对湿度　　C. 油水分配系数
D. 溶解度　　E. 药物溶出速度

5. 稳定性考察中，影响药物稳定性的因素包括(　　)
A. 热　　B. 光　　C. 氧气　　D. 水分　　E. pH 及辅料

6. 药物的热稳定试验通常选择以下状态(　　)
A. 自然状态　　B. 含 5% 水分的药物
C. 在湿度为 75% 的空气中平衡后的药物　　D. 充 N_2 等惰性气体的药物
E. pH7.0 药物水溶液

7. 药物制剂设计的基本原则主要包括(　　)
A. 安全性　　B. 有效性　　C. 可控性
D. 稳定性　　E. 顺应性

8. 药物制剂设计需考虑以下哪些因素(　　)
A. 疾病特点　　B. 药物作用特点　　C. 药物动力学参数

D. 用药剂量　　E. 药物毒副作用

9. 制剂稳定性研究包括(　　)

A. 影响因素试验　　B. 加速试验　　C. 长期试验

D. 制备工艺对稳定性的影响　　E. 药物制剂药效学实验

10. 制剂包装设计需考虑(　　)

A. 安全性　　B. 相容性　　C. 色泽鲜明

D. 造型优美　　E. 病人经济承受能力

五、简答题

1. 处方前研究有哪些内容?
2. 简述常用药物理化性质的测定方法。
3. 简述药物制剂设计的主要内容。

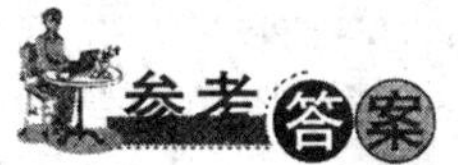

一、名词解释

1. preformulation：处方前研究，包括通过实验研究或从文献资料中获得所学科学情报资料，如药物的物理性状、熔点、沸点、溶解度、溶出速度、多晶型、pK_a、分配系数等。
2. oil－water partition coefficient：油水分配系数，药物在油相和水相中的比例，常用有机溶剂为n－辛醇，其大小表示药物的亲脂性强弱。
3. polymorphism：多晶型，化学结构相同的药物，由于结晶条件不同，可得到数种晶格排列不同的晶型，这种现象称为多晶型。
4. hygroscopicity：吸湿性，能从周围环境空气中吸收水分的药物则被称为具有吸湿性。
5. compliance：顺应性，是指病人或医护人员对所用药物的接受程度。
6. stress test：影响因素试验，在剧烈条件（包括高温、高湿、光照实验，必要时可考察pH值、氧、低温、冻融等因素）下进行的，以了解影响药物稳定性的因素及可能的降解途径和降解产物为目的的一系列实验。

二、判断是非题（用○或×表示）

1. ×　2. ○　3. ×　4. ○　5. ×　6. ○　7. ×　8. ○　9. ○　10. ×

三、单项选择题

1. D　2. C　3. C　4. C　5. D　6. E　7. C　8. A　9. C　10. B

四、多项选择题

1. ABC　2. ABCD　3. BCE　4. ABC　5. ABCDE
6. ABCD　7. ABCDE　8. ABCDE　9. ABC　10. ABCDE

五、简述题

1. 答：处方前研究主要是通过实验研究和文献资料的查询获得所需的资料。

处方前研究的主要任务是：

（1）获取药物相关理化参数，包括物理性状、熔点、沸点、溶解度、溶出速率、多晶型、分配系数和化学性质等。

（2）测定其动力学特征如半衰期，消除速度常数，吸收、代谢情况，血药浓度等。

（3）测定与处方有关的物理化学性质，如粉体学性质、液体流变学性质、表面性质等。

（4）测定药物与辅料间的相互作用，辅料对药物的溶解性、稳定性的影响。

2. 答：处方前研究中对药物的理化性质研究包括溶解度，pK_a，分配系数，多晶型，吸湿性等。

（1）溶解度：一般测定平衡溶解度和 pH－溶解度曲线。

（2）pK_a：滴定法测定。

（3）分配系数：常用 V_2 ml 有机溶剂提取 V_1 ml 的药物饱和水溶液，平衡时 V_1、V_2 的浓度分别为 C_1、C_2，则油水分配系数 $P = C_2V_2/(C_1V_1 - C_2V_2)$，常用有机溶剂为 n－辛醇。

（4）熔点和多晶型（polymorphism）：可采用溶出速度法、X 射线衍射法、红外分析法、差示扫描量热法和差示热分析法、热显微镜法研究多晶型药物。

（5）吸湿性：能从周围环境空气中吸收水分的药物则被称为具有吸湿性（hygroscopicity），一般吸湿程度取决于周围空气中的相对湿度（relative humidity，RH）。可将药物置于已知相对湿度的环境中进行吸湿性实验，以一定的时间间隔称重测定吸水量。

（6）粉体学性质：包括粒子性状、大小、粒度分布、粉体密度、附着性、流动性、润湿性和吸湿性等。可测定形状与分形维数、粒径及其分布、孔隙率等指标。

（7）稳定性：包括热稳定性实验，光敏性测定，晶型转变的速度测定，液体药物制剂在不同温度不同缓冲溶剂系统下反应速度常数的测定等。

（8）辅料相容性：可通过固体制剂的配伍，pH－反应速度图和水溶液配伍研究考察药物与辅料的相容性。

3. 答：药物制剂设计的主要内容包括：

（1）处方前工作：研究药物的理化性质、药理学性质和药动学性质，测定相关参数。

（2）确定给药最佳途径，选择合适剂型。

（3）安全性初步考察：初步评价溶血性、刺激性、过敏性等指标。

（4）处方研究。

（5）制剂工艺研究。

（6）选择内容包装材料或容器。

（7）建立质量标准，考察制剂稳定性。

（鲁　莹）

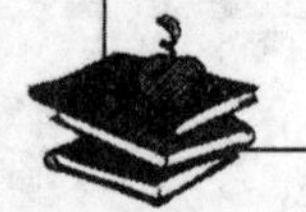

第九章 液体制剂

CHAPTER

第一节 概 述

<table>
<tr><th>项 目</th><th colspan="3">内 容</th></tr>
<tr><td>定义</td><td colspan="3">液体制剂（liquid pharmaceutical preparations）是指药物以一定形式分散于液体介质中所制成的供口服（oral administration）或外用（external applications）的液体分散体系。主要指化学药物的液体制剂。</td></tr>
<tr><td rowspan="4">分类</td><td rowspan="2">按分散系统</td><td>均相液体制剂
（homogeneous phase）</td><td>低分子溶液型（low molecular solution）粒径 < 1nm
高分子溶液型（macromolecular solution）粒径 1 ~ 100nm</td></tr>
<tr><td>非均相液体制剂
（heterogeneous phase）</td><td>溶胶剂（疏水胶体溶液） 粒径 1 ~ 100nm
乳剂型 粒径 > 100nm
混悬型 粒径 > 500nm</td></tr>
<tr><td rowspan="2">按给药途径</td><td>内服液体制剂
（oral administration）</td><td>溶液剂（solutions）、混悬剂（suspensions）、乳剂（emulsions）、合剂（mixtures）、糖浆剂（syrups）、芳香水剂（aromatic waters）</td></tr>
<tr><td>外用液体制剂
（external administration）</td><td>皮肤用：洗剂（lotions）、搽剂（liniments）、涂剂（paints）
五官科用：洗耳剂（ear lotions）、滴耳剂（ear drops）、滴鼻剂（nasal drops）、含漱剂（gargarisms）、滴牙剂（drop dentifrices）
直肠、阴道、尿道用：灌肠剂（enemas）、灌洗剂（irrigation lotions）。</td></tr>
<tr><td rowspan="2">特点</td><td>优点</td><td colspan="2">● 药物分散度大，接触面积大，吸收快，起效迅速；
● 给药途径多，可口服、外用；
● 易于分剂量，服用方便；
● 能减少某些药物的胃肠道刺激作用；
● 生物利用度高。</td></tr>
<tr><td>缺点</td><td colspan="2">● 携带、贮存、运输不便；
● 药物易发生化学降解，稳定性较差；
● 水性液体制剂易霉变；
● 非均匀分散体系易发生物理稳定性的问题。</td></tr>
</table>

续表

项 目	内 容
质量要求	● 溶液型液体制剂应澄明，乳浊液型或混悬液型制剂的药物粒子应分散均匀； ● 浓度准确、稳定、长期贮存不变化； ● 分散介质最好用水，其次是乙醇、甘油和植物油等； ● 制剂应适口、无刺激性； ● 应有一定的防腐能力； ● 包装容器大小适宜，便于病人服用。

第二节 液体制剂的溶剂与附加剂

项 目		内 容
溶剂	极性溶剂（polar solvents）	● 水（water）：药物在水中不稳定，易霉变。 ●乙醇（ethanol，alcohol）：有生理活性，易挥发，易燃烧，20%以上有防腐作用。 ● 聚乙二醇（polyethylene glycol，PEG）：分子量1000以下为液体，对易水解的药物有稳定作用，能增加皮肤的柔韧性，具有保湿作用。 ●甘油（glycerin）：30%以上有防腐作用，多用于外用制剂。 ● 丙二醇（propylene glycol）：药用一般为1,2-丙二醇，黏度较甘油小，可作为内服及肌内注射用药的溶剂，对药物透过皮肤和黏膜吸收有一定的促进作用。 ● 二甲基亚砜（DMSO）：万能溶剂，极性较大，能促进药物经皮吸收，对皮肤具有刺激性。
	非极性溶剂（nonpolar solvents）	● 脂肪油（fatty oil）：易酸败，受碱性药物影响，多用于外用制剂。 ● 液状石蜡（liquid paraffin）：化学性质稳定，多用于外用制剂。 ● 乙酸乙酯（ethyl acetate）：易氧化变色，常用作搽剂的溶剂。 ● 油酸乙酯（ethyl oleate）：易氧化变色，常需加入抗氧剂。 ● 肉豆蔻酸异丙酯（isopropyl myristate，IPM）：刺激性低，无过敏性，尤其适用于药物需要与患部直接接触或渗透的外用制剂。

续表

<table>
<tr><th>项 目</th><th>内 容</th></tr>
<tr><td>附加剂</td><td>● 增溶剂（solubilizers）：增溶（solubilization）是指某些难溶性药物在表面活性剂的作用下，在溶剂中增加溶解度并形成溶液的过程。具有增溶能力的表面活性剂称为增溶剂。
● 助溶剂（hydrotropy agents）：助溶（hydrotropy）是指难溶性药物与加入的第三种物质在溶剂中形成可溶性络合物、复盐或缔合物等，以增加药物在溶剂中的溶解度。加入的第三种物质称为助溶剂。
● 潜溶剂（cosolvents）：两种或多种混合溶剂达到某一比例时，药物的溶解度达到极大值的现象称为潜溶（cosolvency），具有潜溶作用的溶剂称潜溶剂。
● 防腐剂（preservatives）：指防止药物制剂由于细菌、酶、霉等微生物的污染而产生变质的添加剂。
● 矫味剂（flavoring agents）：为掩盖和矫正药物制剂的不良臭味而加到制剂中的物质。包括甜味剂（sweetening agents）、芳香剂（fragrant agents）、胶浆剂（mucilages）、泡腾剂（effervescent agents）。
● 着色剂（colorants）：改善制剂的外观颜色，用于识别制剂浓度、改善制剂外观以减少病人对服药的厌恶感。包括天然色素（natural color dyes）或合成色素（synthesized color dyes）。
● 抗氧剂（antioxidants）：为了增加制剂的稳定性而加入的具有抗氧化性的附加剂。包括水溶性抗氧剂［维生素 C（vitamin C，ascorbic acid）、亚硫酸钠（sodium sulfite）、亚硫酸氢钠（sodium bisulfite）、焦亚硫酸钠（sodium metabisulfite）、硫代硫酸钠（sodium thiosulfate）］和油溶性抗氧剂［维生素 E、叔丁基对羟基茴香醚（butylated hydroxyanisole，BHA）、2，6－二叔丁基羟基甲苯（butylated hydroxytoluene，BHT］。</td></tr>
<tr><td>防腐剂</td><td>
<table>
<tr><th>种类</th><th>适用环境</th><th>常用浓度</th><th>用法与特点</th></tr>
<tr><td>对羟基苯甲酸酯类（parabens）（甲、乙、丙、丁酯）商品名为尼泊金</td><td>酸性和中性溶液中有效，弱碱性环境作用减弱</td><td>0.01%～0.25%</td><td>混合使用有协同作用，与聚山梨酯类和聚乙二醇络合，抑菌能力降低；遇铁变色</td></tr>
<tr><td>苯甲酸（钠）（benzoic acid and sodium benzoate）</td><td>酸性溶液中抑菌效果强，最佳 pH <4</td><td>0.03%～0.1%</td><td>未解离分子抑菌作用强，防止发酵能力较强，防霉作用较弱。常与尼泊金类联用</td></tr>
<tr><td>山梨酸（钾）（sorbic acid and potasium sorbiate）</td><td>酸性溶液中抑菌效果强，最佳 pH4</td><td>细菌最低抑菌浓度 0.02%～0.04%；酵母真菌最低抑菌浓度 0.8%～1.2%</td><td>未解离分子抑菌作用强，与其他防腐剂合用有协同作用</td></tr>
<tr><td>苯扎溴铵（benzalkonium bromide）</td><td>在酸性和碱性溶液中稳定，耐热压</td><td>0.02%～0.2%</td><td>又称新洁尔灭，阳离子表面活性剂，外用</td></tr>
<tr><td>醋酸氯己定（chlorhexidine acetate）</td><td>微溶于水，溶于乙醇、甘油、丙二醇</td><td>0.02%～0.05%</td><td>又称醋酸洗必泰，广谱杀菌剂，多外用</td></tr>
</table>
</td></tr>
</table>

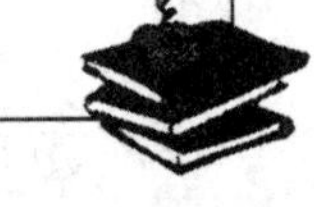

第三节　溶液型液体制剂

项　目		内　容
溶液剂	概念	溶液剂（solutions）：药物以分子或离子状态分散于溶剂中所形成的均匀分散的澄清液体制剂，可供口服或外用。
	制备方法	溶解法： 药物称量 → 溶解 → 滤过 → 质量检查 → 包装 稀释法： 药物制成高浓度溶液 / 易溶性药物制成储备液 → 用溶剂稀释到所需浓度
糖浆剂	概念	● 糖浆剂（syrups）：指含药物或芳香物质的浓蔗糖水溶液。能起到矫味作用，易于服用；易受微生物感染而变质，需加防腐剂；蔗糖浓度高时亦可抑制微生物生长。 ● 纯蔗糖的近饱和水溶液称为单糖浆，浓度为85%（g/ml）。
	质量要求	1. 含糖量应符合规定（≥65%，g/ml） 2. 制剂应澄清，贮存期间不得有酸败、异臭、气体或其他变质现象。 3. 药材提取物糖浆剂允许含有少量轻摇可再分散的沉淀。 4. 必要时可加入适量乙醇、甘油作稳定剂，可加入色素。
	制备方法	热溶法（dissolving by heating up）： 蔗糖溶于沸蒸馏水中 → 继续加热使其全溶 → 降温，加入药物 → 搅拌溶解滤过 → 加蒸馏水至全量，分装 优点：蔗糖溶解快，趁热易滤过，可杀灭微生物。 缺点：加热过久或温度过高，糖浆剂颜色变深，仅适于对热稳定的药物。
		冷溶法（dissolving by cold processing）：将蔗糖溶于冷蒸馏水或含药的溶液中制成糖浆剂，适用于热不稳定或挥发性药物。 缺点：所需时间较长，易污染微生物。
		混合法（mixing processing）：将药物溶液与糖浆混合制备糖浆剂。 优点：适于制备含药糖浆，方法简便、灵活。 缺点：含糖量低，特别注意防腐。

续表

项目		内容
芳香水剂	概念	芳香水剂（aromatic waters）：系指芳香挥发性药物（多为挥发油）的饱和或近饱和的水溶液。混合溶剂制成的含大量挥发油的溶液，称为浓芳香水剂（strong aromatic waters）。
	质量要求	澄明，具与原药相同的气味；不得有异臭、沉淀和杂质。
	制备方法	纯挥发油和化学药：多用溶解法和稀释法制备。 含挥发性成分的药材：多用蒸馏法制备，或制成芳香水剂，临用前稀释。
醑剂	概念	醑剂（spirits）：指挥发性药物的浓乙醇溶液，可供口服或外用。醑剂中的药物浓度一般为5%～10%。乙醇浓度一般为60%～90%。
	特点	药物易挥发和氧化，应贮存于密闭容器中，冷暗处保存，时间不宜过长。
酊剂	概念	● 酊剂（tinctures）：指药物用规定浓度乙醇浸出或溶解制成的澄清液体制剂，也可用流浸膏稀释制成。可供内服与外用。 ● 常规毒剧药品（药材）酊剂每100ml相当于原料药10g，其他酊剂每100ml相当于原药物20g。
	制备方法	溶解法：适于制备化学药物及少数中药酊剂。 按处方称取药物 → 加入规定浓度的乙醇至需要量
		稀释法： 药物流浸膏或浸膏 → 加入规定浓度乙醇适量 → 混合后静置澄明 → 分取上清液 → 残液滤过，合并
		浸渍法：多用冷浸法 称取药材 → 规定浓度乙醇为溶剂 → 浸渍3~5天或适当时间 → 收集浸出液，滤过 → 添加原浓度乙醇至规定量
		渗漉法：制备酊剂较常用方法 药材粉碎，润湿，密闭放置后装入渗漉器 → 加入适量溶剂浸渍，渗漉 → 收集85%的初漉液另器保存 → 续漉液低温浓缩 → 合并，调整至规定量 → 静置后取上清液分装
	注意事项	● 根据有效成分的溶解性选择适宜浓度的乙醇以减少杂质含量，最低乙醇浓度为30%（ml/ml）。 ● 保存过久会产生沉淀，可过滤除去后调整至规定标准并继续使用。

续表

项　目		内　容
甘油剂	概念	● 甘油剂（glycerins）：药物溶解于甘油中制成的专供外用的溶液剂。如碘甘油等。 ● 对刺激性药物有一定缓和作用，较稳定；吸湿性大，应密闭保存。
	制备方法	● 溶解法，如苯酚甘油。 ● 化学反应法，如硼酸甘油。

第四节　胶体制剂

项　目		内　容
高分子溶液剂	定义	高分子溶液剂（polymer solutions）：指高分子化合物溶解于溶剂中制成的均匀分散的液体制剂。 ● 高分子溶液剂以水为溶剂的，称为亲水性高分子溶液剂（hydrophilic polymer solutions） ● 以疏水性溶剂制备的高分子溶液剂，称为疏水性高分子溶液剂（hydrophobic polymer solutions）
	性质	1. 荷电性：可用电泳法测定电荷种类。在等电点时高分子化合物不带荷电，此时黏度、渗透压、溶解度和电导性都变为最小值。 2. 渗透压：亲水性高分子溶液的渗透压大小与溶液浓度有关。 3. 黏度与分子量：可以通过测定特性黏度来测定高分子化合物的分子量。 4. 聚结（coalescence）：由于盐类、pH 值、絮凝剂等的影响使高分子化合物凝结的现象称为絮凝（coagulation）现象。 5. 胶凝（gelatinization）：一些亲水性高分子溶液当温度降低时形成不流动的半固体状凝胶（gel）的过程。
	制备方法	有限溶胀(finite swelling) •水分子渗入到高分子化合物分子间隙中 → 无限溶胀(infinite swelling) •高分子化合物完全分散在水中形成溶液 •常需搅拌或加热

续表

项　目		内　　容
溶胶剂	定义	溶胶剂（sols）：指固体药物微细粒子分散在水中形成的非均匀分散的液体制剂，又称疏水胶体溶液，属热力学不稳定系统。
	性质	● 光学性质：具 Tyndall 效应。 ● 电学性质：可以荷正电或负电，有电泳现象（electrophoresis）。 ● 布朗运动：溶胶胶粒在分散介质中的不规则运动。 ● 稳定性：主要表现为聚结不稳定性和动力学不稳定性。影响因素包括电解质、溶胶相互作用等，加入亲水性高分子溶液可增加溶胶剂的稳定性。
	制备方法	● 分散法（dispersion）：将药物的粗粒子分散达到溶胶粒子大小范围的制备过程。包括机械分散法、胶溶法和超声波分散法。 ● 凝聚法（agglomeration） ■ 物理凝聚法：通过改变分散介质使溶解药物凝聚成溶胶剂的方法。 ■ 化学凝聚法：借助化学反应制备溶胶剂的方法。

第五节　混　悬　剂

项　目		内　　容
定义		混悬剂（suspensions）：系指难溶性固体药物以微粒状态分散于分散介质中形成的非均匀分散的液体制剂，混悬微粒一般在 0.5～10μm 之间，属热力学不稳定的粗分散体系。为了安全起见，毒剧药或剂量小的药物不应制成混悬剂使用。
质量要求		● 药物本身化学性质应稳定； ● 微粒大小根据用途不同而有不同要求； ● 粒子的沉降速度应很慢、沉降后不应有结块现象，轻摇后应迅速均匀分散； ● 混悬剂应有一定的黏度要求； ● 外用混悬剂应容易涂布。
物理稳定性	沉降速度	服从 Stoke's 定律，即微粒沉降速度（V）与微粒半径（r）平方、微粒与分散介质的密度差成正比（$\rho_1-\rho_2$），与介质黏度（η）成反比。 $$V=\frac{2r^2(\rho_1-\rho_2)g}{9\eta}$$
	微粒的荷电与水化	● 微粒荷电使微粒间产生排斥作用，加上水化膜的存在，阻止了微粒间的相互聚结，使混悬剂稳定。 ● 少量电解质会改变双电层的构造和厚度，使混悬剂产生絮凝，疏水性药物混悬剂受电解质影响更大。

项目	内容	
物理稳定性	絮凝与反絮凝	絮凝（flocculation）：ξ 电位降低到一定程度后，混悬剂中的微粒形成疏松的絮状聚集体，使混悬剂处于稳定状态。形成絮状聚集体的过程称为絮凝。 反絮凝（deflocculation）：向絮凝状态的混悬剂中加入电解质，使絮凝状态变为非絮凝状态的过程。
	结晶增长	放置过程中，小微粒数目减少，大微粒不断增大，微粒沉降速度加快，影响混悬剂的稳定性。此时必须加入抑制剂以阻止结晶溶解和增长，保存混悬剂的稳定性。 Ostwald Freundlich 方程：$\lg \frac{S_2}{S_1} = \frac{2\sigma M}{\rho RT}\left(\frac{1}{r_2} - \frac{1}{r_1}\right)$ 式中，S_1、S_2—分别是半径为 r_1、r_2 的药物粒子的溶解度；σ—表面张力；ρ—固体药物的密度；M—药物的分子量；R—气体常数；T—绝对温度。
稳定剂	助悬剂	助悬剂（suspending agents）：系指能增加分散介质的黏度以降低微粒的沉降速度或增加微粒亲水性的附加剂。包括 ● 低分子助悬剂：甘油、山梨醇、糖浆剂等； ● 高分子助悬剂 ▪ 天然高分子助悬剂：如阿拉伯胶、西黄蓍胶、桃胶。 ▪ 合成或半合成高分子助悬剂：如甲基纤维素、羧甲基纤维素钠、羟丙基纤维素、羟丙甲基纤维素等。 ▪ 触变胶（thixotropy glue）：单硬脂酸铝。 ▪ 硅藻土（diatomite）：含水的非晶质 SiO_2，在水中膨胀形成高黏度的凝胶，pH > 7 时助悬效果更好。
	润湿剂	润湿剂（wetting agents）：系指能使疏水性药物微粒被水湿润的附加剂。最常用的润湿剂是 HLB 值在 7 ~ 9 之间的表面活性剂，如聚山梨酯类、聚氧乙烯脂肪醇醚类、聚氧乙烯蓖麻油类、泊洛沙姆等。
	絮凝剂与反絮凝剂	使混悬剂产生絮凝作用的附加剂称为絮凝剂，而产生反絮凝作用的附加剂称为反絮凝剂。

续表

<table>
<tr><th>项　目</th><th colspan="3">内　　容</th></tr>
<tr><td rowspan="2">制备方法</td><td>分散法</td><td colspan="2">将粗颗粒的药物粉碎成符合混悬剂微粒要求的分散程度，再分散于分散介质中制备混悬剂的方法。
● 加液研磨：1 份固体药物加入 0.4 ~ 0.6 份液体研磨，微粒可达到 0.1 ~ 0.5 μm。
● 水飞法：对于质重、硬度大的药物可利用粗细粉末在水中不同的悬浮性，将不溶性药物反复研磨成极细粉末。
● 加入表面活性剂：驱逐微粒表面空气，对于疏水性药物是必须的。</td></tr>
<tr><td>凝聚法
(coagulation)</td><td colspan="2">● 物理凝聚法是将分子或离子分散状态分散的药物溶液加入另一分散介质中凝聚成混悬液的方法，如醋酸可的松滴眼剂的制备。
药物的热饱和溶液 → 搅拌下加入另一不同性质液体中 → 快速结晶成10μm下微粒 → 分散于适宜介质中
● 化学凝聚法是用化学反应法使两种药物生成难溶性药物微粒，再混悬于分散介质中制备混悬剂的方法，如硫酸钡混悬剂。</td></tr>
<tr><td rowspan="5">质量评价</td><td>微粒大小</td><td colspan="2">包括显微镜法，库尔特计数法、浊度法、光散射法和漫反射法等。</td></tr>
<tr><td rowspan="2">沉降容积比</td><td>沉降溶剂比</td><td>是指沉降物的容积与沉降前混悬剂的容积之比。</td></tr>
<tr><td>测定方法</td><td>将混悬剂放于量筒中，混匀，测定混悬剂总容积 V_0（H_0）；静置一定时间后，观察沉降面不再改变时，测定沉降物容积（或沉降面高度）V_U（H_U），其沉降容积比为：
$$F=\frac{V_U}{V_0}=\frac{H_U}{H_0}$$
F 值在 0 ~ 1 之间，F 值越大，混悬剂越稳定。</td></tr>
<tr><td>絮凝度</td><td colspan="2">絮凝度（β）是比较混悬剂絮凝程度的重要参数，定义为由絮凝引起的沉降物容积增加的倍数。β 值越大，絮凝效果越好。
$$\beta=\frac{F}{F_\infty}=\frac{V_U/V_0}{V_\infty/V_0}=\frac{V_U}{V_\infty}$$
式中，F—絮凝混悬剂的沉降容积比；F_∞—无絮凝混悬剂的沉降容积比；β—由于絮凝所产生的沉降物容积增加的倍数。β 值愈大，絮凝效果愈好。</td></tr>
<tr><td>重新分散试验</td><td colspan="2">将混悬剂置于 100ml 量筒中，以 20r/min 的速度转动一定时间，量筒底部的沉降物应能重新均匀分散，说明混悬剂再分散性良好。</td></tr>
</table>

续表

<table>
<tr><th>项 目</th><th colspan="2">内 容</th></tr>
<tr><td rowspan="2">质量评价</td><td>流变学性质</td><td>用旋转黏度计测定混悬液的流动曲线
旋转黏度计测定混悬液的流动曲线 → 由曲线形状确定混悬液流动类型 → 评价混悬液的流变学性质</td></tr>
<tr><td>ξ 电位测定</td><td>混悬剂中微粒具有双电层电位，即 ξ 电位，可用电泳法测定。
Helmholtz 公式：$\xi = \frac{4\pi\eta\mu}{\varepsilon E} = K_t \frac{u}{E}$
式中，ζ—动电电位（mV）；u—电泳速度（μm/s）；η—分散介质黏度［泊，g/（cm·s）］；ε—分散介质的介电常数；E—电位梯度（V/cm）；u/E—电泳淌度；K_t—不同温度下 ζ 电位与淌度的比值［μM/（s·V·cm）］。
● ξ 电位 < 25mV，混悬剂呈絮凝状态；
● ξ 电位在 50 ~ 60mV，混悬剂呈反絮凝状态。</td></tr>
</table>

第六节　乳　剂

<table>
<tr><th>项 目</th><th colspan="2">内 容</th></tr>
<tr><td rowspan="3">概述</td><td>定义</td><td>乳剂（emulsions）：系指互不相溶的两相液体混合，其中一相液体以液滴状态分散于另一相液体中形成的非均匀分散的液体制剂。
● 形成液滴的液体称为分散相（disperse phase）、内相（internal phase）或非连续相（discontinuous phase）；
● 另一液体则成为分散介质（disperse medium）、外相（external phase）或连续相（continuous phase）。</td></tr>
<tr><td>基本组成</td><td>● 由水相（W）、油相（O）和乳化剂组成，三者缺一不可。可形成水包油（O/W）或油包水（W/O）型。
● 可制备成复乳（multiple emulsions），包括 W/O/W 或 O/W/O 型。</td></tr>
<tr><td>分类</td><td>根据乳滴大小，可分为普通乳剂，亚微乳，纳米乳。
● 普通乳剂（emulsions）：乳滴大小在 1 ~ 100μm 间，一般为乳白色、不透明的液体。
● 亚微乳（submicron emulsions）：粒径大小一般在 0.1 ~ 1.0μm。
● 纳米乳（nanoemulsions）亦称微乳（microemulsions）：粒径在10 ~ 100nm。</td></tr>
</table>

续表

<table>
<tr><th>项　目</th><th colspan="3">内　　容</th></tr>
<tr><td>特点</td><td colspan="3">● 分散度大，药物吸收快，生物利用度高。
● 油性药物制成乳剂能保证剂量准确，使用方便。
● 水包油型乳剂可掩盖药物不良臭味。
● 外用乳剂能改善对皮肤和黏膜的渗透性并减少刺激性。</td></tr>
<tr><td rowspan="6">乳化剂</td><td>定义</td><td colspan="2">乳化剂（emulsifiers）：一类能使互不相溶的液体形成稳定乳状液的化合物。</td></tr>
<tr><td>分类</td><td colspan="2">●表面活性剂类乳化剂：乳化能力强，性质稳定。分为阴离子型乳化剂如硬脂酸钠、硬脂酸钾、油酸钠、十二烷基硫酸钠等；非离子型乳化剂如单甘油脂肪酸酯、三甘油脂肪酸酯、聚甘油脂肪酸酯、泊洛沙姆等。
●天然乳化剂：形成多分子乳化膜。常用阿拉伯胶、西黄蓍胶、明胶、杏树胶、卵黄、白及胶、果胶、桃胶、海藻酸钠、琼脂、酪蛋白、胆酸钠等。
●固体微粒型乳化剂：形成固体微粒乳化膜。O/W 型乳化剂有氢氧化镁、氢氧化铝、二氧化硅、硅皂土等；W/O 型乳化剂有氢氧化钙、氢氧化锌、硬脂酸镁等。
● 辅助乳化剂
▪ 增加水相黏度的辅助乳化剂：甲基纤维素，羧甲基纤维素钠、羟丙基纤维素、海藻酸钠、琼脂、西黄蓍胶、黄原胶、瓜耳胶、果胶、骨胶原、硅皂土等。
▪ 增加油相黏度的辅助乳化剂：鲸蜡醇、蜂蜡、硬脂酸、硬脂醇等。</td></tr>
<tr><td rowspan="4">选择</td><td>根据乳剂的类型选择</td><td>O/W 型乳剂 ——O/W 型乳化剂
W/O 型乳剂——W/O 型乳化剂</td></tr>
<tr><td>根据给药途径选择</td><td>口服乳剂：无毒天然乳化剂，亲水高分子乳化剂
外用乳剂：无局部刺激性和长期毒性的乳化剂
注射用乳剂：磷脂，泊洛沙姆</td></tr>
<tr><td>根据乳化剂性能选择</td><td>乳化性能强，性质稳定；
受外界因素影响小，无毒无刺激性。</td></tr>
<tr><td>根据乳化油相所需 HLB 值选择</td><td>$$HLB = \frac{HLB_A \cdot W_A + HLB_B \cdot W_B}{W_A + W_B}$$
式中，HLB—混合乳化剂的 HLB 值；HLB_A、HLB_B—分别为 A、B 乳化剂的 HLB 值；W_A、W_B—分别为 A、B 乳化剂的重量。</td></tr>
</table>

续表

项　目	内　容
形成理论	● 降低表面张力； ● 形成牢固的乳化膜（emulsifying layer）包括单分子乳化膜，多分子乳化膜和固体微粒乳化膜； ● 乳剂类型主要由乳化剂的性质和相体积比（分散相体积/乳剂总体积）决定，相体积比在40%～60%较为稳定，小于25%易分层。
稳定性	乳剂属于不稳定的非均相分散体系，其不稳定现象主要表现在以下几个方面： ● 分层（delamination）：指乳剂放置后出现分散相粒子上浮或下沉的现象，又称乳析（creaming）。 ● 絮凝（flocculation）：乳剂中分散相的乳滴发生可逆的聚集现象称为絮凝。 ● 转相（phase inversion）：由于某些条件的变化而改变乳剂的类型称为转相。向乳剂中加入相反类型的乳化剂可使乳剂转相，转相时两种乳化剂的量比称为转相临界点（phase inversion critical point）。 ● 合并与破乳（coalescent and demulsification）：乳化膜破裂导致乳滴变大称为合并；合并进一步发展使乳剂分为油水两相称为破乳。 ● 酸败（rancidification）：受外界因素及微生物影响，使油相或乳化剂等发生变化而引起变质的现象称为酸败。
制备方法	● 油中乳化剂法（干胶法）：先将乳化剂分散于油相中，研匀后加水相制备成初乳，然后稀释至全量。 ● 水中乳化剂法（湿胶法）：先将乳化剂分散于水中研匀，再将油加入，用力搅拌成初乳，加水将初乳稀释至全量。 ● 新生皂法：将油水两相混合时，两相界面上生成的新生皂类产生乳化的方法。 ● 机械法：将油相、水相、乳化剂混合后用乳化机械制备乳剂的方法。乳化机械包括搅拌乳化设备，乳匀机，胶体磨和超声波乳化装置等。 ● 复合乳剂的制备：采用两步乳化法，即先将水、油、乳化剂制成一级乳，再以一级乳为分散相与含有乳化剂的水或油乳化制成二级乳。 ● 纳米乳：包含油相、水相、乳化剂和辅助乳化剂。制备纳米乳主要是用HLB值在15～18范围内的聚山梨酯60和聚山梨酯80等乳化剂和辅助乳化剂。乳化剂和辅助成分应占乳剂的12%～25%。制备时取1份油加5份乳化剂混合均匀，然后加于水中。
乳剂的制备	● 若药物溶解于油相，可先将药物溶于油相再制成乳剂； ● 若药物溶于水相，可先将药物溶于水后再制成乳剂； ● 若药物不溶于油相也不溶于水相时，可用亲和性大的液相研磨药物，再将其制成乳剂； ● 也可将药物先用已制成的少量乳剂研磨至细再与剩余乳剂混合均匀。

续表

<table>
<tr><th>项目</th><th colspan="2">内容</th></tr>
<tr><td rowspan="4">质量评价</td><td>乳滴大小的测定</td><td>● 显微镜法
● 库尔特计数器测定法
● 激光散射光谱法
● 透射电镜法</td></tr>
<tr><td>分层现象的观察</td><td>离心法：4000r/min，15min，如不分层可认为乳剂稳定；
加速实验法：乳剂置于5℃、35℃，12h改变一次温度，比较观察12天以评价乳剂稳定性。</td></tr>
<tr><td>乳滴合并速度的测定</td><td>乳滴合并速度符合一级动力学规律，求出合并速度常数 k 可评价乳剂稳定性大小。
$$\lg N=\lg N_0-kt/2.303$$
式中，N、N_0—分别为时间 t、t_0 时的乳滴数；k—合并速度常数。</td></tr>
<tr><td>稳定常数的测定</td><td>乳剂离心前后吸光度变化百分率称为稳定常数，用 K_e 表示。计算 K_e 值可定量评价乳剂稳定性。
$$K_e=(A_0-A)/A_0\times100\%$$
式中，K_e—稳定常数；A_0—未离心乳剂稀释液的吸光度；A—离心后乳剂稀释液的吸光度。</td></tr>
</table>

第七节 其他液体制剂

项目	内容
合剂	合剂（mixtures）：指以水为溶剂的含有一种或一种以上药物成分的内服液体制剂，在临床上除滴剂外所有的内服液体制剂都属于合剂。口服液为目前应用得较多的一种合剂。
洗剂	洗剂（lotions）：指专供涂抹、敷于皮肤的外用皮肤制剂。可为溶液型、混悬型、乳剂型以及它们的混合型液体制剂。
搽剂	搽剂（liniments）：指专供揉搽皮肤表面用的液体制剂。用乙醇和油作分散剂，具有镇痛、收敛、消炎、杀菌和抗刺激等作用。
滴耳剂	滴耳剂（ear drops）：指专供滴入耳腔内的外用液体制剂。以水、乙醇、甘油或丙二醇、聚乙二醇为溶剂，具消毒、止痒、收敛、消炎、润滑作用。
滴鼻剂	滴鼻剂（nasal drops）：指专供滴入鼻腔内使用的液体制剂。以水、丙二醇、液体石蜡、植物油为溶剂，多为溶液剂，亦有混悬剂或乳剂。

续表

项　目	内　　容
含漱剂	含漱剂（gargles）：指用于咽喉、口腔清洗的液体制剂，起清洗、防腐、收敛和消炎等作用。
灌肠剂	灌肠剂（enemas）：指经肛门灌入直肠使用的液体制剂，包括泻下灌肠剂、含药灌肠剂、营养灌肠剂。

第八节　液体制剂的包装与贮存

项　目	内　　容
液体制剂的包装	● 直接接触药品的包装材料（内包装）； ● 外包装材料。
内包装材料的选择	● 应避免药物的渗漏、挥发和溢出； ● 需有助于保证液体制剂质量的稳定性； ● 和液体制剂有良好的相容性，不与液体制剂发生相互作用； ● 应与液体制剂的制剂工艺相适应； ● 对于液体定量给药装置，应能保证定量给药的准确性和重现性。

练　习　题

一、名词解释

1. liquid pharmaceutical preparations
2. hydrotropy agent
3. solubilizer
4. cosolvent
5. tinctures
6. syrups
7. polymer solutions
8. spirits
9. suspensions
10. wetting agent
11. suspending agent
12. flocculation agent and deflocculation agent
13. emulsions
14. phase inversion
15. demulsification
16. mixtures
17. lotions
18. liniments
19. gargles
20. enemas

二、判断题

1. 甘油具有防腐作用的质量分数是10%。(　　)

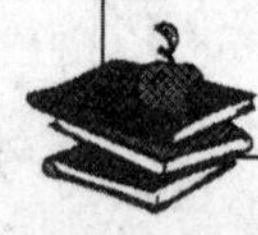

2. 苯甲酸在酸性溶液中抑菌效果较好，苯甲酸钠在碱性溶液中防腐作用好。(　　)
3. 均相液体制剂均应是澄明溶液。(　　)
4. 能增加难溶性药物溶解度的物质称为表面活性剂。(　　)
5. 液体制剂是指药物溶解在适宜的介质中制成的可供内服或外用的液体形态的制剂。(　　)
6. 矫味剂是指天然或合成的甜味剂，加入制剂中以改善制剂口感。(　　)
7. 尼泊金类防腐剂的抑菌作用随其烷基碳数增加而增加，但溶解度则减小。(　　)
8. 对于质重、硬度大的药物和中药制剂，在粉碎时可采用“水飞法”。(　　)
9. 制备复方硫磺洗剂时，除使用甘油作为润湿剂使硫磺在水中能均匀分散外，还可加入聚山梨酯或软肥皂做润湿剂使成品质量更佳。(　　)
10. 沉降溶剂比是指沉降物的体积与沉降前混悬剂的体积之比。(　　)

三、单项选择题

1. 关于液体制剂的质量要求，以下不正确的是(　　)
   A. 液体制剂应是澄明溶液
   B. 非均相液体制剂分散相粒子应小而均匀
   C. 口服液体制剂外观良好，口感适宜
   D. 贮藏和使用过程中不应发生霉变
   E. 外用液体制剂无刺激性
2. 下列不属于均相分散体系的是(　　)
   A. 糖浆剂　B. 非水性高分子溶液剂　C. O/W 型乳剂
   D. 胶浆剂　E. 酊剂
3. 酊剂中药物浓度一般为(　　)
   A. 5% ~10%　B. 20% ~30%　C. 30% ~40%
   D. 40% ~50%　E. 60% ~90%
4. 高分子溶液剂加入大量电解质可导致(　　)
   A. 高分子化合物分解　B. 产生凝胶　C. 盐析
   D. 胶体带电，稳定性增加　E. 使胶体具有触变性
5. 亲水胶体溶液中加入一定量的乙醇可出现沉淀，这是因为(　　)
   A. 溶媒浓度改变析出沉淀　B. 盐桥作用析出沉淀　C. 质量电荷改变析出沉淀
   D. 胶体水化膜被破坏析出沉淀　E. 电荷中和凝结成沉淀
6. 延缓混悬微粒沉降速度的最有效措施是(　　)
   A. 增加分散介质黏度　B. 减小分散相密度　C. 增加分散介质密度
   D. 减小分散相粒径　E. 减小分散相与分散介质的密度差
7. 混悬剂加入少量电解质可作为(　　)
   A. 助悬剂　B. 润湿剂　C. 絮凝剂或反絮凝剂
   D. 抗氧剂　E. 乳化剂
8. 苯甲酸的防腐作用的最佳 pH 为(　　)
   A. pH <4　B. pH =4　C. pH =5
   D. pH = 8　E. pH =7
9. 根据 Stock's 定律，混悬微粒沉降速度与下列哪一个因素成正比(　　)
   A. 微粒的半径　B. 微粒的半径平方　C. 微粒的粒度
   D. 介质的黏度　E. 以上均不是

10. 甘油在炉甘石洗剂中主要作为(　　)
A. 助悬剂　　B. 絮凝剂　　C. 反絮凝剂
D. 防腐剂　　E. 润湿剂

11. 可作为 W/O 型乳化剂的是(　　)
A. 一价肥皂　　B. 卵黄　　C. 脂肪酸山梨坦
D. 阿拉伯胶　　E. 氢氧化镁

12. 属于 O/W 固体微粒类乳化剂的是(　　)
A. 氢氧化钙　　B. 氢氧化锌　　C. 氢氧化铝
D. 阿拉伯胶　　E. 十二烷基硫酸钠

13. 下列辅助乳化剂中用于增加油相黏度的是(　　)
A. 甲基纤维素　　B. 羧甲基纤维素　　C. 单硬脂酸甘油酯
D. 琼脂　　E. 西黄蓍胶

14. 溶液型液体制剂分散相质点的直径是(　　)
A. >1nm　　B. 1 ~100nm　　C. >100nm
D. <1nm　　E. > 500nm

15. 用新生皂法制备的药剂是(　　)
A. 鱼肝油乳　　B. 石灰搽剂　　C. 鱼肝油乳剂
D. 炉甘石洗剂　　E. 胃蛋白酶合剂

16. 制备复方硫磺洗剂加入甲基纤维素的主要作用是(　　)
A. 乳化　　B. 絮凝　　C. 润湿
D. 助悬　　E. 分散

17. 硫酸钡胶浆中加入枸橼酸钠的作用是(　　)
A. 润湿剂　　B. 助悬剂　　C. 反絮凝剂
D. 絮凝剂　　E. 防腐剂

18. 下列不属于液体制剂的矫味剂的是(　　)
A. 甜味剂　　B. 胶浆剂　　C. 芳香剂
D. 泡腾剂　　E. 润湿剂

19. 下列方法中不能用于评价混悬剂质量的是(　　)
A. 再分散试验　　B. 微粒大小的测定　　C. 沉降体积比的测定
D. 浊度的测定　　E. 絮凝度的测定

20. 下列关于絮凝度的错误表述为(　　)
A. 絮凝度是比较混悬剂絮凝程度的重要参数，用 β 表示
B. β 值越小，絮凝效果越好
C. β 值越大，絮凝效果越好
D. 用絮凝度可评价混悬剂的絮凝效果
E. 用絮凝度可预测混悬剂的稳定性

21. 单糖浆的含糖量（g/ml）应为(　　)
A. 85%　　B. 65%　　C. 60%
D. 64.7%　　E. 75%

22. 下列防腐剂中对霉菌的抑菌能力较好的是(　　)
A. 尼泊金类　　B. 乙醇　　C. 山梨酸
D. 苯甲酸　　E. 甘油

23. 纳米乳粒径范围为(　　)

A. <1nm　　B. 10 ~100nm　　C. 100 ~500nm

D. 500 ~1000μm　　E. 1 ~100μm

24. 欲配制一种口服乳剂，宜选用的乳化剂是(　　)

A. 司盘20　　B. 十二烷基硫酸钠　　C. 三乙醇胺

D. 阿拉伯胶+西黄蓍胶　　E. 十六烷基硫酸钠

25. 乳剂的靶向性特点在于其对(　　)有亲和性

A. 肝脏　　B. 脾脏　　C. 骨髓

D. 肺　　E. 淋巴系统

26. 复方碘口服液处方中，加入碘化钾的目的是(　　)

A. 乳化剂　　B. 助溶剂　　C. 潜溶剂

D. 增溶剂　　E. 润湿剂

27. 乳剂由一种类型转变为另一种类型的现象称作(　　)

A. 分层　　B. 转相　　C. 破裂

D. 酸败　　E. 絮凝

28. 制备乳剂时最稳定的分散相容积分数（值）在(　　)

A. 1% ~10%　　B. 40% ~60%　　C. 20% ~25%

D. 25% ~90%　　E. 70% ~75%

29. 碘溶液中含有碘和(　　)

A. 乙醇　　B. 异丙醇　　C. 碘化钾

D. 碘化钠　　E. 氯化钠

30. 下列防腐剂中同时对霉菌与酵母菌均有较好抑菌活性的是(　　)

A. 山梨酸　　B. 薄荷油　　C. 新洁尔灭

D. 尼泊金类　　E. 苯甲酸钠

31. SD混悬剂中药物粒子的半径由10μm减小到1μm，则它的沉降速度减小的倍数为(　　)

A. 200倍　　B. 10倍　　C. 50倍

D. 20倍　　E. 100倍

32. 胃蛋白酶合剂中加稀盐酸的目的是(　　)

A. 防腐　　B. 矫味　　C. 提高澄明度

D. 增强胃蛋白酶的活性　　E. 加速溶解

33. 关于亲水胶体的叙述中错误的是(　　)

A. 亲水胶体属于单相均匀分散体系

B. 制备任何一种亲水胶体溶液时都不需加热就能制成

C. 制备胃蛋白酶合剂时，可将其撒于水面使其自然溶胀后再搅拌即得

D. 加入大量电解质能使亲水胶体产生沉淀

E. 亲水胶体溶液的稳定性主要是分子外面有牢固的水化膜

34. 我国不容许使用的食用人工色素是(　　)

A. 胭脂红　　B. 胭脂蓝　　C. 柠檬黄

D. 苋菜红　　E. 靛蓝

35. 专供揉搓无破损皮肤的剂型是(　　)

A. 搽剂　　B. 洗剂　　C. 甘油剂

D. 涂剂　　E. 醑剂

36. 由高分子化合物分散在分散介质中形成的液体制剂是(　　)

A. 低分子溶液剂　B. 高分子溶液剂　C. 溶胶剂

D. 乳剂　E. 混悬剂

37. 制备静脉注射用乳剂可选择的乳化剂是(　　)

A. 月桂醇硫酸钠　B. 有机胺皂　C. 阿拉伯胶

D. 泊洛沙姆188　E. 油酸钾

38. 下列有关干胶法制备初乳的叙述中，错误的是(　　)

A. 油、胶、水三者的比例要适当　B. 乳钵应干燥

C. 分次加入比例量的水　D. 加水后沿同一方向快速研磨

E. 初乳未形成不可以加水稀释

39. 下列表面活性剂中一般不做增溶剂或乳化剂使用的是(　　)

A. 新洁尔灭　B. 聚山梨酯80　C. 月桂醇硫酸钠

D. 硬脂酸钠　E. 卵磷脂

40. 关于溶液剂的制法叙述中错误的是(　　)

A. 制备工艺过程中先取处方中全部溶剂加药物溶解

B. 处方中如有附加剂或溶解度较小的药物，应先将其溶解于溶剂中

C. 药物在溶解过程中应采用粉碎、加热、搅拌等措施

D. 易氧化的药物溶解时宜将溶剂加热放冷后再溶解药物

E. 对易挥发性药物应在最后加入

四、多项选择题

1. 按分散系统可将液体药剂分为(　　)

A. 真溶液　B. 胶体溶液　C. 混悬液

D. 乳浊液　E. 高分子溶液

2. 可反映混悬液质量好坏的是(　　)

A. 分散相质点大小　B. 分散相分层与合并速度　C. F 值

D. β 值　E. ξ 电位

3. 液体制剂常用的附加剂包括(　　)

A. 防腐剂　B. 矫味剂　C. 抗氧剂

D. 增溶剂　E. 氧化剂

4. 制备糖浆剂的方法有(　　)

A. 溶解法　B. 稀释法　C. 化学反应法

D. 混合法　E. 凝聚法

5. 有关混悬液的叙述中错误的是(　　)

A. 混悬液为动力学不稳定体系，热力学稳定体系

B. 药物制成混悬液可延长药效

C. 难溶性药物常制成混悬液

D. 毒剧性药物常制成混悬液

E. 粒径一般在0.5~10μm之间

6. 液体制剂常用的防腐剂有(　　)

A. 尼泊金　B. 苯甲酸　C. 苯甲酸钠

D. 溴铵　E. 聚乙二醇

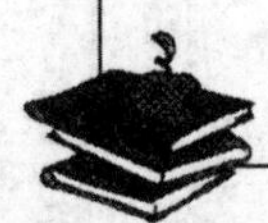

7. 为增加混悬液的稳定性，在药剂学上常用措施有(　　)

A. 减少粒径　　B. 增加微粒与介质间密度差　　C. 减少微粒与介质间密度差

D. 增加介质黏度　　E. 减小介质黏度

8. 处方：沉降硫磺 30g；硫酸锌 30g；樟脑醑 250ml；甘油 50ml；5% 新洁尔灭 4ml；蒸馏水加至 1000ml。对以上复方硫洗剂，下列说法中正确的是(　　)

A. 樟脑醑应急速加入

B. 甘油可增加混悬剂的稠度，并有保湿作用

C. 新洁尔灭在此主要起湿润剂的作用

D. 制备过程中应将沉降硫与湿润剂研磨使之粉碎到一定程度

E. 由于硫磺本身的药理作用，此处方中无需加入防腐剂

9. 以下可作为乳化剂的有(　　)

A. 山梨酸　　B. 氢氧化钠　　C. 豆磷酯

D. 西黄蓍胶　　E. 氢氧化镁

10. 影响乳剂形成及稳定性的因素有(　　)

A. 乳化剂的选择　　B. 制备温度　　C. 两相体积比

D. 乳化剂的种类　　E. 乳化时间

11. 高分子溶液的性质有(　　)

A. 带电性　　B. 水化作用　　C. 胶凝性

D. 盐析　　E. 表面活性

12. 下列有关苯甲酸与苯甲酸钠的表述中正确的是(　　)

A. 分子态苯甲酸抑菌作用强

B. 苯甲酸抑制酵母菌的能力较尼泊金类强

C. 苯甲酸与苯甲酸钠在 pH 值为 6 时抑菌活性最强

D. 苯甲酸与苯甲酸钠随着溶液 pH 值降低，抑菌能力增强

E. 相同浓度的苯甲酸与苯甲酸钠抑菌能力相同

13. 下列关于助悬剂的错误表述是(　　)

A. 助悬剂可增加分散介质的黏度　　B. 助悬剂可增加混悬剂的絮凝度

C. 表面活性剂常用作助悬剂　　D. 助悬剂可降低微粒的 ξ 电位

E. 助悬剂可降低微粒的润湿性

14. 乳剂的类型有(　　)

A. O/W 型　　B. W/O 型　　C. O/W/O 型

D. W/O/W 型　　E. W/O/O 型

15. 在混悬剂中加入适量的电解质降低 ξ 电位，可产生絮凝，其特点是(　　)

A. 沉降速度快　　B. 沉降速度慢　　C. 沉降体积大

D. 沉降体积小　　E. 摇匀后可迅速恢复均匀状态

五、问答题

1. 简述液体制剂的优缺点。
2. 简述醑剂和芳香水剂的异同点。
3. 举例说明增加药物溶解度的主要方法。
4. 简述优良防腐剂的条件。
5. 简述选择乳化剂的依据。

6. 简述乳剂的形成理论。

7. 简述乳剂中药物的加入方法。

8. 简述乳剂的质量评定指标。

9. 简述混悬剂对药物的要求。

10. 根据 Stoke's 定律，简述延缓混悬微粒沉降速率的措施。

六、处方分析与设计

1. 处方

胃蛋白酶	2.0g	单糖浆	10.0ml
稀盐酸	2.0ml	5%羟苯乙酯乙醇液	1.0ml
橙皮酊	2.0ml	纯化水	加至 100.0ml

回答下列问题：

(1) 写出本制剂的名称及按分散系统分类应属于哪一类型液体制剂？

(2) 分析处方中主要成分的作用。

(3) 请写出本品的制备工艺和注意事项。

2. 处方

炉甘石	15.0g	氧化锌	5.0g
甘油	5.0ml	羧甲基纤维素钠	0.25g
蒸馏水	加至 100.0ml		

回答下列问题：

(1) 写出本制剂的名称及按分散系统分类应属于哪一类型液体制剂？

(2) 分析处方中主要成分的作用。

(3) 请写出本品的制备工艺。

3. 处方

鱼肝油	500ml	阿拉伯胶（细粉）	125g
西黄蓍胶（细粉）	7g	挥发杏仁油	1ml
糖精钠	0.1g	羟苯乙酯	0.5g
蒸馏水	加至 1000ml		

回答下列问题：

(1) 写出本制剂的名称及按分散系统分类应属于哪一类型液体制剂？

(2) 分析处方中主要成分的作用。

(3) 请写出本品的制备工艺。

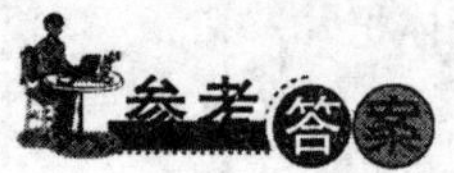

一、名词解释

1. liquid pharmaceutical preparations：液体制剂是指药物分散在适宜的分散介质中制成的可供内服或外用的液体形态的制剂。

2. hydrotropy agent：助溶剂指难溶性药物与加入的第三种物质在溶剂中形成可溶性络合物、复盐或缔合物等，以增加药物在溶剂中的溶解度，这第三种物质称为助溶剂。

3. solubilizer：增溶剂指具有增溶能力的表面活性剂，被增溶的物质称为增溶质。

4. cosolvent：潜溶剂指能提高难溶性药物的溶解度的混合溶剂。

5. tincture：酊剂指药物用规定浓度乙醇浸出或溶解制成的澄清液体制剂，也可用流浸膏稀释制成。

6. syrups：糖浆剂指含药物或芳香物质的浓蔗糖水溶液。根据用途不同分为单糖浆、矫味糖浆和药物糖浆三类

7. polymer solutions：高分子溶液剂指高分子化合物溶解于溶剂中制成的均相的液体制剂。

8. spirits：醑剂系指挥发性药物的浓乙醇溶液。

9. suspensions：混悬剂也称混悬液型液体制剂，系指难溶性固体药物以微粒状态分散于分散介质中形成的非均相的液体制剂。

10. wetting agent：润湿剂系指能增加疏水性药物微粒被水湿润能力的附加剂。

11. suspending agent：助悬剂系指能增加分散介质的黏度以降低微粒的沉降速度或增加微粒亲水性的附加剂。

12. flocculation agent and deflocculation agent：絮凝剂与反絮凝剂使混悬剂产生絮凝作用的附加剂称为絮凝剂，而产生反絮凝作用的附加剂称为反絮凝剂。

13. emulsions：乳剂系指互不相溶的两种液体混合，其中一相液体以液滴状态分散于另一相液体中形成的非均相的液体分散体系。

14. phase inversion：转相由于某些条件的变化而改变乳剂的类型称为转相。

15. demulsification：破裂系指乳化膜破裂导致乳滴变大称为合并；合并进一步发展使乳剂分为油水两相称为破裂。

16. mixtures：合剂指以水为溶剂的含有一种或一种以上药物成分的内服液体制剂，在临床上除滴剂外所有的内服液体制剂都属于合剂。

17. lotions：洗剂指专供涂抹、敷于皮肤的外用皮肤制剂。可为溶液型、混悬型、乳剂型以及它们的混合型液体制剂。

18. liniments：搽剂指专供揉搽皮肤表面用的液体制剂。用乙醇和油作分散剂，具有镇痛、收敛、消炎、杀菌和抗刺激等作用。

19. gargles：含漱剂指用于咽喉、口腔清洗的液体制剂，起清洗、防腐、收敛和消炎等作用。

20. enemas：灌肠剂指经肛门灌入直肠使用的液体制剂，包括泻下灌肠剂、含药灌肠剂、营养灌肠剂。

二、判断题

1. × 2. × 3. ○ 4. × 5. × 6. × 7. ○ 8. ○ 9. × 10. ○

三、单项选择题

1. A	2. C	3. A	4. C	5. D	6. D	7. C	8. A	9. B	10. E
11. C	12. C	13. C	14. D	15. B	16. D	17. C	18. E	19. D	20. B
21. A	22. A	23. B	24. D	25. E	26. B	27. B	28. B	29. C	30. A
31. E	32. D	33. B	34. B	35. A	36. B	37. D	38. C	39. A	40. A

四、多项选择题

1. ABCDE	2. ACDE	3. ABCD	4. AD	5. AD
6. ABC	7. ACD	8. ABD	9. CDE	10. ABCDE
11. ABCD	12. ABD	13. BCD	14. ABCD	15. CE

五、问答

1. 答：液体制剂是指药物分散在适宜的分散介质中制成的可供内服或外用的液体形态的制剂。液体制剂的优点：药物以分子或微粒状态分散在介质中，分散度大，吸收快，能较迅速地发挥药效；给药途径多，可以内服或外用；易于分剂量，服用方便，特别适用于幼儿和老年患者；能减少某些药物的刺激性，能提高某些药物生物利用度。
液体制剂的缺点：药物分散度大，又受分散介质的影响易引起药物的化学降解，使药效降低甚至失效；体积较大，携带、运输、贮存都不方便；水性液体制剂容易霉变，需加入防腐剂；非均匀性液体制剂，药物分散度大，分散粒子具有很大的比表面积，容易产生一系列的物理稳定性问题。

2. 答：相同点：两者均含有乙醇；药物均具有挥发性；均可用溶解法和蒸馏法制备；均不宜久存。
不同点：两者乙醇含量不同（酯剂乙醇含量高），芳香水剂中药物为饱和或近饱和，酯剂不一定饱和；芳香水剂还可用稀释法制备。

3. 答：增加药物溶解度的方法主要有：①将酸性或碱性药物制成可溶性盐，如苯巴比妥制成苯巴比妥钠或普鲁卡因制成盐酸普鲁卡因等；②加入增溶剂，如肥皂可增加甲酚的溶解度；③加入助溶剂，如碘化钾对碘的助溶作用等；④选用潜溶剂，如氯霉素选用由水、乙醇、甘油组成的混合溶剂使其溶解度增大等。

4. 答：防腐剂是指为防止药物制剂由于细菌、酶、霉等微生物的污染而产生变质的添加剂。
优良防腐剂的条件包括：在抑菌浓度范围内对人体无害、无刺激性，内服者应无特殊臭味；水中有较大溶解度，能达到防腐需要的浓度；不影响制剂的理化性质和药理作用；防腐剂也不受制剂中药物的影响；对大多数微生物有较强的抑制作用；防腐剂本身的理化性质和抗微生物性质稳定，不易受热和 pH 影响；长期贮存应稳定，不与包装材料起作用。

5. 答：乳化剂的选择应根据乳剂的使用目的、药物性质、处方组成、欲制备乳剂的类型、乳化方法等综合考虑，适当选择。可根据乳剂的类型、乳剂给药途径、乳化剂性能和乳化油相所需 HLB 值选择使用混合乳化剂。

6. 答：乳剂是由水相、油相和乳化剂经乳化制成，要制备符合要求的稳定的乳剂，首先必须提供足够的能量使分散相能够分散成微小的乳滴，其次是提供使乳剂稳定的必要条件。这些必要条件包括降低水相、油相表面张力；形成牢固的乳化膜，阻止乳滴的合并；选择适宜的乳化剂；利于乳剂形成和稳定的相比。

7. 答：乳剂中可加入各种药物使其具有治疗作用。若药物溶解于油相，可先将药物溶于油相再制成乳剂；若药物溶于水相，可先将药物溶于水再制成乳剂；若药物不溶于油相也不溶于水相时，可用亲和性大的液相研磨药物，再将其制成乳剂；也可将药物先用已制成的少量乳剂研磨至细，再与剩余乳剂混合均匀。

8. 答：乳剂粒径大小的测定；分层现象观察；乳滴合并速度测定；稳定常数测定。

9. 答：混悬剂对药物的要求有：①凡难溶性药物需制成液体制剂供临床应用时；②药物的剂量超过了溶解度而不能以溶液剂形式应用时；③两种溶液混合时药物的溶解度降低而析出固体药物时；④为了使药物产生缓释作用等条件下，都可以考虑制成混悬剂；⑤但为了安全起见，毒剧药或剂量小的药物不应制成混悬剂使用。

10. 答：依据 Stoke's 公式：$V=\frac{2r^2(\rho_1-\rho_2)g}{9\eta}$
为了延缓微粒的沉降速率，增加混悬剂的稳定性，常采取以下措施：①减少混悬微粒的半径；②向混悬剂中加入糖浆、甘油等，以减少微粒与分散介质之间的密度差；③向混悬剂中加入黏性较大的助悬剂，以增加分散介质的黏度。以上措施中以减少混悬微粒半径最为有效。

六、处方分析与设计

1. 答：(1) 胃蛋白酶合剂，为高分子溶液剂。

(2) 处方分析

成分	含量	作用
胃蛋白酶	2.0g	主药
单糖浆	10.0ml	矫味剂、助悬剂
稀盐酸	2.0ml	pH 调节剂
5% 羟苯乙酯乙醇液	1.0ml	防腐剂
橙皮酊	2.0ml	矫味剂
纯化水	加至 100.0ml	分散介质

(3) 制备工艺：将稀盐酸、单糖浆加入约 80.0ml 蒸馏水中，搅匀，再将胃蛋白酶均匀撒布于液面上，使其自然膨胀，溶解。将橙皮酊缓缓加入溶液中。另取约 10.0ml 蒸馏水溶解羟苯乙酯乙醇液，将其缓缓加入上述溶解液中，再加入蒸馏水至全量，搅匀，即得。

(4) 注意事项：胃蛋白酶分子量为 35500，其分解蛋白活力最大的 pH 范围是 1.5~2.5，所以应采用稀盐酸调节本品 pH 约为 2；配制时应分撒于上述液面上，不应激烈搅动，以防止粘结成团，且激烈搅拌会降低酶活性；本制剂不宜过滤，因胃蛋白酶等电点为 2.75~3.00；在上述溶液中胃蛋白酶带正电荷，而用于过滤的滤纸、棉花等带负电荷，这样会因荷电相反而产生吸附胃蛋白酶的作用，对此可先用盐酸润湿滤纸与滤器以中和其表面电荷，消除吸附现象；配制时应同时注意水的温度，高于室温胃蛋白酶易失活；本品不宜与胰酶、氧化钠、碘、鞣酸、浓乙醇、碱以及重金属配伍，以防止降低其活性。

2. 答：(1) 炉甘石洗剂，为混悬剂。

(2) 处方分析

成分	含量	作用
炉甘石	3.0g	主药
氧化锌	1.5g	主药
甘油	1.5g	保湿剂
羧甲基纤维素钠	0.15g	助悬剂
蒸馏水	加至 30.0ml	分散介质

(3) 制备工艺：称取羧甲基纤维素钠 0.15g，加 20ml 蒸馏水，加热溶解而成胶浆。称取已过 100 目筛的炉甘石、氧化锌于研钵中，研磨均匀，加入羧甲基纤维素钠胶浆研成糊状，再加甘油研匀，最后加水至足量，研磨均匀即得。

3. 答：(1) 鱼肝油乳剂，水包油型乳剂。

(2) 处方分析

成 分	含 量	作 用
鱼肝油	500ml	主药，油相
阿拉伯胶（细粉）	125g	乳化剂
西黄蓍胶（细粉）	7g	稳定剂（增稠剂）
挥发杏仁油	1ml	矫味剂
糖精钠	0.1g	矫味剂
羟苯乙酯	0.5g	防腐剂
蒸馏水	加至1000ml	水相

（3）制备工艺：将阿拉伯胶与鱼肝油研匀，一次加入250ml纯化水，用力沿一个方向研磨制成初乳；加糖精钠水溶液、挥发杏仁油、羟苯乙酯醇液，再缓缓加入西黄蓍胶胶浆，加纯化水至全量，搅匀即得。

（鲁 莹）

CHAPTER 第十章

无菌制剂

第一节 概 述

项 目		内 容
灭菌制剂与无菌制剂	定义	灭菌制剂（sterilized preparation）：系指采用某一物理、化学方法杀灭或除去所有活的微生物的一类药物制剂。
		无菌制剂（sterile preparation）：系指在无菌环境中采用某一无菌操作方法或技术制备的不含任何活的微生物繁殖体和芽孢的一类药物制剂。
	类型	● 注射用制剂：如小容量注射液、大型输液、冻干粉针等。 ● 眼用制剂：如滴眼液、眼用膜剂、眼膏和眼用凝胶等。 ● 植入型制剂：如植入片、植入棒、植入微球、原位凝胶等。 ● 创面用制剂：如局部用溶液、凝胶、软膏和气雾剂等。 ● 手术用制剂：如止血海绵剂和骨蜡等。
	质量要求	● 无菌。 ● 无热原：特别是供静脉注射或脊椎腔注射的注射剂以及一次用量超过 5ml 的注射剂。 ● 澄明度：溶液型注射剂内不得含有可见的异物或混悬物。 ● 安全性：应具有良好的生物相容性，对组织基本无刺激性。 ● 渗透压：应和血浆的渗透压相等或接近。供静脉注射用的大容量注射剂要求等张。 ● pH：一般注射剂要求 pH 4 ~ 9，脊椎腔注射剂要求 pH 5 ~ 8。 ● 稳定性。 ● 降压物质。
灭菌与无菌技术	定义	灭菌或无菌技术：是指在药物制剂生产过程中，为了去除或杀灭产品中的微生物，而采用的各种物理化学方法。

续表

项目				内容
灭菌与无菌技术	灭菌技术	物理灭菌技术	定义	利用蛋白质与核酸具有遇热、射线不稳定的特性，采用加热、辐射和过滤方法，杀灭或除去微生物的技术称为物理灭菌法，亦称物理灭菌技术。
			分类	湿热灭菌法（moist heat sterilization）：指将物品置于灭菌柜内利用高压饱和蒸汽、过热水喷淋等手段使微生物菌体中的蛋白质、核酸发生变性而杀灭微生物的方法，为热力灭菌中最有效、应用最广泛的灭菌方法。 ⇨适用条件：药品、容器、培养基、无菌衣、胶塞以及其他遇高温和潮湿不发生变化或损坏的物品，均可采用本法灭菌。
				干热灭菌法（dry heat sterilization）：指将物品置于干热灭菌柜、隧道灭菌器等设备中，利用干热空气达到杀灭微生物或消除热原物质的方法。 ⇨适用条件：适用于耐高温但不宜用湿热灭菌法灭菌的物品灭菌，如玻璃器具、金属材质容器、纤维制品、固体试药、液状石蜡等均可采用本法灭菌。
				过滤灭菌法（filtration sterilization）：本法系利用细菌不能通过致密具孔滤材的原理以除去气体或液体中微生物的方法。 ⇨适用条件：适合于对热不稳定的药物溶液、气体、水等物品的灭菌。
				辐射灭菌法（radiation sterilization）：指将灭菌物品置于适宜放射源辐射的 γ 射线或适宜的电子加速器发生的电子束中进行电离辐射而达到杀灭微生物的方法。 ⇨适用条件：医疗器械、容器、生产辅助用品、不受辐射破坏的原料药及成品等均可采用本法灭菌。
		化学灭菌技术	定义	利用化学药品直接作用于微生物而将其杀灭的方法，称为化学灭菌法。
			分类	气体灭菌法（gas sterilization）：系指用化学消毒剂形成的气体杀灭微生物的方法。 ● 常用的化学消毒剂：环氧乙烷、气态过氧化氢、甲醛、臭氧等。 ● 适用条件：适用于在气体中稳定的物品灭菌。
				药液灭菌法（disinfectant sterilization）：系指采用杀菌剂溶液进行灭菌的方法。 ● 常用消毒液：75% 乙醇、1% 聚维酮碘溶液、0.1% ~0.2% 苯扎溴铵（新洁尔灭）溶液、酚或煤酚皂溶液等。 ● 适用条件：常应用于其他灭菌法的辅助措施，适合于皮肤、无菌器具和设备的消毒。

续表

项目			内容
灭菌与无菌技术	无菌技术	定义	无菌操作法（aseptic processing）：指整个过程控制在无菌条件下进行的一种操作方法。
		注意事项	● 该法适合一些不耐热药物的注射剂、眼用制剂、皮试液、海绵剂和创伤制剂的制备。 ● 必须在无菌操作室或无菌操作柜内进行。 ● 所用的一切用具、材料以及环境，均须灭菌处理，通常采用过滤除菌技术生产。 ● 按无菌操作法制备的产品，最后一般不再灭菌，有时可考虑加入抑菌剂；但某些特殊（耐热）品种亦可进行再灭菌（如青霉素 G 等）。 ● 小量无菌制剂的制备，普遍采用层流洁净工作台进行无菌操作。
热原的去除技术	定义		热原（pyrogen）：是微生物的代谢产物，是注射后能引起人体特殊致热反应的物质。 内毒素 = 热原 = 脂多糖（lipopolysaccharide），分子量一般为 10×10^5 左右。 ◇大多数细菌都能产生，致热能力最强的是革兰阴性杆菌所产生的热原。
	性质		● 耐热性：60℃加热 1 小时不受影响，100℃也不发生热解。 ● 过滤性：直径约在 1～5nm 之间，一般滤器均可通过。 ● 水溶性：热原能溶于水。 ● 不挥发性：热原本身不挥发，但在蒸馏时，往往可随水蒸气雾滴带入蒸馏水。 ● 其他：热原能被强酸、强碱破坏，也能被强氧化剂钝化，超声波也能破坏热原。
	主要污染途径		● 注射用水：这是注射剂出现热原的主要原因。 ● 原辅料：特别是用生物方法制造的药物和辅料易滋生微生物。 ● 生产过程：如制备过程中室内卫生条件差，操作时间长，装置不密闭等。 ● 容器、用具、管道和装置等：如未按 GMP 要求认真清洗处理，常易导致热原污染。 ● 注射用具：如输液器具（输液瓶，乳胶管、针头与针筒等）污染。
	去除方法		● 高温法：注射用的针筒或其他玻璃器皿，于 250℃加热 30min 以上，可破坏热原。 ● 酸碱法：玻璃容器、用具还可用重铬酸钾硫酸清洁液或稀氢氧化钠处理，可破坏热原。 ● 吸附法：活性炭对热原有较强的吸附作用，同时有助滤脱色作用；常用量为 0.1%～0.5%。 ● 蒸馏法：利用热原的不挥发性，在多效蒸馏水机中进行，使污染水平降低 2.5～3 个对数单位。 ● 离子交换法：由于热原这类大分子上含磷酸根与羧酸根，往往带有负电荷，故易被强碱性阴离子交换树脂所交换，从而除去热原。 ● 凝胶过滤法：用二乙氨基乙基葡聚糖凝胶（分子筛）制备无热原去离子水。 ● 反渗透法：通过三醋酸纤维膜除去热原，为美国药典收载的制备注射用水的法定方法。 ● 超滤法：一般用 3.0～15nm 超滤膜除去热原。 ● 其他：采用二次以上湿热灭菌法，或适当提高灭菌温度和时间；微波也可破坏热原。

续表

<table>
<tr><th colspan="3">项目</th><th>内容</th></tr>
<tr><td rowspan="5">渗透压调节技术</td><td rowspan="2" colspan="2">定义</td><td>等渗溶液（iso - osmotic solution）：指渗透压与血浆相等的溶液，等渗属于物理化学概念。</td></tr>
<tr><td>等张溶液（isotonic solution）：指渗透压与红细胞膜张力相等的溶液，等张属于生物学概念。</td></tr>
<tr><td colspan="2">等渗/等张关系</td><td>等渗溶液不一定等张，等张溶液不一定等渗。在新产品试制中，即使所配溶液为等渗溶液，为了用药安全，亦应进行溶血试验。</td></tr>
<tr><td rowspan="2">渗透压调节方法</td><td>冰点降低数据</td><td>血浆的冰点为 -0.52℃，因此任何溶液，只要其冰点降低为 -0.52℃，即与血浆等渗。
计算公式：$W=\frac{0.52-a}{b}$
0.52：血浆的冰点下降度。
W：配成等渗溶液所需加入药物的量（%，g/ml）。
a：未经调整的药物溶液的冰点下降度。
b：用以调整等渗的药物 1%（g/ml）溶液的冰点下降度。</td></tr>
<tr><td>氯化钠等渗当量法</td><td>氯化钠等渗当量（sodium chloride equivalent）：即与 1g 药物呈等渗效应的氯化钠量。
计算公式如下：
$$W=0.009V-EX$$
W：配成 V ml 等渗溶液所需加入氯化钠的量（g）。
E：药物的氯化钠等渗当量（g）。
X：药物的量（g）。</td></tr>
<tr><td rowspan="2">水处理技术</td><td colspan="2">分类</td><td>● 饮用水（tap water）：为天然水经净化处理所得的水。
● 纯化水（purified water）。
● 注射用水（water for injection）。
● 灭菌注射用水（sterile water for injection）。</td></tr>
<tr><td colspan="2">制法与适用条件</td><td>● 纯化水可采用饮用水经蒸馏法、离子交换法、反渗透法或其他适宜的方法制备，不含任何添加剂。可用于注射剂、滴眼剂等灭菌制剂的灌装容器的清洗。也可作为下一步制备注射用水使用，但不得用于注射剂的配制与稀释。
● 注射用水可将纯化水经多次蒸馏，或采用反渗透技术制备，应符合细菌内毒素质量要求。可作为配制注射剂、滴眼剂的溶剂或稀释剂及注射用容器的精洗。
● 灭菌注射用水是将注射用水经灭菌进行制备，主要用于注射用灭菌粉末的溶剂或注射剂的稀释剂。</td></tr>
</table>

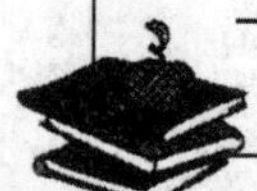

续表

项目		内容
空气净化技术	定义	空气净化（ air purification）：是以创造洁净空气为 主要目的的空气调节措施。药物制剂行业中的空气净化需要生物洁净，在除掉空气中的各种尘埃的同时除掉各种微生物等。

空气净化技术 — 洁净度标准

- 洁净室技术中以 0.5μm 和 5.0μm 作为划分洁净度等级的标准粒径。
- 洁净级别是指每立方英尺中 ≥0.5μm 的粒子数最多不超过的个数。
- 沉降菌/皿数：指直径为 9cm 的双碟露置于空气中半小时后落下的菌的个数。
- 国际上无统一净化度标准，以下为我国《药品生产质量管理规范》1998 年修订版中标准：

洁净室（区）空气洁净度级别表

洁净度级别	尘粒最大允许数/立方米		微生物最大允许数	
	≥0.5μm	≥5μm	浮游菌/立方米	沉降菌/皿
100 级	35000		5	1
10 000 级	350000	2000	100	3
100 000 级	3500000	20000	500	10
300 000 级	10500000	60000	—	15

空气净化技术 — 2010 年版 GMP 设计要求

《药品生产质量管理规范》2010 年修订版将无菌药品生产所需洁净区分为 A、B、C、D 四个级别。

- A 级：高风险操作区，如：灌装区，放置胶塞桶、敞口安瓿瓶、敞口西林瓶的区域及无菌装配或连接操作的区域。通常用层流操作台（罩）来维持该区的环境状态。层流系统在其工作区域必须均匀送风，风速为 0.36～0.54m/s（指导值）。应有数据证明层流的状态并须验证。在密闭的隔离操作器或手套箱内，可使用单向流或较低的风速。
- B 级：指无菌配制和灌装等高风险操作 A 级区所处的背景区域。
- C 级和 D 级：指生产无菌药品过程中重要程度较低的洁净操作区。

以上各级别空气悬浮粒子的标准规定如下表：

洁净度级别	悬浮粒子最大允许数/立方米				浮游菌 cfu/m^3	沉降菌（φ90mm）cfu /4 小时(4)
	静态		动态(3)			
	≥0.5μm	≥5μm(2)	≥0.5μm	≥5μm		
A 级(1)	3520	<1	<1	20	<1	<1
B 级	3520	10	5	2900	10	5
C 级	352000	100	50	29000	100	50
D 级	3520000	200	100	无规定	200	100

续表

项目		内容
空气净化技术	2010年版GMP设计要求	注： (1) 为了确定A级区的级别，每个采样点的采样量不得少于1m^3。A级区空气尘埃粒子的级别为ISO 4.8，以≥0.5μm的尘粒为限度标准。B级区（静态）的空气尘埃粒子的级别为ISO 5，同时包括表中两种粒径的尘粒。对于C级区（静态和动态）而言，空气尘埃粒子的级别分别为ISO 7和ISO 8。对于D级区（静态）空气尘埃粒子的级别为ISO 8。测试方法可参照ISO14644-1。 (2) 在确认级别时，应使用采样管较短的便携式尘埃粒子计数器，以避免在远程采样系统长的采样管中≥5.0μm尘粒的沉降。在单向流系统中，应采用等动力学的取样头。 (3) 可在常规操作、培养基模拟灌装过程中进行测试，证明达到了动态的级别，但培养基模拟试验要求在"最差状况"下进行动态测试。 (4) 单个沉降碟的暴露时间可以少于4小时，同一位置可使用多个沉降碟连续进行监测并累积计数。 在注射剂生产过程中： ● 一般生产区无洁净度要求，通常为制剂的外包装生产区域。 ● 控制区的洁净度要求为C级，通常为内包装拆除、称量和清洗区域。 ● 洁净区的洁净度要求为B级（亦称一般无菌工作区），通常为制剂的配置区域。 ● 无菌区的洁净度要求为A级，通常为制剂的灌装区域。 ➢ 局部净化特别适合于洁净度需A级要求的区域。一般采用洁净操作台、超净工作台、生物安全柜和无菌小室等，安装在B级洁净区内。
	空气过滤类型	表面过滤（surface filtration）：粒子截留在介质表面上，粒子大小必须大于过滤介质的微孔。
		深层过滤（deep filtration）：粉尘的过滤过程发生在过滤介质内部，尘粒的粒径可小于介质的微孔。
	空气过滤器分类	粗效（初效）过滤器：主要滤除粒径>5μm的悬浮粉尘，过滤效率可达20%~80%。
		中效过滤器：主要滤除>1μm的尘粒，过滤效率达到20%~70%。
		亚高效过滤器：主要滤除<1μm的尘埃，过滤效率在95%~99.9%。
		高效过滤器：简称HEPA（high efficiency particle air filter），主要滤除<1μm的尘埃，对粒径0.3μm的尘粒的过滤效率在99.97%以上。

第二节 注 射 剂

项 目		内 容
定义		注射剂（injections）：系指药物与适宜的溶剂或分散介质制成的供注入体内的溶液、乳状液或混悬液及供临用前配制或稀释成溶液或混悬液的粉末或浓溶液的无菌制剂。
分类	按分散系统	● 溶液型注射剂：包括水溶液、胶体溶液和油溶液。 适用于易溶于水而且在水溶液中稳定的药物。 ● 混悬型注射剂：包括水或油的混悬液。 适用于水难溶性药物或注射后要求延长药效作用的药物，一般仅供肌内注射。 ● 乳剂型注射剂：根据需要将水不溶性药物溶解在油性溶剂中，再分散于水相，制成乳剂型注射剂。 适用于水不溶性液体。 ● 注射用无菌粉末（ sterile powder for injection）：系指药物制成的供临用前用适宜的无菌溶液配制成澄清溶液或均匀混悬液的无菌粉末或无菌块状物。 适用于遇水不稳定的药物如青霉素等。
	按剂型的物态	● 液体注射剂：亦称注射液，俗称“水针”。有些药物不宜制成水溶液，可制成油溶液、水或油混悬液、乳状液。 ● 注射用粉剂（powder for injection）：俗称“粉针”，某些药物稳定性较差，将供注射用的灭菌粉状药物装入安瓿或其他适宜容器中，临用时用适当的溶媒溶解或混悬。
	按给药部位	● 皮内注射剂（intracutaneous injection）：注射于表皮与真皮之间，一次注射剂量在 0.2ml 以下，常用于过敏性试验或疾病诊断。 ● 皮下注射剂（subcutaneous injection）：注射于真皮与肌肉之间的松软组织内，一般用量为 1 ~ 2ml。 ● 肌内注射剂（intramuscular injection）：注射于肌肉组织中，注射剂量一般为 1 ~ 5ml。 ● 静脉注射剂（intravenous injection）：药物直接注入静脉，发挥药效最快，常作急救、补充体液和供营养之用。 {直接静脉推注：用于需要立即发挥作用的治疗。 {静脉滴注：又称为“大型输液”，通常用于常规性治疗。 ● 脊椎腔注射剂（intraspinal injection）：注入脊椎四周蜘蛛膜下腔内。脊椎腔注射剂必须等渗，注入时应缓慢。注入一次剂量不得超过 10ml，pH 值 5.0 ~ 8.0。 ● 动脉内注射剂（intra - arterial injection）：注入靶区动脉末端。 ● 其他：包括心内注射剂（intracardiac injection）、关节内注射剂（intra - articular injection）、滑膜腔内注射剂（intra synovial injection）以及穴位注射剂（acupoint injection）等。

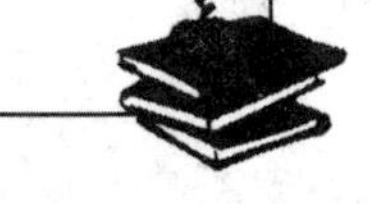

续表

项目			内容
注射剂的特点	优点		● 药效迅速，作用可靠。 ● 适用于不宜口服的药物。 ● 适用于不能口服给药的病人。 ● 可准确局部定位给药。 ● 较其他液体制剂耐贮存。
	缺点		● 注射疼痛，患者依从性差。 ● 注射给药不方便，需专业人员和设备。 ● 制造过程复杂，生产成本高，价格也较高。 ● 注射剂直接进入血液和机体组织，使用不当更易发生危险，所以质量要求比其他剂型更严格。
注射剂的处方组分	常用注射用溶剂		● 注射用水（water for injection）：为纯化水经蒸馏所得的蒸馏水，用于注射剂的配制。 ● 灭菌注射用水（sterilization water for injection）：为经灭菌后的注射用水，主要用做注射用无菌粉末的溶剂或注射液的稀释剂。 ● 注射用油（oil for injection）：植物油（vegetable oil）、油酸乙酯（ethyl oleate）、苯甲酸苄酯（benzyl benzoate）。 ● 其他注射用溶剂：乙醇（ethanol）、丙二醇（propylene glycol，PG）、聚乙二醇（polyethylene，PEG）、甘油（glycerin）、二甲基乙酰胺（dimethylacetamide，DMA）。
	注射剂的主要附加剂	增加化学稳定性的附加剂	● 抗氧剂（antioxidant）及用量：焦亚硫酸钠（0.1% ~0.2%）、亚硫酸氢钠（0.1% ~ 0.2%）、亚硫酸钠（0.1% ~ 0.2%）、硫代硫酸钠（0.1%）、硫脲（0.05% ~0.1%）、维生素C（0.05% ~0.2%）等。 ● 金属络合剂（chelating agent）：依地酸二钠或依地酸钠钙，常用量为0.01% ~0.05%。此外，也可用枸橼酸、酒石酸、二羟乙基甘氨酸等。 ● 惰性气体：有氮气（N_2）和二氧化碳（CO_2）两种。将高纯度的惰性气体通入供配液的注射用水或已配好的药液中，使之饱和以驱除溶解的氧气。并在药液灌入安瓿后立即通入 N_2 或 CO_2，以置换药液面上空间的氧气，然后再封口。 ● pH调节剂：包括酸、碱和缓冲剂。常用调pH值的附加剂有：盐酸、硫酸、枸橼酸、氢氧化钠（钾）、碳酸氢钠、磷酸氢二钠、磷酸二氢钠等。
		增加物理稳定性的附加剂	● 助悬剂（suspending agent）：吐温80、司盘85、普朗尼克F68、羧甲基纤维素、海藻酸钠、聚乙烯吡咯烷酮、明胶、甘露醇、山梨醇、单硬脂酸铝、硅油等。 ● 乳化剂（emulsifying agent）：卵磷脂、豆磷脂、普朗尼克F68、氧乙烯丙烯聚合物等。

<table>
<tr><th colspan="2">项　目</th><th colspan="2">内　　容</th></tr>
<tr><td rowspan="4">注射剂的处方组分</td><td rowspan="4">注射剂的主要附加剂</td><td>增加主药溶解度的附加剂</td><td>● 可使用增溶，助溶，潜溶增加难溶性药物的溶解度。
● 吐温 80 为常用的增溶剂（solubilizer），常用量 0.5% ~1%。主要用于肌内注射，有轻微的降压与溶血作用，静脉注射慎用。
● 胆酸盐，常用量 0.5 ~1.0%。如地西泮可用胆酸钠和油酸组成的复合胶团增溶。</td></tr>
<tr><td>抑制微生物生长的附加剂</td><td>抑菌剂（preservative，antibacterial agent）及用量：苯酚（0.25% ~0.5%）、甲酚（0.25% ~ 0.3%）、氯甲酚（0.05% ~ 0.2%）、三氯叔丁醇（0.25% ~0.5%）、硝酸苯汞（0.001% ~0.002%）、苯甲醇（1% ~3%）、尼泊金类（0.1%左右）等。
注意：用于静脉或脊髓注射的注射液一律不得加抑菌剂，剂量超过 5ml 的注射剂加抑菌剂时应特别慎重。</td></tr>
<tr><td>增加机体适用性的附加剂</td><td>● pH 调节剂：常用的 pH 调节剂如前所述。
● 止痛剂（ analgetic agents）：常用的止痛剂及用量：苯甲醇（1%左右）、盐酸普鲁卡因（0.5% ~2.0%）、利多卡因（0.5% ~1.0%）、三氯叔丁醇（0.3% ~0.5%）。
● 等渗调节剂（tonicity agent）：凡与血浆、泪液具有相同渗透压的溶液称为等渗溶液，脊椎腔内注射，必须用等渗溶液。常用于渗透压调节的物质有葡萄糖、氯化钠、磷酸盐或枸橼酸盐等。</td></tr>
<tr><td>常用附加剂及用量</td><td>常用附加剂及用量
<table>
<tr><th>附加剂种类</th><th>附加剂名称</th><th>使用浓度（溶液总量%）</th></tr>
<tr><td>抗氧剂</td><td>焦亚硫酸钠</td><td>0.1 ~0.2</td></tr>
<tr><td></td><td>亚硫酸氢钠</td><td>0.1 ~0.2</td></tr>
<tr><td></td><td>焦亚硫酸钠</td><td>0.1 ~0.2</td></tr>
<tr><td></td><td>硫代硫酸钠</td><td>0.1</td></tr>
<tr><td>金属螯合剂</td><td>EDTA · 2Na</td><td>0.01 ~0.05</td></tr>
<tr><td>缓冲剂</td><td>醋酸，醋酸钠</td><td>0.22，0.8</td></tr>
<tr><td></td><td>枸橼酸，枸橼酸钠</td><td>0.5，4.0</td></tr>
<tr><td></td><td>乳酸</td><td>0.1</td></tr>
<tr><td></td><td>酒石酸，酒石酸钠</td><td>0.65，1.2</td></tr>
<tr><td></td><td>磷酸氢二钠，磷酸二氢钠</td><td>1.7，0.71</td></tr>
<tr><td></td><td>碳酸氢钠，碳酸钠</td><td>0.005，0.06</td></tr>
</table></td></tr>
</table>

续表

项目			内容
注射剂的处方组分	注射剂的主要附加剂	常用附加剂及用量	常用附加剂及用量（见下表）

常用附加剂及用量

附加剂种类	附加剂名称	使用浓度（溶液总量%）
助悬剂	羧甲基纤维素	0.05～0.75
	明胶	2.0
	果胶	0.2
稳定剂	肌酐	0.5～0.8
	甘氨酸	1.5～2.25
	烟酰胺	1.25～2.5
	辛酸钠	0.4
	聚氧乙烯蓖麻油	1～65
	聚山梨酯20（吐温20）	0.01
	聚山梨酯40（吐温40）	0.05
增溶剂	聚山梨酯80（吐温80）	0.04～4.0
润湿剂	聚维酮	0.2～1.0
乳化剂	聚乙二醇-40蓖麻油	7.0～11.5
	卵磷脂	0.5～2.3
	脱氧胆酸钠	0.21
	普郎尼克F68	0.21
抑菌剂	苯酚	0.25～0.5
	甲酚	0.25～0.3
	氯甲酚	0.05～0.2
	苯甲醇	1～3
	三氯叔丁醇	0.25～0.5
	硝酸苯汞	0.001～0.002
	尼泊金类	0.1
局麻剂（止痛剂）	盐酸普鲁卡因	0.5～2
	利多卡因	0.5～1.0
等渗调节剂	氯化钠	0.5～0.9
	葡萄糖	4～5
	甘油	2.25
填充剂	乳糖	1～8
	甘露醇	1～10
	甘氨酸	1～10
保护剂	乳糖	2～5
	蔗糖	2～5
	麦芽糖	2～5
	人血白蛋白	0.2～2

项目			内容
注射剂的制备	总体制备工艺流程和环境区域划分		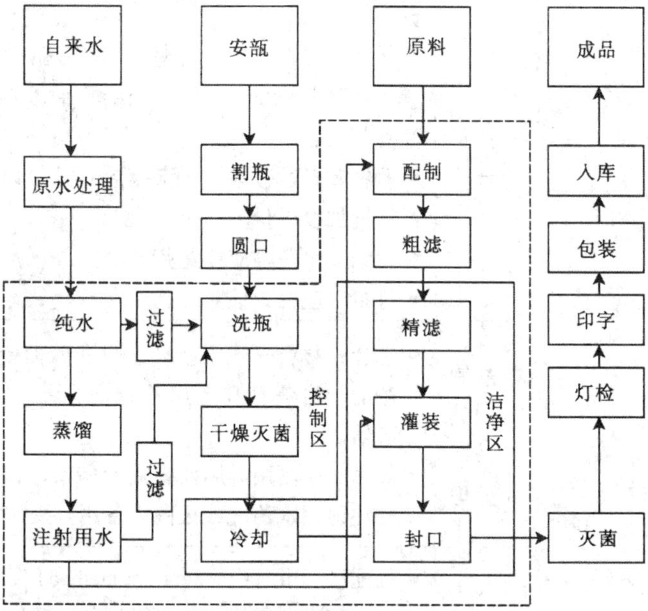 自来水→原水处理→纯水→过滤→洗瓶 纯水→蒸馏→注射用水→过滤→洗瓶 注射用水→配制 安瓿→割瓶→圆口→洗瓶→干燥灭菌→冷却→灌装 原料→配制→粗滤→精滤→灌装→封口→灭菌→灯检→印字→包装→入库→成品 控制区 洁净区
	注射用水处理系统		注射剂制备过程需要两种经过处理的水，分别是纯化水和注射用水。 ● 纯化水制备流程： 原水→砂滤器→炭滤器→精滤器→离子交换→反渗透→纯化水。 ● 几种常见的注射用水制备流程： ① 原水→精滤→超滤→反渗透→离子交换→多效蒸馏→注射用水 ② 原水→砂滤→炭滤→反渗透→离子交换→多效蒸馏→注射用水 ③ 原水→砂滤→炭滤→精滤→反渗透→多效蒸馏→注射用水
	注射液容器的处理	安瓿种类	● 曲颈易折安瓿：包括色环易折安瓿和点刻痕易折安瓿。 ● 粉末安瓿：供分装注射用粉末或结晶性药物使用。
		安瓿成分与适用性	● 中性玻璃（低硼硅酸盐）：作为 pH 接近中性或弱酸性注射剂的容器。 ● 含钡玻璃：耐碱，可作碱性较强注射剂的容器。 ● 含锆玻璃：具有更高的化学稳定性，耐酸、耐碱。
		安瓿质量检查	● 物理检查内容：安瓿外观、尺寸、应力、清洁度、热稳定性等。 ● 化学检查内容：容器的耐酸、碱性和中性检查等。 ● 装药试验：检查安瓿与药液的相容性，证明无影响方能使用。
		安瓿处理	● 切割 ● 圆口
		安瓿洗涤	一般使用离子交换水，质量较差的安瓿须用 0.5% 的醋酸水溶液。 ● 甩水洗涤法：适用于 5ml 以下的安瓿。 ● 加压喷射气水洗涤法：特别适用于大安瓿与曲颈安瓿的洗涤。
		安瓿的干燥与灭菌	● 安瓿洗涤后，一般置于 120～140℃ 烘箱内干燥（隧道式烘箱）。 ● 需无菌操作或低温灭菌的安瓿在 180℃ 干热灭菌 1.5h。存放 <24h。

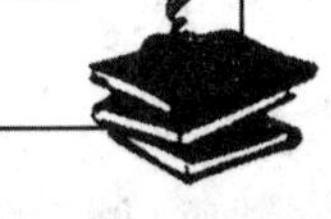

续表

项目			内容
注射剂的制备	注射液配制和灌封	投料计算	计算公式： 原料（附加剂）用量 = 实际配液量 × 成品含量% 实际配液量 = 实际灌注量 + 实际灌注时损耗量 注意事项： ● 若在制备过程中（如灭菌后）或储藏期间药物含量易下降，应酌情增加投料量。 ● 含结晶水药物应注意其换算。 ● 称量时应两人核对。
		配制用具选择处理	● 选择：材料一般用玻璃、耐酸碱搪瓷、不锈钢、聚乙烯等。配制浓的盐溶液不宜选用不锈钢容器。需加热的药液不宜选用塑料容器。 ● 处理：配制用具用前要用硫酸清洁液或其他洗涤剂洗净，并用新鲜注射用水荡洗或灭菌后备用。操作完毕后立即清洗干净。
		配制方法	● 稀配法（direct preparation method）：将全部药物加入所需溶剂中，一次配成所需浓度，再行过滤。适用于优质原料。 ● 浓配法（condensed preparation method）：全部药物加入部分溶剂中配成浓溶液 → 加热或冷藏后过滤→ 稀释至所需浓度。 注意事项： ● 配制注射液时应在洁净的环境中进行，所用器具及原料和附加剂尽可能无菌。 ● 配制剧毒药品注射液时，严格称量与校核，并谨防交叉污染。 ● 对不稳定的药物应注意调配顺序（先加稳定剂或通惰性气体等），有时要控制温度与避光操作。 ● 对于不易滤清的药液可加 0.1% ~0.3% 活性炭处理，常选用一级针用炭或"767"型针用炭。还应注意活性炭对药物的吸附作用。
		注射液的过滤	● 在注射剂生产中，一般采用二级过滤，预滤→ 终端过滤。 ● 常用的过滤器有： ■ 玻璃漏斗 ■ 布氏漏斗 ■ 砂滤棒过滤器 ■ 垂熔玻璃过滤器 ■ 板框过滤器 （以上）用于预滤 ■ 微孔滤膜过滤器……用于终端过滤 ● 对不耐热的产品，可用 0.3μm 或 0.22μm 的滤膜作无菌过滤，如胰岛素等。 药液入口 放气阀 盖板垫圈 微孔滤膜 多孔筛板 底板垫圈 滤器底板 药液出口

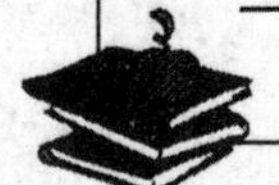

<table>
<tr><th colspan="2">项　目</th><th colspan="2">内　　容</th></tr>
<tr><td rowspan="3">注射剂的制备</td><td>注射液配制和灌封</td><td>注射液的灌封</td><td>

● 灌注药液：灌封区的洁净度应达到 A 级。要求做到剂量准确，药液不沾瓶，不受污染。注入容器的量要比标示量稍多。《中国药典》2010 年版规定的注射剂增加装量见下表：

注射液的增加装量通例表

<table>
<tr><th rowspan="2">标示装量/ml</th><th colspan="2">增加量/ml</th></tr>
<tr><th>易流动液</th><th>黏稠液</th></tr>
<tr><td>0.5</td><td>0.10</td><td>0.12</td></tr>
<tr><td>1</td><td>0.10</td><td>0.15</td></tr>
<tr><td>2</td><td>0.15</td><td>0.25</td></tr>
<tr><td>5</td><td>0.30</td><td>0.50</td></tr>
<tr><td>10</td><td>0.50</td><td>0.70</td></tr>
<tr><td>20</td><td>0.60</td><td>0.90</td></tr>
</table>

● 封口：要求严密不漏气，颈端圆整光滑，无尖头和小泡，分拉封和顶封两种。

● 灌封操作分手工灌封和机械灌封。
</td></tr>
<tr><td>注射剂的灭菌</td><td colspan="2">

● 注射剂从配制到灭菌，必须尽快完成，一般应控制在 12 小时内完成。

● 通常凡能耐热的产品，宜采用热压灭菌法。所采用的温度与时间有以下几种组合：115℃（67kPa）、30min；121℃（97kPa）、20min；126℃（139kPa）、15min。

● 对热不稳定的药物，应在避菌条件较好的情况下生产，宜采用流通蒸气灭菌，即 1～5ml 安瓿多采用流通蒸气 100℃、30min；10～20ml 安瓿常用 100℃、45min 灭菌，灭菌时间还可根据情况延长或缩短。

● 用标准灭菌时间 F_0 值来对灭菌效果进行评价。（详见第 15 章）

● 每次灭菌的 F_0 值至少应大于 8，可基本保证灭菌的可靠性。实际操作时，增加 50% 的保险系数，将 F_0 值控制到 12。
</td></tr>
<tr><td>注射剂检验和包装</td><td colspan="2">

● 安瓿检漏：一般采用灭菌和检漏两用的灭菌锅将灭菌、检漏结合进行。

● 安瓿灯检：澄明度检查，主要是检查注射液中有无微粒、小白点、纤维、玻屑等异物。
</td></tr>
</table>

续表

项目				内容
注射剂的质量检查	热原检查	家兔法	试验动物	供试验用的家兔应健康合格，体重1.7～3.0kg，雌性兔应无孕。
			温度计	使用精密度为 ±0.1℃的测温装置。测温探头或肛温计插入肛门的深度一般约6cm，时间不得少于1.5min。
			注射筒 注射针	250℃加热30min除去热原。
			试验用量	10ml/kg试验动物体重（另有规定的除外）。
			体温上升	最高体温与正常体温的差。
			判定	初试： 试验动物3只。 体温升高0.6℃以上的家兔2～3只──→热原阳性。 体温升高0.6℃以上家兔1只，或3只家兔体温升高均低于0.6℃，但体温升高的总和达1.4℃以上 ──→复试。 复试： 试验动物5只。 体温升高0.6℃以上的家兔2只──→热原阳性。
		鲎试验法	特　点	灵敏度高（通常认为鲎试剂法比家兔法灵敏度大10倍），操作简单，实验费用少，可迅速得到结果，适用于生产过程中的热原控制，但易出现“假阳性”。
			原　理	利用鲎的变形细胞溶解物与由革兰阴性菌产生的细菌内毒素之间的胶凝反应。
			测定法	凝胶法：通过鲎试剂与内毒素产生凝集反应的原理来检测或半定量内毒素的方法，详见中国药典附录。 光度测定法：分为浊度法和显色基质法，详见中国药典附录。
			适用条件	适用条件：特别适用于某些不能用家兔进行的热原检测的品种，如放射性制剂、肿瘤抑制剂等。
			局限性	由于其对革兰阴性菌以外的内毒素不够灵敏，尚不能完全取代家兔的热原试验法。

续表

<table>
<tr><th colspan="2">项目</th><th colspan="3">内容</th></tr>
<tr><td rowspan="11">注射剂的质量检查</td><td rowspan="11">无菌检查</td><td rowspan="6">薄膜过滤法</td><td colspan="2">水溶性供试液过滤前先将少量的冲洗液过滤以润湿滤膜。</td></tr>
<tr><td>过滤器</td><td>直径约为50mm，孔径应不大于0.45μm，使用前应灭菌。</td></tr>
<tr><td>培养基</td><td>硫乙醇酸盐流体培养基
改良马丁培养基</td></tr>
<tr><td>操作</td><td>● 水溶液供试品：取规定量，直接过滤，或混合至含适量稀释液的无菌容器内，混匀，立即过滤。
● 如供试品具有抑菌作用或含防腐剂，须用适量的冲洗液冲洗滤膜，冲洗次数不得少于三次。冲洗后，如用封闭式薄膜过滤器，分别将100ml硫乙醇酸盐流体培养基及改良马丁培养基加入相应的滤筒内。
● 如采用一般薄膜过滤器，取出滤膜，将其剪成3等份，分别置于含50ml硫乙醇酸盐流体培养基及改良马丁培养基的容器中，其中一份做阳性对照用。</td></tr>
<tr><td>培养及观　察</td><td>● 含培养基的容器按规定的温度培养14天。培养期间应逐日观察并记录是否有菌生长。
● 如在加入供试品后、或在培养过程中，培养基出现浑浊，培养14天后，不能从外观上判断有无微生物生长，可取该培养基液适量转种至同种新鲜培养基中或划线接种于斜面培养基上，细菌培养2天、真菌培养3天，观察接种的同种新鲜培养基是否再出现浑浊或斜面是否有菌生长；或取培养液涂片，染色，镜检，判断是否有菌。</td></tr>
<tr><td>结果判定</td><td>● 若供试品均澄清，或虽显浑浊但经确证无菌生长，判供试品符合规定。
● 若供试品管中任何一管显浑浊并确证有菌生长，判供试品不符合规定。
● 若能充分证明试验结果无效，应重试。</td></tr>
<tr><td rowspan="3">直接接种法</td><td colspan="2">将药物溶液直接接种到培养基上。</td></tr>
<tr><td>培养基</td><td>同薄膜过滤法。除另有规定外，每个容器中的培养基的用量应符合接种的供试品体积不得大于培养基体积的10%，同时，硫乙醇酸盐流体培养基每管装量不少于15ml，改良马丁培养基每管装量不少于10ml。</td></tr>
<tr><td>培养判定</td><td>同薄膜过滤法。</td></tr>
</table>

续表

<table>
<tr><th colspan="2">项 目</th><th colspan="3">内 容</th></tr>
<tr><td rowspan="7">注射剂的质量检查</td><td rowspan="5">澄明度检查</td><td rowspan="5">灯检法</td><td>检查装置</td><td>带有遮光板的日光灯光源，光照度可在1000～4000lx范围内调节，不反光的黑色背景（不反光的白色背景供检查有色异物）。</td></tr>
<tr><td>检查人员</td><td>远距离和近距离视力测验，均应为4.9或4.9以上（矫正后视力应为5.0或5.0以上），应无色盲。</td></tr>
<tr><td>检查法</td><td>● 除另有规定外，取供试品20支，除去容器标签，擦净容器外壁，轻轻旋转和翻转容器使药液中存在的可见异物悬浮（注意不使药液产生气泡），必要时将药液转移至洁净透明的专用玻璃容器内；置供试品于遮光板边缘处，在明视距离（指供试品至人眼的距离，通常为25cm），分别在黑色和白色背景下，手持供试品颈部使药液轻轻翻转，用目检视。
● 无色注射液或滴眼剂的检查，光照度应为1000～1500lx；透明塑料容器或有色溶液注射液或滴眼剂的检查，光照度应为2000～3000lx；混悬型注射液和混悬液滴眼剂，光照度为4000lx，仅检查色块、纤毛等可见异物。</td></tr>
<tr><td>结果判定</td><td>● 溶液型静脉用注射液、注射用浓溶液和滴眼剂：20支（瓶）供试品中，均不得检出可见异物。如检出可见异物的供试品超过1支（瓶），应另取20支（瓶）同法检查，均不得检出。
● 混悬型注射液和混悬型滴眼剂：20支（瓶）供试品中，均不得检出色块、纤毛等可见异物。
● 溶液型非静脉用注射液、注射用无菌粉末和供注射用无菌原料药：按国务院药品监督管理部门的有关规定执行。</td></tr>
<tr><td>光散射法</td><td>当一束单色激光照射溶液时，溶液中存在的不溶性物质使入射光发生散射，散射的能量与不溶性物质的大小有关。本方法通过对溶液中不溶性物质引起的光散射能量的测量，并与规定的阈值比较，以检查可见异物（见中国药典附录）。</td></tr>
<tr><td>pH测定</td><td colspan="3">● 用pH试纸法或酸度计。
● 一般应在4.0～9.0之间，个别特定品种按其质量标准执行。
● 同一品种pH值差异范围不能超过±1.0。</td></tr>
<tr><td>其他检查</td><td colspan="3">● 装量检查，详见见中国药典附录。
● 视品种不同，有的尚需进行有关物质、降压物质检查、异常毒性检查、刺激性、过敏试验及抽针试验等。</td></tr>
</table>

第三节 输　液

<table>
<tr><th>项　目</th><th colspan="2">内　容</th></tr>
<tr><td>定义</td><td colspan="2">指由静脉滴注输入体内的大剂量注射液（一次给药在100ml以上），它是注射剂的一个分支。</td></tr>
<tr><td rowspan="4">分类</td><td>电解质输液</td><td>用以补充体内水分、电解质，纠正体内酸碱平衡等。</td></tr>
<tr><td>营养输液</td><td>用于不能口服吸收营养的患者，包括糖类输液、氨基酸输液、脂肪乳剂输液。</td></tr>
<tr><td>胶体输液</td><td>用于调节体内渗透压，如右旋糖酐、淀粉衍生物、明胶、聚维酮（PVP）等。</td></tr>
<tr><td>含药输液</td><td>含有治疗药物的输液。</td></tr>
<tr><td>质量要求</td><td colspan="2">● 与注射剂基本一致，但对无菌、无热原及澄明度这三项，要求更加严格。
● pH应在保证疗效和制品稳定的基础上，力求接近人体血液的pH。
● 渗透压应为等渗或偏高渗。
● 输液中不得加任何抑菌剂，并在贮存过程中质量稳定。
● 应无毒副作用，不能有引起过敏反应的异性蛋白及降压物质，输入人体后不会引起血常规的异常变化，不损害肝、肾等。
● 含量、色泽也应符合要求。</td></tr>
<tr><td>输液和小针剂的区别</td><td colspan="2">见下表</td></tr>
</table>

输液和小针剂的区别

类别	小针剂	输液
剂量	<100ml	≥100ml
给药途径	肌内注射为主、或静脉、脊椎腔、皮下以及局部注射	静脉滴注
工艺要求	从配制到灭菌，必须尽快完成，一般应控制在12小时内完成	从配制到灭菌的时间间隔应尽量缩短，以不超过4小时为宜
附加剂	可加入适宜抑菌剂、止痛剂和增溶剂	不得加入任何抑菌剂、止痛剂和增溶剂
不溶性微粒	除另有规定外，每个供试品容器中含10μm以上的微粒不得超过6000粒，含25μm以上的微粒不得超过600粒	除另有规定外，1ml中含10μm以上的微粒不得超过25粒，含25μm以上的微粒不得超过3粒
渗透压	等渗	等渗、高渗或等张

续表

<table>
<tr><th colspan="2">项　目</th><th>内　　容</th></tr>
<tr><td></td><td>mEq（Eq：equivalent）
$1\text{mEq}=\frac{\text{质量（mg）}}{\text{分子量}}$
1Eq = 1000mEq</td><td>[例]：生理盐水中 Na^+ 和 Cl^- 的 mEq/L。
Na^+：$9000\text{mg}\times\frac{1}{58.5}\approx154\text{mEq/L}$
Cl^-：同上。</td></tr>
<tr><td rowspan="2">渗透压的计算</td><td rowspan="2">● 1 毫渗量（mOsm）为 1 毫克分子（非电解质）或一毫克离子（电解质）所产生的渗透压。
● 临床上用渗透克分子量（简称渗量，Osm）或渗透毫克分子量，mOsm）作为体液渗透压单位，1000mOsm = 1Osm。</td><td>电解质的渗透压：
1 价：1mEq/L ⟶ 1mOsm/L
2 价：2mEq/L ⟶ 1mOsm/L
[例]：求生理盐水的渗透压
Na^+ 的浓度为 154 mEq/L
Cl^- 的浓度为 154 mEq/L
渗透压 = 154mEq/L + 154mEq/L = 308 mEq/L ⟶ 308mOsm/L</td></tr>
<tr><td>非电解质的渗透压
$\frac{\text{1L 中的溶质的量}}{\text{溶质的相对分子质量}}=\text{Osm/L}$
[例]：10%（W/V）葡萄糖注射液的渗透压
$\frac{100\text{g}}{180}\times1000\approx555.6\text{mOsm/L}$</td></tr>
<tr><td rowspan="2">输液的制备</td><td>制备工艺流程</td><td>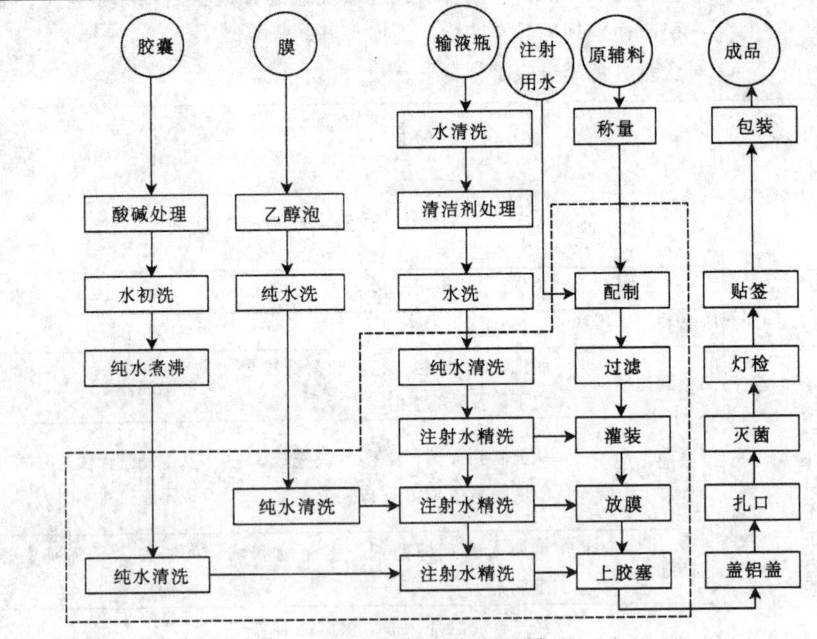

输液生产工艺流程图
输液从配制到灭菌，以不超过 4 小时为宜。</td></tr>
<tr><td>生产环境要求</td><td>● GMP 要求输液车间应采用洁净技术，输液的一般洗涤、配制要求在洁净度 B 级条件下操作。
● 过滤、灌封、盖膜和盖胶塞等关键部分，应在 A 级条件下操作。
● 温度 18～28℃，相对湿度 50%～65%，室内正压 >4.9Pa（0.5mmHg）。</td></tr>
</table>

项目		内容	
输液的制备	容器和处理方法	输液容器	● 玻璃瓶：应用硬质中性玻璃制成。 ● 塑料瓶：医用聚丙烯塑料瓶（亦称 PP 瓶）。 ● 塑料袋：非 PVC 软袋。
		输液容器的清洁处理法	● 塑料容器一般不洗涤，直接采用无菌材料压制。 ● 玻璃瓶一般有直接水洗、酸洗、碱洗等方法。 直接水洗：如制瓶车间的洁净度较高，瓶子出炉后立即密封的情况，只需用过滤注射用水冲洗即可。 酸洗：用硫酸重铬酸钾清洁液洗涤效果较好。 碱洗：用2%氢氧化钠溶液（50～60℃）冲洗，也可用1%～3%碳酸钠溶液，碱液与玻璃接触数秒钟。
		橡胶塞和隔离膜的质量要求和清洁处理法	输液瓶所用橡胶塞质量要求如下： ①富有弹性及柔软性； ②针头刺入和拔出后应立即闭合，能耐受多次穿刺而无碎屑脱落； ③具耐溶性，不致增加药液中的杂质； ④可耐受高温灭菌； ⑤有高度的化学稳定性； ⑥对药物或附加剂作用应达最低限度； ⑦无毒性，无溶血作用。
			橡胶塞的处理：可用酸碱法处理。水洗 pH 值呈中性。再用纯水煮沸 30 分钟，用注射用水洗净备用。我国规定使用合成橡胶塞如丁基橡胶塞，其质量应符合 SFDA 颁布的《直接接触药品的包装材料和容器管理办法》和其他有关规定。
			● 隔离膜：使用目的是将药液和橡胶塞隔离，国内主要使用涤纶膜。 ● 涤纶膜的处理：将直径 38mm 的薄膜逐张分散，用药用乙醇浸泡或放入蒸馏水中于 112～115℃加热处理 30 分钟或煮沸 30 分钟，再用滤清的注射用水动态漂洗备用。
	输液的配制	稀配法	适用条件：原料质量较好，澄明度合格率较高，药液浓度不高，配液量不太大。 工艺过程：准确称取原料药物→直接加注射用水配成所需浓度→调节 pH 值，必要时亦可用0.1%～0.3%的针用活性炭搅匀，放置约 30 分钟即可过滤。
		浓配法	药液配制多用浓配法，有利于除去杂质。 工艺过程：将原料药物加部分注射用水→加热使溶解，配成浓溶液→进行必要的处理（如煮沸、加活性炭吸附、冷藏等）→过滤→用注射用水稀释至需要浓度。

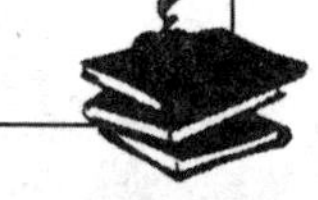

续表

<table>
<tr><th colspan="2">项 目</th><th colspan="2">内 容</th></tr>
<tr><td rowspan="12">输液的制备</td><td>输液过滤</td><td colspan="2">● 输液过滤方法、过滤装置与安瓿剂基本相同，过滤多采用加压过滤法。
● 一般用陶瓷滤棒、垂熔玻璃滤棒或板框式压滤机进行预滤。
● 精滤目前多采用微孔滤膜，常用滤膜孔径为 0. 65μm 或 0. 8μm。
● 用加压三级（砂滤棒→G3 滤球→微孔滤膜）过滤装置。
● 可用双层微孔滤膜过滤，上层为 3μm 微孔膜，下层为 0. 8μm 微孔膜。</td></tr>
<tr><td>输液灌封</td><td colspan="2">输液灌封由药液灌注、加膜、盖橡胶塞和轧铝盖四步组成。
注意事项：
● 薄膜位置要放端正，否则失去隔离作用。
● 要严格控制室内的洁净度，防止细菌粉尘的污染。
● 药液维持 50℃为好。</td></tr>
<tr><td>输液灭菌</td><td colspan="2">● 灭菌输液从配制到灭菌的时间间隔应尽量缩短，以不超过 4 小时为宜。
● 输液通常采用热压灭菌 115℃、30min。
● 塑料袋装输液常采用 109℃、45min 灭菌，且具有加压装置以免爆破。
● 国家规定，对于大输液灭菌要求 F_0 值大于 8min，常用 12min。</td></tr>
<tr><td>澄明度检查</td><td colspan="2">同第二节注射剂项下描述的检查方法。</td></tr>
<tr><td rowspan="5">不溶性微粒的检查</td><td colspan="2">本法系在可见异物检查符合规定后，用以检查溶液型静脉滴注用注射剂中的不溶性微粒的大小及数量。</td></tr>
<tr><td rowspan="2">光阻法</td><td>光阻法为首选方法，该法不适用于黏度过高和易析出结晶的制剂，也不适用于进入传感器时容易产生气泡的注射剂。</td></tr>
<tr><td>● 标示装量为 100ml 或 100ml 以上的静脉用注射液：除另有规定外，每 1ml 中含 10μm 以上的微粒不得过 25 粒，含 25μm 以上的微粒不得过 3 粒。
● 标示装量为 100ml 以下的静脉用注射液、静脉注射用无菌粉末及注射用浓溶液：除另有规定外，每个供试品容器中含 10μm 以上的微粒不得过 6000 粒，含 25μm 以上的微粒不得过 600 粒。</td></tr>
<tr><td rowspan="2">显微计数法</td><td>当光阻法测定结果不符合规定或供试品不适用于用光阻法测定时，采用显微计数法测定。</td></tr>
<tr><td>● 标示装量为 100ml 或 100ml 以上的静脉用注射液：除另有规定外，每 1ml 中含 10μm 以上的微粒不得过 12 粒，含 25μm 以上的微粒不得过 2 粒。
● 标示装量为 100ml 以下的静脉用注射液、静脉注射用无菌粉末及注射用浓溶液：除另有规定外，每个供试品容器中含 10μm 以上的微粒不得过 3000 粒，含 25μm 以上的微粒不得过 300 粒。</td></tr>
<tr><td>热原检查</td><td colspan="2">按《中国药典》2010 年版规定方法进行检查。同第二节注射剂项下描述的检查方法。</td></tr>
<tr><td>无菌检查</td><td colspan="2">按《中国药典》2010 年版规定方法进行检查。同第二节注射剂项下描述的检查方法。</td></tr>
<tr><td>其他</td><td colspan="2">● 主药含量
● pH 值
● 渗透压</td></tr>
</table>

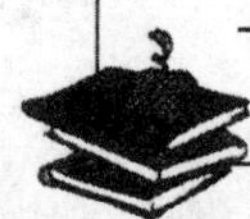

续表

项目		内容
输液主要存在的问题及解决方法	澄明度与微粒问题	微粒产生的原因及解决办法： ● 原辅料质量：必须严格控制，国内已制订了输液用原辅料质量标准。 ● 输液容器与附件质量：需提高输液容器及橡胶塞质量。 ● 生产工艺以及操作：加强工艺过程管理，采用层流净化空气，微孔薄膜过滤和联动化等措施。 ● 医院输液操作以及静脉滴注装置的问题：安置终端过滤器（0.8μm 孔径的薄膜）是解决使用过程中微粒污染的重要措施。
	染菌	● 原因：主要是由于生产过程中严重污染，灭菌不彻底、瓶塞不严、松动、漏气等造成。 ● 解决方法：尽量减少生产过程中的污染，还要严格灭菌，严密包装。
	热原反应	● 关于热原污染的途径及防止办法见本章第一节。 ● 要加强生产过程的控制，同时重视使用过程中的污染。
静脉注射脂肪乳剂	质量要求	● 微粒直径 80% <1μm，微粒大小均匀；不得有大于 3μm 的微粒。 ● 成品耐受高压灭菌，在贮存期内乳剂稳定，成分不变。 ● 无副作用，无抗原性，无降压作用与溶血作用。
	原料和乳化剂	● 原料一般选用植物油，应有注射用质量控制标准，例如碘价、酸价、皂化价、过氧化值、折光率、黏度等。 ● 静脉注射用脂肪乳剂的乳化剂常用的有卵磷脂、豆磷脂及普朗尼克 F68（Pluronic F68）等，稳定剂常用油酸钠。
	处方组成	瑞典的 Intralipid 的处方： 　　10%　　20% 大豆油　10%　20% 卵磷脂　1.2%　1.2% 甘油　2.25%　2.25% 注射用水　加至 100ml　100ml

第四节　注射用无菌粉末

<table>
<tr><th>项目</th><th colspan="3">内容</th></tr>
<tr><td>定义</td><td colspan="3">● 注射用无菌粉末（ sterile powder for injection）：又称粉针，系指药物制成的供临用前用适宜的无菌溶液配制成澄清溶液或均匀混悬液的无菌粉末或无菌块状物。可用适宜的注射溶剂配制后注射，也可用静脉输液配制后静脉滴注。
● 适用药物：适用于在水中不稳定的药物，特别是对湿热敏感的抗生素及生物制品。</td></tr>
<tr><td rowspan="2">分类</td><td colspan="3">注射用冷冻干燥制品（lyophilized products for injection）：将灌装了药液的安瓿进行冷冻干燥后封口而得，常见于生物制品。</td></tr>
<tr><td colspan="3">注射用无菌分装产品（ sterile divided products）：将已经用灭菌溶剂法或喷雾干燥法精制而得的无菌药物粉末在避菌条件下分装而得，常见于抗生素药品。</td></tr>
<tr><td>质量要求</td><td colspan="3">除应符合《中国药典》对注射用原料药物的各项规定外，还应符合下列要求：
● 粉末无异物，配成溶液或混悬液后澄明度检查合格。
● 粉末细度或结晶度应适宜，便于分装。
● 无菌、无热原。</td></tr>
<tr><td rowspan="8">注射用无菌粉末的制备</td><td colspan="3">将符合注射要求的药物粉末在无菌操作条件下直接分装于洁净灭菌的小瓶或安瓿中，密封。</td></tr>
<tr><td>理化性质测定</td><td colspan="2">● 物料热稳定性：以确定产品最后能否进行灭菌处理。
● 临界相对湿度：生产中分装室的相对湿度必须控制在临界相对湿度以下。
● 物料的粉末晶型与松密度：使之适于分装。</td></tr>
<tr><td rowspan="5">生产工艺</td><td colspan="2">原材料的准备 → 分装 → 灭菌 → 异物检查 → 印字包装</td></tr>
<tr><td>原材料的准备</td><td>● 玻璃瓶可用电烘箱 180℃ 干热灭菌 1.5h。
● 胶塞洗净后要用硅油进行硅处理，再在 125℃ 干热灭菌 2.5h。
● 灭菌好的空瓶存放柜应有净化空气保护，瓶子存放时间不超过 24 小时。
● 无菌原料可用灭菌结晶法、喷雾干燥法制备，必要时需进行粉碎，过筛等，在无菌条件下制得符合注射用的灭菌粉末。</td></tr>
<tr><td>分装</td><td>● 分装必须在高度洁净的无菌室中按照无菌操作法进行。
● 用人工或机器分装，分装机宜有局部层流装置。
● 分装好后小瓶立即加塞并用铝盖密封，安瓿用火焰熔封。
● 青霉素分装车间不得与其他抗生素分装车间轮换生产，以防止交叉污染。</td></tr>
<tr><td>灭菌</td><td>● 对于能耐热的品种，可进行补充灭菌。
● 对于不耐热的品种，必须严格无菌操作，产品不能灭菌。</td></tr>
<tr><td>异物检查</td><td>异物检查一般在传送带上，用目检视。</td></tr>
<tr><td>存在问题解决方法</td><td colspan="2">● 装量差异：物料流动性差是其主要原因，应根据具体情况采取措施。
● 澄明度问题：应严格控制原料质量及其处理方法和环境，防止污染。
● 无菌度问题：一般都采用层流净化装置。
● 贮存过程中的吸潮变质：要进行橡胶塞密封性能的测定，选择性能好的胶塞；铝盖压紧后瓶口应烫蜡，以防水气透入。</td></tr>
</table>

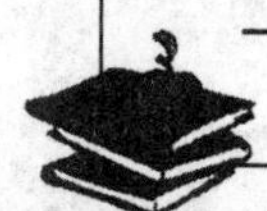

续表

<table>
<tr><th colspan="2">项 目</th><th>内 容</th></tr>
<tr><td rowspan="6">注射用冷冻干燥无菌粉末的制备</td><td rowspan="4">冷冻干燥技术</td><td>定义：冷冻干燥技术（ freeze drying technology）是把含有大量水分的物料预先进行降温，冻结成冰点以下的固体，在真空条件下使冰直接升华，以水蒸气形式除去，从而得到干燥产品的一种技术。</td></tr>
<tr><td>适用性：凡是对热敏感，在水溶液中不稳定的药物，可采用此法制备。</td></tr>
<tr><td>原理：冷冻干燥的原理可用水的三元相图加以说明，如下图所示：
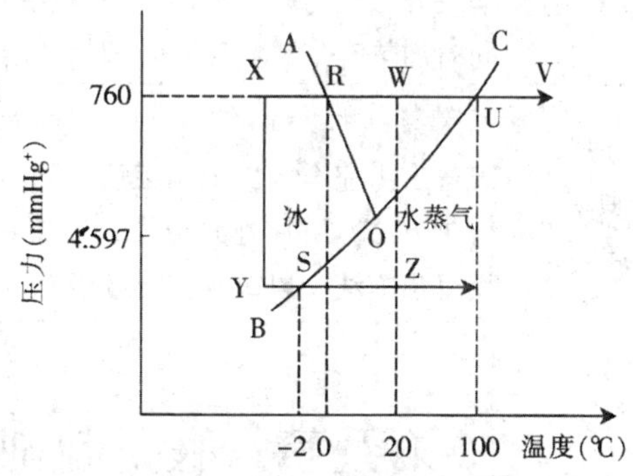

冷冻干燥原理：水的三相平衡图
图中 OA 是冰—水平衡曲线，OB 为冰—水蒸气平衡曲线，OC 为水—水蒸气平衡曲线，O 点为冰、水、汽的平衡点（冰、水、汽可同时共存），该点温度为 0.01℃，压力为 4.597mmHg。从图中可以看出当压力低于 4.597mmHg 时，不管温度如何变化，水都只有固态和气态两相存在。固态（冰）吸热后不经液相直接变为气态，而气态放热后直接转变为固态，冷冻干燥就是根据这个原理进行的。升高温度或降低压力都可打破气、固两相平衡，使整个系统朝冰转化为汽的方向进行。</td></tr>
<tr><td>冷冻干燥的优点：
● 可避免药品因高热而分解变质。
● 所得产品质地疏松，加水后迅速溶解恢复药液原有特性。
● 含水量低（1% ~3%），有利于产品长期贮存。
● 产品中的微粒物质比用其他方法生产者少。
● 产品剂量准确，外观优良。
冷冻干燥的缺点：不能随意选择溶剂；有时某些产品重新溶解时出现浑浊；本法需特殊设备，成本较高。</td></tr>
<tr><td rowspan="2">制备工艺</td><td>分装好药液的安瓿或小瓶→预冻→升华干燥（除去水分）→再干燥。</td></tr>
<tr><td>● 预冻：温度一般应降至产品共熔点以下 10 ~ 20℃以保证冷冻完全。
● 升华干燥
一次升华法：适用于共熔点为 -20 ~ -10℃的制品，且溶液黏度不大。升华温度约为 -20℃，药液中的水分可基本除尽。
反复冷冻升华法：该法的减压和加热升华过程与一次升华法相同，只是预冻过程须在共熔点与共熔点以下 20℃之间反复升降预冻，而不是一次降温完成。本法常用于结构较复杂、稠度大及熔点较低的制品，如蜂蜜、蜂王浆等。
● 再干燥：升华完成后，温度继续升高至 0℃或室温，并保持一段时间，使已升华的水蒸气或残留的水分被抽尽。可保证冻干制品含水量 <1%，并有防止回潮作用。</td></tr>
</table>

续表

项目			内容
注射用冷冻干燥无菌粉末的制备	存在的问题及处理方法	含水量偏高	● 原因：装入容器的药液过厚，升华干燥过程中供热不足，冷凝器温度偏高或真空度不够等。 ● 解决方法：采用旋转冷冻机及其他相应的方法解决。
		喷瓶	● 原因：供热太快，受热不匀或预冻不完全等。 ● 解决方法：为防止喷瓶，必须控制预冻温度在共熔点以下10～20℃，同时加热升华，温度不宜超过共熔点。
		产品外形不饱满萎缩成团粒	● 原因：一些黏稠的药液由于结构过于致密，在冻干过程中内部水蒸气逸出不完全，冻干结束后，制品会因潮解而萎缩。 ● 解决方法：可在处方中加入适量甘露醇、氯化钠等填充剂，并采取反复预冻法，以改善制品的通气性，产品外观即可得到改善。

第五节　眼用制剂

项目		内容
定义		眼用制剂：凡是供洗眼、滴眼用以治疗或诊断眼部疾病的液体制剂，称为眼用制剂。
分类	按用途	● 滴眼剂（eye drops）：指由药物与适宜辅料制成的无菌水性或油性澄明溶液、混悬液或乳状液，供滴入的眼用液体制剂，也可将药物以粉末、颗粒、块状或片状形式包装，另备溶剂，在临用前配成澄明溶液或混悬液。 ● 洗眼剂：系指由药物制成的无菌澄明水溶液，供冲洗眼部异物或分泌液、中和外来化学物质的眼用液体制剂。其质量要求与注射液同。
	按状态	● 眼用液体制剂：包括滴眼剂、洗眼剂、眼内注射溶液等。 ● 眼用半固体制剂：包括眼膏剂、眼用乳膏剂、眼用凝胶剂等。 ● 眼用固体制剂：包括眼膜剂、眼丸剂、眼内插入剂等。
药物经眼吸收途径		药物溶液滴入结膜囊内后主要经过角膜和结膜两条途径吸收。 角膜：滴入眼中的药物首先进入角膜内→通过角膜至前房再进入虹膜。 结膜：药物经结膜吸收→通过巩膜到达眼球后部。 上眼睑 眉毛 泪阜 目内眦 泪腺 泪囊 目锐眦 结膜 巩膜 下鼻泪管 角膜缘 瞳孔 虹膜 下近泪点 鼻泪管

续表

<table>
<tr><th>项　目</th><th colspan="4">内　　容</th></tr>
<tr><td>影响吸收的因素</td><td colspan="4">● 药物从眼睑缝隙的损失：通常一滴滴眼液约 50～70μl，约 70% 的药液从眼部溢出而损失。若眨眼则有 90% 的药液损失。应增加滴药次数以提高主药的利用率。
● 全身吸收：透入结膜的药物有很大比例将进入血液，并有可能引起全身性副作用。
● pH 值与 pK_a 值：角膜上皮层和内皮层均有丰富的类脂物，因而脂溶性药物易渗入，水溶性药物则较易渗入角膜的水性基质层，两相都能溶解的药物容易通过角膜，完全解离的药物难以透过完整的角膜。
● 刺激性：眼用制剂的刺激性较大时，增加药物从外周血管的消除，而且使泪腺分泌增多，降低药效。
● 表面张力：表面张力愈小，愈有利于泪液与滴眼剂的充分混合，也有利于药物与角膜上皮接触，使药物容易渗入。适量的表面活性剂有促进吸收的作用。
● 黏度：增加黏度可使药物与角膜接触时间延长，有利于药物的吸收。</td></tr>
<tr><td rowspan="10">滴眼剂的质量要求</td><td>pH 值</td><td colspan="3">5.0～9.0，pH 调节应兼顾药物的溶解度、稳定性、刺激性的要求，同时亦应考虑 pH 值对药物吸收及药效的影响。</td></tr>
<tr><td>渗透压</td><td colspan="3">眼球能适应的渗透压范围相当于 0.6%～1.5% 的氯化钠溶液。</td></tr>
<tr><td>无　菌</td><td colspan="3">● 用于眼外伤或术后的眼用制剂要求绝对无菌，单剂量包装。
● 一般滴眼剂（即用于无眼外伤的滴眼剂）要求没有致病菌。</td></tr>
<tr><td rowspan="4">澄明度</td><td colspan="3">滴眼剂的澄明度要求比注射液要稍低些。</td></tr>
<tr><td rowspan="2">可见异物</td><td>灯检法</td><td>● 用无色透明容器包装的无色供试品溶液，检查时被观察样品所在处的光照度应为 1000～1500lx；透明塑料容器或有色溶液滴眼剂的检查，光照度应为 2000～3000lx；混悬液滴眼剂，光照度为 4000lx，仅检查色块、纤毛等可见异物。
● 结果判断：①液型滴眼剂：20 支（瓶）供试品中，均不得检出可见异物。如检出可见异物的供试品超过 1 支（瓶），应另取 20 支（瓶）同法检查，均不得检出。②悬型滴眼剂：20 支（瓶）供试品中，均不得检出色块、纤毛等可见异物。</td></tr>
<tr><td>光散射法</td><td>除另有规定外，取供试品 20 支（瓶），将药液转移至洁净透明的专用玻璃容器内，置仪器的上瓶装置上，启动仪器并记录检测结果，应不得检出可见异物。如经确认检出可见异物的不超过 1 支（瓶），另取 20 支（瓶）同法复试，均不得检出。</td></tr>
<tr><td>粒度</td><td colspan="2">混悬型滴眼剂检查法：取供试品强烈振摇，立即量取适量（相当于主药 10μg）置于载玻片上，照粒度和粒度分布测定法（中国药典 2010 年版二部附录 Ⅸ E 第一法）检查，大于 50μm 的粒子不得过 2 个，且不得检出大于 90μm 的粒子。</td></tr>
<tr><td>黏　度</td><td colspan="3">合适的黏度在 4.0～5.0cPa·s 之间。</td></tr>
<tr><td>稳定性</td><td colspan="3">眼用溶液类似注射剂，应注意稳定性问题。</td></tr>
<tr><td>装　量</td><td colspan="3">每一容器的装量，除另有规定外，应不超过 10ml。</td></tr>
</table>

续表

项目	内容	
眼用制剂的常用附加剂	pH 调节剂	磷酸盐缓冲液，硼酸盐缓冲液等。
	等渗调节剂	氯化钠，硼酸，硼砂等。
	防腐剂	硝酸苯汞，苯扎溴铵，三氯叔丁醇，对羟基苯甲酸酯类等。
	稳定剂	抗氧剂等。
	助悬/增黏剂	MC、HPMC、PVP 等。
眼用液体制剂制备	制备工艺流程	● 药物性质稳定者 原辅料→配滤→滤液（灭菌） 洗瓶（塞）→灭菌→ } 无菌操作分装→质量检查→印字包装 ● 主药不耐热的品种，全部无菌操作法制备。
	容器及附件的处理	● 滴眼瓶一般为中性玻璃瓶，配有滴管并封有铝盖。 ● 玻璃质量要求与输液瓶同，遇光不稳定者可选用棕色瓶。 ● 塑料瓶不碎，轻便，较常用。但塑料瓶应通过试验确认与药液之间无相互作用后方能选用。 洗涤方法与注射剂容器同，玻璃瓶可用干热灭菌，塑料瓶可用气体灭菌。
	药液配滤	滴眼剂的配制与注射剂工艺过程几乎相同。 ● 对热稳定的药物，配滤后应装入适宜的容器中，灌装灭菌。 ● 对热不稳定的药物可用已灭菌的溶剂和用具在无菌柜中配制，操作中应避免细菌污染。 ● 药物、附加剂用适量溶剂溶解，必要时加活性炭（0.05% ~ 0.3%）处理，经滤棒、垂熔滤球或微孔滤膜过滤至澄明，加溶剂至足量，灭菌后做半成品检查。 ● 眼用混悬剂的配制，先将微粉化药物灭菌，另取表面活性剂、助悬剂加少量灭菌蒸馏水配成黏稠液，再与主药用乳匀机搅匀，添加无菌蒸馏水至全量。
	无菌灌封	目前生产上均采用减压灌装。
	质量检查	应检查澄明度、主药含量、抽样检查铜绿假单胞菌及金黄色葡萄球菌。
	印字包装	● 目前用于滴眼剂包装的材料有玻璃、橡胶和塑料。 ● 有眼外伤的要严格无菌，应单剂量包装。

练 习 题

一、翻译并解释下列名词与术语

1. sterilized preparation
2. sterile preparation
3. physical sterilization technology
4. moist heat sterilization
5. dry heat sterilization
6. chemical sterilization technology
7. filtration sterilization
8. radiation sterilization
9. gas sterilization
10. disinfectant sterilization
11. aseptic processing
12. pyrogen
13. iso - osmotic solution
14. isotonic solution
15. sodium chloride equivalent
16. purified water
17. water for injection
18. sterile water for injection
19. air purification
20. surface filtration
21. deep filtration
22. injections
23. sterile powder for injection
24. method condensed preparation method
25. direct preparation
26. mOsm
27. lyophilized products for injection
28. sterile divided products
29. freeze drying technology
30. eye drops

二、判断是非题（用○或×表示）

1. 无菌制剂要求不得检出活菌，灭菌制剂要限制染菌的种类和数量。(　　)
2. 饮用水经蒸馏法处理后可用于注射剂的配制与稀释。(　　)
3. 注射用水和无菌注射用水的主要区别是是否含有热原。(　　)
4. 热压灭菌是目前最可靠的湿热灭菌法，适用于对热稳定的药物制剂的灭菌，其中湿饱和蒸汽的灭菌效果优于饱和蒸汽。(　　)
5. 静脉注射用脂肪乳中使用甘油作为等渗调节剂。(　　)
6. 蒸馏法制备注射用水是利用热原的水溶性。(　　)
7. 输液剂要求无菌，应该加入抑菌剂防止微生物的生产繁殖。(　　)
8. 等渗溶液不一定等张，等张溶液不一定等渗。在新产品试制中，即使所配溶液为等渗溶液，为了用药安全，亦应进行溶血试验。(　　)
9. 高效空气过滤器主要滤除 $<1\mu m$ 的尘埃，对粒径 $0.3\mu m$ 的尘粒的过滤效率在 99.97 % 以上。(　　)
10. 混悬型、乳剂型注射剂既可用于肌内注射也可用于静脉注射。(　　)
11. 对于最终需要热压灭菌的注射剂或输液，可采用 $0.65 \sim 0.8\mu m$ 进行末端过滤。(　　)
12. 用无菌操作法制备的注射剂，大多需加入抑菌剂。(　　)
13. 在氯化钠注射液中不得含有抑菌剂。(　　)
14. 在注射剂的制备过程中，计算投料量时可以不考虑药物中含有的结晶水。(　　)
15. 对于普通注射剂，从制备到灭菌需在 12h 内完成，而对于输液，从制备到灭菌需在 4h 内完成。(　　)

16. 由于脊椎腔注射的体积较小，体积在 10ml 以下，所以其渗透压可为低渗或高渗。(　　)
17. 肌内注射一次剂量一般在 5ml 以下，除水溶液外，油溶液、混悬液均可作肌内注射。(　　)
18. 即使在溶液配制过程中引入热原，在通常注射剂灭菌的条件下可以使热原破坏。(　　)
19. 对于注射用的针筒或其他玻璃器皿，在洗涤干燥后，于 250℃ 加热 30 分钟以上，可以破坏热原。(　　)
20. 含钡玻璃的耐碱性能好，可作碱性较强注射剂的容器，如磺胺嘧啶钠注射液。(　　)
21. 灭菌好的空安瓿存放柜应有净化空气保护，安瓿存放时间不应超过 48 小时。(　　)
22. 配制注射剂所用注射用水其贮存时间不得超过 24 小时。(　　)
23. 不同批号或相同的色泽，不同品种的注射剂，不得在同一灭菌区同时灭菌。(　　)
24. 生产上分装室的相对湿度必须控制在分装产品的临界相对湿度以上，以免吸潮变质。(　　)
25. 确定眼用溶液的 pH 值，不仅要考虑眼用制剂的最适 pH，还要考虑药物的溶解度和稳定性。(　　)
26. 对用于眼部手术或眼外伤的制剂，可以制成多剂量包装制剂。(　　)
27. 适当增加滴眼剂的黏度，可以降低滴眼剂的刺激性，延长药物在眼内停留时间延长，从而提高疗效。(　　)
28. 注射用冷冻干燥制品在干燥之前必须进行预冻，预冻温度应高于产品低共熔点 10 ~ 20℃。(　　)
29. 注射用无菌分装产品的制备可用喷雾干燥法和溶媒结晶法。溶媒结晶法制得的无菌粉末粒径大，流动性好，易于分装。(　　)
30. 对于结构比较复杂黏稠的产品如蜂蜜、王浆等，可采用反复冷冻升华法保证产品干燥顺利进行。(　　)

三、单项选择题

1. 对于水难溶性药物或注射后要求延长药效作用的药物，可制成(　　)注射剂
   A. 注射用无菌粉末　B. 混悬型　C. 溶液型
   D. 乳剂型　E. 溶胶型
2. 在注射剂处方中加入苯甲醇起(　　)的作用
   A. 抗氧剂　B. 止痛剂　C. 稳定剂
   D. 抑菌剂　E. 螯合剂
3. 除去葡萄糖注射液中的热原可采用(　　)
   A. 高温法　B. 微孔滤膜滤过法　C. 酸碱法
   D. 吸附法　E. 离子交换法
4. 下列方法中可用于热原检测的是(　　)
   A. 鲎试剂法　B. 家兔法　C. A 和 B
   D. 冰点降低法　E. 热熔法
5. 制备维生素 C 注射液时，不属于抗氧化措施的是(　　)
   A. 通入二氧化碳　B. 加入亚硫酸氢钠　C. 100℃，15min 灭菌
   D. 加入 EDTA－2Na　E. 将注射用水煮沸放冷后使用
6. 氯化钠等渗当量是指(　　)
   A. 与 100g 药物成等渗的氯化钠重量　B. 与 10g 药物成等渗的氯化钠重量

C. 与1g药物成等渗的氯化钠重量　　D. 与1g氯化钠成等渗的药物重量

E. 与0.9g氯化钠成等渗的药物重量

7. 下列制备注射用水的流程中最合理的是（　　）

A. 自来水→滤过→电渗析→蒸馏→离子交换→注射用水

B. 自来水→滤过→离子交换→电渗析→蒸馏→注射用水

C. 自来水→滤过→电渗析→离子交换→蒸馏→注射用水

D. 自来水→离子交换→滤过→电渗析→蒸馏→注射用水

E. 自来水→电渗析→离子交换→滤过→注射用水

8. 下列有关微孔滤膜的叙述不正确的是（　　）

A. 孔径小、均匀、截留能力强，可作除菌过滤用的孔径为0.3μm或0.45μm

B. 质地轻而薄，孔隙率大

C. 微孔滤膜针头过滤器用于静脉注射，防止细菌和微粒注入人体内产生不良的反应

D. 滤膜吸附性少，不滞留药液

E. 安装前，滤膜应放在注射用水中浸渍润湿12h（70℃）以上

9. 对于不允许湿气穿透的油脂类和耐高温的粉末化学药品的灭菌可选择（　　）

A. 热压灭菌法　　B. 流通蒸汽灭菌法　　C. 干热空气灭菌法

D. 紫外线灭菌法　　E. 气体灭菌法

10. 下列有关辐射灭菌法的叙述中不正确的是（　　）

A. 以放射性同位素^{60}Co放射的γ射线杀菌

B. 以放射性同位素^{137}Cs放射的γ射线杀菌

C. 不升高灭菌产品的温度，穿透性强，适合于不耐热药物的灭菌

D. 包装材料可采用辐射法灭菌

E. 灭菌剂量一般用5×10^4GY

11. 下列有关空气过滤器的叙述中不正确的是（　　）

A. 粗效过滤器：主要滤除粒径大于5μm的悬浮粉尘

B. 中效过滤器：主要用于滤除大于1μm的尘粒

C. 亚高效过滤器：主要滤除小于1μm的尘埃

D. 高效过滤器主要滤除小于1μm的尘埃，对粒径0.3μm的尘粒的过滤效率在99.97%以上

E. 过滤器容尘量一般定为阻力增大到最初阻力的二倍或过滤效率降至初值的50%以下的积尘量

12. 输液剂从配制到灭菌的时间间隔应尽量缩短，以不超过（　　）为宜

A. 4小时　　B. 8小时　　C. 12小时

D. 16小时　　E. 24小时

13. 注射用水和蒸馏水的检查项目的主要区别是，注射用水必须检查（　　）

A. 酸碱度　　B. 热原　　C. 氯化物

D. 微生物　　E. 硫酸盐

14. 一般滴眼剂的pH值应控制在（　　）

A. 4~9　　B. 5~9　　C. 5~8

D. 4~8　　E. 5~7.5

15. 热原是微生物的一种内毒素，为多种组分的复合物，其中致热能力最强的为（　　）

A. 磷脂　　B. 粘蛋白　　C. 糖蛋白

D. 核糖　　E. 脂多糖

16. 下列有关注射用油的质量要求的叙述中不正确的是（　　）

A. 色泽不得深于黄色 6 号标准比色液

B. 在 10℃时应保持澄明

C. 酸值说明油中游离脂肪酸的多少，酸值不大于 0.56

D. 碘值说明油中不饱和键的多少，碘值高的适合注射用

E. 常用的油有芝麻油、大豆油、茶油等

17. 下列有关注射剂原辅料的质量要求的叙述中不正确的是（　　）

A. 注射用原辅料，生产前还需作小样试制，检验合格后方能使用

B. 因为活性炭最终要被滤除，所以不要求一定使用针剂用炭

C. 如果注射剂在灭菌后含量有下降时，应酌情增加投料量

D. 在称量计算时，如原料含有结晶水应注意换算

E. 配制油性注射液一般先将注射用油在 150～160℃1～2 小时灭菌，冷却后进行配制

18. 下列有关注射剂的灌封的叙述中不正确的是（　　）

A. 灌封应在同一室内进行。灌注后立即封口，以免污染

B. 生产无菌而又不能在最后容器中灭菌的药品的灌封应在洁净度 10000 级进行

C. 注入容器的量要比标示量稍多，以抵偿在给药时的损失

D. 能在最后容器中灭菌的大体积（>50ml）注射液的灌封应在洁净度 100 级进行

E. 封口方法分拉封和顶封两种

19. 氯化钠注射液属于(　　)

A. 胶体输液　　B. 糖类输液　　C. 电解质输液

D. 氨基酸输液　　E. 脂肪输液

20. 下列有关输液染菌的原因的叙述中不正确的是（　　）

A. 生产过程中严重污染　　B. 灭菌不彻底　　C. 没有加入抑菌剂

D. 瓶塞不严松动　　E. 漏气

21. 输液剂中微粒产生的原因不包括(　　)

A. 车间空气洁净度差　　B. 滤器选择不当　　C. 橡胶塞质量不好

D. 活性炭杂质含量多　　E. 灭菌不完全

22. 下列物质中不可用于静脉注射用脂肪乳处方的是(　　)

A. 卵磷脂　　B. 豆磷脂　　C. Tween 80

D. 油酸钠　　E. Pluronic F68

23. 下列注射液中不能作为血浆代用液的是（　　）

A. 右旋醣酐　　B. 羟乙基淀粉　　C. 氟碳乳剂

D. 409 代血浆　　E. 复方氨基酸

24. 下列有关注射剂灭菌的叙述中不正确的是（　　）

A. 一般 1～5ml 安瓿可用流通蒸气灭菌 100℃30 分钟

B. 要求按灭菌效果 F_0 值大于 8 进行验证

C. 不同批号同一品种的注射剂，可在同一灭菌区同时灭菌

D. 凡能耐热的产品，宜采用 115℃30 分钟灭菌

E. 注射剂从配制到灭菌，必须在 12h 内完成

25. 下列物质中可用于滴眼剂处方中作为抑菌剂的是(　　)

A. 硼酸　　B. 硝酸苯汞　　C. 甲基纤维素

D. 亚硫酸钠　　E. 维生素 C

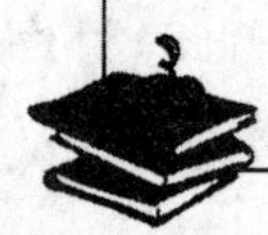

26. 滴眼剂的质量要求检查项中，与注射剂不同的是(　　)

A. 澄明度　　B. 渗透压　　C. pH 值

D. 无菌　　E. 热原

27. 下列有关滴眼剂抑菌剂的叙述中不正确的是（　　）

A. 滴眼剂的抑菌剂要作用迅速，要在 1 ~ 2 小时内将绿脓杆菌及金黄色葡萄球菌杀死

B. 通常使用复合抑菌剂如洁尔灭加依地酸钠提高抑菌效果

C. 依地酸钠本身具有抑菌作用

D. 眼外伤病人用的眼用制剂中不允许加入抑菌剂

E. 注射剂从配制到灭菌，必须在 12h 内完成

28. 头孢噻吩钠的氯化钠等渗当量为 0.24，若配制 2% 的头孢噻吩钠溶液 300ml，欲使其等渗，需加入氯化钠的克数为(　　)

A. 0.12　　B. 0.84　　C. 0.24

D. 0.42　　E. 1.26

29. 维生素 C 注射液采用的灭菌方法是(　　)

A. 115℃，30 分钟热压灭菌　　B. 100℃流通蒸气 15 分钟灭菌

C. 100℃流通蒸气 30 分钟灭菌　　D. 100℃流通蒸气 45 分钟灭菌

E. 100℃流通蒸气 60 分钟灭菌

30. 配制注射液时除热原可采用(　　)

A. 吸附法　　B. 酸碱法　　C. 高温法

D. 微孔滤膜过滤法　　E. 离子交换法

31. 微孔滤膜孔径大小测定一般用(　　)

A. 吸附法　　B. 气泡法　　C. 沉降法

D. 滤过法　　E. 显微镜法

32. 注射剂中添加硫代硫酸钠作为抗氧剂时，通入的气体应是(　　)

A. O_2　　B. H_2　　C. CO_2

D. N_2　　E. 空气

33. 焦亚硫酸钠是一种常用的抗氧剂，最适合于(　　)

A. O_2　　B. H_2　　C. CO_2

D. N_2　　E. 空气

34. 下列有关注射剂容器的叙述中错误的是(　　)

A. 琥珀色安瓿可滤除紫外线，适用于对光敏感的药物

B. 含钡玻璃的耐碱性能好，可用于磺胺嘧啶钠注射液

C. 含锆玻璃耐酸、耐碱性能均好

D. 塑料瓶的透明性较差，强烈振荡可产生乳光

E. 湿气和空气不易透过塑料输液瓶，有利于保证贮存期药液的质量

35. 制备维生素 C 注射液时应通入气体驱氧，最佳选择的气体为(　　)

A. H_2　　B. N_2　　C. 环氧乙烷

D. CO_2　　E. 氮气

36. 注射用青霉素粉针，临用前应加入(　　)

A. 注射用水　　B. 蒸馏水　　C. 纯水

D. 灭菌注射用水　　E. 消毒注射用水

37. 注射用油最好选择的灭菌方法是(　　)

A. 干热灭菌法　　B. 热压灭菌法　　C. 流通蒸汽灭菌法

D. 紫外线灭菌法　　E. 微波灭菌法

38. 配制输液时通常加入活性炭，其作用不包括(　　)

A. 吸附热原　　B. 吸附杂质　　C. 稳定剂

D. 吸附色素　　E. 助滤剂

39. 可用于 O/W 型静脉注射乳剂的乳化剂为(　　)

A. 聚山梨酯 80　　B. 精制大豆磷脂　　C. 脂肪酸甘油酯

D. 乙醇　　E. 脂肪酸山梨坦

40. 下列有关等渗溶液的叙述中错误的是(　　)

A. 静脉注射液以等渗为好　　B. 脊椎腔注射液必须是等渗

C. 滴眼剂以低渗为好　　D. 肌内注射可耐受一定的渗透压范围

E. 高渗溶液静脉注射时应缓慢注射

四、多项选择题

1. 洁净室技术中以哪种粒径作为划分洁净度等级的标准粒径(　　)

A. 0.5μm　　B. 0.3μm　　C. 3μm

D. 5μm　　E. 10μm

2. 注射用水的保存条件中正确的是(　　)

A. 应在 80℃以上保存　　B. 在 65℃以上循环保温保存

C. 室温配制容器中保存　　D. 应在 4℃以下保存

E. 灭菌后密封保存

3. 影响过滤速度的因素包括(　　)

A. 压力差　　B. 过滤液的黏度　　C. 过滤温度

D. 过滤面积　　E. 滤饼的透过性

4. 精滤用的过滤装置包括 (　　)

A. 滤纸　　B. 微孔滤膜　　C. 砂滤棒

D. 垂熔玻璃漏斗　　E. 板框过滤器

5. 下列孔径的微孔滤膜可用于无菌过滤的是(　　)

A. 0.8μm　　B. 0.3μm　　C. 0.22μm

D. 0.65μm　　E. 0.45μm

6. 对于容易氧化的药物，在注射剂的制备过程中可采用如下的措施提高其稳定性(　　)

A. 加入抗氧剂　　B. 加入 EDTA - 2Na　　C. 加入活性炭脱色

D. 通入氮气　　E. 避免使用金属容器

7. 在以下的情况下需要在注射剂中加入抑菌剂(　　)

A. 用于脊椎腔注射　　B. 多剂量的注射剂　　C. 输液剂

D. 采用无菌操作法制备的注射剂　　E. 采用低温灭菌法制备的注射剂

8. 下列关于热原性质的不正确描述是(　　)

A. 具有一定的耐热性、不挥发　　B. 具有一定的耐热性、难溶于水

C. 具有挥发性　　D. 耐强酸、强碱、强氧化剂

E. 溶于水但可被吸附

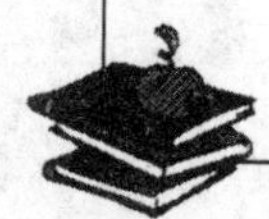

9. 关于热原的叙述正确的是(　　)
A. 热原的致热活性中心是脂多糖　　B. 一般滤器不能截留热原
C. 热原是微生物的代谢产物　　D. 热原可以在灭菌过程中被完全破坏
E. 活性炭可以吸附色素，但不能吸附热原

10. 以下方法中可以除去热原的是(　　)
A. 高温法　　B. 微孔滤膜滤过法　　C. 酸碱法
D. 吸附法　　E. 离子交换法

11. 关于注射剂的生产区域的划分，下列说法正确的是(　　)
A. 控制区是指洁净度和菌落数有一定要求的生产或辅助车间
B. 注射剂的洗瓶工序应在控制区内完成
C. 洁净区是指有较高的洁净度要求和较严格菌落数要求的生产或辅助车间
D. 最后可灭菌的注射剂的精滤应在洁净区完成
E. 注射剂的灭菌、印字和包装应在控制区完成

12. 影响湿热灭菌的因素包括(　　)
A. 细菌的数量　　B. 细菌的发育期　　C. 蒸气的性质
D. 介质的 pH 值　　E. 药物的性质

13. 下列制剂中要求无菌的是(　　)
A. 硬膏剂　　B. 用于创面的滴眼剂　　C. 注射剂
D. 植入片　　E. 分散片

14. 下列关于制药用水的叙述正确的是(　　)
A. 在普通制剂的制备过程中，无论是液体制剂还是固体制剂都必须使用蒸馏水
B. 注射剂、输液、眼用制剂的制备过程中必须使用注射用水
C. 离子交换水主要供蒸馏法制备注射用水使用，也可用于洗瓶，但不得用来配制注射液
D. 反渗透法是我国制备注射用水法定方法之一
E. 塔式蒸馏水器中的隔沫层可挡住沸腾的泡沫和大部分雾滴，避免在重蒸馏水中带入热原

15. 下列关于过滤的叙述正确的是(　　)
A. 表面过滤常用于分离溶液中含有少量固体粒子的杂质，以及分离要求很高的液体制剂的制备中
B. 砂滤棒、垂熔玻璃漏斗、石棉过滤板等遵循深层截留的作用机理
C. 由于液体的黏度随温度的升高而降低，为此常采用趁热过滤
D. 为了提高过滤效率，可选用助滤剂，以防止孔眼被堵塞，保持一定孔隙率，减少阻力
E. 为了保持过滤速度应逐步加大操作压力，压力越大越好

16. 下列关于灭菌的叙述，正确的是(　　)
A. 是指采用物理或化学方法将所有致病和非致病的微生物繁殖体和芽胞全部杀灭的技术
B. 物料经过灭菌后可达到绝对无菌状态
C. 药剂学中选择灭菌方法时，既要考虑除去或杀灭微生物，又要保证药物的稳定性、治疗作用及用药安全
D. 粉针的无菌瓶的干燥常采用干热灭菌法
E. 湿热灭菌法是在过饱和蒸气中进行灭菌的方法

17. 采用热压灭菌可选择的温度、时间条件包括(　　)
A. 115℃（67kPa），30min　　B. 115℃（67kPa），20min　　C. 121℃（97kPa），20min
D. 121℃（97kPa），30min　　E. 126℃（139kPa），15min

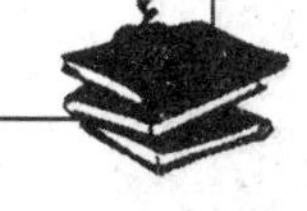

18. 可做除菌滤过的滤器有(　　)

A. 0.22μm 微孔滤膜　　B. 0.45μm 微孔滤膜　　C. 0.8μm 微孔滤膜

D. 4 号垂熔玻璃滤器　　E. 6 号垂熔玻璃滤器

19. 以下注射剂中需要进行不溶性微粒检查的是(　　)

A. 混悬型注射剂　　B. 葡萄糖输液　　C. 氯化钠输液

D. 乳剂型注射剂　　E. 静脉注射用无菌粉末

20. 关于等渗溶液下列叙述不正确的是(　　)

A. 冰点为 -0.52℃水溶液与红细胞等张

B. 等渗溶液也一定是等张溶液

C. 0.9%的氯化钠溶液既是等渗溶液，也是等张溶液

D. 等张溶液是一个物理化学的概念

E. 溶液的渗透压与冰点之间没有相关性

21. 有关滴眼剂的叙述中，正确的是(　　)

A. 滴眼剂是由药物与适宜辅料制成的无菌水性或油性澄明溶液、混悬液或乳状液

B. 增加黏度可使药物与角膜接触时间延长，有利于药物的吸收

C. 所有的滴眼剂必须满足无菌要求

D. 使用滴眼剂也可能发生全身的吸收

E. 正常眼可耐受的 pH 值为 5.0 ~ 9.0

22. 下列注射剂剂型中可用于静脉注射的有(　　)

A. 水溶液型注射剂　　B. 油溶液型注射剂　　C. 混悬型注射剂

D. 乳剂型注射剂　　E. 注射用无菌粉末

23. 下列有关热原检查法的叙述中正确的是(　　)

A. 目前各国药典法定检查热原的方法为家兔法

B. 鲎试剂法对革兰阴性菌以外的内毒素更灵敏

C. 鲎试剂法可以代替家兔法

D. 放射性药物、肿瘤抑制剂应用家兔法检查

E. 注射用水可用鲎试剂法检查

24. 下列注射剂的附加剂中可用于静脉注射的包括(　　)

A. 聚山梨酯 80　　B. 卵磷脂　　C. 普郎尼克 F68

D. 脱氧胆酸钠　　E. 聚氧乙烯蓖麻油

25. 下列操作中需要在 A 级洁净区进行的有(　　)

A. 能在最后容器中灭菌的大体积（>50ml）注射液的滤过、灌封

B. 能在最后容器中灭菌的大体积注射液的配制及小体积（<50ml）注射用药液的配制、滤过、灌封

C. 粉针剂的分装、压塞

D. 生产无菌而又不能在最后容器中灭菌的药品的配液（指灌封前不需无菌滤过）及灌封

E. 生产无菌而又不能在最后容器中灭菌药品的配液（指灌封前需无菌滤过）

26. 影响滴眼液中药物疗效的因素包括(　　)

A. 每次滴眼的滴数或滴药次数　　B. 滴眼液的 pH 及药物的 pK_a

C. 眼用制剂的刺激性　　D. 滴眼剂的表面张力

E. 滴眼液的黏度

27. 对于采用无菌分装工艺制备的注射剂，容易出现的质量问题包括(　　)

A. 装量差异　　B. 澄明度问题
C. pH 偏高　　D. 无菌度问题
E. 瓶装无菌粉末贮存过程中的吸潮变质

28. 当前输液剂生产过程中存在的主要质量问题是(　　)

A. 染菌　　B. 含量　　C. 热原反应
D. 澄明度与不溶性微粒　　E. 色泽

29. 关于静脉注射用脂肪乳剂的质量要求，包括(　　)

A. 微粒直径 80% <1μm，微粒大小均匀；不得有大于 3μm 的微粒
B. 成品必须能耐受高压灭菌　　C. 在贮存期内乳剂稳定
D. 无降压作用与溶血作用　　E. 无菌无热原

30. 注射液冷冻干燥过程中出现含水量偏高的现象，主要的原因包括(　　)

A. 装入容器液层过厚　　B. 所用填充剂的吸湿性强
C. 真空度不够　　D. 冷凝器温度偏高
E. 干燥过程中热量供给不足，使蒸发量减少

31. 下列有关葡萄糖注射液的叙述中正确的是(　　)

A. 宜采用浓配法　　B. 可用活性炭脱色　　C. 用盐酸调 pH 值至 7 ~ 8
D. 灭菌会使其 pH 值下降　　E. 宜采用热压蒸汽灭菌

32. 生产复方氨基酸注射液时常存在澄明度及稳定性差的问题，所以生产中需要采取(　　)

A. 反复精制原料药　　B. 通入氮气　　C. 添加抗氧剂
D. 调节 pH 值　　E. 添加羧甲基纤维素钠

33. 需要添加抑菌剂的注射剂有(　　)

A. 多剂量容器的注射剂　　B. 用滤过法除菌的注射剂
C. 用无菌操作法制备的注射剂　　D. 低温灭菌的注射剂
E. 静脉或脊椎腔用的注射剂

34. 下列有关静脉注射静脉乳剂输液的叙述中正确的是(　　)

A. 静脉注射静脉乳剂输液是一种浓缩的高能量肠外营养液
B. 是以植物油为主要成分，加乳化剂与注射用水而制成的 W/O 型乳剂
C. 具有体积小、能量高、对静脉无刺激性等优点
D. 乳滴的大小均匀，乳滴粒径应小于 2μm，不得有大于 10μm 的微粒
E. 可耐受高压灭菌，在贮存期内稳定

35. 有关冷冻干燥的叙述中正确的是(　　)

A. 预冻温度应在低共熔点以下 10 ~ 20℃
B. 速冻法制备的结晶细微，产品疏松、易溶
C. 速冻引起蛋白质变性的几率小，对酶类和活菌保存有利
D. 慢冻法制得的产品结晶粗，但有利于提高冻干效率
E. 黏稠、熔点低的药物宜采用一次升华法

36. 注射用无菌粉末应测定的物理化学性质有(　　)

A. 热稳定性　　B. 临界相对湿度　　C. 流变学特性　　D. 晶形　　E. 松密度

37. 无菌分装时导致装量差异不合格的原因有(　　)

A. 物料的流动性不佳　　B. 物料的含水量偏大　　C. 物料易吸潮
D. 原料药的晶形、粒度、比容　　E. 设备性能

38. 输液中微粒污染的途径有(　　)

A. 工艺操作存在问题　　B. 橡胶塞或输液瓶的质量不好

C. 原辅料质量存在问题　　D. 医院输液操作不当

E. 精滤选择了 0.22μm 微孔滤膜

39. 滴眼剂中常用的渗透压调节剂有(　　)

A. 氯化钠　　B. 硼酸　　C. 硼砂

D. 硫酸钠　　E. 葡萄糖

40. 下列有关滴眼剂的抑菌剂的叙述中正确的是(　　)

A. 抑菌剂应作用迅速，要求 8 小时内能将金黄色葡萄球菌和绿脓杆菌杀灭

B. 为提高抑菌效力，有时可选择复合抑菌剂

C. 选择抑菌剂时需要考虑抑菌效力、pH 值和配伍禁忌

D. 含有吐温类的滴眼剂用尼泊金作抑菌剂时应适当增加尼泊金的用量

E. 眼外伤用滴眼剂应加抑菌剂

五、问答题

1. 请阐述注射剂的优缺点。
2. 简述注射剂的一般质量要求和检查方法。
3. 常用的灭菌方法有哪些？各自的适用条件是什么？
4. 热原具有哪些性质？
5. 污染热原的途径主要有哪些？
6. 可以采用哪些方法除去热原？
7. 注射剂可以采用哪些方法检查热原？请阐明其主要机理。
8. 按过滤效率，空气过滤器分为几类？请阐明各自的适用范围。
9. 输液生产过程中主要存在哪些问题？应采取哪些措施解决？
10. 静脉注射脂肪乳的质量应满足哪些要求？
11. 采用冷冻干燥法制备注射剂有哪些优缺点？请阐述冷冻干燥过程中容易出现的问题及解决措施。
12. 请说明滴眼剂中常用的附加剂有哪些？其作用分别是什么？请在每个类别中举出一两个例子。

六、处方分析与设计

1. 分析下列盐酸普鲁卡因注射液处方中各成分的作用并简述制备过程。

【处方】

成分	含量	作用
盐酸普鲁卡因	20.0g	(　　)
氯化钠	4.0g	(　　)
0.1 mol/L 盐酸	适量	(　　)
注射用水	加至 1000ml	(　　)

2. 分析下列维生素C注射液处方中各成分的作用并简述制备过程。

【处方】

成分	含量	作用
维生素C	104g	( )
碳酸氢钠	49g	( )
亚硫酸氢钠	2g	( )
依地酸二钠	0.05g	( )
注射用水	加至1000ml	( )

3. 分析下列静脉注射用脂肪乳处方中各成分的作用并简述制备过程。

【处方】

成分	含量	作用
精制大豆油	150g	( )
精制大豆磷脂	15g	( )
注射用甘油	25g	( )
注射用水	加至1000ml	( )

4. 分析氧氟沙星滴眼液的处方，并简述制备过程。

【处方】

成分	含量	作用
氧氟沙星	0.3g	( )
地塞米松	0.02g	( )
EDTA	1.0g	( )
对羟基苯甲酸乙酯	0.03g	( )
氯化钠	0.85g	( )
36%醋酸	0.1ml	( )
蒸馏水	加至100ml	( )

5. 分析下列醋酸可的松混悬型滴眼液的处方，并简述制备过程。

【处方】

成分	含量	作用
醋酸可的松（微晶）	5.0 g	( )
吐温80	0.8 g	( )
硝酸苯汞	0.02 g	( )
硼酸	20.0 g	( )
羧甲基纤维素钠	2.0 g	( )
蒸馏水	加至1000 ml	( )

6. 试分析下述处方，属于何种剂型，处方中各成分的作用是什么？并简述制备过程。

【处方】

成分	含量	作用
维生素 B_2	2.575g	（ ）
烟酰胺	77.25g	（ ）
乌拉坦	38.625g	（ ）
苯甲醇	7.5ml	（ ）
注射用水	加至1000ml	（ ）

7. 现有一容易氧化的水溶性药物，欲设计其注射剂的处方，临床每次用量为30mg，水溶液的稳定pH为5.8～6.0，请为其设计一个处方，并简述其制备过程。

七、计算题

1. 下列处方欲配置成等渗溶液，需加氯化钠多少克？（已知普鲁卡因、EDTA、硼酸、氯化钠的1%溶液的冰点下降数分别为0.12，0.12，0.28，0.58）

处方：	
普鲁卡因	20g
EDTA	4g
硼酸	5g
氯化钠	适量
注射用水	加至2000ml

2. 配制2%盐酸麻黄碱溶液200ml，欲使其等渗，需加入多少克氯化钠或无水葡萄糖？（已知，1g盐酸麻黄碱的氯化钠等渗当量为0.28，无水葡萄糖的氯化钠等渗当量为0.18）

3. 临床上要求制备含 Na^+ 142mmol/L，K^+ 5mmol/L，Ca^{2+} 2.5mmol/L，Cl^- 152mmol/L 的注射液1000 ml，如果用 NaCl、KCl 和 $CaCl_2 \cdot 2H_2O$ 来配制，各应称取多少克？该注射液的渗透压是多少？

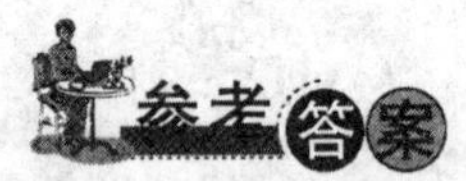

一、翻译并解释下列名词与术语

1. sterilized preparation：灭菌制剂，系指采用某一物理、化学方法杀灭或除去所有活的微生物繁殖体和芽孢的一类药物制剂。

2. sterile preparation：无菌制剂，系指采用某一无菌操作方法或技术制备的不含任何活的微生物繁殖体和芽孢的一类药物制剂。

3. physical sterilization technology：物理灭菌技术，利用蛋白质与核酸具有遇热、射线不稳定的特性，采用加热、辐射和过滤方法，杀灭或除去微生物的技术称为物理灭菌法，亦称物理灭菌技术。

4. moist heat sterilization：湿热灭菌法，指将物品置于灭菌柜内利用高压饱和蒸汽、过热水喷淋等手段使微生物菌体中的蛋白质、核酸发生变性而杀灭微生物的方法，为热压灭菌中最有效、应用最广泛的灭菌方法。

5. dry heat sterilization：干热灭菌法，指将物品置于干热灭菌柜、隧道灭菌器等设备中，利用干热空气达到杀灭微生物或消除热原物质的方法。

6. chemical sterilization technology：化学灭菌技术，利用化学药品直接作用于微生物而将其杀灭的方法，称为化学灭菌法。

7. filtration sterilization：过滤灭菌法，本法系利用细菌不能通过致密具孔滤材的原理以除去气体或液体中微生物的方法。

8. radiation sterilization：辐射灭菌法，指将灭菌物品置于适宜放射源辐射的 γ 射线或适宜的电子加速器发生的电子束中进行电离辐射而达到杀灭微生物的方法。

9. gas sterilization：气体灭菌法，系指用化学消毒剂形成的气体杀灭微生物的方法。

10. disinfectant sterilization：药液灭菌法，系指采用杀菌剂溶液进行灭菌的方法。

11. aseptic processing：无菌操作法，指整个过程控制在无菌条件下进行的一种操作方法。

12. pyrogen：热原，是微生物的代谢产物，是注射后能引起人体特殊致热反应的物质。内毒素 = 热原 = 脂多糖（1ipopolysaccharide），分子量一般为 10×10^5 左右。

13. iso - osmotic solution：等渗溶液，是指渗透压与血浆相等的溶液，等渗属于物理化学概念。

14. isotonic solution：等张溶液，是指渗透压与红细胞膜张力相等的溶液，等张属于生物学概念。

15. sodium chloride equivalent：氯化钠等渗当量，即与 1g 药物呈等渗效应的氯化钠量。

16. purified water：纯化水，采用饮用水经蒸馏法、离子交换法、反渗透法或其他适宜的方法制备的水，不含任何添加剂。

17. water for injection：注射用水，将纯化水经多次蒸馏，或采用反渗透技术制备的水，应符合细菌内毒素质量要求。

18. sterile water for injection：灭菌注射用水，是经过灭菌的注射用水。

19. air purification：空气净化，是以创造洁净空气为主要目的的空气调节措施。药物制剂行业中的空气净化需要生物洁净，在除掉空气中的各种尘埃的同时需要除掉各种微生物。

20. surface filtration：表面过滤，粒子截留在介质表面上，粒子大小必须大于过滤介质的微孔。

21. deep filtration：深层过滤，粉尘的过滤过程发生在过滤介质内部，尘粒的粒径可小于介质的微孔。

22. injections：注射剂，系指药物与适宜的溶剂或分散介质制成的供注入体内的溶液、乳状液或混悬液及供临用前配制或稀释成溶液或混悬液的粉末或浓溶液的无菌制剂。

23. sterile powder for injection：注射用无菌粉末，系指药物制成的供临用前用适宜的无菌溶液配制成澄清溶液或均匀混悬液的无菌粉末或无菌块状物。

24. condensed preparation method：浓配法，全部药物加入部分溶剂中配成浓溶液，加热或冷藏后过滤，稀释至所需浓度。

25. direct preparation method：稀配法，将全部药物加入所需溶剂中，一次配成所需浓度，再行过滤。适用于优质原料。

26. mOsm：毫渗量，1 毫渗量为 1 毫克分子（非电解质）或一毫克离子（电解质）所产生的渗透压。

27. lyophilized products for injection：注射用冷冻干燥制品，将灌装了药液的安瓿进行冷冻干燥后封口而得，常见于生物制品。

28. sterile divided products：注射用无菌分装产品，将已经用灭菌溶剂法或喷雾干燥法精制而得的无菌药物粉末在避菌条件下分装而得，常见于抗生素药品。

29. freeze drying technology：冷冻干燥技术，是把含有大量水分的物料预先进行降温，冻结成冰点以下的固体，在真空条件下使冰直接升华，以水蒸气形式除去，从而得到干燥产品的一种技术。

30. eye drops：滴眼剂，指由药物与适宜辅料制成的无菌水性或油性澄明溶液、混悬液或乳状液，

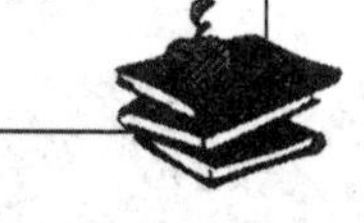

供滴入的眼用液体制剂，也可将药物以粉末、颗粒、块状或片状形式包装，另备溶剂，在临用前配成澄明溶液或混悬液。

二、判断题

1. ○	2. ×	3. ×	4. ×	5. ○	6. ×	7. ×	8. ○	9. ○	10. ×
11. ○	12. ○	13. ○	14. ×	15. ○	16. ×	17. ○	18. ×	19. ○	20. ○
21. ×	22. ×	23. ○	24. ×	25. ○	26. ×	27. ○	28. ×	29. ×	30. ○

三、单项选择题

1. B	2. B	3. D	4. C	5. C	6. C	7. C	8. A	9. C	10. E
11. E	12. A	13. B	14. B	15. E	16. D	17. B	18. B	19. C	20. C
21. E	22. C	23. E	24. C	25. B	26. E	27. C	28. E	29. B	30. A
31. B	32. D	33. A	34. E	35. D	36. D	37. A	38. C	39. B	40. C

四、多项选择题

1. AD	2. ABDE	3. ABCDE	4. BD	5. BC
6. ABDE	7. BDE	8. BCD	9. ABC	10. ACDE
11. ABCD	12. ABCDE	13. BCD	14. ABCE	15. ABCD
16. ACD	17. ACE	18. AE	19. BCE	20. ABDE
21. ABDE	22. ADE	23. AE	24. BCE	25. ACD
26. ABCDE	27. ABDE	28. ACD	29. ABCDE	30. ACDE
31. ABDE	32. ABCD	33. ABCD	34. ACE	35. ABCD
36. ABDE	37. ABCDE	38. ABCD	39. ABCE	40. BCD

五、问答题

1. 优点：

①药效迅速作用可靠。

②适用于不宜口服的药物。

③适用于不能口服给药的病人。

④可准确局部定位给药。

⑤较其他液体制剂耐贮存。

缺点：

①注射疼痛，患者依从性差。

②注射给药不方便，需专业人员和设备。

③制造过程复杂，生产成本高，价格也较高。

2. 要点：

①无菌：任何注射剂在灭菌后，均应抽取一定数量的样品进行无菌检查，以确保制品的灭菌质量。通过无菌操作制备的成品更应检查无菌状况。

②无热原：无热原是注射剂的重要质量指标，特别是供静脉及脊椎腔注射的制剂。热原检查体内实验方法有家兔法，体外实验法有鲎试剂试验法。

③澄明度：目前很多工厂还采用目测检查法，国内外正在研究全自动检查机。

④安全性：注射剂不能引起对组织的刺激性或发生毒性反应，特别是一些非水溶剂及一些附加

剂，必须经过必要的动物实验，以确保安全。

⑤渗透压：其渗透压要求与血浆的渗透压相等或接近。供静脉注射的大量注射剂还要求与血液具有相同的等张性。

⑥pH：要求与血液相等或接近（血液 pH 约 7.4），一般控制在 4~9 的范围内。

⑦稳定性：因注射剂多系水溶液，而且从制造到使用需经过一段时间，所以稳定性问题比较突出，故要求注射剂具有必要的物理和化学稳定性，以确保产品在储存期内安全有效。

⑧降压物质：有些注射液，如复方氨基酸注射液，其降压物质必须符合规定，确保安全。

3. 常用的灭菌方法有物理灭菌法和化学灭菌法。

物理灭菌法包括：

①湿热灭菌法：药品、容器、培养基、无菌衣、胶塞以及其他遇高温和潮湿不发生变化或损坏的物品，均可采用本法灭菌。

②干热灭菌法：适用于耐高温但不宜用湿热灭菌法灭菌的物品灭菌，如玻璃器具、金属材质容器、纤维制品、固体试药、液状石蜡等均可采用本法灭菌。

③过滤灭菌法：适合于对热不稳定的药物溶液、气体、水等物品的灭菌。

④辐射灭菌法：医疗器械、容器、生产辅助用品、不受辐射破坏的原料药及成品等均可采用本法灭菌。

化学灭菌法包括：

①气体灭菌法：适用于在气体中稳定的物品灭菌。

②药液灭菌法：常应用于其他灭菌法的辅助措施，适合于皮肤、无菌器具和设备的消毒。

4. 热原的性质有

①耐热性：60℃加热 1 小时不受影响，100℃也不发生热解。

②滤过性：直径约在 1~5nm 之间，一般滤器均可通过。

③水溶性：热原能溶于水。

④不挥发性：热原本身不挥发，但在蒸馏时，往往可随水蒸气雾滴带入蒸馏水。

⑤其他：热原能被强酸、强碱破坏，也能被强氧化剂钝化，超声波也能破坏热原。

5. 热原的主要污染途径有：

①注射用水：这是注射剂出现热原的主要原因。

②原辅料：特别是用生物方法制造的药物和辅料易滋生微生物。

③生产过程：如制备过程中室内卫生条件差，操作时间长，装置不密闭等。

④容器、用具、管道和装置等：如未按 GMP 要求认真清洗处理，常易导致热原污染。

⑤注射用具：如输液器具（输液瓶，乳胶管、针头与针筒等）污染。

6. 可以除去热原方法有：

①高温法：注射用的针筒或其他玻璃器皿，于 250℃加热 30 分钟以上，可破坏热原。

②酸碱法：玻璃容器、用具还可用重铬酸钾硫酸清洁液或稀氢氧化钠处理，可破坏热原。

③吸附法：活性炭对热原有较强的吸附作用，同时有助滤脱色作用；常用量为0.1%~0.5%。

④离子交换法。

⑤凝胶过滤法。

⑥反渗透法：通过三醋酸纤维膜除去热原，为美国药典收载的制备注射用水的法定方法。

⑦超滤法：一般用 3.0~15nm 超滤膜除去热原。

7. 目前注射剂可以采用家兔法和鲎试剂法检查热原

①家兔法主要机理：热原是微生物的代谢产物，是注射后能引起人体特殊致热反应的物质。通过给家兔注射药液后家兔的体温变化情况判断药液中是否含有热原。

②鲎试剂法主要机理：通过鲎试剂与内毒素产生凝集反应的原理来检测或半定量内毒素。

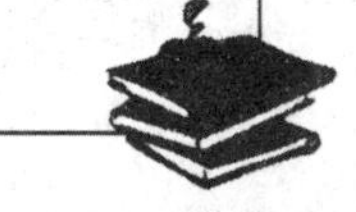

8. 在空气净化系统中，将过滤器按过滤效率分为粗效（初效）过滤器、中效过滤器、亚高效过滤器、高效过滤器四类。

粗效过滤器：主要滤除粒径大于5μm的悬浮粉尘，过滤效率可达20% ~80%，除了用于捕集大粒子外，用于防止中、高效过滤器被大粒子堵塞，以延长中、高效过滤器的寿命。

中效过滤器：主要用于滤除大于1μm的尘粒，过滤效率达到20% ~70%，一般置于高效过滤器之前，用以保护高效过滤器。

亚高效过滤器：主要滤除小于1μm的尘挨，过滤效率在95% ~99.9%之间，置于高效过滤器之前以保护高效过滤器。

高效过滤器：主要滤除小于1μm的尘埃，对粒径0.3μm的尘粒的过滤效率在99.97 %以上。一般装在通风系统的末端，必须在中效过滤器或在亚高效过滤器的保护下使用。

9. 输液生产过程中主要存在澄明度与微粒问题，染菌和热原反应。

（1）澄明度与微粒问题产生的原因及解决办法：

①原辅料质量：必须严格控制，国内已制订了输液用原辅料质量标准。

②输液容器与附件质量：需提高输液容器及橡胶塞质量。

③生产工艺以及操作：加强工艺过程管理，采用层流净化空气，微孔薄膜过滤和联动化等措施。

④医院输液操作以及静脉滴注装置的问题：安置终端过滤器（0.8μm孔径的薄膜）是解决使用过程中微粒污染的重要措施。

（2）染菌：主要是由于生产过程中严重污染，灭菌不彻底、瓶塞不严、松动、漏气等造成。

尽量减少生产过程中的污染，同时还要严格灭菌，严密包装。

（3）热原反应：要加强生产过程的控制，同时重视使用过程中的污染。

10. 静脉注射脂肪乳除应符合注射剂各项规定外，还必须符合下列条件：

（1）微粒直径80% <1μm，微粒大小均匀；不得有大于3μm的微粒。

（2）成品耐受高压灭菌，在贮存期内乳剂稳定，成分不变。

（3）无副作用，无抗原性，无降压作用与溶血作用。

11. （1）冷冻干燥的优点

①可避免药品因高热而分解变质。

②所得产品质地疏松，加水后迅速溶解恢复药液原有的特性。

③含水量低（一般在1% ~3%范围内），同时干燥在真空中进行，故不易氧化，有利于产品长期贮存。

④产品中的微粒物质比用其它方法生产者少。

⑤产品剂量准确，外观优良。

（2）冷冻干燥的缺点

①溶剂不能随意选择，要求制备某种特殊的晶型有困难。

②有时某些产品重新溶解时出现浑浊。

③本法需特殊设备，成本较高。

（3）冷冻干燥过程中容易出现的问题及解决措施

①含水量偏高：可减少液层厚度，增加真空度，增加蒸发量，或用旋转冷冻机等。

②喷瓶：为了防止喷瓶，必须控制预冻温度在低共熔点以下10 ~20℃，同时加热升华，温度不要超过共熔点。

③产品外形不饱满或萎缩成团粒：解决办法主要从配制处方和冻干工艺两方面考虑，可以加入适量甘露醇、氯化钠等填充剂，或采用反复预冷升华法，改善结晶状态和制品的通气性，使水蒸气顺利逸出，产品外观就可得到改善。

④异物问题：应加强工艺管理，控制环境污染。

12. 滴眼剂中常见的附加剂如下：

①pH 调节剂：调节滴眼剂的 pH，如磷酸盐缓冲溶液，硼酸盐缓冲溶液。

②渗透压调节剂：如氯化钠，缓冲盐。

③抑菌剂：用于多次给药的滴眼剂。如硝酸苯汞，三氯叔丁醇等。

④增稠剂：调节药液的黏度，增加药液在用药部位的停留时间，如甲基纤维素，PVP 等。

⑤其他：如稳定剂、增溶剂、助溶剂等可根据需要加入。

六、处方分析与设计

1. 分析下列盐酸普鲁卡因注射液处方并简述制备过程。

处方：

成分	含量	作用
盐酸普鲁卡因	20.0g	主药
氯化钠	4.0g	渗透压调节剂
0.1 mol/L 盐酸	适量	pH 调节剂
注射用水	加至 1000ml	溶剂

【制法】取注射用水约 800ml，加入氯化钠，搅拌溶解，再加入盐酸普鲁卡因使之溶解，加入 0.1mol/L 的盐酸溶液调节 pH（3.5～5.0），再加水至足量，搅匀，过滤，分装于中性玻璃容器中，用流通蒸气 100℃ 30 分钟灭菌，瓶装者可适当延长灭菌时间（100℃ 45 分钟）。

2. 分析下列维生素 C 注射液处方中各成分的作用并简述制备过程。

处方：

成分	含量	作用
维生素 C	104g	主药
碳酸氢钠	49g	pH 调节剂
亚硫酸氢钠	2g	抗氧剂
依地酸二钠	0.05g	螯合剂
注射用水	加至 1000ml	溶剂

【制法】在配制容器中，加处方量 80% 的注射用水，通二氧化碳饱和，加维生素 C 溶解后，分次缓缓加入碳酸氢钠，搅拌使完全溶解，加入预先配制好的依地酸二钠溶液和亚硫酸氢钠溶液，搅拌均匀，调节药液 pH 6.0～6.2，添加二氧化碳饱和的注射用水至足量。用垂熔玻璃漏斗与膜滤器过滤，溶液中通二氧化碳，并在二氧化碳或氮气流下灌封，最后通 100℃ 流通蒸汽 15min 灭菌。

3. 分析下列静脉注射用脂肪乳处方中各成分的作用并简述制备过程。

处方：

成分	含量	作用
精制大豆油	150g	油相
精制大豆磷脂	15g	乳化剂
注射用甘油	25g	等渗调节剂
注射用水	加至 1000ml	溶剂

【制法】称取豆磷脂 15g，高速组织捣碎机内捣碎后，加甘油 25 g 及注射用水 400ml，在氮气流下搅拌至形成半透明状的磷脂分散体系；放入二步高压匀化机，加入精制豆油与注射用水，在氮气流下匀化多次后经出口流入乳剂收集器内。乳剂冷却后，于氮气流下经垂熔滤器过滤，分装于玻璃瓶内，充氮气，瓶口中加盖涤纶薄膜、橡胶塞密封后，加轧铝盖；水浴预热 90℃ 左右，于 121℃ 灭菌 15min，浸入热水中，缓慢冲入冷水，逐渐冷却，置于 4～10℃ 下贮存。

4. 分析氧氟沙星滴眼液的处方，并简述制备过程。

处方：

成分	含量	作用

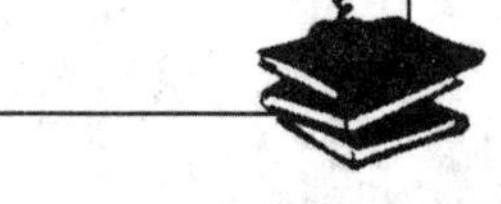

氧氟沙星	0.3g	主药
地塞米松	0.02g	主药
EDTA	1.0g	稳定剂
对羟基苯甲酸乙酯	0.03g	防腐剂
氯化钠	0.85g	渗透压调节剂
36%醋酸	0.1ml	pH 调节剂
蒸馏水	加至100ml	溶剂

【制法】取氧氟沙星，加入适量蒸馏水和醋酸使溶解，然后加入地塞米松、EDTA 和氯化钠使溶解，最后加入用热蒸馏水溶解的对羟基苯甲酸乙酯，混合后蒸馏水加至足量，过滤，灭菌分装即得。

5. 分析下列醋酸可的松混悬型滴眼液的处方，并简述制备过程。

处方：

成分	含量	作用
醋酸可的松（微晶）	5.0 g	主药
吐温 80	0.8 g	润湿剂
硝酸苯汞	0.02 g	抑菌剂
硼酸	20.0 g	pH 调节剂与等渗调节剂
羧甲基纤维素钠	2.0 g	助悬剂
蒸馏水	加至 1000 ml	溶剂

【制备】取硝酸苯汞溶于处方量 50% 的蒸馏水中，加热至 40～50℃，加入硼酸，吐温 80 使溶解，3 号垂熔漏斗过滤待用；另将羧甲基纤维素钠溶于处方量 30% 的蒸馏水中，用垫有 200 目尼龙布的布氏漏斗过滤，加热至 80～90℃，加醋酸可的松微晶搅匀，保温 30min，冷至 40～50℃，再与硝酸苯汞等溶液合并，加蒸馏水至足量，200 目尼龙筛过滤两次，分装，封口，100℃流通蒸汽灭菌 30min。

6. 试分析下述处方，属于何种剂型，处方中各成分的作用是什么？并简述制备过程。

处方：

成分	含量	作用
维生素 B_2	2.575g	主药
烟酰胺	77.25g	助溶剂
乌拉坦	38.625g	局麻剂
苯甲醇	7.5ml	抑菌剂
注射用水	加至1000ml	溶剂

【制备】将维生素 B_2 先用少量注射用水调匀待用；再将烟酰胺、乌拉坦溶于适量注射用水中，加入活性炭 0.1g，搅拌均匀后放置 15min，粗滤脱炭，加注射用水至约 900ml，水浴上加热至 80～90℃，慢慢加入已用注射用水调好的维生素 B_2，保温 20～30min，完全溶解后冷却至室温；加入苯甲醇，用0.1mol/L 的 HCl 调节 pH 至 5.5～6.0，调整体积至 1000ml，然后在 10℃以下放置 8h，过滤至澄明、灌封，100℃流通蒸汽灭菌 15min 即可。

7. 现有一容易氧化的水溶性药物 X，欲设计其注射剂的处方，临床每次用量为 30mg，水溶液的稳定 pH 为 5.6～6.0，请为其设计一个处方，并简述其制备过程。

参考答案要点：

处方设计：（按 1000 支注射剂计，2ml/支）

X 药物	30g
亚硫酸氢钠（抗氧剂）	4g（0.2%）
依地酸二钠	1g（0.05%）
0.1mol/L 盐酸	适量

注射用水　　　　　　　　加至 2000ml

【制备】在配制容器中，加配制量 1600ml（80%）的注射用水，通二氧化碳饱和，加 X 搅拌使完全溶解，加入预先配制好的依地酸二钠溶液和亚硫酸氢钠溶液，搅拌均匀，调节药液 pH 5.6~6.0，添加二氧化碳饱和的注射用水至足量，用垂熔玻璃漏斗与膜滤器滤过，溶液中通二氧化碳，并在二氧化碳或氮气流下灌封，根据药物的稳定性情况，最后用 100℃ 流通蒸汽选择 15min 或 30min 灭菌。

七、计算题

1. 下列处方欲配置成等渗溶液，需加氯化钠多少克？（已知普鲁卡因、EDTA、硼酸、氯化钠的 1% 溶液的冰点下降数分别为 0.12，0.12，0.28，0.58）

处方：

普鲁卡因	20g
EDTA	4g
硼酸	5g
氯化钠	适量
注射用水	加至 2000ml

$W = [0.52 - (1\times0.12 + 0.2\times0.12 + 0.25\times0.28)]/0.58 = 0.53\%$

$W\times2000 = 10.55$（g）

2. 配制 2% 盐酸麻黄碱溶液 200ml，欲使其等渗，需加入多少克氯化钠或无水葡萄糖？（已知，1g 盐酸麻黄碱的氯化钠等渗当量为 0.28，无水葡萄糖的氯化钠等渗当量为 0.18）。

设所需加入的氯化钠和葡萄糖量分别为 X 和 Y，则：

$X = (0.009\times200 - 0.28\times2/100)\times200 = 0.68g$

$Y = 0.68/0.18 = 3.78g$

或 $Y = (5\%/0.9\%)\times0.68 = 3.78\ g$

3. 临床上要求制备含 Na^+ 142mmol/L，K^+ 5mmol/L，Ca^{2+} 2.5mmol/L，Cl^- 152mmol/L 的注射液 1000 ml，问用 NaCl、KCl 和 $CaCl_2\cdot2H_2O$ 来配制，各应称取多少克？该注射液的渗透压是多少？

按以下基本公式：重量（mg）= 毫摩尔数 × 分子量（mg）

氯化钠量 = 142 × 58.5mg = 8307mg = 8.307g

氯化钾量 = 5 × 74.5mg = 372.5mg = 0.3725g

氯化钙量 = 2.5 × 147mg = 367.5mg = 0.3765g

则此注射液的总的渗透压 = 142 × 2 + 5 × 2 + 2.5 × 3 = 301.5mmol/L

计算结果表明，其渗透压在体液渗透压的范围内，故为等渗溶液。

（毛世瑞）

CHAPTER 第十一章

固体制剂

第一节 概 述

项目		内容
种类		散剂（powders） 颗粒剂（granules） 片剂（tablets） 胶囊剂（capsules） （以上四种）参见后面 丸剂（pills）：药物细粉或药材提取物加适宜的黏合剂或其他辅料制成的球形或类球形制剂，分为蜜丸、水蜜丸、水丸、糊丸、蜡丸、浓缩丸和滴丸等。
特点	优点	● 与液体制剂相比，物理、化学稳定性好； ● 生产制造成本较低，服用与携带方便； ● 按计数或计量容易实现给药； ● 应用各种制剂技术可实现药物长效或定位给药； ● 可以避免药物间的配伍禁忌； ● 可以避免药物在消化道中的降解。
	缺点	由于是非均匀性制剂，与其他制剂比较对均匀性的要求更高：含量均匀度、重量差异、崩解时限、溶出度、粒度； ● 起效较慢； ● 与注射剂和液体制剂相比，生物利用度较低； ● 对在肝脏代谢显著降低疗效的药物，必须采用特殊技术改善生物利用度； ● 婴幼儿、老年人及昏迷患者等服用困难。
制剂化过程中对原料药和颗粒的要求	粒度分布 粒子形状 密　　度	● 使主药与赋形剂的特性尽可能一致，防止混合时分离或离析； ● 流动性：粒度分布均匀，且形状规则的粒子较好； ● 模圈填充性（压片用颗粒）：粒度分布稍微宽者较好，有利于减小重量差异。
	表面积 粒　径	● 难溶性药物在体内的吸收的限速步骤在于溶出过程； ● 血药浓度：随着结晶表面积的增大（粒径减小）而增高； ● 粒径太小，给操作带来困难，存在最佳粒径。

续表

项 目		内 容
制剂化过程中对原料药和颗粒的要求	含水量	● 原料药的物理化学稳定性：含水量越低越稳定（晶型转变、分解）； ● 颗粒的压缩成型性：在最佳含水量范围以外容易引起压片障碍（含水量小容易引起裂片，含水量高容易引起黏冲）； ● 片剂硬度：含水量越低，硬度越大。
	结晶水	● 通常无水物的溶解度大于水合物，生物利用度高。
	多晶型	● 通常亚稳定型溶解度大于稳定型，可提高生物利用度； ● 亚稳定型在制剂化过程中因温度、水分、压缩、粉碎等因素可能转变成稳定型。
	微生物污染	● 明胶、淀粉类：容易被微生物污染。
固体制剂口服的吸收过程		固体制剂 → 崩解（裂碎成小颗粒） → 溶出 → 吸收 → 血液循环 ● 口服制剂吸收快慢的一般顺序： 溶液剂 > 混悬剂 > 散剂 > 颗粒剂 > 胶囊剂 > 片剂 > 丸剂
Noyes - Whitney 方程		$$\frac{dC}{dt} = KSC_S$$ 式中：dC/dt—溶出速度；K—溶出速度常数； S—溶出质点暴露于介质的表面积；C_S—药物的溶解度。 ● 改善药物溶出速度的方法： ①增大药物的溶出面积：通过粉碎减小粒径以及加快崩解速度； ②增大溶解速度常数：加快搅拌速度，以减少药物扩散边界层厚度或提高药物的扩散系数； ③提高药物的溶解度：提高温度，改变晶型，制成固体分散体、包合物、加入增溶剂等。

第二节 散 剂

项 目	内 容
定义	散剂（powders）：系指药物或与适宜的辅料经粉碎、均匀混合制成的干燥粉末状制剂，分为口服散剂和局部用散剂。
分类	● 按组成分类：单散剂、复散剂。 ● 按剂量情况分类：分剂量散、不分剂量散。 ● 按用途分类：溶液散、煮散、吹散、内服散、外用散等。

<table>
<tr><th colspan="3">项　目</th><th>内　　容</th></tr>
<tr><td rowspan="2">特点</td><td colspan="2">优点</td><td>● 比表面积大，易于分散，起效快；
● 外用覆盖面积大，可同时发挥保护和收敛等作用；
● 贮存、运输、携带比较方便；
● 制备工艺简单，剂量易于控制，便于婴幼儿、老年人服用。</td></tr>
<tr><td colspan="2">缺点</td><td>● 化学稳定性变差；
● 具有不愉快气味或刺激性、吸湿性强的药物不适合于制成散剂；
● 附着性、聚集性、飞散性增加；
● 与其他固体制剂比较容易引起配伍变化。</td></tr>
<tr><td rowspan="6">制备</td><td colspan="2">工艺流程</td><td>物料前处理 → 粉碎 → 过筛 → 混合 → 分剂量
→ 质量检查 → 包装贮存</td></tr>
<tr><td rowspan="2">粉碎
（crushing）</td><td>方法</td><td>干法粉碎、湿法粉碎、单独粉碎、混合粉碎、低温粉碎等。</td></tr>
<tr><td>粉碎器械</td><td>● 研钵：小剂量药物的粉碎或实验室规模散剂的制备。
● 球磨机：粉碎效率高、密闭性好、粉尘少，适应范围广。
● 流能磨：适于抗生素、酶、低熔点及不耐热物料的粉碎，可获粒径 5μm 以下的微粉，且粉碎与筛分同时进行。</td></tr>
<tr><td colspan="2">过筛
（sieving）</td><td>● 一般散剂：应为细粉，其中能通过 6 号筛的细粉含量不少于 95%。
● 难溶性药物、收敛剂、吸附剂、儿科或外用散应为最细粉，其中能通过 7 号筛的细粉含量不少于 95%。
● 眼膏剂中混悬的药物：粒度小于极细粉，即应能全部通过 9 号筛。</td></tr>
<tr><td rowspan="2">混合
（mixing）</td><td>方法</td><td>研磨混合法、搅拌混合法与过筛混合法等。</td></tr>
<tr><td>应注意的问题</td><td>● 组分的比例相差悬殊：采用等量递加混合法（又称配研法）混合。
● 组分的密度差异较大：避免密度小者浮于上面，密度大者沉于底部。
● 组分的黏附性与带电性：将量大或不易吸附的药粉或辅料垫底，量少或易吸附者后加入。混合引起带电时，可加少量表面活性剂克服或用润滑剂作抗静电剂。
● 含液体或易吸湿性的组分：用处方中其他组分吸收液体成分，当液体量太多时可用吸收剂吸收；有易吸湿性组分时，应针对吸湿原因加以解决：
①含结晶水时用等摩尔无水物代替。
②吸湿性很强的药物可在低于其临界相对湿度条件下，迅速混合，并密封防潮包装。
③混合引起吸湿，应分别包装。
● 含可形成低共熔混合物的组分：避免。</td></tr>
</table>

续表

<table>
<tr><th colspan="2">项 目</th><th>内 容</th></tr>
<tr><td rowspan="4">倍散</td><td>定义</td><td>倍散（triturations）：指在小剂量的毒剧药中添加一定量的填充剂制成的稀释散。</td></tr>
<tr><td>种类</td><td><table><tr><th>种类</th><th>剂量</th></tr><tr><td>10 倍散</td><td>0.1～0.01g</td></tr><tr><td>100 倍散</td><td>0.01～0.001g</td></tr><tr><td>1000 倍散</td><td>0.001g 以下</td></tr></table></td></tr>
<tr><td>稀释剂</td><td>乳糖、糖粉、淀粉、糊精、沉降碳酸钙、磷酸钙、白陶土等。</td></tr>
<tr><td>制法</td><td>一般用配研法，可加入少量色素以便观察是否混匀。</td></tr>
<tr><td rowspan="7">质量要求</td><td>粒度
（particle size）</td><td>局部用散剂需检查。
● 方法：取供试品 10g，精密称定，置 7 号筛，筛上加盖，并在筛下配有密合的接受容器。照中国药典二部附录粒度和粒度测定法检查。
● 判定标准：通过 7 号筛的粉末重量应不低于 95%。</td></tr>
<tr><td>外观均匀度
（uniformity of appearance）</td><td>取供试品适量置光滑纸上平铺约 $5cm^2$，将其表面压平，在亮处观察，应呈现均匀色泽，无花纹、色斑。</td></tr>
<tr><td>干燥失重
（loss on drying）</td><td>取供试品，照中国药典二部附录干燥失重测定法测定，在 105℃ 干燥至恒重，减失重量不得过 2.0%。</td></tr>
<tr><td>装量差异
（weight variation）</td><td>单剂量包装的散剂需检查。
● 方法：取散剂 10 包（瓶），求每包内容物的装量与平均装量。
● 判定标准：每包装量与平均装量（凡无含量测定的散剂，每包装量与标示装量比较）相比，超出装量差异限度的散剂不得多于 2 包（瓶），并不得有 1 包（瓶）超出装量差异限度 1 倍。<table><tr><th>标准装量（g）</th><th>装量差异限度（%）</th></tr><tr><td>0.1 或 0.1 以下</td><td>±15</td></tr><tr><td>0.1 以上至 0.3</td><td>±10</td></tr><tr><td>0.3 以上至 1.5</td><td>±8</td></tr><tr><td>1.5 以上至 6.0</td><td>±7</td></tr><tr><td>6.0 以上</td><td>±5</td></tr></table></td></tr>
<tr><td>装量
（filling）</td><td>多剂量包装的散剂，照中国药典二部附录最低装量检查法检查，应符合规定。</td></tr>
<tr><td>无菌
（sterility）</td><td>用于烧伤或创伤的局部用散剂，照中国药典二部附录无菌检查法检查，应符合规定。</td></tr>
<tr><td>微生物限度
（microbial limit）</td><td>照中国药典二部附录微生物限度检查法检查，应符合规定。</td></tr>
</table>

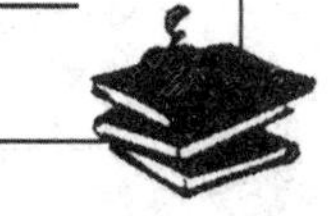

续表

<table>
<tr><th colspan="3">项 目</th><th>内 容</th></tr>
<tr><td rowspan="2">质量要求</td><td rowspan="2">吸湿性(hygroscopicity)</td><td>水溶性药物</td><td>● 临界相对湿度（critical relativehumidity，CRH）：水溶性药物在相对湿度较低的环境下，几乎不吸湿，而当相对湿度增大到一定值时，吸湿量急剧增加，此时的相对湿度称为临界相对湿度。
Elder 假说：几种水溶性药物混合后，混合物的 CRH 约等于各药物 CRH 的乘积，而与各组分的比例无关。
$CRH_{AB} = CRH_A \times CRH_B$
● 测定药物 CRH 的意义：
药物吸湿性指标：一般 CRH 愈大，愈不易吸湿；
生产、贮存环境控制：应将生产以及贮藏环境的相对湿度控制在药物 CRH 值以下以防止吸湿；
● 辅料选择：一般应选择 CRH 值大的物料作辅料。</td></tr>
<tr><td>水不溶性药物</td><td>● 水不溶性药物无特定的 CRH 值；
● 水不溶性药物组成的混合物料的吸湿量具有加和性。</td></tr>
</table>

第三节 颗 粒 剂

<table>
<tr><th colspan="2">项 目</th><th>内 容</th></tr>
<tr><td colspan="2">定义</td><td>颗粒剂（granules）：系指药物与适宜的辅料制成的具有一定粒度的干燥颗粒状制剂。供口服使用。</td></tr>
<tr><td rowspan="6">分类</td><td>可溶颗粒</td><td>可溶颗粒（soluble granules）：水溶性颗粒剂、酒溶性颗粒剂。</td></tr>
<tr><td>混悬颗粒</td><td>混悬颗粒（suspended granules）：系指难溶性固体药物与适宜辅料制成的一定粒度的干燥颗粒剂。临用前加水或其他适宜液体振摇后即可分散成混悬液供口服。
混悬颗粒应进行溶出度检查。</td></tr>
<tr><td>泡腾颗粒</td><td>泡腾颗粒（effervescent granules）：系指含有碳酸氢钠和有机酸，遇水可放出大量气体而呈泡腾状的颗粒剂。应溶解或分散于水中后服用。</td></tr>
<tr><td>肠溶颗粒</td><td>肠溶颗粒（enteric - coated granules）：系指用肠溶材料包裹颗粒或其他适宜方法制成的颗粒剂。
肠溶颗粒应进行释放度检查。</td></tr>
<tr><td>缓释颗粒</td><td>缓释颗粒（sustained - release granules）：系指在水或规定的释放介质中缓慢地非恒速释放药物的颗粒剂。
缓释颗粒应进行释放度检查。</td></tr>
<tr><td>控释颗粒</td><td>控释颗粒（controlled - release granules）：系指在水或规定的释放介质中缓慢地恒速或接近恒速释放药物的颗粒剂。
控释颗粒应进行释放度检查。</td></tr>
</table>

续表

项目		内容
特点	优点	● 可降低飞散性、附着性、团聚性、吸湿性； ● 可防止各种成分的离析； ● 贮存、运输方便； ● 对颗粒进行包衣可使颗粒具有防潮性、缓释性或肠溶性等。
	缺点	● 与散剂相比，混合均匀性较差，易出现分离； ● 粒子大小不一，剂量不易准确。
制备	工艺流程	物料前处理 → 粉碎 → 过筛 → 混合 → 制软材 → 制湿颗粒 → 干燥 → 整粒 → 装袋
	制软材	制软材（kneeding）：将药物与适当的稀释剂（如淀粉、蔗糖或乳糖等）、崩解剂充分混匀，加入水或黏合剂制成软材。
	制湿颗粒	过筛制粒法：将软材用手工或机械挤压通过筛网，即制得湿颗粒。 流化（沸腾）制粒：亦称为“一步制粒法”。
	湿颗粒的干燥	除去水分、防止结块或受压变形。 常用方法：箱式干燥法、流化床干燥法等。
	整粒与分级	对干燥后的颗粒给予适当的整理，以使结块、粘连的颗粒散开，得到大小均匀一致的颗粒。
	装袋	将制得的颗粒直接装入袋中。
质量检查	外观（appearance）	应干燥、色泽一致，无吸潮、结块、潮解等现象。
	粒度	不能通过一号筛（2000μm）和能通过五号筛（180μm）的颗粒总和不得超过供试量的15%。
	干燥失重	于105℃干燥至恒重，含糖颗粒应在80℃减压干燥，减失重量不得过2.0%。
	溶化性（dispersion）	● 可溶颗粒检查法 取供试品10g，加热水200ml，搅拌5min，可溶颗粒应全部溶化或可轻微浑浊，但不得有异物。 ● 泡腾颗粒检查法 取单剂量包装的泡腾颗粒3袋，分别置于盛有200ml水的烧杯中，水温15～25℃，应迅速产生气体而呈泡腾状，5min内3袋颗粒均应完全分散或溶解。 ● 混悬颗粒或已规定检查溶出度或释放度的颗粒剂，不进行溶化性检查。

续表

<table>
<tr><th colspan="2">项 目</th><th>内 容</th></tr>
<tr><td rowspan="2">质量检查</td><td>装量差异</td><td>单剂量包装的颗粒剂需检查装量差异。
● 方法：取颗粒剂 10 袋（瓶），除去包装，分别精密称定每袋（瓶）内容物重量，求出每袋（瓶）内容物的装量及平均装量。
● 判定标准：每袋（瓶）装量与平均装量相比〔凡无含量测定的颗粒剂，每袋（瓶）装量与标示装量相比〕，超出装量差异限度的颗粒剂不得多于 2 袋（瓶），并不得有 1 袋（瓶）超出装量差异限度 1 倍。
<table>
<tr><th>平均装量或标示装量</th><th>装量差异限度</th></tr>
<tr><td>1.0g 或 1.0g 以下</td><td>±10%</td></tr>
<tr><td>1.0g 以上至 1.5g</td><td>±8%</td></tr>
<tr><td>1.5g 以上至 6.0g</td><td>±7%</td></tr>
<tr><td>6.0g 以上</td><td>±5%</td></tr>
</table>
凡规定检查含量均匀度的颗粒剂，不进行装量差异检查。</td></tr>
<tr><td>装量</td><td>多剂量包装的颗粒剂，照中国药典二部附录最低装量检查法检查，应符合规定。</td></tr>
</table>

第四节 片 剂

<table>
<tr><th colspan="2">项 目</th><th>内 容</th></tr>
<tr><td colspan="2">定义</td><td>片剂（tablets）：系指药物与适宜的辅料均匀混合后压制而成的片状或异形片状的固体制剂。</td></tr>
<tr><td rowspan="2">特点</td><td>优点</td><td>● 服用时以片数为计量单位，剂量准确；
● 是一种密度较高、体积较小的固体制剂，运输、贮存及携带、应用都比较方便；
● 物理和化学稳定性较好；
● 生产的机械化、自动化程度较高，成本及售价都较低；
● 可以制成不同类型的各种片剂，满足临床医疗或预防的不同需要。如：分散（速效）片、控释（长效）片、肠溶片及含片等。</td></tr>
<tr><td>缺点</td><td>● 幼儿、老人及昏迷患者不易吞服；
● 不合适的制剂设计会使片剂的生物利用度较低。</td></tr>
</table>

续表

项目				内容
分类	口服用片剂	普通片		普通片（compressed tablets）：药物与辅料混合压制而成的、未包衣的常释片剂。如复方乙酰水杨酸片等。
		包衣片		包衣片（coated tablets）：在普通片的外表面包上一层衣膜的片剂。
			糖衣片	糖衣片（sugar coated tablets）：以蔗糖为主要包衣材料进行包衣而制得的片剂。
			薄膜衣片	薄膜衣片（film coated tablets）：以丙烯酸树脂、羟丙甲纤维素等高分子成膜材料为主要包衣材料进行包衣而制得的片剂。
			肠溶片	肠溶片（enteric coated tablets）：以在肠液中可以溶解的物质为主要包衣材料进行包衣而制得的片剂，此种片剂在胃液中不溶。
		咀嚼片		咀嚼片（chewable tablets）：在口中嚼碎后吞服的片剂，常加入蔗糖、薄荷油等甜味剂及食用香料调整口味，较适合于小儿服用。
		泡腾片		泡腾片（effervescent tablets）：含有碳酸氢钠与有机酸，遇水可产生气体而呈泡腾状的片剂。泡腾片中的药物应为易溶性的。有机酸一般用枸橼酸、酒石酸、富马酸等。
		分散片		分散片（dispersible tablets）：在水中能迅速崩解并均匀分散的片剂（在21℃ ±1℃的水中3min即可崩解分散，并通过180μm孔径的筛网），加水分散后饮用，也可吮服或吞服。
		多层片		多层片（multilayer tablets）：由两层或多层构成的片剂，一般由两次或多次加压而制成，每层含有不同的药物或辅料，可以避免复方制剂中不同药物之间的配伍变化，或者达到缓释的效果。
		缓释片与控释片		缓释片（sustained release tablets）：在水中或规定的释放介质中缓慢非恒速释放药物的片剂。控释片（controlled release tablets）：在水中或规定的释放介质中缓慢地恒速或接近恒速释放药物的片剂。
		口腔速崩片或口腔速溶片		口腔速崩片（orally disintegrating tablets）或口腔速溶片（orally dissolving tablets）：将片剂置于口腔内时能迅速崩解或溶解，吞咽后发挥全身作用的片剂。

续表

项目			内容
分类	口腔用片剂	含片	含片（lozenges）：含在口腔内，药物缓慢溶解而发挥持久局部作用的片剂。含片中的药物应为易溶性的，主要起局部消炎、杀菌、收敛、止痛或局部麻醉作用。
		舌下片	舌下片（sublingual tablets）：指置于舌下能迅速溶化、药物经舌下黏膜吸收而发挥全身作用的片剂。舌下片中的药物和辅料应为易溶性的，主要用于急症的治疗。
		口腔贴片	口腔贴片（buccal patches）：粘贴于口腔，经黏膜吸收而发挥局部或全身作用的片剂。
	外用片剂	可溶片	可溶片（soluble tablets）：临用能溶解于水的非包衣片或薄膜衣片。可供外用、漱口等，亦可口服。
		阴道片与阴道泡腾片	阴道片与阴道泡腾片（vaginal tablets and effervescent vaginal tablets）：置于阴道内应用的片剂。阴道片为普通片，在阴道内应易溶化、溶散或融化、崩解并释放药物。主要起局部消炎杀菌作用，也可给予性激素类药物。
	非经口使用片剂	植入片	植入片（implant tablets）：埋植到人体皮下缓缓溶解、吸收的片剂。一般来说，植入片植入体内后可缓慢释药，维持疗效几周、几个月直至几年。
常用辅料（excipients, adjuvants）		稀释剂	● 稀释剂（diluents）：或称为填充剂（fillers），主要作用是用来填充片剂的重量或体积，从而便于压片。 ● 常用填充剂：淀类、糖粉、糊精、乳糖、预胶化淀粉、微晶纤维素（microcrystalline cellulose，MCC）、无机盐类、甘露醇等。
		润湿剂与黏合剂	● 润湿剂（moistening agents）：自身无黏性，但可诱发物料的黏性，以利于制粒的液体。如：蒸馏水、乙醇。 ● 黏合剂（adhesives）：自身具有黏性，可给予无黏性或黏性不足的物料黏性，从而使物料聚结成粒的辅料。 ● 常用黏合剂：淀粉浆、甲基纤维素（methylcellulose，MC）、羟丙基纤维素（hydroxypropyl cellulose，HPC）、羟丙甲纤维素（hypromellose，HPMC）、羧甲基纤维素钠（sodium carboxymethylcellulose，CMC－Na）、乙基纤维素（ethylcellulose，EC）、聚维酮（povidone，PVP）、明胶、聚乙二醇（polyethylene glycol，PEG）（PEG4000、PEG6000）、MCC 等。

续表

项　目		内　　容
常用辅料（excipients，adjuvants）	崩解剂	● 崩解剂（disintegrants）：使片剂在胃肠液中迅速裂碎成细小颗粒的物质。除了缓控释片以及某些特殊用途的片剂以外，一般的片剂中都应加入崩解剂。 ● 常用崩解剂：干淀粉、羧甲基淀粉钠（carboxymethyl starch sodium，CMS－Na）、低取代羟丙基纤维素（low－substituted hydroxypropyl cellulose，L－HPC）、交联聚维酮（crospovidone，交联 PVP）、交联羧甲基纤维素钠（croscarmellose sodium，CC－Na）、泡腾崩解剂。
	润滑剂	润滑剂（lubricants）包括： ①助流剂（glidants）：降低颗粒之间摩擦力，改善粉末流动性。 ②抗黏剂（antiadherents）：防止原辅料黏着于冲头表面。 ③润滑剂（狭义）（lubricants）：降低药片与冲模孔壁之间摩擦力。 ● 常用润滑剂：硬脂酸镁、微粉硅胶、滑石粉、氢化植物油、聚乙二醇类（PEG4000、PEG6000）、月桂醇硫酸镁。
	其他	着色剂、矫味剂等。

辅料	稀释剂	润湿剂	黏合剂	崩解剂	润滑剂	助流剂
淀粉	●		●	●		
糖粉	●		●			
糊精	●		●			
乳糖	●					
预胶化淀粉	●		● 干黏合剂			
MCC	●		● 干黏合剂	●		●
无机盐类	●					
甘露醇	●					
蒸馏水		●				
乙醇		●				
MC			●			
HPC			●	● L－HPC		
HPMC			●			
CMC－Na			●			
EC			●			
PVP			●			
明胶			●			
PEG4000			●		●	
PEG6000			●		●	
CMS－Na				●		
交联 PVP				●		
CC－Na				●		
碳酸氢钠＋有机酸				● 泡腾崩解剂		
硬脂酸镁					●	
微粉硅胶						●
滑石粉						●
氢化植物油					●	
月桂醇硫酸镁					●	

续表

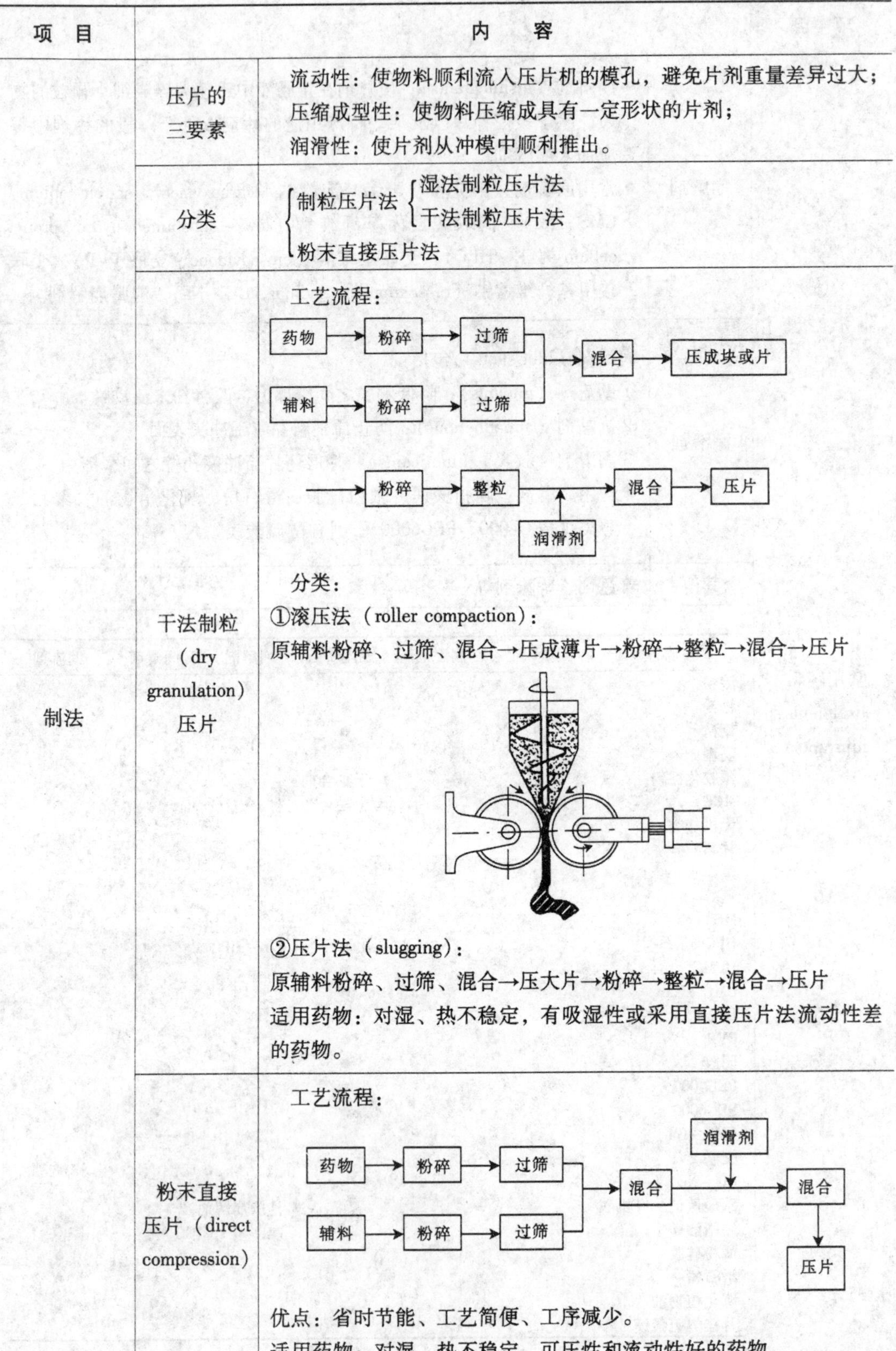

项 目		内 容
	压片的三要素	流动性：使物料顺利流入压片机的模孔，避免片剂重量差异过大； 压缩成型性：使物料压缩成具有一定形状的片剂； 润滑性：使片剂从冲模中顺利推出。
	分类	制粒压片法：湿法制粒压片法；干法制粒压片法 粉末直接压片法
制法	干法制粒（dry granulation）压片	工艺流程： 药物→粉碎→过筛；辅料→粉碎→过筛→混合→压成块或片 →粉碎→整粒→（润滑剂）→混合→压片 分类： ①滚压法（roller compaction）： 原辅料粉碎、过筛、混合→压成薄片→粉碎→整粒→混合→压片 ②压片法（slugging）： 原辅料粉碎、过筛、混合→压大片→粉碎→整粒→混合→压片 适用药物：对湿、热不稳定，有吸湿性或采用直接压片法流动性差的药物。
	粉末直接压片（direct compression）	工艺流程： 药物→粉碎→过筛；辅料→粉碎→过筛→混合→（润滑剂）→混合→压片 优点：省时节能、工艺简便、工序减少。 适用药物：对湿、热不稳定，可压性和流动性好的药物。

续表

项目	内容	
制法	湿法制粒 (wet granulation) 压片	工艺流程： 药物→粉碎→过筛；辅料→粉碎→过筛→混合→（黏合剂）→制软材 →制粒→干燥→整粒→（润滑剂）→混合→压片 ● 制软材："轻握成团，轻压即散" 适用药物： 对湿、热稳定的药物。 主药剂量很小或对湿、热不稳定的药物，可采用"空白颗粒法"。 辅料→粉碎→过筛→混合→（黏合剂）→制软材 →制粒→干燥→整粒→（润滑剂；药物→粉碎→过筛）→混合→压片
	湿颗粒 干　燥	干燥的温度：一般为40～60℃，个别对热稳定的药物可适当放宽到70～80℃，甚至可以提高到80～100℃。 干燥程度：一般为含水量3%左右。 干燥设备：箱式干燥器、流化干燥器、喷雾干燥器、红外干燥器、微波干燥器等。
	整粒与 混　合	整粒：使干燥过程中结块、粘连的颗粒散开，得到大小均匀一致的颗粒。 混合： ①润滑剂和外加崩解剂。 ②挥发油类物质。 ③空白颗粒与剂量很小或对湿、热很不稳定的药物混合。

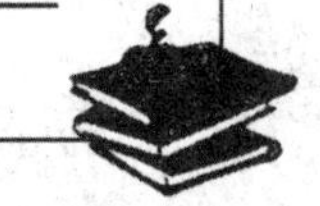

续表

项目				内容
制法	压片	片重计算		按主药含量计算片重 $片重=\dfrac{每片含主药量（标示量）}{颗粒中主药的百分含量（实测值）}$ 按干颗粒总重计算片重 $片重=\dfrac{干颗粒重+压片前加入的辅料量}{预定的应压片数}$
		压缩成型过程		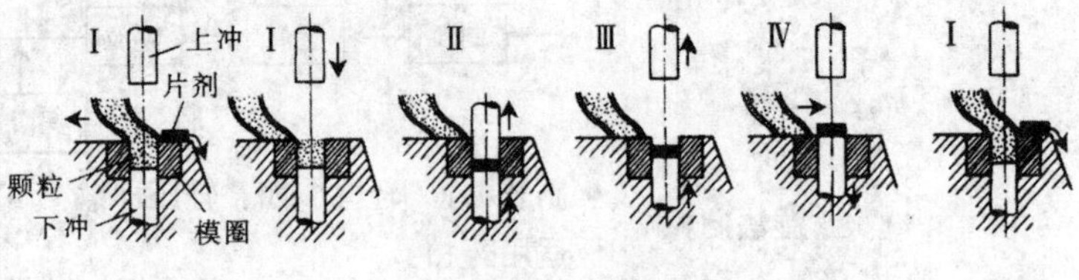 Ⅰ 上冲 片剂 颗粒 下冲 模圈 Ⅰ Ⅱ Ⅲ Ⅳ Ⅰ 单冲压片机的压缩过程
		片剂重量及硬度调节		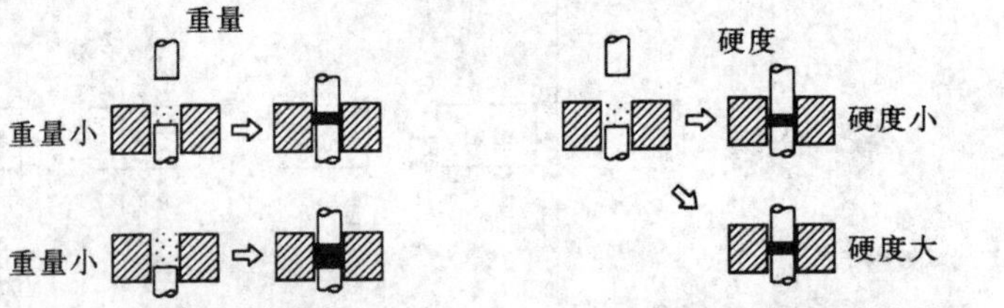 重量 重量小 重量小 调节下冲的位置 硬度 硬度小 硬度大 调节上冲下降的最低位置
		压片机	单冲压片机	单侧加压：一台机器的机台上只有1付冲模，压片速度慢。
			多冲旋转压片机	两侧加压：一台机器的机台上有数十付冲模，适于大量生产；压片时出现问题少。
影响片剂成型的因素				药物的可压性：药物的塑性较大，压缩时易于成形；若弹性较强，则压片时易发生裂片和松片等现象。 药物的熔点及结晶形态：药物的熔点较低有利于“固体桥”的形成，片剂的硬度大（但熔点过低，压片时容易黏冲）；立方晶系的结晶压缩时易于成形，鳞片状或针状结晶压缩后的药片容易裂片，树枝状结晶易成形，但流动性极差。 黏合剂和润滑剂：一般黏合剂的用量越大，颗粒间的结合力越大，但应避免硬度过大而造成崩解、溶出的困难；润滑剂在其常用的浓度范围内，对片剂的成形影响不大，疏水性润滑剂用量增大时，会造成片剂硬度降低。 水分：适量的水分在压缩时被挤到颗粒的表面形成薄膜，起到一种润滑作用，使片剂易于成形；还可使颗粒表面的可溶性成分溶解，而后失水发生重结晶形成“固体桥”，使片剂的硬度增大。含水量太多则会造成黏冲。 压力：一般情况下，压力愈大，片剂硬度也愈大，但当压力超过一定范围后，压力对片剂硬度的影响减小。延长加压时间有利于片剂成形，并使之硬度增大。

续表

项目		内容
片剂制备过程中可能发生的问题及原因	裂片	片剂发生裂开的现象叫做裂片，如果裂开的位置发生在药片的上部（或中部），习惯上称为顶裂（capping）；在片中间发生，称为腰裂（lamination）。 原因：①压力分布的不均匀； ②物料的压缩成形性差； ③颗粒中细粉太多、颗粒过干； ④黏合剂黏性较弱或用量不足； ⑤片剂过厚； ⑥加压过快。 ● 解决的主要措施：①选用弹性小、塑性大的辅料；②选用适宜制粒方法；③选用适宜压片机和操作参数。 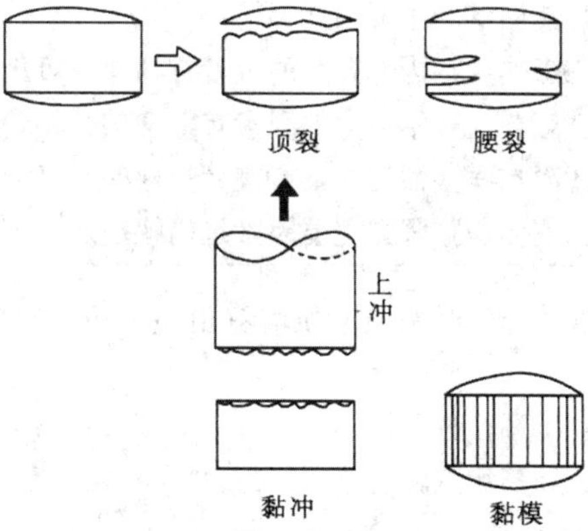 顶裂 腰裂 上冲 黏冲 黏模
	松片	片剂硬度不够，稍加触动即散碎的现象称为松片（loosing tablet）。 原因：塑性差，黏性力差，压缩压力不足等。（见影响成型因素）
	黏冲 黏模	片剂的表面被冲头粘去一薄层或一小部分，造成片面粗糙不平或有凹痕的现象，称为黏冲（sticking）；若片剂的边缘粗糙或有缺痕，则可相应地称为黏模（binding）。 原因：①颗粒不够干燥； ②物料较易吸湿； ③润滑剂选用不当或用量不足； ④冲头表面锈蚀或刻字粗糙不光。
	片重差异超限	原因：①颗粒流动性不好； ②颗粒内的细粉太多或颗粒的大小相差悬殊； ③加料斗内的颗粒时多时少； ④冲头与模孔吻合性不良。

续表

<table>
<tr><th colspan="2">项　目</th><th>内　　容</th></tr>
<tr><td rowspan="3">片剂制备过程中可能发生的问题及原因</td><td>崩解迟缓</td><td>片剂超过了规定的崩解时限，即称为崩解超限或崩解迟缓。
片剂崩解机制：
①片剂中的可溶性成分遇水后迅速溶解，形成很多溶蚀性孔洞，致使片剂难以维持其形状而溃碎；
②片剂中的可溶性成分在颗粒间形成的“固体桥”，当水分渗入片剂后，这些“固体桥”溶解，结合力消失，片剂作为一个整体就难以继续存在，从而发生崩解；
③有些片剂中含有遇水可产生气体的物质；
④崩解剂吸水后体积膨胀使片剂的结合力被瓦解，从而发生崩解现象；
⑤片剂吸水后，其中的某成分产生润湿热，使片剂中的空气膨胀，从而造成片剂的崩解。
影响片剂崩解的主要因素：
①影响片剂内部孔隙的因素有物料的可压性、压缩压力；
②影响片剂结合力的因素有黏合剂，物料的塑性变形等；
③影响润湿性的因素有表面活性剂、润滑剂等辅料；
④使体积膨胀的主要因素是崩解剂。</td></tr>
<tr><td>溶出超限</td><td>片剂在规定的时间内未能溶解出规定量的药物，即为溶出超限或称为溶出度不合格。
原因：①颗粒过硬；
②药物溶解度差等。</td></tr>
<tr><td>药物含量不均匀</td><td>所有造成片重差异过大的因素，皆可造成片剂中药物含量的不均匀。
对于小剂量的药物，除了混合不均匀以外，可溶性成分在颗粒之间的迁移是其含量均匀度不合格的一个重要原因。
解决的主要措施：采用流化床干燥法等。</td></tr>
<tr><td rowspan="2">质量检查</td><td>外观</td><td>应完整光洁，色泽均匀，无杂斑，无异物，有适宜的硬度和耐磨性。</td></tr>
<tr><td>重量差异
(weight variation)</td><td>方法：取 20 片，精密称定每片的片重并求得平均片重。
判定标准：以每片片重与平均片重比较，超出差异限度的药片不得多于 2 片，并不得有 1 片超出限度 1 倍。
<table><tr><th>平均片重或标示片重</th><th>重量差异限度</th></tr><tr><td>0.30g 以下</td><td>±7.5%</td></tr><tr><td>0.30g 或 0.30g 以上</td><td>±5%</td></tr></table>
糖衣片、薄膜衣片（包括肠溶衣片）应在包衣前检查片芯的重量差异，符合上表规定后方可包衣；包衣后不再检查片重差异。
凡已规定检查含量均匀度的片剂，不进行片重差异检查。</td></tr>
</table>

续表

<table>
<tr><th colspan="2">项 目</th><th colspan="2">内 容</th></tr>
<tr><td rowspan="3">质量检查</td><td rowspan="2">硬度和脆碎度
(hardness and friability)</td><td>硬度检查
孟山都(Monsanto)硬度计法:该法测得的是抗张强度。将药片立于两个压板之间,沿直径方向徐徐加压,刚刚破碎时的压力即为该片剂的硬度,一般能承受 1.5～3.0MPa 的压力即认为合格。</td><td>加压
弹簧
kg 标尺
片剂</td></tr>
<tr><td>脆碎度检查
罗许(Roche)脆碎仪法:使药片在一个旋转的鼓中互相碰撞和摩擦,经一定的时间(一般为 4min)后检查片剂的碎裂情况。</td><td></td></tr>
<tr><td>崩解时限
(disintegration)</td><td colspan="2">● 方法:取供试品 6 片(阴道片 3 片),照崩解时限检查法进行检查(阴道片照融变时限检查法进行检查)。除另有规定外,试验介质为37℃ ± 1℃的水。
<table>
<tr><th>制剂</th><th>供试品数</th><th>试验介质</th><th>挡板</th><th>时限</th><th>判定标准</th></tr>
<tr><td>普通片</td><td>6 片</td><td>水</td><td>不加</td><td>15min</td><td>15min 内应全部崩解。如有 1 片不能完全崩解,应另取 6 片复试,均应符合规定</td></tr>
<tr><td>薄膜衣片</td><td>6 片</td><td>水或盐酸溶液(9→1000)</td><td>不加</td><td>30min</td><td>30min 内应全部崩解。其他同普通片</td></tr>
<tr><td>糖衣片</td><td>6 片</td><td>水</td><td>不加</td><td>1h</td><td>1h 内应全部崩解。其他同普通片</td></tr>
<tr><td rowspan="2">肠溶衣片</td><td rowspan="2">6 片</td><td>盐酸溶液(9→1000)</td><td>不加</td><td>2h</td><td>每片均不得有裂缝、崩解或软化</td></tr>
<tr><td>磷酸盐缓冲液(pH 6.8)</td><td>加</td><td>1h</td><td>1h 内应全部崩解。其他同普通片</td></tr>
<tr><td>含片</td><td>6 片</td><td>水</td><td>不加</td><td>30min</td><td>30min 内应全部崩解或溶化。其他同普通片</td></tr>
</table>
</td></tr>
</table>

续表

<table>
<tr><th colspan="2">项 目</th><th colspan="2">内 容</th></tr>
<tr><td rowspan="2">质量检查</td><td>崩解时限
(disintegration)</td><td colspan="2">
<table>
<tr><th>制剂</th><th>供试品数</th><th>试验介质</th><th>挡板</th><th>时限</th><th>判定标准</th></tr>
<tr><td>舌下片</td><td>6片</td><td>水</td><td>不加</td><td>5min</td><td>5min内应全部崩解并溶化。其他同普通片</td></tr>
<tr><td>可溶片</td><td>6片</td><td>15℃~25℃水</td><td>不加</td><td>3min</td><td>3min内应全部崩解并溶化。其他同普通片</td></tr>
<tr><td rowspan="3">结肠定位肠溶片</td><td rowspan="3">6片</td><td>盐酸溶液（9→1000）</td><td>不加</td><td></td><td>照品种项下规定检查，每片均不释放或不崩解</td></tr>
<tr><td>磷酸盐缓冲液（pH6.8以下）</td><td>不加</td><td></td><td>照品种项下规定检查，每片均不释放或不崩解</td></tr>
<tr><td>磷酸盐缓冲液（pH7.8~8.0）</td><td></td><td>1h</td><td>1h内应全部释放或崩解，片心亦应崩解。其他同普通片</td></tr>
<tr><td>泡腾片</td><td>6片</td><td>15~25℃水 200ml（1片量）</td><td></td><td>5min</td><td>5min内应溶解或分散在水中，无聚集的颗粒剩余。其他同普通片</td></tr>
<tr><td>阴道片</td><td>3片</td><td>水</td><td></td><td>30min</td><td>30min内全部溶化或崩解溶散并通过开孔金属圆盘，或仅残留少量无硬芯的软性团块。如有1片不符合规定，应另取3片复试，均应符合规定</td></tr>
</table>
● 凡规定检查溶出度或释放度的片剂以及某些特殊的片剂（如缓控释片剂、咀嚼片等），不进行崩解时限检查。
</td></tr>
<tr><td>溶出度或释放度
(dissolution or drug release)</td><td colspan="2">一般的片剂检查溶出度，而缓控释制剂检查释放度。
<table><tr><td>溶出度测定</td><td>方法：取供试品6片，按中国药典附录溶出度测定法进行测定，求每片溶出量和平均溶出量。
判定标准：符合以下条件之一，可判为符合规定。
①6片中，每片的溶出量按标示量计算，均不低于规定限度（Q）；
②6片中，如有1~2片低于Q，但不低于$Q-10\%$，且其平均溶出量不低于Q；
③6片中，如有1~2片低于Q，其中仅有1片低于$Q-10\%$，但不低于$Q-20\%$，且其平均溶出量不低于Q时，应另取6片复试；初、复试的12片中有1~3片低于Q，其中仅有1片低于$Q-10\%$，但不低于$Q-20\%$，且其平均溶出量不低于Q。</td></tr></table>
</td></tr>
</table>

项目			内容
质量检查	溶出度或释放度(dissolution or drug release)	释放度测定	方法：取供试品6片，按中国药典附录释放度测定法进行测定，求每片释放量和平均释放量。 判定标准：符合以下条件之一，可判为符合规定。 ①6片中，每片在每个时间点测得的释放量按标示量计算，均未超出规定范围； ②6片中，在每个时间点测得的释放量，如有1～2片超出规定范围，但未超出规定范围的10%，且在每个时间点测得的平均释放量未超出规定范围； ③6片中，在每个时间点测得的释放量，如有1～2片超出规定范围，其中仅有1片超出规定范围的10%，但未超出规定范围的20%，且其平均释放量未超出规定范围，应另取6片复试；初、复试的12片中，在每个时间点测得的释放量，如有1～3片超出规定范围，其中仅有1片超出规定范围的10%，但未超出规定范围的20%，且其平均释放量未超出规定范围。
	含量均匀度(content uniformity)		含量均匀度系指小剂量药物在每个片剂中的含量是否偏离标示量以及偏离的程度，必须由逐片检查的结果才能得出正确的结论。 方法：取供试品10片，按该药品项下规定的方法，分别测定每片以标示量为100的相对含量X，求出均值 、标准差S以及标示量与均值之差的绝对值A（$A=\|100-\overline{X}\|$）；若$A+1.80S\leqslant 15.0$，则含量均匀度符合规定；若$A+1.80S>15.0$，且$A+S\leqslant 15.0$，则应另取20片复试。根据初、复试结果，计算30片的均值 、标准差S以及标示量与均值之差的绝对值A；若$A+1.45S\leqslant 15$，则判为合格；若$A+1.45S>15.0$，则不符合规定。 如果该药品项下的含量均匀度限度为±20%或其他百分数时，应将上述各判断式中的15.0改为20.0或其他相应的数值。
	发泡量(effervescence volume)		阴道泡腾片需检查发泡量。 方法：取25ml具塞刻度试管（内径1.5cm）10支，各精密加入水2ml，置于37℃±1℃水浴中5min后，各管中分别投入供试品1片，密塞，20min内观察最大发泡量的体积。 判定标准：平均发泡量应不少于6ml，且少于3ml的不超过2片。
	分散均匀性(uniformity of dispersion)		分散片需检查分散均匀性。 方法：取供试品6片，置于15～25℃的100ml水中，振摇3min，应全部崩解并通过二号筛。
	微生物限度		口腔贴片、阴道片、外用溶液片需检查微生物限度。 照中国药典二部附录微生物限度检查法检查，应符合规定。

续表

<table>
<tr><th colspan="2">项 目</th><th>内 容</th></tr>
<tr><td>包装</td><td>分类</td><td>● 多剂量包装
容器多为玻璃瓶和塑料瓶，也有用软性薄膜、纸塑复合膜、金属箔复合膜等制成的药袋。
● 单剂量包装
主要分为泡罩式（亦称水泡眼，见下图）包装和窄条式包装。
上箱
加料位置
封口(加热顶端有螺纹滚筒)
成型滚筒(圆筒上部施用真空)
红外加热器
冲击
绷紧滚筒
废料
包装出口
下部材料反绕</td></tr>
<tr><td rowspan="3">包衣</td><td>目的</td><td>● 防潮、避光，隔离空气以增加药物的稳定性；
● 掩盖苦味或不良气味，增加患者的顺应性；
● 隔离配伍禁忌成分；
● 采用不同颜色包衣，增加药物的识别能力，增加用药安全性；
● 包衣后表面光洁，提高流动性；
● 改善片剂的外观；
● 改变药物释放的部位及速度。</td></tr>
<tr><td>种类</td><td>薄膜衣：普通型、肠溶型、水不溶型
糖衣</td></tr>
<tr><td>包衣材料与工序</td><td>● 糖衣（sugar coating）
糖衣片工序、材料及其作用
<table>
<tr><th>工序</th><th>材料</th><th>作用</th></tr>
<tr><td>片芯
↓</td><td></td><td></td></tr>
<tr><td>隔离层
↓</td><td>玉米朊、虫胶、明胶浆、CAP</td><td>防止水分渗入片芯</td></tr>
<tr><td>粉衣层
↓</td><td>滑石粉、糖浆</td><td>消除片剂棱角</td></tr>
<tr><td>糖衣层
↓</td><td>糖浆</td><td>使表面光滑平整、细腻坚实</td></tr>
<tr><td>有色糖衣层
↓</td><td>糖浆、色素</td><td>增加美观和便于识别</td></tr>
<tr><td>打光</td><td>川蜡</td><td>增加片剂光泽和表面疏水性</td></tr>
</table></td></tr>
</table>

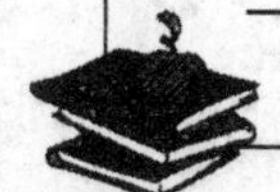

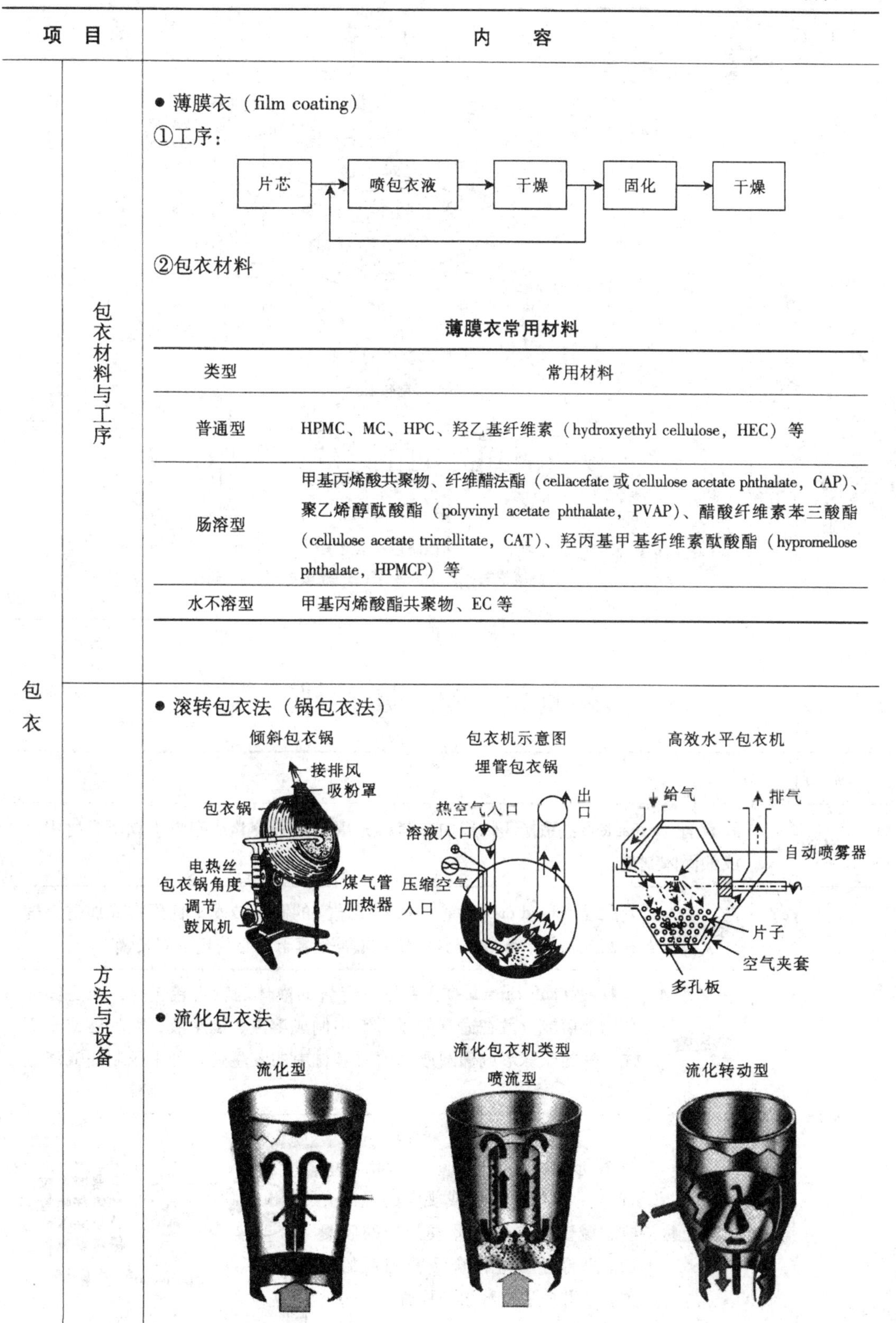

项目		内容
包衣	包衣材料与工序	● 薄膜衣（film coating） ①工序： 片芯 → 喷包衣液 → 干燥 → 固化 → 干燥（干燥 → 喷包衣液 循环） ②包衣材料
	方法与设备	● 滚转包衣法（锅包衣法） ● 流化包衣法

薄膜衣常用材料

类型	常用材料
普通型	HPMC、MC、HPC、羟乙基纤维素（hydroxyethyl cellulose，HEC）等
肠溶型	甲基丙烯酸共聚物、纤维醋法酯（cellacefate 或 cellulose acetate phthalate，CAP）、聚乙烯醇酞酸酯（polyvinyl acetate phthalate，PVAP）、醋酸纤维素苯三酸酯（cellulose acetate trimellitate，CAT）、羟丙基甲基纤维素酞酸酯（hypromellose phthalate，HPMCP）等
水不溶型	甲基丙烯酸酯共聚物、EC 等

续表

<table>
<tr><th colspan="2">项目</th><th>内容</th></tr>
<tr><td>包衣</td><td>方法与设备</td><td>● 压制包衣法
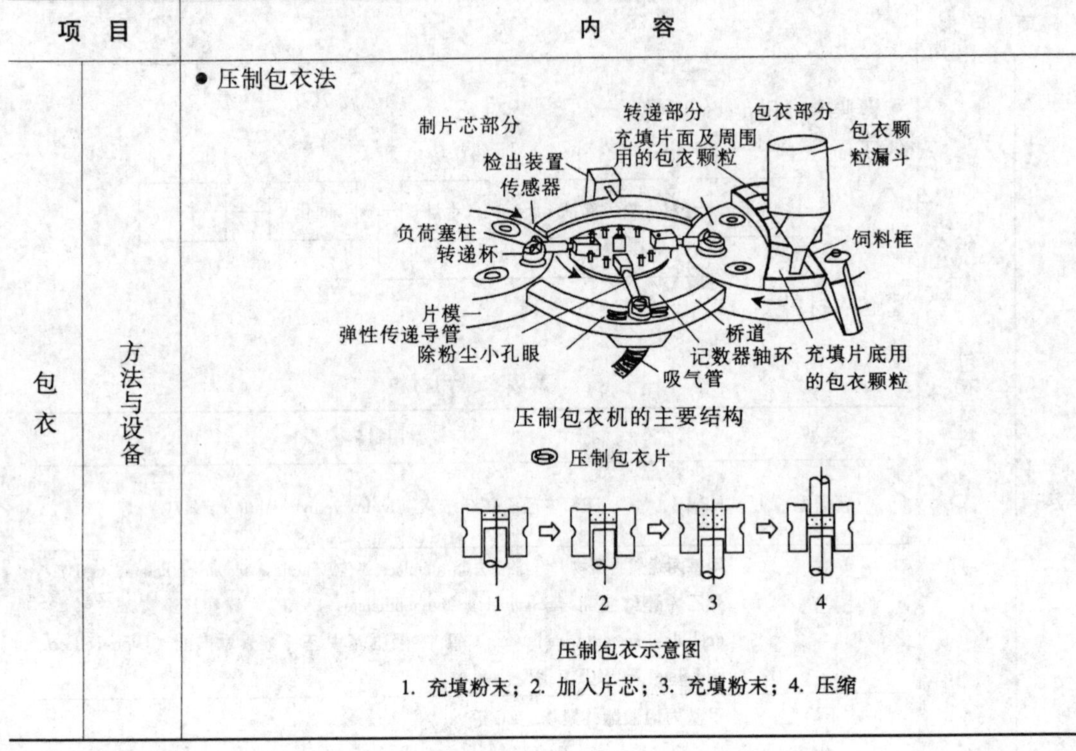

压制包衣机的主要结构

压制包衣示意图
1. 充填粉末；2. 加入片芯；3. 充填粉末；4. 压缩</td></tr>
</table>

第五节 胶 囊 剂

<table>
<tr><th colspan="2">项目</th><th colspan="2">内容</th></tr>
<tr><td colspan="2">定义</td><td colspan="2">胶囊剂（capsules）：系指药物或加有辅料充填于空心胶囊或密封于软质囊材中制成的固体制剂。</td></tr>
<tr><td rowspan="3">种类</td><td>硬胶囊</td><td colspan="2">硬胶囊（hard capsules）：系采用适宜的制剂技术，将药物或加适宜辅料制成粉末、颗粒、小片或小丸等充填于空心胶囊中的胶囊剂。</td></tr>
<tr><td>软胶囊</td><td colspan="2">软胶囊（soft capsules）：系将一定量的液体药物直接包封，或将固体药物溶解或分散在适宜的赋形剂中制成溶液、混悬液、乳状液或半固体，密封于球形或椭圆形的软质囊材中的胶囊剂。可用压制法或滴制法制备。</td></tr>
<tr><td>缓释胶囊</td><td>缓释胶囊（sustained release capsules）：系指在水中或规定的释放介质中缓慢地非恒速释放药物的胶囊剂。缓释胶囊应符合缓释制剂的有关要求并应进行释放度检查。</td><td>○ 速释颗粒
● 缓释颗粒 1
◎ 缓释颗粒 2
● 缓释颗粒 3
Spansule® 胶囊</td></tr>
</table>

续表

项目		内容
种类	控释胶囊	控释胶囊（controlled release capsules）：系指在水中或规定的释放介质中缓慢地恒速或接近恒速释放药物的胶囊剂。控释胶囊应符合控释制剂的有关要求并应进行释放度检查。
	肠溶胶囊	肠溶胶囊（enteric capsules）：系指硬胶囊或软胶囊是用适宜的肠溶材料制成，或用肠溶材料包衣的颗粒或小丸充填胶囊而制成的胶囊剂。肠溶胶囊不溶于胃液，但能在肠液中崩解而释放活性成分。
特点	优点	● 能掩盖药物的不良嗅味，提高患者的顺应性； ● 提高药物的稳定性； ● 药物的生物利用度较高（内容物为粉末或颗粒状）； ● 可弥补其他固体剂型的不足，油性药物可制成软胶囊剂，以个数计量液体药物； ● 可延缓药物的释放和定位释药：可制成缓释胶囊，达到缓释延效作用；制成肠溶胶囊剂、结肠靶向胶囊剂、直肠给药或阴道给药的胶囊剂，达到定位释放。
	缺点	● 作为囊壳的明胶易受温度和湿度的影响； ● 婴幼儿和老年人口服较困难； ● 制备成本较高。 ● 不宜制成胶囊剂的药物： ①药物的水溶液或稀乙醇溶液，会使囊壁溶化； ②风化性药物，可使囊壁软化； ③吸湿性很强的药物，可使囊壁脆裂； ④易溶性的刺激性药物，胶囊壳溶化后，局部药量很大。
囊壳	物性	● 明胶在温水（37℃）中易溶，在热水中极其易溶； ● 含水量：10% ~15%； ● 在冷水中不溶但可以膨胀，软化（可吸收 5 ~10 倍量的水）； ● 胶凝温度随着共存的盐的种类和浓度以及 pH 的变化而变化； ● 除了明胶外，淀粉、HPMC 也可作为囊材； ● 根据需要可以添加着色剂、防腐剂等辅料。
	贮存条件	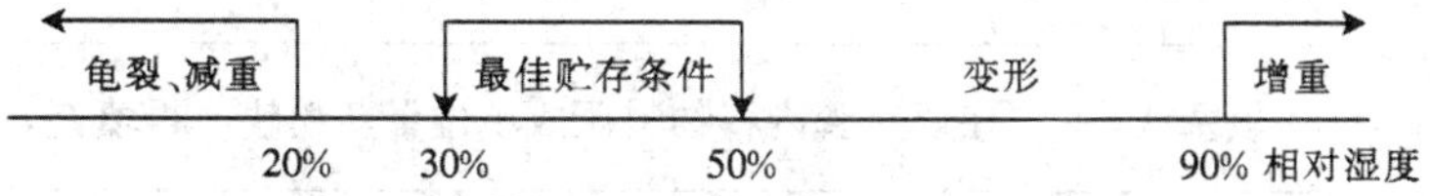 龟裂、减重	最佳贮存条件	变形	增重 20% 30% 50% 90% 相对湿度

续表

<table>
<tr><th colspan="3">项 目</th><th>内 容</th></tr>
<tr><td rowspan="7">硬胶囊剂</td><td colspan="2">空心胶囊</td><td>

● 用明胶制成的一端闭合的可以相互套合的一对圆柱体（囊体和囊帽），最近用淀粉或 HPMC 制成的空心胶囊开发成功。

● 制备

明胶、着色剂、精制水 → 混合 → 溶解 → 溶胶（← 控制黏度和色调）→ 蘸胶（制坯）（← 控制温度）→ 干燥（← 控制水分）→ 拔壳 → 切割 → 整理混合

● 生产环境：洁净度 10000 级，温度 10～25℃，相对湿度 35%～45%。

● 胶囊的规格

硬胶囊内部容积

<table>
<tr><td>号数</td><td>000</td><td>00</td><td>0</td><td>1</td><td>2</td><td>3</td><td>4</td><td>5</td></tr>
<tr><td>容积（ml）</td><td>1. 37</td><td>0. 95</td><td>0. 68</td><td>0. 50</td><td>0. 37</td><td>0. 30</td><td>0. 21</td><td>0. 13</td></tr>
</table>

</td></tr>
<tr><td colspan="2">制备方法</td><td>

用胶囊充填机将药物的粉末、颗粒、小丸等填充于空心胶囊即可。硬胶囊剂制备的关键在于药物的填充，以保障药物剂量均匀，装量差异合乎要求。

药物 → 过筛；辅料 → 过筛 → 混合 → 填充

或

混合、混合 → 制粒 → 整粒 → 填充

空囊斗 → 整向 → 分离 → 填充（← 药粉斗）→ 闭合

</td></tr>
<tr><td rowspan="5">充填方式</td><td>平板式</td><td>利用螺旋杆压入物料。</td></tr>
<tr><td>定量管式</td><td>利用真空将物料吸入定量管中，再填充。</td></tr>
<tr><td>填塞式</td><td>先在填充管内将物料压成单位量药粉块，再填充。</td></tr>
<tr><td>冲程式</td><td>利用压缩柱塞加压填充。</td></tr>
<tr><td>流入式</td><td>利用物料的流动性，自由流入或在强制振动下填充。</td></tr>
</table>

续表

项目			内容
硬胶囊剂	充填方式		真空 泵 平板式　定量管式　填塞式 冲程式　流入式
软胶囊剂	组成	囊壳	由明胶、增塑剂、防腐剂、遮光剂、色素和其他适宜的药用材料制成。
		药物与液体介质的性质	可充填油类、对明胶无溶解作用的液体、混悬液、固体药物。 ● 注意 ①不宜制成软胶囊的药物：含水 5% 以上或为水溶性、挥发性、小分子有机物（如乙醇、酮、酸、酯等），醛类。 ②液态药物 pH 为 2.5 ~ 7.5。 ● 药物为混悬液 基质吸附率（base adsorption）：1g 固体药物制成填充软胶囊用的混悬液时所需液体基质的克数。
	制法	滴制法	● 工艺：将油料加入料斗中；明胶浆加入胶浆斗中，胶浆、油料先后以不同的速度从同心管出口滴出，明胶在外层，药液从中心管滴出，明胶浆先滴到液状石蜡上面并展开，油料立即滴在刚刚展开的明胶表面上，胶皮继续下降，使胶皮完全封口，油料便被包裹在胶皮里面，使胶皮成为圆球形，逐渐凝固成软胶囊，将制得的胶丸在室温冷风干燥，再经过 95% 乙醇洗涤后于 30 ~ 35℃ 烘干即得软胶囊。 ● 特点：滴制法设备简单，投资少，生产过程中几乎不产生废胶，产品成本低。 定量控制器　药液贮槽　明胶液贮槽　喷头　喷头放大　冷却液状石蜡出口　胶丸出口　胶丸收集箱　冷却管　冷却箱　液状石蜡贮箱 滴制法示意图

续表

<table>
<tr><th colspan="3">项目</th><th colspan="2">内容</th></tr>
<tr><td>软胶囊剂</td><td>制法</td><td>压制法</td><td>● 工艺：将明胶与甘油、水等溶解制成胶板或胶带，再将药物置于两块胶板之间，调节好出胶皮的厚度和均匀度，用钢模压制而成。
● 设备：自动旋转扎囊机，两条机器自动制成的胶带向相反方向移动，到达旋转模前，一部分已加压结合，此时药液从填充泵中经导管进入胶带间，旋转进入凹槽，后胶带全部轧压结合，将多余胶带切割即可，制出的胶丸，先冷却，再用乙醇洗涤去油，干燥即得。
● 特点：压制法产量大，自动化程度高，成品率也较高，计量准确，适合于工业化大生产。</td><td>贮液槽
填充泵
导管
送料轴
楔形注入器
胶带导杆
胶带
模子
模子
斜槽
压制法示意图</td></tr>
<tr><td colspan="2" rowspan="4">空心胶囊附加剂</td><td>增塑剂</td><td colspan="2">软胶囊常用增塑剂，如甘油、山梨醇等。</td></tr>
<tr><td>防腐剂</td><td colspan="2">防止明胶发霉，如对羟基苯甲酸酯类。</td></tr>
<tr><td>着色剂</td><td colspan="2">利于提高产品的印象，便于识别产品，如食用色素，三氧化二铁。</td></tr>
<tr><td>遮光剂</td><td colspan="2">利用光反射特性，防止内容物光解，如二氧化钛等。</td></tr>
<tr><td colspan="3">软胶囊溶剂</td><td colspan="2">内容物为油溶液：PEG400 或中链脂肪酸甘油酯等。
内容物为油性混悬液：以蜂蜡或 PEG400 为分散剂。</td></tr>
<tr><td rowspan="2">胶囊剂的质量要求</td><td colspan="2">外观</td><td colspan="2">胶囊剂应整洁，不得有粘结、变形、渗漏或囊壳破裂现象，并应无异臭。硬胶囊剂的内容物应干燥、松紧适度、混合均匀。</td></tr>
<tr><td colspan="2">装量差异</td><td colspan="2">● 方法：取 20 粒，分别精密称定重量后，倾出内容物（不得损失囊壳），硬胶囊用小刷或其他合适的用具擦拭干净，软胶囊用乙醚等易挥发性溶剂洗净，置通风处使溶剂自然挥尽，再分别精密称定囊壳重量。
● 判定标准：每粒的装量与平均装量相比较，超出装量差异限度的不得多于 2 粒，并不得有 1 粒超出限度 1 倍。
● 凡规定含量均匀度检查的胶囊剂，可不进行装量差异检查。
<table>
<tr><th>平均装量</th><th>装量差异限度</th></tr>
<tr><td>0.30g 以下</td><td>±10%</td></tr>
<tr><td>0.30g 及 0.30g 以上</td><td>±7.5%</td></tr>
</table></td></tr>
</table>

续表

<table>
<tr><th colspan="2">项　目</th><th>内　容</th></tr>
<tr><td rowspan="2">胶囊剂的质量要求</td><td>崩解时限</td><td><table>
<tr><th>制剂</th><th>供试品数</th><th>试验介质</th><th>挡板</th><th>时限</th><th>判定标准</th></tr>
<tr><td>硬胶囊
软胶囊</td><td>6粒</td><td>水
（软胶囊还可用人工胃液）</td><td>可加</td><td>硬胶囊
30min
软胶囊1h</td><td>硬胶囊应在30min内全部崩解，软胶囊应在1h内全部崩解。如有一粒不合格，应另取6粒复试，均应符合规定</td></tr>
<tr><td rowspan="2">肠溶
胶囊</td><td rowspan="2">6粒</td><td>盐酸溶液
（9→1000）</td><td>不加</td><td>2h</td><td>2h内囊壳不得有裂缝或崩解凡规定检查溶出度或释放度的胶囊剂，可不进行崩解时限检查</td></tr>
<tr><td>人工肠液</td><td>加</td><td>1h</td><td>1h内应全部崩解。如有一粒不合格，应另取6粒复试，均应符合规定</td></tr>
</table></td></tr>
<tr><td>微生物
限　度</td><td>照《中国药典》2010年版二部附录微生物限度检查法检查，应符合规定</td></tr>
</table>

第六节　滴　丸　剂

项　目	内　容
定　义	滴丸剂（dripping pills）系指固体或液体药物与适宜的基质加热熔化后溶解、乳化或混悬于基质中，然后滴入不相混溶、互不作用的冷凝液中，使液滴收缩成球状而制成的制剂，主要供口服使用。
特　点	● 设备简单、操作方便、利于劳动保护，工艺周期短、生产率高； ● 工艺条件易于控制，质量稳定，剂量准确，受热时间短，易氧化及具挥发性的药物溶于基质后，可增加其稳定性； ● 可使液态药物固化； ● 用固体分散技术制备的滴丸具有吸收迅速、生物利用度高的特点； ● 发展了耳、眼科用药新剂型，五官科制剂多为液态或半固态剂型，作用时间不持久，作成滴丸可起到延效作用。

续表

<table>
<tr><th colspan="2">项 目</th><th>内 容</th></tr>
<tr><td rowspan="2">基 质</td><td>水溶性基质</td><td>PEG 类（PEG6000、PEG4000、PEG9300）、肥皂类（硬脂酸钠）、泊洛沙姆、明胶等</td></tr>
<tr><td>脂溶性基质</td><td>硬脂酸、单硬脂酸甘油酯、氢化植物油、虫蜡等</td></tr>
<tr><td rowspan="2">冷凝液</td><td>水溶性基质</td><td>液状石蜡、植物油、二甲基硅油等</td></tr>
<tr><td>脂溶性基质</td><td>水或不同浓度的乙醇，可加入表面活性剂以改变表面张力</td></tr>
<tr><td colspan="2">制 备</td><td>● 工艺流程：
药物+基质 → 混悬或熔融 → 滴制 → 冷却 → 洗丸
→ 干燥 → 选丸 → 质检 → 分装
● 保证滴丸圆整成形、丸重差异合格的制备关键：
①选择适宜基质
②确定合格的滴管内外口径
③滴制过程中保持恒温
④滴制液液压恒定
⑤及时冷却</td></tr>
<tr><td rowspan="4">质量检查</td><td>外观</td><td>大小均匀，色泽一致，无粘连现象。</td></tr>
<tr><td>重量差异</td><td>● 方法：取丸剂 20 丸，求每丸重量与平均丸重。
● 判定标准：每丸重量与平均丸重相比，超出重量差异限度的不得多于 2 丸，并不得有 1 丸超出重量差异限度 1 倍。
<table>
<tr><th>平均丸重</th><th>重量差异限度</th></tr>
<tr><td>0.03g 及 0.03g 以下</td><td>±15%</td></tr>
<tr><td>0.03g 以上至 0.30g</td><td>±10%</td></tr>
<tr><td>0.30g 以上</td><td>±7.5%</td></tr>
</table>
● 包糖衣的滴丸应在包衣前检查丸芯的重量差异，符合表中规定后，方可包衣；包衣后不再检查重量差异。包薄膜衣滴丸应在包薄膜衣后检查重量差异并符合规定。</td></tr>
<tr><td>溶散时限</td><td>● 试验介质：水（明胶为基质的滴丸可改用人工胃液）。
● 方法：取滴丸剂 6 粒检查。
● 判定标准：普通滴丸应在 30min 内全部溶散，包衣滴丸应在 1h 内全部溶散。如有 1 粒不能完全溶散，应另取 6 粒复试，均应符合规定。</td></tr>
<tr><td>微生物限 度</td><td>照中国药典二部附录微生物限度检查法检查，应符合规定。</td></tr>
</table>

第七节　膜　　剂

<table>
<tr><th colspan="2">项　目</th><th colspan="3">内　　容</th></tr>
<tr><td colspan="2">定义</td><td colspan="3">膜剂（films，pellicles）系指药物与适宜的成膜材料经过加工制成的膜状制剂。供口服或黏膜用。</td></tr>
<tr><td rowspan="2">特点</td><td>优点</td><td colspan="3">● 工艺简单，生产中无粉末飞扬；
● 含量准确；
● 稳定性好；
● 吸收起效快；
● 体积小，质量轻，应用、携带、运输方便；
● 应用不同的成膜材料可制成不同释药速率的膜剂。</td></tr>
<tr><td>缺点</td><td colspan="3">● 载药量少，仅适用于剂量小的药物；
● 重量差异不易控制；
● 收率不高。</td></tr>
<tr><td colspan="2" rowspan="3">成膜材料</td><td>理想成膜材料应具备的条件</td><td colspan="2">● 生理惰性，无毒、无刺激。
● 性能稳定，不降低主药药效，不干扰含量测定，无不适嗅味。
● 成膜、脱膜性能好，成膜后有足够的强度和柔韧性。
● 用于口服、腔道、眼用膜剂的成膜材料应具有良好的水溶性，能逐渐降解、吸收或排泄；外用膜剂应能迅速、完全释放药物。
● 来源丰富、价格便宜。</td></tr>
<tr><td rowspan="2">常用材料</td><td>天然高分子材料</td><td>明胶、阿拉伯胶、琼脂、淀粉等</td></tr>
<tr><td>合成高分子材料</td><td>聚乙烯醇（PVA）（最常用）
乙烯－醋酸乙烯共聚物（EVA）（控释膜剂）</td></tr>
<tr><td rowspan="2">制备</td><td>处方组成</td><td colspan="3">主药　0～70%
成膜材料　30%～100%
增塑剂（甘油、山梨醇等）　0～20%
表面活性剂（聚山梨酯80、十二烷基硫酸钠等）　1%～2%
填充剂（$CaCO_3$、SiO_2、淀粉）　0～20%
着色剂（色素、TiO_2）　0～2%
脱膜剂（液状石蜡）　适量</td></tr>
<tr><td>制法</td><td colspan="3">● 匀浆制膜法
成膜材料+水 → 溶解 → 滤过 → 溶解或分散均匀（← 主药）→ 脱气泡 → 涂布 → 干燥 → 剪切</td></tr>
</table>

续表

项目		内容
制备	制法	● 热塑制膜法 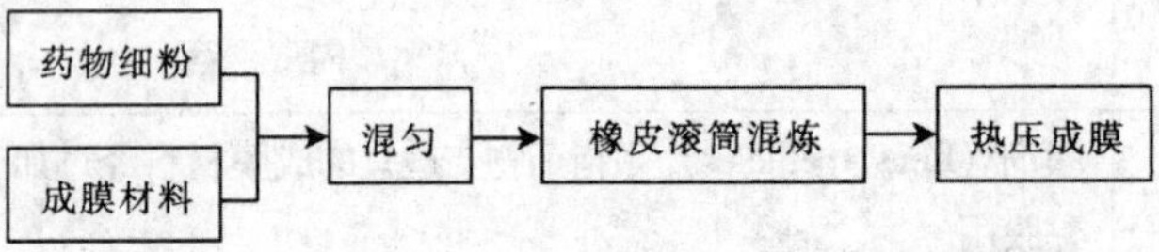 药物细粉、成膜材料 → 混匀 → 橡皮滚筒混炼 → 热压成膜 或 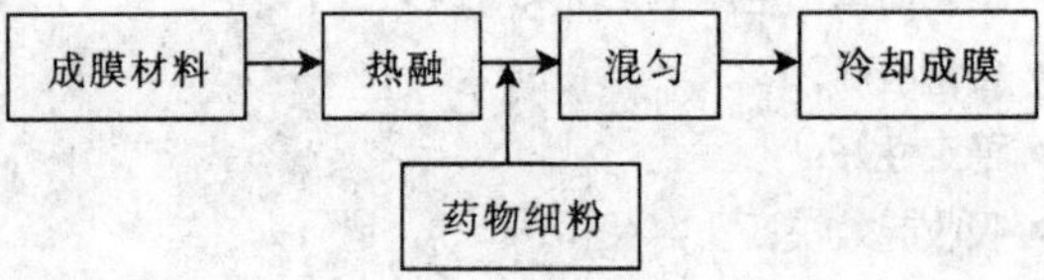 成膜材料 → 热融 →（药物细粉）→ 混匀 → 冷却成膜 ● 复合制膜法（制备缓释膜） ① 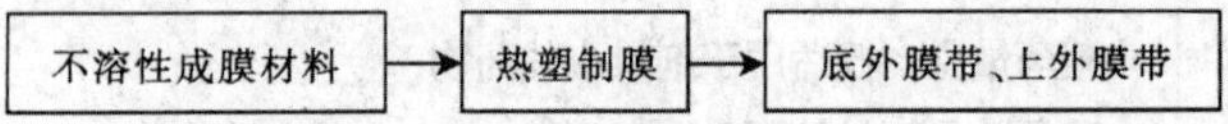 不溶性成膜材料 → 热塑制膜 → 底外膜带、上外膜带 ② 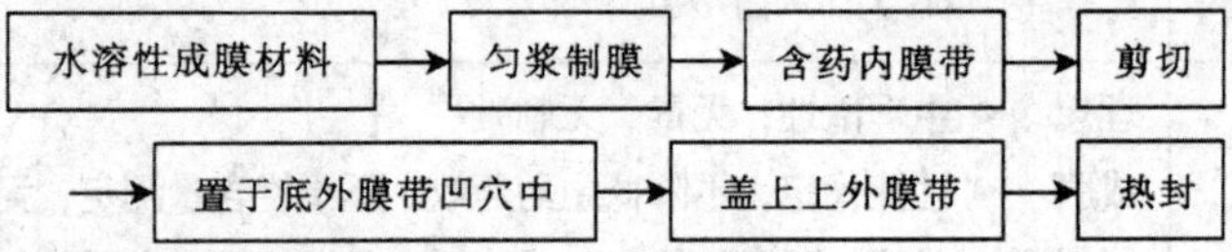 水溶性成膜材料 → 匀浆制膜 → 含药内膜带 → 剪切 → 置于底外膜带凹穴中 → 盖上上外膜带 → 热封 或 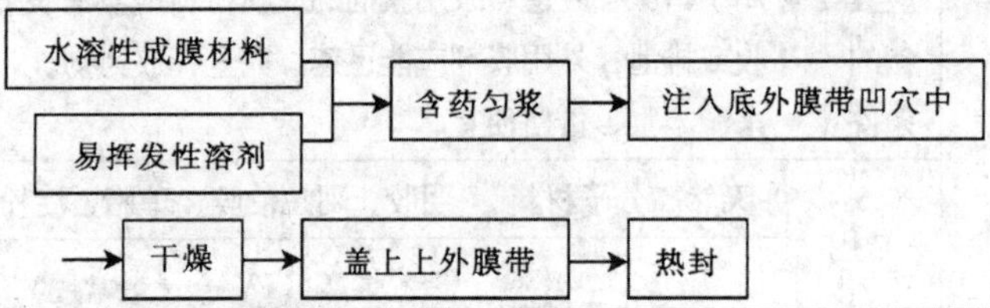 水溶性成膜材料、易挥发性溶剂 → 含药匀浆 → 注入底外膜带凹穴中 → 干燥 → 盖上上外膜带 → 热封
质量要求	外观	● 完整光洁，厚度一致，色泽均匀，无明显气泡。 ● 多剂量膜剂，分格压痕均匀清晰，能按压痕撕开。
	包装材料	无毒性、易于防止污染，不与药物或成膜材料发生理化作用。
	重量差异	● 方法：取膜剂20片，求每片重量与平均重量。 ● 判定标准：每片重量与平均重量相比，超出重量差异限度的不得多于2片，并不得有1片超出重量差异限度1倍。 平均重量 — 重量差异限度 0.02g及0.02g以下 — ±15% 0.02g以上至0.20g — ±10% 0.20g以上 — ±7.5% ● 凡进行含量均匀度检查的膜剂，不进行重量差异检查。
	微生物限度	照中国药典二部附录微生物限度检查法检查，应符合规定。

练 习 题

一、翻译并解释下列名词与术语

1. powders
2. triturations
3. CRH
4. granules
5. tablets
6. sugar coated tablets
7. film coated tablets
8. enteric coated tablets
9. chewable tablets
10. effervescent tablets
11. dispersible tablets
12. multilayer tablets
13. sustained release tablets
14. controlled release tablets
15. lozenges
16. sublingual tablets
17. buccal patches
18. soluble tablets
19. vaginal tablets
20. implant tablets
21. diluents
22. adhesives
23. disintegrants
24. glidants
25. antiadherents
26. lubricants
17. capsules
28. dripping pills
29. pellicles
30. orlly disintegrating tablets

二、判断是非题（用○或×表示）

1. 增加药物的粒径可提高固体制剂中难溶性药物的溶出速度。(　　)
2. 含液体的组分制备散剂时，可以利用处方中其它的固体组分吸收该液体组分。(　　)
3. 对于密度差异大的各组分进行混合时，可能出现分层。(　　)
4. CRH 表示临界相对湿度，水不溶性药物存在特定的 CRH 值。(　　)
5. 可溶颗粒剂的溶化性要求在加热水搅拌 5min 后全部溶化，不得有混浊。(　　)
6. 湿法制粒压片主要用于对热敏感以及易溶性的药物片剂的制备。(　　)
7. 片剂制备必备的三个条件是流动性、压缩成型性、良好的崩解性。(　　)
8. 硫酸钙常在片剂中作为润滑剂。(　　)
9. 甘露醇常作为咀嚼片的稀释剂。(　　)
10. 滑石粉在片剂中可作为助流剂，颗粒中加入的量越大，颗粒的流动性越好。(　　)
11. HPMC 可以作为乙基纤维素薄膜衣的释放速度调节剂。(　　)
12. 片剂中最常用的润滑剂是月桂醇硫酸镁。(　　)
13. 颗粒的可压性是影响片重差异的主要因素。(　　)
14. 压缩时以塑性变形为主的物料，具有良好的压缩成型性。(　　)
15. 羧甲基淀粉钠的英文缩写是 CMC - Na。(　　)
16. 片剂的压缩成型性与药物和辅料的塑性变性和弹性变性有关。(　　)
17. 湿法制粒压片过程中湿颗粒干燥的程度一般控制为含水量在 1% 以下。(　　)
18. 环糊精常作为片剂的稀释剂。(　　)
19. 黏合剂的黏性过强，或用量过多，都容易导致片剂崩解迟缓。(　　)
20. 对于不同片径的片剂，相同的硬度即意味着具有相同的抗张强度。(　　)
21. 片剂包糖衣过程中常用的打光材料是米心蜡。(　　)
22. 由于胶囊壳的保护作用，刺激性强的药物可考虑制成胶囊剂。(　　)
23. 5 空胶囊的容积大于 2 号空胶囊。(　　)
24. 滴丸剂是用滴制法制成的胶丸，仅供口服使用。(　　)
25. 制备以 PEG 为基质的滴丸剂时可选择液状石蜡作为冷凝液。(　　)

26. 滴丸剂可将液体药物固体化，具有缓释作用，因此不能提高其生物利用度。(　　)

27. 局部用散剂的粒度要求完全通过6号筛。(　　)

28. 基质吸收率可用于计算硬胶囊剂中的辅料的用量。(　　)

29. 膜剂的载药量少，只适用于小剂量药物。(　　)

30. 目前国内制备膜剂最常用的成膜材料是天然高分子材料PVA。(　　)

三、单项选择题

1. 下列剂型中药物显效最快的是(　　)

A. 片剂　　B. 胶囊剂　　C. 散剂

D. 口服液　　E. 颗粒剂

2. Noyes - Whitney 方程在药物制剂中的应用是(　　)

A. 说明溶解度与粒径之间的关系

B. 说明药物在体内的吸收规律

C. 预测药物制剂的稳定性

D. 用以说明固体剂型中药物溶出的规律

E. 说明溶解度和温度之间的关系

3. 下列关于散剂的叙述，错误的是(　　)

A. 与片剂相比，散剂表面积大、易分散、吸收快，生物利用度高

B. 剂量小的毒剧药，应采用配研法制成倍散

C. 难溶性药物制备散剂时，应使用最细粉

D. 密度差异较大的组分混合时，应将密度小者分次少量加入密度大者中混匀

E. 含液体组分时，可用处方中其他组分吸收

4. CRH可用于评价粉体的(　　)

A. 润湿性　　B. 吸湿性　　C. 压缩性

D. 流动性　　E. 聚集性

5. 对于CRH值分别为82%、71%的两种水溶性粉末制备散剂时，混合物的生产和贮藏环境的湿度应控制在(　　)

A. 82% 以下　　B. 76% 以下　　C. 71% 以下

D. 58% 以上　　E. 58% 以下

6. 下列各因素中，对散剂混合质量没有影响是(　　)

A. 各组分的颜色　　B. 组分的吸湿性　　C. 组分的黏附与带电性

D. 组分的密度　　E. 组分的比例

7. 颗粒剂的粒度范围要筛上和筛下的颗粒不超过15%。(　　)

A. 16目　60目　　B. 20目　80目　　C. 1号筛　4号筛

D. 2000μm　180μm　　E. 2500μm　200μm

8. 颗粒剂的制备工艺流程为(　　)

A. 粉碎→过筛→分级→混合→制粒→干燥→分剂量→装袋

B. 粉碎→混合→制软材→制粒→干燥→整粒→分剂量→装袋

C. 粉碎→过筛→混合→制软材→制粒→分级→分剂量→装袋

D. 粉碎→过筛→混合→制软材→制粒→干燥→整粒与分级→装袋

E. 粉碎→过筛→混合→制软材→制粒→干燥→整粒→分剂量→装袋

9. 颗粒剂的干燥失重要求是(　　)

A. ≤0.5%　　B. ≤2%　　C. ≤5%　　D. ≤ 8%　　E. ≤10 %

10. 下列关于咀嚼片的叙述，错误的是(　　)

A. 通常药物仅在胃中发挥局部作用　　B. 不需进行崩解时限检查

C. 常用甘露醇为稀释剂　　D. 口感良好，较适于小儿服用

E. 咀嚼片可加速崩解困难药物的崩解和吸收

11. 可以避免肝脏首过作用的片剂是(　　)

A. 控释片　　B. 分散片　　C. 舌下片

D. 肠溶片　　E. 咀嚼片

12. 含片、舌下片、咀嚼片与普通片剂的区别在于(　　)

A. 需灭菌　　B. 需进行包衣　　C. 要求口感良好

D. 崩解时限较短　　E. 需溶解后使用

13. 不适合作为片剂黏合剂的辅料是(　　)

A. CMS - Na　　B. PEG4000　　C. HPMC

D. EC　　E. PVP

14. 下列各组辅料中同时可作稀释剂、干燥黏合剂的是(　　)

A. 淀粉、乳糖　　B. 糊精、硫酸钙　　C. MCC、糊精

D. CMC - Na、糖粉　　E. MC、淀粉

15. 下列各组辅料中，可作为片剂崩解剂的一组是(　　)

A. 淀粉　L - HPC　CMC - Na　　B. 交联 PVP　CC - Na　CMS - Na

C. MC　L - HPC　CMS - Na　　D. HPMC　PVP　L - HPC

E. 交联 PVP　淀粉　EC

16. 下列各组辅料中，可作为泡腾崩解剂的是(　　)

A. 碳酸钙 - 盐酸　　B. 碳酸钠 - 硬脂酸　　C. 氢氧化钠 - 枸橼酸

D. 碳酸氢钠 - 硬脂酸　　E. 碳酸氢钠 - 枸橼酸

17. 微粉硅胶在片剂中可作为(　　)

A. 稀释剂　　B. 助流剂　　C. 崩解剂

D. 黏合剂　　E. 抗黏剂

18. 下列可作为肠溶衣膜材的是(　　)

A. HPC　　B. HPMC　　C. HPMCP

D. CMC - Na　　E. EC

19. 下列粉末直接压片时常用的助流剂是(　　)

A. MCC　　B. PEG6000　　C. 微粉硅胶

D. 硬脂酸镁　　E. 甘露醇

20. 片剂中的稀释剂的作用是(　　)

A. 减少片重差异　　B. 增大物料之间的黏合力　　C. 诱发物料的黏性

D. 增加片剂的重量和体积　　E. 吸水膨胀，起崩解作用

21. 可作为片剂的水溶性润滑剂的是(　　)

A. 硬脂酸镁　　B. 硫酸钙　　C. 聚乙二醇

D. 滑石粉　　E. 预胶化淀粉

22. 湿法制粒压片的工艺流程为(　　)

A. 原辅料→粉碎→过筛→混合→制软材→制粒→整粒→分剂量→压片

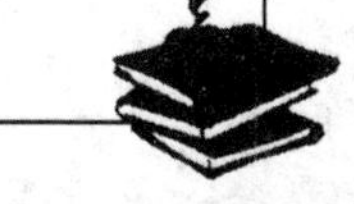

B. 原辅料→混合→粉碎→过筛→制软材→制粒→整粒→干燥→压片

C. 原辅料→粉碎→混合→制软材→制粒→干燥→整粒→分剂量→压片

D. 原辅料→粉碎→过筛→混合→制软材→制粒→干燥→整粒→压片

E. 原辅料→粉碎→过筛→混合→制软材→制粒→干燥→分剂量→压片

23. 湿法制粒压片制备乙酰水杨酸片选用滑石粉作润滑剂而不用硬脂酸镁的原因是(　　)

A. 滑石粉的润滑效果比硬脂酸镁好

B. 硬脂酸镁可与乙酰水杨酸反应后，可引起药物水解

C. 由于乙酰水杨酸不溶于水，不能选用疏水性的硬脂酸镁

D. 硬脂酸镁与乙酰水杨酸混合会产生低共熔现象

E. 乙酰水杨酸的可压性极差，滑石粉可显著改善其可压性

24. 可将混合、制粒、干燥在一台设备中实现的是(　　)

A. 挤压造粒　　B. 干法制粒　　C. 流化制粒

D. 高速搅拌制粒　　E. 转动造粒

25. 湿法制粒压片的主要目的是改善（　　）

A. 溶出度和溶解度　　B. 可压性和流动性　　C. 可压性和稳定性

D. 可压和抗粘性　　E. 抗粘性崩解性

26. 下列不属于小剂量片剂含量均匀度不合格的原因是（　　）

A. 原料混合不均匀　　B. 颗粒大小相差悬殊

C. 物料的流动性较差　　D. 干燥过程中可溶性成分的迁移

E. 物料可压性较差

27. 需要进行融变时限检查的片剂是(　　)

A. 肠溶衣片　　B. 缓释片　　C. 控释片

D. 阴道片　　E. 咀嚼片

28.《中国药典》的规定，泡腾片的崩解时限为(　　)

A. 3min　　B. 5min　　C. 15min

D. 20min　　E. 30min

29. 已规定检查含量均匀度的片剂，不再检查(　　)

A. 分散均匀性　　B. 脆碎度　　C. 崩解时限

D. 片重差异　　E. 溶出度

30. 可用于反映难溶性固体药物体内吸收情况的是(　　)

A. 溶出度　　B. 崩解时限　　C. 片重差异

D. 溶化性　　E. 脆碎度

31. 片剂包糖衣的工序是(　　)

A. 隔离层→粉衣层→糖衣层→有色糖衣层→打光

B. 隔离层→糖衣层→粉衣层→有色糖衣层→打光

C. 粉衣层→隔离层→糖衣层→有色糖衣层→打光

D. 隔离层→粉衣层→打光→糖衣层→有色糖衣层

E. 糖衣层→粉衣层→打光→隔离层→有色糖衣层

32. 片剂包糖衣工艺中包粉衣的目的在于(　　)

A. 增加片剂表面的疏水性　　B. 使片剂表面光滑平整、细腻坚实

C. 尽快消除素片的棱角　　D. 便于识别与美观

E. 增加片剂的光泽

33. 片剂包糖衣工艺中包隔离衣的目的在于(　　)

A. 增加糖浆的粘合力　B. 消除素片的棱角
C. 防止水分渗入片芯　D. 使药物定位释放于胃部
E. 使药物定位释放于大肠

34.《中国药典》规定，普通压制片的崩解时限要求是(　　)

A. 10min　B. 15min　C. 30min
D. 60min　E. 120min

35.《中国药典》规定，糖衣片的崩解时限要求是(　　)

A. 120min　B. 60min　C. 45min
D. 30min　E. 15min

36.《中国药典》规定，薄膜衣片的崩解时限要求是(　　)

A. 15min　B. 30min　C. 45min
D. 60min　E. 90min

37. 预测难溶性固体药物吸收的体外控制指标是(　　)

A. 溶出度　B. 崩解时限　C. 脆碎度
D. 硬度　E. 含量均匀度

38. 下列有关固体制剂崩解和溶出的叙述中正确的是(　　)

A. 崩解较快，溶出也较快　B. 崩解迟缓，溶出不一定慢
C. 难溶性药物片剂，易控制崩解　D. 难溶性药物片剂，易控制溶出
E. 对难溶性药物片剂，需同时控制崩解和溶出

39. 下列因素中不是压片过程中发生黏冲的原因的是(　　)

A. 压力不足　B. 冲模表面粗糙　C. 润滑剂使用不当
D. 环境湿度过大　E. 颗粒含水量过多

40. 片剂的弹性复原率高会导致(　　)的发生

A. 崩解超限　B. 片重差异超限　C. 裂片
D. 黏冲　E. 含量均匀度不合格

41. 适合于湿法制粒压片的药物的性质是(　　)

A. 对湿敏感　B. 对热敏感　C. 对湿和热均敏感
D. 对湿和热均不敏感　E. 对湿敏感而对热不敏感

42. 颗粒向模孔中填充不均匀会导致（　　）的发生

A. 崩解超限　B. 片重差异超限　C. 裂片
D. 黏冲　E. 溶出度不合格

43. 要求21±1℃的水中3分钟内即可崩解分散，并通过180μm孔径的筛网的是(　　)

A. 咀嚼片　B. 口腔速崩片　C. 分散片
D. 舌下片　E. 植入片

44. 下列片剂辅料中，当加入量过多会导致片剂崩解迟缓现象的是(　　)

A. 蔗糖　B. 硬脂酸镁　C. L－HPC
D. PEG 6000　E. 甘露醇

45. 湿法制粒压片工艺中正确的润滑剂加入方式是(　　)

A. 加到原辅料中粉碎，过筛，混合　B. 加到粘合剂中
C. 制软材时加入　D. 与原辅料混合制粒
E. 加到干颗粒中混合，压片

46. 湿法压片工艺中外加崩解剂的正确方法是(　　)

A. 加到原辅料粉末中制软材　B. 加到黏合剂中　C. 加到润湿剂中

D. B 和 C　E. 加到干颗粒中混合

47. 颗粒干燥不够，物料较易吸湿，润滑剂选择不当或用量不足时，可能导致(　　)现象

A. 崩解较快　B. 片中差异超限　C. 顶裂

D. 松片　E. 黏冲

48. 产生裂片的原因不包括(　　)

A. 压力分布不均　B. 压缩时间过长　C. 物料弹性太大

D. 黏合剂用量不足　E. 物料干燥过度

49. 导致片剂崩解迟缓的原因不包括(　　)

A. 疏水性润滑剂的用量过多　B. 黏合剂用量不足　C. 压片压力过大，孔隙率小

D. 崩解剂选择不当或用量不足　E. 物料干燥过度

50. 片剂包衣过程中出现“起泡”的原因是(　　)

A. 干燥过慢　B. 干燥过快　C. 转速过慢

D. 转速过快　E. 固化时间长

51. 有关片剂崩解影响因素的叙述中错误的是(　　)

A. 压片压力大，孔隙率小，崩解迟缓　B. 黏合剂的用量对崩解无影响

C. 硬脂酸镁用量大，崩解迟缓　D. 崩解剂的用量影响片剂崩解

E. 表面活性剂能够改善疏水性药物的润湿性，有利于片剂崩解

52. 下列有关水分散体包衣的叙述中错误的是(　　)

A. 可避免有机溶剂，环保安全　B. 分散体中需要添加增塑剂

C. 分散体中微粒粒径小于 1 mm　D. 成膜经历四个过程

E. 包衣液中固形物含量高，黏度低，生产效率高

53. 欲制备一种避孕药物的长效片剂，应选择的片剂种类是(　　)

A. 糖衣片　B. 肠溶片　C. 植入片

D. 分散片　E. 咀嚼片

54. 硝酸甘油是常用的心绞痛的急救治疗药物，应制备的片剂种类是(　　)

A. 口含片　B. 泡腾片　C. 分散片

D. 舌下片　E. 咀嚼片

55. 黄连素味苦，宜制成(　　)剂型

A. 胶囊剂　B. 糖衣片　C. 薄膜衣片

D. 分散片　E. A、B 和 C

56. 主药含量较低的片剂宜采用的制备工艺是(　　)

A. 粉末直接压片法　B. 湿法制粒压片　C. 干颗粒法压片

D. 空白颗粒法压片　E. 结晶压片

57. 制备溶液片，可选择的润滑剂为(　　)

A. 滑石粉　B. PEG 6000　C. 微粉硅胶

D. 氢化植物油　E. 硬脂酸镁

58. 制备中药浸膏片时，应注意事项不包括(　　)

A. 应使用黏性较大的黏合剂，克服松片　B. 制粒时，宜采用较高浓度的乙醇

C. 应在较低湿度环境下制备　D. 压片压力不宜过大

E. 包装时应注意防潮

59. 以挥发油为原料制备片剂时，宜采用(　　)

A. 湿法制粒压片　B. 干颗粒法压片　C. 粉末直接压片法

D. 空白颗粒法压片　E. 结晶压片

60. 片剂单剂量包装宜采用(　　)

A. 泡罩式　B. 玻璃瓶　C. 塑料瓶

D. 药盒　E. 铝管

61. 下列片剂中需要进行含量均匀度检查的是(　　)

A. 包衣片　B. 普通片　C. 缓释片

D. 小剂量片剂　E. 大剂量片剂

62. 下列关于胶囊剂的叙述，错误的是(　　)

A. 可延缓药物的释放　B. 可提高光敏感的药物的稳定性

C. 可避免肝的首过效应　D. 可将液态药物制成固体剂型

E. 可掩盖内容物的苦味

63. 当胶囊剂内容物的平均装量为0.3g时，其装量差异限度为(　　)

A. ±2.0%　B. ±5.0%　C. ±7.5%

D. ±8.0%　E. ±10%

64. 硬胶囊剂中不可填充的物料是(　　)

A. 药物粉末　B. 药物与适宜的辅料混合均匀的粉末

C. 药物的乙醇溶液　D. 药物与适宜的辅料制成的颗粒

E. A 和 D

65. 胶囊剂中填充易潮解的物料，可能产生的现象是(　　)

A. 囊壁脆裂　B. 囊壁融化　C. 囊壁软化

D. 胃中不溶　E. 肠中不溶

66. 下列物料中可填充于软胶囊的是(　　)

A. O/W 型乳剂　B. 药物的水溶液　C. 药物的乙醇溶液

D. 醛类药物　E. 维生素 A 油溶液

67. 胶囊剂适宜的贮藏条件为(　　)

A. 温度低于25℃，相对湿度不大于60%的干燥阴凉处，密闭贮藏

B. 温度低于30℃，相对湿度不大于60%的干燥阴凉处，密闭贮藏

C. 温度低于25℃，相对湿度不大于45%的干燥阴凉处，密闭贮藏

D. 温度低于30℃，相对湿度不大于45%的干燥阴凉处，密闭贮藏

E. 室温，相对湿度不大于60%的干燥阴凉处，密闭贮藏

68. 下列有关滴丸剂特点的叙述，错误的是(　　)

A. 用固体分散技术制备的滴丸疗效迅速、生物利用度高

B. 工艺条件易控制，剂量准确

C. 生产车间无粉尘，利于劳动保护

D. 液体药物可制成滴丸剂

E. 滴丸剂仅供口服

69. 将灰黄霉素制成滴丸剂的目的是(　　)

A. 增加亲水性　B. 增加溶出速度　C. 减少对胃的刺激性

D. 加快崩解　E. 使其具有缓释性

70. 滴丸剂常用的水溶性基质为(　　)

A. 硬脂酸　　B. 液状石蜡　　C. PEG 6000

D. PEG 400　　E. 石油醚

71. 以水溶性基质制备滴丸剂时，应选择(　　)为冷凝液

A. 液状石蜡　　B. 水与乙醇的混合液　　C. 乙醇与甘油的混合液

D. 液状石蜡与乙醇的混合液　　E. 软皂液

72.《中国药典》的规定，普通滴丸剂溶散时限为(　　)

A. 15min　　B. 30min　　C. 45min

D. 60min　　E. 90min

73.《中国药典》的规定，包衣滴丸剂溶散时限为(　　)

A. 15min　　B. 30min　　C. 45min

D. 60min　　E. 90min

74. 下列有关膜剂的叙述，错误的是(　　)

A. 载药量少，仅适用于小剂量药物　　B. 生产过程无粉末飞扬

C. 为缓释制剂　　D. 含量准确

E. 稳定性好

75. 膜剂的组成中不包括(　　)

A. 崩解剂　　B. 着色剂　　C. 表面活性剂

D. 填充剂　　E. 增塑剂

76. PVA 是常用的成膜材料，PVA_{05-88}是指(　　)

A. 分子量为 500 ~ 600

B. 分子量为 8800，醇解度是 50%

C. 平均聚合度为 500 ~ 600，醇解度是 88%

D. 平均聚合度为 86 ~ 90，醇解度是 50%

E. 相对分子质量为 5000 ~ 6000，醇解度是 88%

77. 膜剂的制备方法不包括(　　)

A. 匀浆制模法　　B. 热塑制模法　　C. 复合制模法

D. 压制制模法　　E. A、B、C 法均可

78. 下列辅料中不属于膜剂成膜材料的是(　　)

A. 虫胶　　B. 琼脂　　C. 甘油

D. 淀粉　　E. 明胶

79. 下列膜剂成膜材料中水不溶性的是(　　)

A. HPMC　　B. HPC　　C. EC

D. PVA　　E. PVP

80. 膜剂的质量要求中不包括(　　)

A. 外观　　B. 重量差异　　C. 含量均匀度

D. 溶出度　　E. 崩解时限

四、多项选择题

1. 与固体剂型中药物的溶出速度成正比的参数有(　　)

A. 溶出速度常数　　B. 药物粒子表面积　　C. 药物的溶解度

D. 溶出介质中药物的浓度　　E. 药物的扩散系数

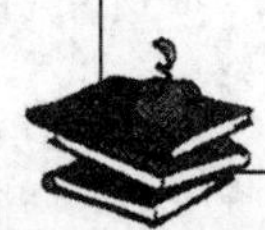

2. 下列关于散剂特点的叙述，正确的是(　　)

A. 常用口服固体制剂中起效最快的剂型

B. 外用覆盖面大，且具保护、收敛作用

C. 制法简便

D. 便于小儿服用

E. 剂量可随症增减

3. 倍散的稀释倍数是(　　)

A. 1 倍　　B. 10 倍　　C. 100 倍

D. 1000 倍　　E. 10000 倍

4.《中国药典》规定，散剂必须检查的项目有(　　)

A. 外观均匀度　　B. 微生物限度　　C. 粒度

D. 溶化性　　E. 装量差异

5. 下列有关颗粒剂特点的叙述中，正确的是(　　)

A. 与散剂相比，混合均匀性较差

B. 与散剂相比，吸湿性较小，稳定性较好

C. 运输、携带、贮存方便

D. 根据需要可加入适宜矫味剂

E. 飞散性、附着性比散剂大

6.《中国药典》规定，颗粒剂必须检查的项目有(　　)

A. 溶出度　　B. 溶化性　　C. 干燥失重

D. 装量差异　　E. 粒度

7. 下列有关分散片的叙述中，正确的是(　　)

A. 所含药物主要是易溶性的

B. 在 21℃ ±1℃的水中 5min 即可崩解分散

C. 应检查分散均匀度

D. 应检查溶出度

E. 遇水能迅速崩解并均匀分散

8. 下列有关含片的叙述中，正确的是(　　)

A. 含片中的药物应为易溶性的　　B. 含片中的辅料应是可溶的

C. 崩解时限为 30min　　D. 含片的硬度可比普通片大

E. 药物需在口腔内缓慢溶解后经口腔黏膜吸收发挥全身作用

9. 下列药用辅料中，可加入片剂中起崩解剂作用的是(　　)

A. L－HPC　　B. CC－Na　　C. PVP

D. CMS－Na　　E. PEG

10. 下列辅料中，可作为粉末直接压片稀释剂的有(　　)

A. 微粉硅胶　　B. 喷雾干燥乳糖　　C. 预胶化淀粉

D. 微晶纤维素　　E. 羧甲基淀粉钠

11. HPMC 在药剂学中的应用广泛，可作为(　　)

A. 片剂的黏合剂　　B. 片剂的崩解剂　　C. 缓控释片剂辅料

D. 薄膜包衣材料　　E. 增塑剂

12. 在药剂学中，PVP 可作为(　　)

A. 片剂的黏合剂　　B. 片剂的崩解剂　　C. 片剂的稀释剂

D. 片剂的润滑剂　　E. 固体分散体载体

13. 下列辅料中可在片剂中作为干燥粘合剂的有(　　)

A. 羧甲基纤维素钠　　B. 甲基纤维素　　C. 微晶纤维素

D. 糊精　　E. 淀粉

14. 下列辅料中可在片剂中作为助流剂的有(　　)

A. 干淀粉　　B. 吐温 80　　C. 硬脂酸镁

D. 滑石粉　　E. 微粉硅胶

15. 制备片剂用物料应具备(　　)

A. 可压性　　B. 流动性　　C. 崩解性

D. 润滑性　　E. 表面活性

16. 下列有关片剂的叙述中，正确的是(　　)

A. 抗粘剂主要降低药片与冲模孔壁间的摩擦力

B. 外加崩解剂的片剂较内加崩解剂的片剂崩解快，而内外同时加崩解剂的片剂的溶出较外加快

C. 包薄膜衣时，除成膜材料外，通常加入增塑剂以升高成膜材料的玻璃化温度

D. 小剂量药物制备片剂时常加入有颜色的辅料，其目的是增加片剂的美观

E. 制备糖衣片时常用包衣材料为蔗糖，但包粉衣层的主要材料为滑石粉

17. 对于同种物料，使用单冲压片机压片时，以下各项中决定片重的是(　　)

A. 颗粒的硬度　　B. 颗粒的粗细　　C. 颗粒的干湿程度

D. 下冲在模圈内位置的高低　　E. 上冲在模圈内下降的深度

18. 下列各项因素中，影响片剂成型的有(　　)

A. 药物的可压性　　B. 黏合剂的用量　　C. 颗粒的含水量

D. 冲模大小　　E. 压片力的大小与加压的时间

19. 片剂制备过程中，造成黏冲的原因有(　　)

A. 润滑剂用量不足　　B. 崩解剂用量不足　　C. 黏合剂用量不足

D. 颗粒含水量高　　E. 冲模表面粗糙

20. 片剂制备过程中，造成崩解迟缓的原因有(　　)

A. 颗粒的流动性差　　B. 崩解剂用量不足　　C. 黏合剂用量过多

D. 润滑剂用量不足　　E. 压片时压力过小

21. 片剂制备过程中，造成裂片的原因有(　　)

A. 物料的可压性差　　B. 黏合剂的黏性不足　　C. 颗粒含水量太低

D. 颗粒硬度过大　　E. 崩解剂用量过多

22. 片剂制备过程中，造成片重差异超限的原因有(　　)

A. 颗粒的硬度过大　　B. 颗粒含水量过高　　C. 颗粒的大小相差悬殊

D. 颗粒流动性差　　E. 压片时压力过大

23. 片剂制备过程中，造成含量不均的原因有(　　)

A. 含有较多的可溶性成分　　B. 可溶性成分的迁移　　C. 疏水性润滑剂用量过多

D. 原辅料混合不均匀　　E. 干颗粒含水量过高

24. 下列片剂中，不必做崩解时限检查的是(　　)

A. 肠溶片　　B. 咀嚼片　　C. 可溶片

D. 控释片　　E. 含片

25. 崩解剂促进崩解的机理包括(　　)

A. 吸水膨胀　　B. 薄层绝缘作用　　C. 产气作用

D. 含有较多的可溶性成分　　E. 水分渗入，产气作用

26. 对片剂进行包衣的目的是(　　)

A. 增加药物的稳定性　　B. 提高药物的生物利用度

C. 改变药物生物半衰期　　D. 避免药物的首过效应

E. 掩盖药物的不良气味

27. 下列辅料中，可作为肠溶包衣材料的是(　　)

A. Eudragit L　　B. HPMCP　　C. PVP

D. CAP　　E. CAT

28. 下列辅料中，可作为胃溶包衣材料的是(　　)

A. Eudragit E100　　B. HPMC　　C. PVAP

D. CAP　　E. PVP

29. 有关包衣的叙述中错误的是（　　）

A. HPMC 可采用水分散体包衣技术

B. Eudragit RS100 可作为胃溶性包衣材料

C. 易受胃液的降解的药物，可用肠溶材料包衣

D. 压制包衣也是包衣的一种方法

E. 包衣处方中添加增塑剂的主要目的是提高包衣材料的玻璃化温度，提高其耐磨能力

30. 下列关于胶囊剂的叙述，正确的是(　　)

A. 胶囊剂可供口服，亦可以其他途径给药（如直肠、阴道）

B. 胶囊剂的囊壳材料主要为阿拉伯胶

C. 药物的油溶液可制成胶囊剂，但水溶液不能制成胶囊剂

D. 制备软胶囊的方法有滴制法、压制法和熔融法

E. 胶囊剂应进行崩解时限和装量差异检查

31.《中国药典》规定，胶囊剂的质量检查项目包括(　　)

A. 外观　　B. 囊壳重量差异　　C. 崩解时限

D. 脆碎度　　E. 水分

32. 下列适于制成胶囊剂的是(　　)

A. 鸭胆子油乳剂　　B. 亚油酸　　C. 维生素 E

D. 硫酸镁　　E. 复方樟脑酊

33. 下列药物中不宜制成胶囊剂的有(　　)

A. 药物的水溶液或稀乙醇溶液　　B. 药物的油溶液

C. 风化性药物　　D. 易溶性的刺激性药物

E. 吸湿性很强的药物

34. 软胶囊剂的常用的制备方法有(　　)

A. 滴制法　　B. 熔融法　　C. 乳化法

D. 压制法　　E. 塑性法

35. 空心胶囊制备时常添加的辅料有(　　)

A. 明胶　　B. 增塑剂　　C. 增稠剂

D. 防腐剂　　E. 崩解剂

36. 有关胶囊剂的包装和贮存的叙述中正确的是(　　)

A. 高温高湿易造成囊材中微生物的滋生

B. 宜选择密闭性良好的玻璃容器作为包装材料

C. 宜选择透湿系数小的塑料容器或泡罩式包装

D. 宜在温度小于25℃，相对湿度不大于60%的干燥阴凉处，密闭贮藏

E. 高温、高湿（RH>60%）不利于胶囊剂的贮存

37. 滴丸剂的常用基质有(　　)

A. PEG类　　B. 甘油明胶　　C. 泊洛沙姆

D. 硬脂酸　　E. 氢化植物油

38. 为保证滴丸圆整成形、丸重差异合格，制备过程的的关键是(　　)

A. 需及时冷却　　B. 滴制过程中保持恒温　　C. 滴制液静液压恒定

D. 滴管口径合适　　E. 可选择适宜的基质

39. 可作为膜剂成膜材料的有（　　）

A. 明胶　　B. 支链淀粉　　C. HPMC　　D. PVA　　E. 泊洛沙姆

40. 膜剂的制备方法有(　　)

A. 匀浆制模法　　B. 溶解制模法　　C. 热塑制模法

D. 复合制模法　　E. 压制制模法

五、简述题

1. 简述固体制剂口服的吸收过程。
2. 写出Noyes－Whitney方程，根据该方程可采取哪些方法改善难溶性药物的溶出速度？
3. 简述散剂的制备工艺流程。
4. 测定CRH有何意义？
5. 简述颗粒剂的制备工艺流程。
6. 写出以下辅料的中文名称，并写出其在片剂中的用途EC、HPMCP、CAP、PEG、PVP、HPMC、L－HPC、CC－Na、MCC、CMC－Na
7. 简述片剂中崩解剂的作用机理。
8. 片剂常用的辅料有哪几类，各起什么作用，并各举2例。
9. 片剂的制备方法有哪些？各种方法的适用条件是什么？
10. 简述湿法制粒压片的工艺流程。
11. 压片过程的三要素是什么？
12. 哪些因素对片剂的成型有影响？
13. 压片过程中常出现哪些问题，各自的原因是什么？
14. 为什么要对片剂进行包衣，包衣的种类和方法有哪些？
15. 简述糖衣片包衣的工序，各工序的作用及使用的材料。
16. 片剂的质量检查有哪些项目？
17. 对乙酰氨基酚难溶于水，今将其制成口服片剂（规格为0.3克），试验发现有裂片和溶出度不合格的问题。试分析原因，并根据片剂成型理论和Noyes－Whitney方程讨论应采取的措施。
18. 哪些药物不宜制成胶囊剂？
19. 简述滴丸的制备工艺流程。
20. 简述匀浆制膜法制备膜剂的工艺流程。

六、处方分析与设计

1. 分析头孢克肟片处方并写出制法。

处方：　　1000片用量　　处方分析

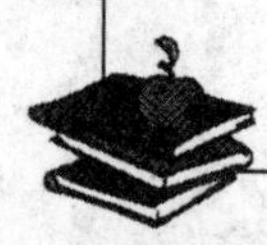

头孢克肟	100g
乳糖	25g
淀粉	35g
交联聚维酮	3.0g
10%淀粉浆	适量
硬脂酸镁	适量

2. 分析维生素C片处方并写出制法。

处方：	1000片用量	处方分析
维生素C	100g	
淀粉	20g	
糊精	30g	
酒石酸	1g	
50%乙醇	适量	
硬脂酸镁	1.5g	

3. 分析红霉素片处方并写出制法。

处方：		处方分析
片芯处方：	1000片用量	
红霉素	1亿单位	
淀粉	57.5g	
10%淀粉浆	适量	
硬脂酸镁	3.6g	
包衣液处方：		
丙烯酸树脂II号	28g	
蓖麻油	16.8g	
苯二甲酸二乙酯	16.8g	
聚山梨酯80	5.6g	
滑石粉	适量	
85%乙醇	560ml	

4. 分析下列处方并写出制法。

处方：	1000片用量	处方分析
制霉菌素	20g	
酒石酸氢钾	193g	
碳酸氢钠	70g	
甲基纤维素	2.8g	
乳糖	145g	
淀粉	43g	
10%淀粉浆	适量	
硬脂酸镁	0.5%	

5. 维生素B_2片设计

①要求：a. 药物剂量5mg/片；b. 拟定处方；c. 写出制备工艺。

②药物性质：橙黄色结晶性粉末，稍有臭及苦味，在水、乙醇、三氯甲烷中几乎不溶。遇光、热、碱易被破坏。

③辅料：淀粉、蔗糖粉、糊精、乳糖、微晶纤维素、可压性淀粉、HPMC、EC、CMC－Na、糖浆、交联聚维酮、CMS－Na、L－HPC、滑石粉、微粉硅胶、十二烷基硫酸钠、硬脂酸镁、柠檬酸、酒石酸、Eudragit E100、丙烯酸树脂Ⅱ、丙烯酸树脂Ⅲ、丙烯酸树脂Ⅳ、柠檬酸三乙酯、邻苯二甲酸二乙酯、蓖麻油、PEG400、泊洛沙姆、聚山梨酯80、凡士林、钛白粉、色料。

④溶剂：水、甲醇、乙醇、丙酮、三氯甲烷、植物油。

6. 双氯芬酸钠片设计

①要求：a. 药物剂量25mg/片；b. 拟定处方并说明理由；c. 写出制备工艺。

②药物性质：白色或类白色结晶性粉末，有刺鼻感与引湿性；在乙醇中易溶，在水中略溶，在三氯甲烷中不溶。

③辅料：淀粉、蔗糖粉、糊精、乳糖、微晶纤维素、可压性淀粉、HPMC、EC、CMC－Na、糖浆、交联聚维酮、CMS－Na、L－HPC、滑石粉、微粉硅胶、十二烷基硫酸钠、硬脂酸镁、柠檬酸、酒石酸、Eudragit E100、丙烯酸树脂Ⅱ、丙烯酸树脂Ⅲ、丙烯酸树脂Ⅳ、柠檬酸三乙酯、邻苯二甲酸二乙酯、蓖麻油、PEG400、泊洛沙姆、聚山梨酯80、凡士林、钛白粉、色料。

④溶剂：水、甲醇、乙醇、丙酮、三氯甲烷、植物油。

7. 罗通定片设计

①要求：a. 药物剂量30mg/片；b. 粉末直接压片；c. 拟定处方；d. 写出制备工艺

②药物性质：白色至微黄色结晶；无臭，无味；遇光受热易变黄。在水中几乎不溶，在乙醇或乙醚中略溶，在三氯甲烷中溶解。

③辅料：淀粉、蔗糖粉、糊精、乳糖、微晶纤维素、可压性淀粉、HPMC、EC、CMC－Na、糖浆、交联聚维酮、CMS－Na、L－HPC、滑石粉、微粉硅胶、十二烷基硫酸钠、硬脂酸镁、柠檬酸、酒石酸、Eudragit E100、丙烯酸树脂Ⅱ、丙烯酸树脂Ⅲ、柠檬酸三乙酯、泊洛沙姆、吐温80、凡士林、色淀。

④溶剂：水、甲醇、乙醇、丙酮、三氯甲烷、植物油。

8. 某药物为一常用抗炎、解热、镇痛药，其化学结构如下：

O
‖
C—OH
O—C—CH_3
‖
O

在水中微溶，易溶于乙醇。今欲制成片剂，常用剂量为100mg，请拟定一个合理的处方，并写出制备工艺及注意事项。

七、计算题

1. 欲制备每片主药含量为120 mg的片剂，请计算理论片重。已知颗粒中主药含量为45.6%，合格含量标示范围为95%～105%。

2. 复方ABC片剂中主药含量的标示量、标示量范围和压片前的颗粒中药物含量的实测值如下表，试求压片时的理论片重。

ABC片组分	A	B	C
标示含量（mg）	58	136	33.4
含量标示范围（%）	95～105	95～105	90～110
颗粒中实测值（%）	14.3	34.7	8.2

一、名词解释

1. powders：散剂，系指药物或与适宜的辅料经粉碎、均匀混合制成的干燥粉末状制剂，分为口服散剂和局部用散剂。

2. triturations：倍散，是指在小剂量的毒剧药中添加一定量的填充剂制成的稀释散剂。

3. CRH：critical relative humidity，临界相对湿度，水溶性药物在相对湿度较低的环境下，几乎不吸湿，而当相对湿度增大到一定值时，吸湿量急剧增加，此时的相对湿度称为临界相对湿度。

4. granules：颗粒剂，系指药物与适宜的辅料制成的具有一定粒度的干燥颗粒状制剂。

5. tablets：片剂，系指药物与适宜的辅料均匀混合后压制而成的片状或异型片状的固体制剂。

6. sugar coated tablets：糖衣片，是以蔗糖为主要包衣材料进行包衣而制得的片剂。

7. film coated tablets：薄膜衣片，是以丙烯酸树脂、羟丙甲纤维素等高分子成膜材料为主要包衣材料进行包衣而制得的片剂。

8. enteric coated tablets：肠溶片，是以在肠液中可以溶解的物质为主要包衣材料进行包衣而制得的片剂，此种片剂在胃液中不溶。

9. chewable tablets：咀嚼片，系在口中嚼碎后再咽下去的片剂，常加入蔗糖、薄荷油等甜味剂及食用香料调整口味，较适合于小儿服用。

10. effervescent tablets：泡腾片，是含有碳酸氢钠与有机酸，遇水可产生气体而呈泡腾状的片剂。有机酸一般用枸橼酸、酒石酸、富马酸等。

11. dispersible tablets：分散片，是在水中能迅速崩解并均匀分散的片剂（在21℃ ±1℃的水中3分钟即可崩解分散，并通过180μm孔径的筛网），加水分散后饮用，也可吮服或吞服。

12. multilayer tablets：多层片，是由两层或多层构成的片剂，一般由两次或多次加压而制成，每层含有不同的药物或辅料，可以避免复方制剂中不同药物之间的配伍变化，或者达到缓控释的效果。

13. sustained release tablets：缓释片，是在水中或规定的释放介质中缓慢非恒速释放药物的片剂。

14. controlled release tablets：控释片，是在水中或规定的释放介质中缓慢地恒速或接近恒速释放药物的片剂。

15. lozenges：口含片，含在口腔内，药物缓慢溶解而发挥持久局部作用的片剂。含片中的药物应为易溶性的，主要起局部消炎、杀菌、止痛或局部麻醉作用。

16. sublingual tablets：舌下片，指置于舌下能迅速溶化、药物经舌下黏膜吸收而发挥全身作用的片剂。舌下片中的药物和辅料应为易溶性的，主要用于急症的治疗。

17. buccal patches：口腔贴片，是粘贴于口腔，经黏膜吸收而发挥局部或全身作用的片剂。

18. soluble tablets：可溶片是临用能溶解于水的非包衣片或薄膜衣片。供口服和外用。

19. vaginal tablets：阴道片，是置于阴道内应用的片剂。阴道片为普通片，在阴道内应易溶化、溶散或融化、崩解并释放药物。

20. implant tablets：植入片，是埋植到人体皮下缓缓溶解、吸收的片剂。一般来说，植入片植入体内后可缓慢释药，维持疗效几周、几个月直至几年。

21. diluents：稀释剂，或称为填充剂（fillers）是指用来填充片剂的重量或体积，便于片剂成型的物质。

22. adhesives：黏合剂，是指自身具有黏性，可给予无黏性或黏性不足的物料黏性，从而使物料聚结成粒的物质。

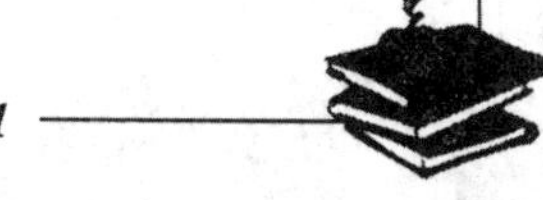

23. disintegrants：崩解剂，是指使片剂在胃肠液中迅速裂碎成细小颗粒的物质。

24. glidants：助流剂，是指可降低颗粒之间摩擦力，改善粉末流动性的物质。

25. antiadherents：抗黏剂，是指可防止原辅料黏着于冲头表面的物质。

26. lubricants：润滑剂，是指可降低药片与冲模孔壁之间摩擦力的物质。

27. capsules：胶囊剂，系指药物或加有辅料充填于空心胶囊或密封于软质囊材中制成的固体制剂。

28. dripping pills：滴丸剂，系指固体或液体药物与适宜的基质加热熔化后溶解、乳化或混悬于基质中，然后滴入不相混溶、互不作用的冷凝液中，使液滴收缩成球状而制成的制剂，主要供口服使用。

29. pellicles：膜剂，系指药物与适宜的成膜材料经过加工制成的膜状制剂。供口服或黏膜用。

30. orlly disintegrating tablets：口腔崩解片，是将片剂置于口腔内时能迅速崩解或溶解，吞咽后发挥全身作用的片剂。特点是服药时不用水，特别适合于吞咽困难的患者或老人、儿童。

二、判断题是非题

1. × 2. ○ 3. ○ 4. × 5. × 6. × 7. × 8. × 9. ○ 10. ×
11. ○ 12. × 13. × 14. ○ 15. × 16. ○ 17. × 18. × 19. ○ 20. ○
21. ○ 22. × 23. × 24. × 25. ○ 26. × 27. × 28. × 29. ○ 30. ×

三、单项选择题

1. D 2. D 3. D 4. B 5. E 6. A 7. D 8. E 9. B 10. A
11. C 12. C 13. A 14. C 15. B 16. E 17. B 18. C 19. C 20. D
21. C 22. D 23. B 24. B 25. B 26. E 27. D 28. B 29. D 30. A
31. A 32. C 33. C 34. B 35. B 36. B 37. A 38. E 39. A 40. C
41. D 42. B 43. C 44. B 45. E 46. E 47. E 48. B 49. B 50. B
51. B 52. C 53. C 54. D 55. E 56. D 57. B 58. A 59. D 60. A
61. D 62. C 63. C 64. C 65. A 66. E 67. B 68. E 69. B 70. C
71. A 72. B 73. D 74. C 75. A 76. C 77. D 78. C 79. C 80. E

四、多项选择题

1. ABCE 2. ABCDE 3. BCD 4. ABCE 5. ABCD
6. BCDE 7. CDE 8. ACD 9. ABD 10. BCD
11. ACD 12. AE 13. CD 14. DE 15. ABD
16. BE 17. BD 18. ABCE 19. ADE 20. BC
21. ABC 22. CD 23. BD 24. BD 25. ACDE
26. AE 27. ABDE 28. ABE 29. BE 30. ACE
31. ACE 32. BC 33. ACDE 34. AD 35. ABCD
36. ABCDE 37. ABCDE 38. ABCDE 39. ABCD 40. ACD

五、简述题

1. 固体制剂口服的吸收过程为：

固体制剂⟶崩解（裂碎成小颗粒）⟶溶解⟶吸收⟶血液循环

2. Noyes－Whitney 方程为：

$$dC/dt = kSC_s$$

可采取以下方法改善难溶性药物的溶出速度：

①改变粒径：通过粉碎减小粒径、增加表面积 S、加速溶出、改善吸收。

②制备研磨混合物：将疏水性药物与大量水溶性辅料共同研磨粉碎制成混合物，加快溶出速度。

③制成固体分散物：将难溶性药物制成固体分散物以改善溶出速度。

④吸附于“载体”后压片：将难溶性药物溶于能与水混溶的溶剂中，再吸附于多孔性载体后制成片剂。

⑤增大溶解速度常数。加快搅拌速度，以减少药物扩散边界层厚度或提高药物的扩散系数。

3. 散剂的制备工艺流程为：

物料前处理⟶粉碎⟶过筛⟶混合⟶分剂量⟶质量检查⟶包装贮存

4. 测定药物 CRH 的意义：

①药物吸湿性指标：一般 CRH 愈大，愈不易吸湿；

②生产、贮存环境控制：应将生产以及贮藏环境的相对湿度控制在药物 CRH 值以下以防止吸湿；

③辅料选择：一般应选择 CRH 值大的物料作辅料。

5. 颗粒剂的制备工艺流程为：

物料前处理⟶粉碎⟶过筛⟶混合⟶制软材⟶制湿颗粒⟶干燥⟶整粒⟶装袋

6. 各辅料的中文名称及其在片剂中的用途如下：

①EC：乙基纤维素，片剂黏合剂、缓释包衣材料

②HPMCP：羟丙基甲基纤维素酞酸酯，肠溶性衣膜材料

③CAP：醋酸纤维素酞酸酯，肠溶性衣膜材料

④PEG：聚乙二醇，水溶性润滑剂、包衣致孔剂、包衣增塑剂

⑤PVP：聚维酮，黏合剂

⑥HPMC：羟丙甲纤维素，黏合剂、薄膜衣材料、包衣致孔剂

⑦L－HPC：低取代羟丙基纤维素，崩解剂

⑧CC－Na：交联羧甲基纤维素钠，崩解剂

⑨MCC：微晶纤维素，稀释剂、黏合剂、崩解剂、助流剂

⑩CMC－Na：羧甲基纤维素钠，黏合剂

7. 片剂崩解机理：

①毛细管作用：崩解剂在片剂中的形成易被水润湿的毛细管通道，遇水后能使水迅速挤入片剂内部，溶解可溶性成分形成的“固体桥”，使片剂崩解；

②膨胀作用：崩解剂吸水后体积膨胀使片剂的结合力被瓦解而发生崩解；

③产气作用：有些片剂中含有遇水可产生气体的物质，产生的气体膨胀时片剂崩解；

④润湿热：片剂吸水后，其中的某成分产生润湿热，使片剂中的空气膨胀，从而造成片剂的崩解。

8. 片剂常用的辅料及其作用：

①稀释剂：或称为填充剂，用来填充片剂的重量或体积，从而便于压片，如淀粉、乳糖。

②润湿剂和黏合剂：润湿剂是自身无黏性，但可诱发物料的黏性，以利于制粒的液体，如蒸馏水、乙醇。黏合剂是自身具有黏性，可给予无黏性或黏性不足的物料黏性，从而使物料聚结成粒的辅料，如淀粉浆、甲基纤维素。

③崩解剂：使片剂在胃肠液中迅速裂碎成细小颗粒的物质，如干淀粉、羧甲基纤维素钠。

④润滑剂：助流剂能降低颗粒之间摩擦力，改善粉末流动性；抗黏剂可防止原辅料黏着于冲头表面；（狭义）润滑剂能降低药片与冲模孔壁之间摩擦力。如硬脂酸镁、滑石粉。

9. 片剂的制备方法及适用条件：

- 制粒压片法
  - 湿法制粒压片法：适用于对湿、热稳定的药物。
  - 干法制粒压片法：适用于对湿、热不稳定，有吸湿性或采用直接压片法流动性差的药物。
- 粉末直接压片法：适用于对湿、热不稳定，可压性好、流动性好的药物。

10. 湿法制粒压片的工艺流程为：

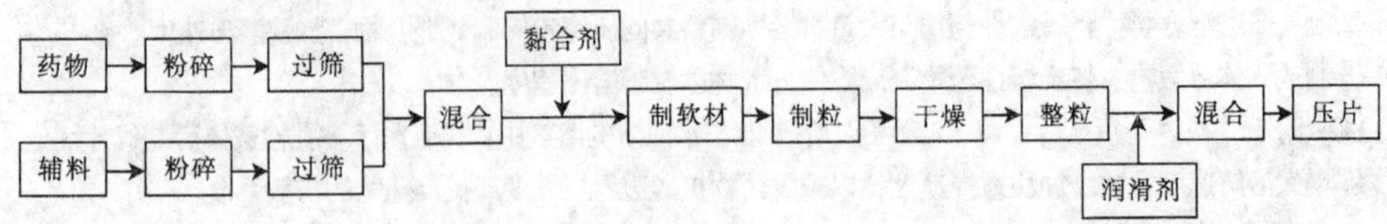

11. 压片过程的三要素是：流动性、压缩成型性、润滑性。

12. 影响片剂成型的因素有：

①药物的可压性：药物的塑性较大，压缩时易于成形；若弹性较强，则压片时易发生裂片和松片等现象。

②药物的熔点及结晶形态：药物的熔点较低有利于“固体桥”的形成，片剂的硬度大（但熔点过低，压片时容易粘冲）；立方晶系的结晶压缩时易于成形，鳞片状或针状结晶压缩后的药片容易裂片，树枝状结晶易成形，但流动性极差。

③黏合剂和润滑剂：一般黏合剂的用量越大，颗粒间的结合力越大，但应避免硬度过大而造成崩解、溶出的困难；润滑剂在其常用的浓度范围内，对片剂的成形影响不大，疏水性润滑剂用量增大时，会造成片剂硬度降低。

④水分：适量的水分在压缩时被挤到颗粒的表面形成薄膜，起到一种润滑作用，使片剂易于形成；还可使颗粒表面的可溶性成分溶解，而后失水发生重结晶形成“固体桥”，使片剂的硬度增大。含水量太多则会造成黏冲。

⑤压力：一般情况下，压力愈大，片剂硬度也愈大，但当压力超过一定范围后，压力对片剂硬度的影响减小。延长加压时间有利于片剂成形，并使之硬度增大。

13. 压片过程中常出现的问题及原因

①裂片：片剂发生裂开的现象叫做裂片，如果裂开的位置发生在药片的上部（或中部），习惯上称为顶裂或腰裂，它是裂片的一种常见形式。引起裂片的原因：压力分布的不均匀和物料的压缩成型性差是主要原因；另外，黏合剂黏性较弱或用量不足、颗粒中细粉太多、颗粒过干、片剂过厚以及加压过快也可造成裂片。

②松片：片剂硬度不够，稍加触动即散碎的现象称为松片。原因：黏性力差，压缩压力不足等。

③黏冲：片剂的表面被冲头粘去一薄层或一小部分，造成片面粗糙不平或有凹痕的现象，称为黏冲；若片剂的边缘粗糙或有缺痕，则可相应地称为黏模。原因：颗粒不够干燥、物料较易吸湿、润滑剂选用不当或用量不足、冲头表面锈蚀或刻字粗糙不光等。

④片重差异超限：片剂重量超出规定范围的现象。原因：颗粒流动性不好、颗粒内的细粉太多或颗粒的大小相差悬殊、加料斗内的颗粒时多时少、冲头与模孔吻合性不好等。

⑤崩解迟缓：片剂超过了规定的崩解时限，即称为崩解超限或崩解迟缓。原因：物料的可压性、压缩压力影响片剂内部孔隙；黏合剂的用量、物料的塑性变形等影响片剂结合力；表面活性剂、润滑剂等影响润湿性；崩解剂的种类和用量等影响体积膨胀。

⑥溶出超限：片剂在规定的时间内未能溶解出规定量的药物，即为溶出超限或称为溶出度不合格。原因：颗粒过硬，药物的溶解度差等。

⑦药物含量不均匀：同一批片剂，不同片剂中药物的含量差异过大。原因：所有造成片重差异过大的因素，都可造成片剂中药物含量的不均匀；此外，混合不均匀和可溶性成分的迁移是导致小剂量药物片剂含量均匀度不合格的重要原因。

14. 片剂包衣的目的

①控制药物在胃肠道的释放部位，如：在胃中不稳定的药物（或对胃有强刺激性的药物），可制

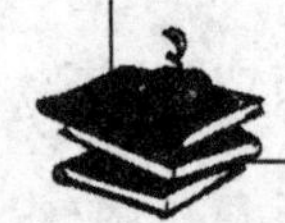

成肠溶衣片；

②控制药物在胃肠道中的释放速度，从而达到缓释、控释、长效的目的；

③掩盖药物的苦味或不良气味；

④起防潮、避光，隔离空气的作用，以增加药物的稳定性；

⑤防止药物之间的配伍变化；

⑥改善片剂的外观。

包衣的种类：糖衣、薄膜衣（又可分为普通型、肠溶型、不溶型）。

包衣的方法：滚转包衣法、流化包衣法、压制包衣法。

15. 糖衣片包衣的工序、作用及使用的材料

工序	作用	材料
片芯		
↓		
隔离层	防止水分渗入片芯	玉米朊、虫胶、明胶浆、CAP
↓		
粉衣层	消除片剂棱角	滑石粉、糖浆
↓		
糖衣层	使表面光滑平整、细腻坚实	糖浆
↓		
有色糖衣层	增加美观和便于识别	糖浆、色素
↓		
打光	增加片剂光泽和表面疏水性	川蜡

16. 片剂质量检查的项目有：外观、重量差异、崩解时限（规定检查溶出度或释放度的片剂以及咀嚼片等特殊的片剂，不需检查）、硬度和脆碎度、溶出度或释放度（一般的片剂检查溶出度，缓控释制剂检查释放度）、含量均匀度（仅小剂量药物片剂或药物在片剂中比例小于5%时检查）、发泡量（阴道泡腾片需检查）、分散均匀性（分散片需检查）、微生物限度。

17. 产生裂片和溶出度不合格的原因可能是：对乙酰氨基酚的可压性差，由于规格较大(0.3g)，使可加入的稀释剂量很少或没有稀释剂，选用的辅料的可压性不理想，选用的黏合剂黏性不足或用量不够，制成的颗粒太干或细粉太多，都会导致裂片；对乙酰氨基酚难溶于水，由于可加入的辅料量少，选用的辅料亲水性不好（如常用的润滑剂硬脂酸镁为疏水性的）或崩解剂的崩解性能不理想，且药物的粒径较大，都会导致溶出度不合格。

可采取以下措施解决：

①药物经粉碎减小粒径增大药物的溶出面积；②在处方中加入可压性好、亲水性好的辅料如乳糖；③选用亲水性的润滑剂；④加入优良的崩解剂；⑤加入表面活性剂以改善片剂的润湿性；⑥选用黏合性能好又不影响片剂崩解性能的黏合剂如聚维酮；⑦控制颗粒含水量适中。

18. 不宜制成胶囊剂的药物有：

①药物的水溶液或稀乙醇溶液，会使囊壁溶化；

②风化性药物，可使囊壁软化；

③吸湿性很强的药物，可使囊壁脆裂；

④易溶性的刺激性药物，胶囊壳溶化后，局部药量很大。

19. 滴丸的制备工艺流程为：

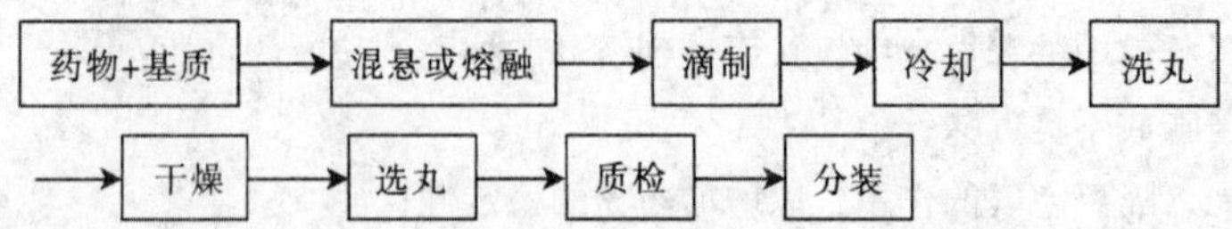

20. 匀浆制膜法的工艺流程为：

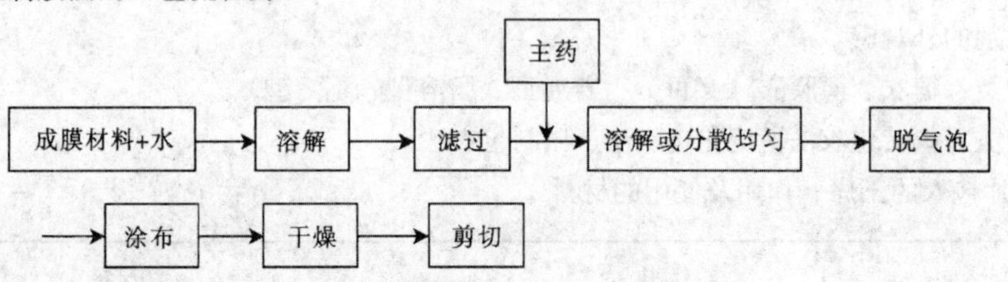

六、处方分析与设计

1. 分析头孢克肟片处方并写出制法。

处方：	1000 片用量	处方分析
头孢克肟	100g	主药
乳糖	25g	稀释剂
淀粉	35g	稀释剂
交联聚维酮	3.0g	崩解剂
10%淀粉浆	适量	黏合剂
硬脂酸镁	适量	润滑剂

制法：取头孢克肟、乳糖、淀粉混匀，加入 10%淀粉浆混匀制软材，过 16 目筛制粒，湿颗粒在 60℃干燥，过 16 目筛整粒，加入交联聚维酮、硬脂酸镁混匀，压片。

2. 分析维生素 C 片处方并写出制法。

处方：	1000 片用量	处方分析
维生素 C	100g	主药
淀粉	20g	稀释剂、崩解剂
糊精	30g	稀释剂
酒石酸	1g	稳定剂
50%乙醇	适量	润湿剂
硬脂酸镁	1.5g	润滑剂

制法：取维生素 C、淀粉、糊精混匀，加入溶解有酒石酸的 50%乙醇混匀制软材，过 20 目尼龙筛制粒，湿颗粒在 60℃干燥，过 20 目筛整粒，加入硬脂酸镁混匀，压片。

3. 分析红霉素片处方并写出制法。

处方：		处方分析
片芯处方：	1000 片用量	
红霉素	1 亿单位	主药
淀粉	57.5g	稀释剂
10%淀粉浆	适量	黏合剂
硬脂酸镁	3.6g	润滑剂
包衣液处方：		
丙烯酸树脂Ⅱ号	28g	肠溶包衣材料

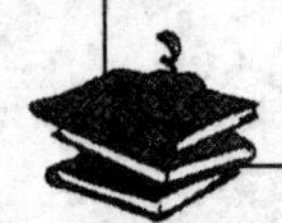

蓖麻油	16.8g	增塑剂
苯二甲酸二乙酯	16.8g	增塑剂
聚山梨酯 80	5.6g	分散剂
滑石粉	适量	抗黏剂
85% 乙醇	560ml	溶剂

制法：

①片芯制备：将红霉素与 52.5g 淀粉混匀，加适量 10% 淀粉浆制软材，过 10 目尼龙筛制粒，80℃干燥，过 12 目筛整粒，加入硬脂酸镁及剩余淀粉混匀，压片。

②包衣：将丙烯酸树脂Ⅱ号溶于 85% 乙醇制成溶液；将滑石粉、蓖麻油、苯二甲酸二乙酯、聚山梨酯 80 混匀，研磨后加入上述溶液，加入色料混匀，过 120 目筛备用。将上述片剂置于包衣锅中，喷入上述包衣液包衣，温度控制在 35℃左右，4 小时内喷完。

4. 分析下列处方并写出制法。

处方：	1000 片用量	处方分析
制霉菌素	20g	主药
酒石酸氢钾	193g	泡腾崩解剂的酸源
碳酸氢钠	70g	泡腾崩解剂的碱源
甲基纤维素	2.8g	黏合剂
乳糖	145g	稀释剂
淀粉	43g	稀释剂
10% 淀粉浆	适量	黏合剂
硬脂酸镁	0.5%	润滑剂

制法：取甲基纤维素加适量蒸馏水溶解，与适量 10% 淀粉浆混匀作为黏合剂。酒石酸氢钾粉碎，过 80 目筛，加适量上述黏合剂制粒；碳酸氢钠粉碎，过 80 目筛，加适量上述黏合剂制粒；取制霉菌素、乳糖、淀粉混匀，过 80 目筛，加适量上述黏合剂制粒。以上三种湿颗粒分别在室温下干燥后整粒，混匀，加入硬脂酸镁混匀，压片。

5. 维生素 B_2 片设计

(1) 答案要点：

①由于药物剂量仅为 5mg，含量均匀度是要考虑的关键，可考虑用等量递加法与其他辅料混合；

②由于药物难溶于水，为了保证药物的溶出，应尽可能选用亲水性辅料；

③由于遇光、热、碱易被破坏，选择辅料及制剂工艺时应予考虑。

(2) 处方（1000 片）

维生素 B_2	5g
淀粉	26g
糊精	42g
50% 乙醇	适量
硬脂酸镁	0.7g

(3) 制备工艺：取维生素 B_2 与淀粉按等量递加法混合，过筛混匀，再与糊精混匀，加适量 50% 乙醇制软材，过 16 目尼龙筛制粒，55℃干燥，过 16 目筛整粒，加入硬脂酸镁混匀，压片。

6. 双氯芬酸钠片设计

(1) 答案要点

①由于双氯芬酸钠对胃有刺激，考虑制备肠溶片剂，采用肠溶高分子材料包衣；

②由于双氯芬酸钠有引湿性，片芯中不宜选用吸湿性辅料；

③由于药物略溶于水，为了保证药物的崩解与溶出，应选用优良崩解剂；

④包衣处方中应包括：肠溶材料、增塑剂、抗粘着剂、溶剂。

（2）处方

片芯处方：	1000 片用量
双氯芬酸钠	25g
淀粉	32g
微晶纤维素	30g
L – HPC	4g
2% HPMC 水溶液	适量
硬脂酸镁	适量
滑石粉	适量
包衣液处方：	
丙烯酸树脂Ⅱ号	10g
邻苯二甲酸二乙酯	2g
蓖麻油	1g
聚山梨酯 80	1g
滑石粉	适量
钛白粉	适量
色料	适量
95% 乙醇	加至 200ml

（3）制备工艺

①片芯制备：将 HPMC 溶于蒸馏水中制成 2% 的水溶液，备用；取双氯芬酸钠、淀粉、微晶纤维素混匀，加适量 2% HPMC 水溶液制软材，过 16 目筛制粒，60℃干燥，过 16 目筛整粒，加入 L – HPC、硬脂酸镁、滑石粉混匀，压片。

②包衣：将丙烯酸树脂Ⅱ号溶于 95% 乙醇制成溶液；将滑石粉、蓖麻油、邻苯二甲酸二乙酯、聚山梨酯 80 混匀，研磨后加入上述溶液，加入钛白粉、色料混匀，过 120 目筛备用。将上述片剂置于包衣锅中，喷入上述包衣液包衣，温度控制在 35℃左右，直至完成。

7. 罗通定片设计

（1）答案要点

①由于药物遇光受热易变黄，对热不稳定，制剂工艺时应予考虑，本题要求粉末直接压片；

②要求用粉末直接压片法，应选择利于片剂成型可适于直接压片的辅料，如微晶纤维素、微粉硅胶、可压性淀粉、乳糖等；

③由于药物几乎不溶于水，为了保证药物的崩解、溶出，应尽可能选用亲水性辅料。

（2）处方（1000 片）

罗通定	30g
微晶纤维素	25g
淀粉	23g
滑石粉	10g
微粉硅胶	1g
硬脂酸镁	1g

（3）制备工艺：将罗通定粉碎，过 100 目筛，取罗通定与微晶纤维素、淀粉混匀，再加入滑石粉、硬脂酸镁、微粉硅胶混匀，直接压片。

8. 处方设计

（1）处方（1000 片量）

主药	100g
淀粉	10g
酒石酸	1g
10% 淀粉浆	适量
滑石粉	0.5g

（2）制备工艺：将主药粉碎，过 80 目筛，取处方量的主药与淀粉混匀，加 10% 淀粉浆（酒石酸溶于其中）适量制软材，过 16 目尼龙筛制粒，湿颗粒于 40～60℃干燥，过 16 目筛整粒，加入滑石粉混匀，压片。

（3）注意事项

①由于该药物易水解，可加入酒石酸或枸橼酸抑制其水解；

②润滑剂不宜用硬酯酸镁，因为与该药有配伍反应，所以采用滑石粉作为润滑剂；

③为了避免金属离子对药物稳定性的影响，应选用尼龙筛。

七、计算题

1. 片重 = 主药含量/颗粒中药物含量 = 120/0.456 = 263mg

263 × 95% = 249.8mg　　263 × 105% = 276.2mg

理论片重范围应为 249.8～276.2mg。

2. 片重 = 主药含量/颗粒中药物含量

A：片重 = 58/0.143 = 405.6mg　　95%～105%：385.3～425.9mg

B：片重 = 136/0.347 = 391.6mg　　95%～105%：372.3～411.5mg

C：片重 = 58/0.082 = 407.3mg　　90%～110%：366.6～448.0mg

理论片重范围应为 385.3～411.5mg。

（胡巧红）

CHAPTER 第十二章

半固体制剂

第一节 概 述

项 目	内 容
分类	软膏剂（ointments）；乳膏剂（creams）；凝胶剂（gels）；眼膏剂（eye ointments）；栓剂（suppositories）。
特点	● 使用方便、直接作用于疾患部位； ● 制剂处方多含水分而易霉变，处方中常需加入防腐剂； ● 制剂处方设计与配制不当会引起刺激性、过敏性。
质量要求	● 必须与皮肤和黏膜具有良好的相容性、无刺激性，不影响人体汗腺、皮脂腺的正常分泌及毛孔正常功能等； ● 质地均匀细腻，有适当的黏稠度或软硬度； ● 性质稳定，无酸败变质等现象，不应发生失水变硬、液化、油水分离等现象； ● 所含药物有良好的释放、穿透性，能保证药物疗效的发挥； ● 用于创面的半固体制剂应无菌。

第二节 软 膏 剂

项 目		内 容
概述	定义	药物与适宜基质均匀混合制成的具有一定稠度的半固体外用制剂。
	种类	● 按分散系统可分为溶液型、混悬型和乳剂型。 ● 按基质的性质和特殊用途可分为油膏剂、乳膏剂、凝胶剂、糊剂和眼膏剂等。
	组成	药物、基质及附加剂。

续表

<table>
<tr><th colspan="3">项　目</th><th colspan="2">内　　容</th></tr>
<tr><td rowspan="5">基
质</td><td colspan="2">质量
要求</td><td colspan="2">● 无刺激性、过敏性，无生理活性，不妨碍皮肤的正常生理；
● 性质稳定，与主药和附加剂不发生配伍变化；
● 稠度适宜，润滑，易于涂布；
● 具有良好的释药性能；
● 具有吸水性，能吸收伤口分泌物；
● 易洗除，不污染衣服。</td></tr>
<tr><td rowspan="4">油
脂
性
基
质</td><td>特点</td><td colspan="2">优点：润滑、无刺激性，涂于皮肤上能形成封闭性油膜，促进皮肤水合作用，对皮肤有保护软化作用。
缺点：油腻性大，吸水性差，与分泌物不易混合，不易洗除，药物释放性能差。
可作为水不稳定药物的基质，加入表面活性剂可增加吸水性，常用作乳剂型基质中的油相。</td></tr>
<tr><td>种类</td><td>特　　点</td><td>举　　例</td></tr>
<tr><td>烃类</td><td>凡士林、固体石蜡、液状石蜡、地蜡
● 凡士林特别适用于不稳定的抗生素类药物，不适用于急性且有多量渗出液的患处；
● 凡十林的吸水率为5%，应适当加入羊毛脂类增加吸水性；
● 石蜡与液状石蜡主要用来调节稠度或用作乳膏基质的油相。</td><td>单软膏
【处方】
黄蜂蜡　　50g
黄凡士林　　950g
【制法】取黄蜂蜡在水浴中加热熔化，然后加入黄凡士林混合均匀，再搅拌冷却直至凝结即得。</td></tr>
<tr><td>类脂</td><td>羊毛脂、羊毛脂的分离物、胆固醇、羊毛甾醇及其他类固醇、乙酰类固醇或多元醇的脂类；蜂蜡和鲸腊等
● 羊毛脂具有良好的吸水性，羊毛脂常与凡士林合用（如1:9），增加凡士林的吸水性与药物的透过性。
● 蜂蜡和鲸蜡属W/O型辅助乳化剂，常在O/W型乳膏基质中增加基质的稳定性与调节稠度。</td><td>亲水性凡士林基质
【处方】
胆固醇　　30g
硬酯醇　　30g
白蜂蜡　　80g
白凡士林　　860g
【制法】先取处方量的硬酯醇和白蜂蜡在水浴中熔化，然后加入胆固醇搅拌直至溶解，最后加入白凡士林，在搅拌下冷却凝结即得。</td></tr>
</table>

项目			内容	
基质	油脂性基质	油脂	花生油、芝麻油、橄榄油、棉籽油、杏仁油、玉米油、桃仁油、氢化植物油。 ● 一般植物油不单独用作软膏基质，常与熔点较高的蜡类熔合或在乳膏基质中调节基质的稠度。	见单软膏处方举例。
		硅酮	二甲基硅油 ● 易涂布，有极好的润滑效果，对皮肤无刺激性和过敏性，但对眼有刺激性，不宜用作眼膏基质； ● 常与其他油脂性基质合用，制成防护性软膏，用于防止水性物质及酸、碱等的刺激； ● 可用于乳膏基质中的油相，调节基质的润滑性能。	保护性软膏基质 【处方】 二甲基硅油 30g 白蜂蜡 3.5g 白凡士林 66.5g 【制法】先取处方量的白蜂蜡在水浴中熔化，然后加入二甲基硅油搅拌至混匀，最后加入白凡士林，在搅拌下冷却凝结即得。
	乳剂型基质	概述	● 乳剂型基质的软膏剂即乳膏剂； ● 乳剂型基质由水相、油相和乳化剂组成； ● 常用的油相成分有硬脂酸、石蜡、蜂蜡、高级脂肪醇，及用于调节稠度的凡士林、液状石蜡和植物油等； ● 乳剂型基质的种类取决于基质处方中油水两相的比例及乳化剂的 HLB 值等； ● 为增强基质的稳定性，可使用复合乳化剂。	
		种类	特点	举例
		O/W 型	● 能与水混合，药物的释放与皮肤的渗透性比 W/O 型基质好； ● 常需加防腐剂和保湿剂； ● 可用于亚急性、慢性、无渗出的皮肤破损和皮肤瘙痒症，忌用于糜烂、溃疡、水泡及化脓性创面； ● 乳化剂通常有一价皂、十二烷基硫酸钠、吐温类、聚氧乙烯醚类，辅助乳化剂通常有十六醇、十八醇、单硬脂酸甘油酯、司盘类。	【处方】 硬脂酸 120g 单硬脂酸甘油酯 30g 液状石蜡 60g 羊毛脂 50g 凡士林 10g 三乙醇胺 4g 甘油 50g 尼泊金乙酯 1g 蒸馏水 加至1000g

续表

<table>
<tr><th colspan="3">项　目</th><th colspan="2">内　　容</th></tr>
<tr><td rowspan="4">基
质</td><td rowspan="3">乳剂型基质</td><td>种类</td><td>特　　点</td><td>举　　例</td></tr>
<tr><td>O/W 型</td><td></td><td>【制法】将硬脂酸、单硬脂酸甘油酯、液状石蜡、羊毛脂、凡士林在水浴（75～80℃）中加热使之熔化；另取三乙醇胺、甘油、尼泊金乙酯与水混匀，加热至相同温度，缓缓加入油相中，边加边搅拌至乳化完全，放冷即得。
三乙醇胺与部分硬脂酸形成三乙醇胺皂作 O/W 型乳化剂；1 份三乙醇胺可以中和 1.9 份硬脂酸。</td></tr>
<tr><td>W/O 型</td><td>● 基质内相为水相，用于皮肤，缓慢蒸发，对皮肤有缓和的冷爽感，适宜于炎性疾病；
● 基质外相为油相，不易洗除；
● 乳化剂通常有多价皂、司盘类等。</td><td>【处方】
硬脂酸　12.5g
单硬脂酸甘油酯　17g
蜂蜡　5g
白凡士林　67g
液状石蜡　410g
双硬脂酸铝　10g
氢氧化钙　50g
尼泊金乙酯　1g
蒸馏水　加至 1000g
【制法】将硬脂酸、单硬脂酸甘油酯、蜂蜡在水浴（75～80℃）中加热熔化，再加入液状石蜡、白凡士林、双硬脂酸铝，加热至 85℃；另将氢氧化钙、尼泊金乙酯溶于蒸馏水中，加热至相同温度，缓缓加入油相中，边加边搅拌至乳化完全，放冷即得。
● 氢氧化钙与部分硬脂酸形成钙皂，以及处方中的铝皂均为 W/O 型乳化剂。</td></tr>
<tr><td colspan="2">水溶性基　质</td><td>聚乙二醇类
● 平均分子量≤700 是液体，PEG 1000 和 PEG 1500 是半固体，2000≤平均分子量≤6000 是固体；
● 固体 PEG 与液体 PEG 适当比例混合可得稠度适宜的半固体软膏基质；
● 吸水性较强，有刺激感，久用可引起皮肤干燥。</td><td>【处方】
　　Ⅰ　Ⅱ
聚乙二醇 4000　400　500
聚乙二醇 400　600　500
【制法】称取两种聚乙二醇，在水浴上加热至 65℃，搅拌均匀至冷凝，即得。
● 含聚乙二醇的水溶性基质；处方Ⅱ的稠度大于处方Ⅰ，适合于夏天应用。此类基质极易溶于水，故与水溶液配伍时应控制在 3% 以下。</td></tr>
</table>

续表

<table>
<tr><th colspan="2">项 目</th><th colspan="3">内 容</th></tr>
<tr><td>基质</td><td>凝胶基质</td><td colspan="3">● 卡波姆：详见凝胶剂。
● 纤维素类：甲基纤维素、羧甲基纤维素钠
● 海藻酸钠
● 其他：西黄蓍胶、果胶、海藻酸、黄原胶、瓜儿胶、琼脂</td></tr>
<tr><td rowspan="16">附加剂</td><td rowspan="5">抗氧剂</td><td>类别</td><td colspan="2">举 例</td></tr>
<tr><td>抗氧剂</td><td colspan="2">维生素 E、没食子酸烷酯、丁羟基茴香醚（BHA）和丁羟基甲苯（BHT）</td></tr>
<tr><td>还原剂</td><td colspan="2">维生素 C 和亚硫酸盐</td></tr>
<tr><td>辅助抗氧剂</td><td colspan="2">枸橼酸、酒石酸、EDTA 和巯基二丙酸</td></tr>
<tr><td colspan="3">● 其中亚硫酸氢钠、焦亚硫酸钠适用于偏酸性环境，而硫代硫酸钠和亚硫酸钠适用于偏碱性环境。
● 抗氧剂的使用应根据药物的油、水溶性及酸碱性选择使用，必要时可联合使用。</td></tr>
<tr><td rowspan="9">防腐剂</td><td>种类</td><td>举 例</td><td>浓度（%）</td></tr>
<tr><td>醇</td><td>乙醇、异丙醇、氯丁醇、三氯甲基叔丁醇、苯基－对－氯苯丙二醇、苯氧乙醇、溴硝基丙二醇</td><td>7</td></tr>
<tr><td>酸</td><td>苯甲酸、脱氢乙酸、丙酸、山梨酸、肉桂酸</td><td>0.1～0.2</td></tr>
<tr><td>芳香油</td><td>茴香醚、香茅醛、丁子香粉、香兰酸酯</td><td>0.001～0.002</td></tr>
<tr><td>汞化物</td><td>醋酸苯汞、硼酸盐、硝酸盐、汞撒利</td><td>—</td></tr>
<tr><td>酚</td><td>苯酚、苯甲酚、麝香草酚、卤化衍生物、煤酚、氯代百里酚、水杨酸</td><td>0.1～0.2</td></tr>
<tr><td>酯</td><td>对羟基苯甲酸（乙酸、丙酸、丁酸）酯</td><td>0.01～0.5</td></tr>
<tr><td>季铵盐</td><td>苯扎氯铵、溴化烷基三甲基铵</td><td>0.002～0.01</td></tr>
<tr><td>其他</td><td>葡萄糖酸洗必泰</td><td>0.002～0.01</td></tr>
<tr><td>保湿剂</td><td colspan="3">甘油、丙二醇、山梨醇、透明质酸、壳聚糖及其衍生物。</td></tr>
<tr><td>吸收促进剂</td><td colspan="3">详见第十九章第五节。</td></tr>
<tr><td>制备方法</td><td>研磨法</td><td colspan="3">基质
等量递加↓
药物 ⟶ 粉碎 ⟶ 过筛 ⟶ 研匀 ⟶ 软膏
● 本法适用于少量油脂性基质和不耐热的药物；
● 一般用研钵或电动研钵制备。</td></tr>
</table>

<table>
<tr><th colspan="2">项　目</th><th colspan="2">内　　容</th></tr>
<tr><td rowspan="2">制备方法</td><td>熔融法</td><td colspan="2">基质(低熔点)↓、药物↓
基质 ——→ 熔化 ——→ 研匀 ——→ 混匀 ——→ 冷凝 ——→ 软膏
● 适用于大量油脂性基质和熔点较高的基质；
● 常用三滚筒软膏机制备。</td></tr>
<tr><td>乳化法</td><td colspan="2">油相 ——→ 熔化(80℃) ——→ 过滤
水相 ——→ 溶解 ——→ 加热(80℃)
} 混合 ——→ 搅拌 ——→ 成型
● 为防止混合时油相的析出，水相温度可略高于油相；
● 一般为连续相加到分散相中，大生产时可两相同时混合；
● 常用胶体磨或乳匀机制备。</td></tr>
<tr><td rowspan="6">药物的加入方法</td><td>主药性质</td><td colspan="2">加入的方法</td></tr>
<tr><td>不溶性固体药物</td><td colspan="2">先研成细粉，过6号筛。取少量药物与少量基质研匀或与液体成分如液状石蜡、植物油、甘油等研匀成糊状，再与其余基质研匀。</td></tr>
<tr><td>可溶于基质的药物</td><td colspan="2">将药物溶解在基质的组分中制成溶液型软膏。或根据药物的性质溶于乳剂型基质的油相或水相中，制备乳剂型软膏。</td></tr>
<tr><td>可溶于溶剂的药物</td><td colspan="2">先用少量溶剂使其溶解，然后再与基质混合。</td></tr>
<tr><td>挥发性药物</td><td colspan="2">含有樟脑、薄荷脑、麝香等挥发性共熔成分共存时，先共熔再与基质混匀；挥发性药物加入时，基质温度应在60℃以下。</td></tr>
<tr><td>中药浸出物</td><td colspan="2">浓缩至稠浸膏再加入基质中。固体浸膏可用少量水或稀醇等研成糊状，再与基质混匀。</td></tr>
<tr><td>制备举例</td><td>油脂性基质软膏</td><td>● 制法：先将①、②混合研磨使其共熔，然后与③，④混合均匀，另将⑤，⑥和⑧加热至110℃（除去水分），必要时滤过，放冷至70℃，加入芳香油的混合物等，搅拌，最后加入⑦，混匀即得。
● 注释：本品用于止痛止痒，适用于伤风，头痛，蚊虫叮咬。本品较一般油性软膏稠度大些，近于固态，熔程在46～49℃，处方中⑤、⑥、⑧三者用量配比应随原料的熔点不同加以调整。</td><td>清凉油
处方
①樟脑　160g
②薄荷脑　160g
③薄荷油　100g
④桉叶油　100g
⑤石蜡　200g
⑥蜂蜡　84g
⑦氨溶液（10%）　6.0ml
⑧凡士林　190g
制成　1000g</td></tr>
</table>

续表

项目		内容	
制备举例	O/W 型基质软膏	● 制法：将①研细后通过 60 目筛，备用。取②、③、④及⑤加热熔化为油相，保持 80℃。另将⑥及⑩加热至 85℃，再加入⑧及⑨溶解为水相。然后将水相缓缓倒入油相中，边加边搅，直至冷凝，即得乳剂型基质；将过筛的①加入上述基质中，搅拌均匀即得。 ● 注释：O/W 型乳膏，乳化剂为胺皂及⑧；在 O/W 型乳膏剂中加入④可以克服应用上述基质时有干燥的缺点，有利于角质层的水合而有润滑作用。	阿昔洛韦乳膏 处方 ①阿昔洛韦 40g ②单硬脂酸甘油酯 40g ③硬脂酸 120g ④白凡士林 50g ⑤液状石蜡 100g ⑥甘油 100g ⑦三乙醇胺 4.5g ⑧十二烷基硫酸钠 4g ⑨羟苯乙酯 1.5g ⑩纯化水 适量 制成 1000g
	W/O 型基质软膏	● 制法：取锉成细末的②、③、④、⑤、⑥、⑦和⑧置于烧杯中，水浴上加热熔化并保持 80℃，细流加入同温度的纯化水，边加边搅拌至冷凝，即得 W/O 乳剂型基质。取①置于软膏板上或研钵中，分次加入制得的 W/O 乳剂型基质研匀，制成 1000g。	水杨酸乳膏 处方 ①水杨酸 50g ②单硬脂酸甘油酯 100g ③石蜡 100g ④白凡士林 50g ⑤液状石蜡 500g ⑥司盘 40 5g ⑦乳化剂 OP 5g ⑧对羟基苯甲酸乙酯 1g ⑨纯化水 适量 制成 1000g
	水溶性基质软膏	● 制法：取①、②、③与④，水浴加热熔化（60～70℃）搅拌均匀冷凝，即得。 ● 注释：本品可用于治疗黑头粉刺和感染性粉刺。	壬二酸软膏 处方 ①壬二酸 150g ②PEG400 428g ③PEG4000 172g ④丙二醇 250g 制成 1000g

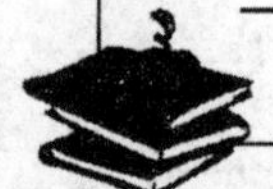

<table>
<tr><th colspan="2">项　目</th><th colspan="2">内　　容</th></tr>
<tr><td>制备举例</td><td>中药软膏</td><td>● 制法：以上六味，将①、⑤分别粉碎成最细粉；另取⑦熬至滴水成珠，稍冷，加入乳香、没药及⑥，搅拌使完全烊化，再加入羊毛脂及适量凡士林，使完全熔化，经六号筛滤过，加入⑤细粉，搅匀，冷至40℃以下，加入樟脑、冰片，研匀，加入①细粉，混匀，制成1000g，即得。
● 注释：本品为油脂性基质的中药软膏剂，其中银珠为有毒药品，应用最细粉。可用于火毒壅盛，热疖疮毒，红肿热痛，脓成未溃及溃后不敛者。</td><td>红药膏
处方
①银珠　225g
②冰片　105g
③乳香　45g
④没药　45g
⑤石膏（煅）　45g
⑥松香　225g
⑦樟脑　75g
⑧蓖麻油　40g
⑨羊毛脂　25g
⑩凡士林　适量
制成　1000g</td></tr>
<tr><td rowspan="8">质量检查</td><td>主药含量</td><td colspan="2">采用适宜的溶媒提取软膏的主药，主药的提取方法必须排除基质的干扰；再根据药典或其他相关标准和方法进行含量测定。</td></tr>
<tr><td rowspan="5">物理性质</td><td>熔程</td><td>油脂性基质或原料可用熔程检查控制质量，一般软膏以接近凡士林的熔程（38～60℃）为宜。按药典方法或显微熔点仪测定。</td></tr>
<tr><td>流变性</td><td>可利用流变仪和黏度计进行测定。</td></tr>
<tr><td>酸碱度</td><td>一般软膏的酸碱度以近中性为宜。</td></tr>
<tr><td>粒度</td><td>混悬型软膏按《中国药典》2010 年版二部附录ⅠF 规定进行粒度的检查，应符合规定；其他软膏无此项要求。</td></tr>
<tr><td>装量</td><td><table><tr><th>标示装量</th><th>平均装量</th><th>每个容器装量</th></tr><tr><td><20g</td><td>不少于标示装量</td><td>不少于标示装量的93%</td></tr><tr><td>20～50g</td><td>不少于标示装量</td><td>不少于标示装量的95%</td></tr><tr><td>50～500g</td><td>不少于标示装量</td><td>不少于标示装量的97%</td></tr></table></td></tr>
<tr><td>刺激性</td><td colspan="2">按《化学药物刺激性、过敏性和溶血性研究技术指导原则》进行皮肤或黏膜刺激性实验，应符合指导原则的要求。</td></tr>
<tr><td>微生物限度或无菌</td><td colspan="2">微生物限度照《中国药典》2010 年版二部附录ⅪJ 检查，应符合规定。用于大面积烧伤及严重损伤的皮肤时，照《中国药典》2010 年版二部附录ⅪH 检查，应符合无菌规定。</td></tr>
</table>

续表

<table>
<tr><th colspan="2">项 目</th><th colspan="3">内 容</th></tr>
<tr><td rowspan="7">质量检查</td><td>稳定性</td><td colspan="3">按《中国药典》2010年版二部附录XIX C《原料药与药物制剂稳定性试验指导原则》及SFDA《化学药物稳定性研究技术指导原则》，软膏剂应进行影响因素、加速和长期稳定性试验，重点考察项目有性状、均匀性、含量、粒度、有关物质，除此之外，乳膏剂还应考察分层现象。
● 加速试验条件为30℃ ±2℃、RH65% ±5%。
● 分层现象可通过低温和冻融试验考察，具体方法为：①低温试验应包括三次循环，每次循环应在2~8℃条件下2天，然后在40℃加速条件下考察2天，取样检测。②冻融试验应包括三次循环，每次循环应在－20~－10℃条件下2天，然后在40℃加速条件下考察2天，取样检测。</td></tr>
<tr><td rowspan="6">药物释放、扩散和吸收</td><td>药物释放</td><td colspan="2">表玻片法、渗析池法及圆盘法。</td></tr>
<tr><td rowspan="4">药物扩散</td><td>离体皮肤法</td><td>利用扩散池，用动物或人离体皮肤为屏障，进行扩散实验。</td></tr>
<tr><td>半透膜法</td><td>用半透膜作为屏障，进行扩散实验。</td></tr>
<tr><td>凝胶扩散法</td><td>利用含显色剂的琼脂凝胶为扩散介质，进行扩散实验。</td></tr>
<tr><td>微生物法</td><td>适用于抗菌药物的软膏，测定抑菌圈的大小。</td></tr>
<tr><td>药物吸收</td><td colspan="2">体内实验法。软膏涂于人体或动物的皮肤上经一定时间后进行测定。</td></tr>
<tr><td rowspan="2">包装储存</td><td>包装</td><td colspan="3">采用软膏管（锡管、铝管或塑料管）用机械包装（集装管、轧尾、装盒于一体）。</td></tr>
<tr><td>储存</td><td colspan="3">贮存于遮光密闭性容器中，在阴凉干燥处保存。</td></tr>
</table>

第三节 凝胶剂

<table>
<tr><th colspan="2">项 目</th><th>内 容</th></tr>
<tr><td colspan="2">定义</td><td>药物与适宜基质制成的均匀或混悬的透明或半透明的半固体制剂。</td></tr>
<tr><td>基质</td><td>卡波姆
(carbomer)</td><td>组成：丙烯酸与烯丙基蔗糖交联而成的高分子聚合物。
溶解性：可溶于水、乙醇、甘油。
规格：910、934、934 P、940、941、971 P、974 P和1342，其中P可作为内服制剂辅料。
酸碱度：pH 2.5~3.0（1%水溶液）。</td></tr>
</table>

续表

项　目		内　容	
基质	卡波姆 (carbomer)	中和剂：氢氧化钠（0.4:1，*W/W*，氢氧化钠/卡波姆）、三乙醇胺（1.35:1，*W/W*，三乙醇胺/卡波姆）、氢氧化钾、碳酸氢钾、硼砂、月桂胺和硬脂酸胺。	
		黏稠度：在 pH 6～12 时最黏稠，pH<3 或 pH>12 时粘稠度下降。	
		用途：凝胶基质、增稠剂、助悬剂、黏合剂及缓控释制剂的骨架材料。	
	纤维素衍生物	常用 CMC－Na、MC 等。	
	PVA	可增加凝胶基质的黏度。	
	PVP	常与卡波姆、纤维素衍生物混合使用，以调节药物的释放。	
	制备	药物→溶解（分散） 基质→溶解（分散） }→混合→搅拌→调整处方 ↓ 成型 ● 凝胶剂基质配制时应静置使其充分溶胀； ● 药物和基质混合后，应避免剧烈搅拌，以免带进气泡； ● 气泡可通过真空脱气处理。	
	举例	● 制法：将卡波姆与500ml蒸馏水混合溶胀成半透明溶液，边搅拌边滴加处方量的三乙醇胺，再将依沙吖啶及苹果绿溶于丙二醇后逐渐加入搅匀，并用剩余量的水溶解盐酸林可霉素、盐酸利多卡因后加入上述凝胶基质中，搅拌均匀即得透明的凝胶。 ● 注释：本品用于烧伤及蚊虫叮咬后引起的各种皮肤感染。外观为绿色透明的水性凝胶。	绿药膏 处方 盐酸林可霉素　5.0g 盐酸利多卡因　4.0g 依沙吖啶（利凡诺）　0.2g 三乙醇胺　6.75g 卡波姆　5g 丙二醇　100g 苹果绿　适量 水　适量 制成　1000g

第四节 眼膏剂

项目		内容
眼的组织结构		巩膜、视网膜、视网膜中央静脉、前房角、睫状突、后房、前房、角膜、瞳孔、虹膜、晶状体、玻璃体、视神经乳头、晶状体悬韧带、睫状体、视网膜中央动脉、脉络膜 ● 眼球的结构自外向内依次为：角膜→前房→虹膜→后房→晶状体
眼部药物吸收	优点	● 可直接作用于疾患部位，给药方便； ● 可避免肝脏首过作用； ● 适合蛋白质、肽类给药。
	缺点	● 有油腻感并使视力模糊；但眼用凝胶对正常视力功能影响小。
	吸收途径	● 角膜途径：药物→角膜→前房→虹膜→睫状肌→血管 ● 结膜途径：药物→结膜→巩膜→血管 ● 脂溶性药物主要经角膜途径；水溶性药物主要经结膜途径。 ● 发挥局部作用的药物主要经角膜吸收；发挥全身作用的药物主要经结膜吸收。
	影响因素	● 角膜的通透性； ● 给药剂型及剂量； ● 吸收促进剂； ● 给药方法。
分类		眼膏剂、眼用乳膏剂、眼用凝胶剂、眼膜剂、眼内植入剂。
基质		● 分类：油脂型、乳剂型、凝胶型。 ● 油脂型适用于剂量小且对水不稳定的抗生素，为目前上市的主要品种。
制备		● 制备过程同软膏剂，但对制备环境的洁净度要求高； ● 配制与分装严格按无菌操作，所用仪器洗净后，150℃干热灭菌至少 1h 备用； ● 不溶性药物制备眼膏剂应粉碎并通过九号筛； ● 用于眼部手术或创伤的眼膏剂应灭菌或无菌操作，且不添加抑菌剂或抗氧剂。

续表

项　目	内　　容	
质检	装量、金属性异物、颗粒粒度、微生物限度等。	
举例	● 制法：取凡士林、液状石蜡、羊毛脂适量，按 8:1:1 的比例混合，加热融合，然后过滤灭菌作为眼膏基质备用。取碘苷及新霉素，置灭菌乳钵中，加灭菌注射用水研成细腻糊状，再分次递加眼膏基质至全量，研匀，无菌分装，即得。 ● 注释：本品中的眼膏基质为常用的抗生素类眼膏基质。本品为抗病毒及抗生素类药，用于纯疱疹性角膜炎及其他病毒、细菌感染。	复方碘苷眼膏 处方 碘苷　5.0g 硫酸新霉素　5.0g 无菌注射用水　20ml 眼膏基质　适量 制成　1000g

第五节　栓　　剂

项　目	内　　容
直肠黏膜的生理解剖	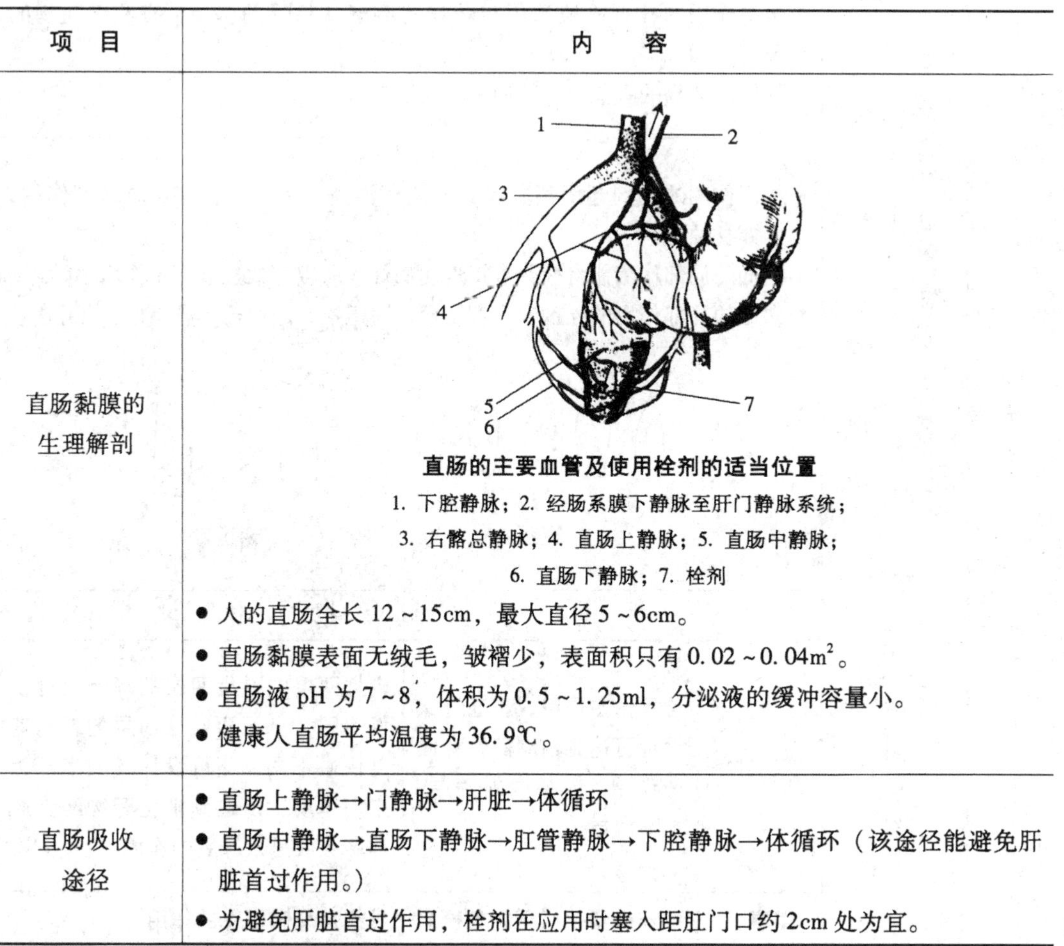 **直肠的主要血管及使用栓剂的适当位置** 1. 下腔静脉；2. 经肠系膜下静脉至肝门静脉系统；3. 右髂总静脉；4. 直肠上静脉；5. 直肠中静脉；6. 直肠下静脉；7. 栓剂 ● 人的直肠全长 12～15cm，最大直径 5～6cm。 ● 直肠黏膜表面无绒毛，皱褶少，表面积只有 0.02～0.04m²。 ● 直肠液 pH 为 7～8，体积为 0.5～1.25ml，分泌液的缓冲容量小。 ● 健康人直肠平均温度为 36.9℃。
直肠吸收途径	● 直肠上静脉→门静脉→肝脏→体循环 ● 直肠中静脉→直肠下静脉→肛管静脉→下腔静脉→体循环（该途径能避免肝脏首过作用。） ● 为避免肝脏首过作用，栓剂在应用时塞入距肛门口约 2cm 处为宜。

续表

<table>
<tr><th colspan="3">项 目</th><th colspan="3">内 容</th></tr>
<tr><td rowspan="2">直肠黏膜吸收特点</td><td colspan="2">优点</td><td colspan="3">● 药物不受胃肠道 pH 或酶的破坏而失去活性；
● 对胃有刺激作用的药物改用直肠给药后可以避免胃刺激性；
● 药物经直肠吸收可减少药物的肝脏首过作用，并减少药物对肝的毒副作用；
● 药物直接从直肠吸收比口服干扰少；
● 适合不能口服或不愿吞服片、丸及胶囊剂的患者，尤其是婴儿和儿童；
● 对伴有呕吐的患者是一种有效的给药途径。</td></tr>
<tr><td colspan="2">缺点</td><td colspan="3">● 吸收面积小。
● 顺应性较差。</td></tr>
<tr><td colspan="3">栓剂定义</td><td colspan="3">指药物与适宜基质制成腔道给药的固体制剂</td></tr>
<tr><td rowspan="6">栓剂种类</td><td colspan="2">按腔道分类</td><td colspan="3">直肠栓、阴道栓、尿道栓、鼻用栓、耳用栓</td></tr>
<tr><td rowspan="2">按发挥作用的部位分类</td><td>全身作用</td><td colspan="3">● 全身作用的栓剂发挥镇痛、镇静、兴奋、扩张支气管和血管、抗菌等作用，如氨哮素栓。
● 全身作用的栓剂一般选用与药物的溶解性相反的基质，有利于药物的释放。
● 为提高药物的吸收，可使用吸收促进剂。</td></tr>
<tr><td>局部作用</td><td colspan="3">● 局部作用的栓剂起润滑、收敛、抗菌消炎、杀虫、止痒、局麻等作用，例如甘油栓。
● 栓剂的局部作用能将药物直接送达病灶，所以疗效显著，副作用小。
● 常见的局部作用的栓剂有：直肠栓、阴道栓、尿道栓、鼻用栓、耳用栓。
 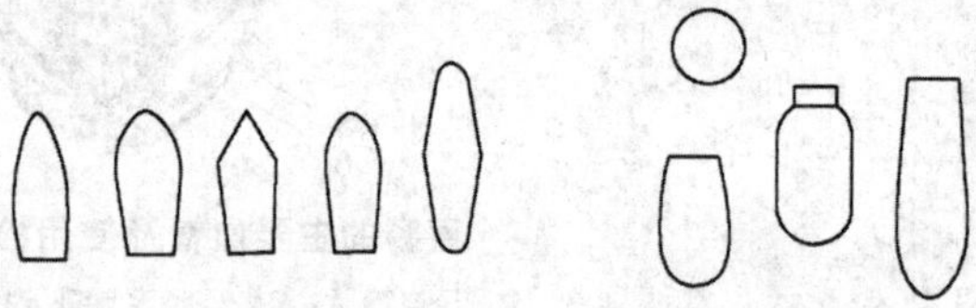
直肠栓　阴道栓</td></tr>
<tr><td colspan="2" rowspan="3">新型栓剂</td><td>名称</td><td>定 义</td><td>特 点</td></tr>
<tr><td>双层栓</td><td>栓剂由多层组成，通过该设计可达到控制药物释放的作用。包括内外两层、上下两层。</td><td>内外两层主要是两层的释药速度快慢不同；上下两层除两层的释药速度快慢不同，还可设计成上半部为空白基质，以达到阻止药物经上腔静脉吸收进入肝脏的作用。</td></tr>
<tr><td>微囊栓</td><td>主药微囊化后再制备栓剂</td><td>具有速释和缓释的作用。</td></tr>
</table>

续表

项目		名称	定义	特点
栓剂种类	新型栓剂	中空栓	栓中有一空心部分，可供填充各种不同类型的药物	具有速释和缓释的作用
		缓释栓	栓剂在直肠内不溶解和崩解，通过吸收水分而逐渐膨胀，缓慢释放药物	具有缓释作用
		渗透泵栓	利用渗透泵原理释放药物的长效栓剂	具有控释作用
		泡腾栓	处方中含有碳酸氢钠和有机酸，遇水可产生气体而成泡腾状的栓剂	在腔道崩散快，与黏膜接触面积大，特别是对腔道的局部治疗有利

项目	内容
质量要求	● 供栓剂用的固体药物，除另有规定外，应预先用适宜方法制成细粉，并全部通过六号筛； ● 药物与基质应混合均匀，栓剂外形应完整光滑，无刺激性； ● 塞入腔道后，应能融化、软化或溶解，并与分泌液混合，逐渐释放出药物，产生局部或全身作用； ● 有适宜的硬度，以免在包装、储存或使用时变形。

项目			种类	性质
处方组成	药物		● 可溶于基质中，也可混悬于基质中。	
	基质	油脂性基质	可可豆脂	蜡状固体脂肪，m. p 31～34℃左右
			半合成脂肪酸甘油酯	常用的栓剂基质，抗热性能好，贮存稳定
			棕榈酸酯	对黏膜无不良影响，抗热能力强，酸价和碘价低
			硬脂酸丙二醇酯	乳白色或微黄色蜡状固体，水不溶，遇热水膨胀，m. p 36～38℃
		水溶性和亲水性基质	甘油明胶	有弹性，可缓慢溶于分泌液中，延长药物的疗效；常见比例为水:明胶:甘油＝10:20:70
			聚乙二醇类	PEG600 以下为液体，PEG1000 为软蜡状固体，PEG4000 以上为固体；不同分子量的 PEG 熔距不同，可将两种或两种以上混合使用以配制低熔点或高熔点基质
			聚氧乙烯（40）单硬脂酸酯类	聚乙二醇的单硬脂酸酯和二硬脂酸酯的混合物；代号 S－40；商品名 Myri52；m. p 39～45℃

续表

<table>
<tr><th colspan="3">项 目</th><th colspan="2">内 容</th></tr>
<tr><td rowspan="3">处方组成</td><td rowspan="2">基质</td><td rowspan="2">水溶性和亲水性基质</td><td>泊洛沙姆</td><td>易溶于水，常用的为 Pluronic F68，m. p52℃；能促进药物的吸收并起到缓释与延效的作用</td></tr>
<tr><td>吐温 61</td><td>乳白色或微黄色蜡状固体，水不溶，遇热水膨胀，m. p35～39℃</td></tr>
<tr><td colspan="2">附加剂</td><td colspan="2">硬化剂、增稠剂、乳化剂、吸收促进剂、着色剂、抗氧剂、防腐剂。</td></tr>
<tr><td rowspan="3">制备方法</td><td colspan="2">置换价</td><td colspan="2">置换价（displacement value；DV）：药物的重量与同体积基质的重量之比，可根据下列公式计算某一药物的置换价及制备栓剂所需基质的量。
$DV=\frac{W}{G-(M-W)}$　　$x=(G-\frac{y}{DV})\cdot n$
式中，G－纯基质栓的平均栓重；M－含药栓的平均栓重；W－含药栓的平均含药量；x－含药栓需要的基质重量；y－处方中药物剂量；n－拟制备栓剂的枚数。</td></tr>
<tr><td rowspan="2">制备方法</td><td>冷压法</td><td colspan="2">药物＋基质⟶混合均匀⟶制栓机挤压⟶脱模</td></tr>
<tr><td>热熔法</td><td colspan="2">药物+基质⟶熔融⟶（润滑模）⟶注模⟶起膜⟶脱模
注释：注模、起模、脱模均在自动模制机器中完成</td></tr>
<tr><td rowspan="4">质量评价</td><td colspan="2">重量差异</td><td colspan="2">取栓剂 10 粒，精密称出总重量，求得平均粒重后，再分别精密称定各粒的重量。取每粒重量与平均粒重相比较（凡标示粒重的栓剂，每粒重与标示粒重相比较），超出限度的药粒不得多出一粒，并不得超出限度一倍。<table><tr><th>平均粒重</th><th>重量差异限度</th></tr><tr><td>1.0g 及 1.0g 以下</td><td>±10%</td></tr><tr><td>1.0g 以上至 3.0g</td><td>±7.5%</td></tr><tr><td>3.0g 以上</td><td>±5%</td></tr></table></td></tr>
<tr><td colspan="2" rowspan="3">融变时限</td><td>定义</td><td>栓剂在体温（37℃ ±0.5℃）下软化、熔化或溶解的时间。</td></tr>
<tr><td>方法</td><td>取栓剂 3 粒，在室温放置 1 小时后，按《中国药典》2010 年版二部附录ⅩB 融变时限检查法检查。</td></tr>
<tr><td>要求</td><td>除另有规定外，脂肪性基质的栓剂应在 30min 内全部融化、软化或触压时无硬芯，水溶性基质的栓剂应在 60min 内全部溶解。如有 1 粒不符合规定，应另取 3 粒复试，均应符合规定。</td></tr>
</table>

续表

<table>
<tr><th colspan="2">项　目</th><th>内　　容</th></tr>
<tr><td rowspan="5">质量评价</td><td>溶出速度试验</td><td>将待测栓剂置于透析管滤纸筒或适宜的微孔滤膜中，浸入盛有介质并附有搅拌器的容器中，于37℃每隔一定时间取样测定，每次取样后补充适量溶出介质，使总容积不变，求出从栓剂透析至外面介质中的药物量，作为在一定条件下基质中药物溶出速度的指标。</td></tr>
<tr><td>体内吸收试验</td><td>● 进行动物试验，可用家兔或狗。
● 开始时剂量不超过口服剂量，以后再二倍或三倍地增加剂量。
● 给药后，按一定的时间间隔抽取血液或收集尿液，测定药物浓度，描绘出血药浓度－时间曲线（或尿中药量与时间关系），计算出体内药物动力学参数，最后求出生物利用度。
● 志愿者体内吸收试验方法与此相同。</td></tr>
<tr><td>稳定性试验</td><td>●《中国药典》2010年版二部附录XIX C 原料药与药物制剂稳定性试验指导原则。
● SFDA《化学药物稳定性研究技术指导原则》。
● 栓剂的加速稳定性试验应在温度30℃±2℃、相对湿度RH65%±5%的条件下进行。
● 栓剂的稳定性试验中应考察性状、含量、软化、融变时限及有关物质。</td></tr>
<tr><td>刺激性试验</td><td>按SFDA《化学药物刺激性、过敏性和溶血性研究技术指导原则》进行皮肤或黏膜刺激性实验，应符合指导原则的要求。</td></tr>
<tr><td colspan="2"></td></tr>
<tr><td rowspan="2">包装与贮存</td><td>包装</td><td>● 传统的包装：蜡纸、锡纸、硬纸盒和塑料盒。
● 新型包装：PVC、PVC/PE或PVC/PVDC/PE等包装带直接一次灌注成型制备为栓壳包装。
● PE－聚乙烯，PVC－聚氯乙烯，PVDC－聚偏二氯乙烯，PVC/PE或PVC/PVDC/PE为复合材料。</td></tr>
<tr><td>贮存</td><td>干燥阴凉处30℃以下贮存。</td></tr>
</table>

练　习　题

一、翻译并解释下列名词与术语

1. ointments
2. creams
3. gels
4. emugels
5. eye ointments
6. suppository
7. displacement value
8. melting time range

二、判断是非题（用○或×表示）

1. 软膏剂按基质的性质和特殊用途可分为溶液型、混悬型和乳剂型。（　　）

2. 软膏剂按基质的性质和特殊用途可分为油膏剂、乳膏剂、凝胶剂、糊剂和眼膏剂等。(   )

3. 黄凡士林是经白凡士林染色而成。(   )

4. 凡士林中加入适量液状石蜡可提高其吸水性能。(   )

5. 凡士林中加入适量液状石蜡可调节稠度。(   )

6. 液状石蜡在油脂性基质或 W/O 型软膏中可用以研磨药物粉末以利于与基质混匀。(   )

7. 二甲基硅油适用于遇水不稳定的抗生素类药物配制眼膏。(   )

8. O/W 型基质能吸收部分水分，因水相在外相，可迅速蒸发，对皮肤有冷爽感，故有“冷霜”之称。(   )

9. 通常乳剂型基质适用于亚急性、慢性、无渗出的皮损和皮肤瘙痒症，忌于糜烂、溃疡、水泡及化脓性创面。(   )

10. O/W 型基质外相含大量的水，在贮存过程中可能霉变，常须加入防腐剂，但无需加入保湿剂。(   )

11. 用金属离子钠、钾、铵的氢氧化物、硼酸盐或三乙醇胺、三异丙胺等有机碱与脂肪酸（如硬脂酸或油酸）作用生成的新生皂，可用作 O/W 型乳化剂。(   )

12. 用金属离子钠、钾、铵的氢氧化物、硼酸盐或三乙醇胺、三异丙胺等有机碱与脂肪酸（如硬脂酸或油酸）作用生成的新生皂，可用于醋酸洗必泰软膏的配制。(   )

13. 二、三价的金属（钙、镁、锌、铝）氧化物与脂肪酸作用形成多价皂，可用作 O/W 型乳化剂。(   )

14. 十六醇、十八醇为弱的 W/O 乳化剂，可用作 O/W 型乳剂基质的辅助乳化剂，增加乳剂基质的稳定性。(   )

15. 十二烷基硫酸钠，为阴离子型表面活性剂和优良的 O/W 型乳化剂，HLB 值为 40。(   )

16. 脂肪酸山梨坦与聚山梨酯类均为非离子型表面活性剂，均可单独制成乳剂型基质。(   )

17. 脂肪酸山梨坦与聚山梨酯类均为非离子型表面活性剂，前者为 W/O 型乳化剂，后者为 O/W 型乳化剂，不可联合使用。(   )

18. 樟脑、薄荷脑等挥发性共熔成分共存时，应分别加入基质中，以防止共熔。(   )

19. 用于眼部手术或创伤的眼膏剂不得加入抑菌剂或抗氧剂。(   )

20. 眼膏剂与滴眼剂相比，眼膏在结膜囊内保留时间长，属于缓释长效制剂。(   )

21. 直肠吸收的干扰因素比口服给药少，并能减少肝脏的首过作用，有些药物经直肠吸收比经口服吸收有更大的生物利用度。(   )

22. 栓剂可在腔道起局部作用，也可经腔道（多为直肠）吸收至血液而发挥全身作用。(   )

23. 鞣酸可制备成甘油明胶栓。(   )

24. 栓剂的附加剂包括抗氧剂、防腐剂、硬化剂、乳化剂、着色剂、增稠剂、吸收促进剂及黏合剂。(   )

25. 栓剂减少药物的肝脏首过作用是通过直肠中静脉和直肠下静脉及肛管静脉而入下腔静脉，绕过肝脏而直接进入体循环。(   )

26. 栓剂基质的溶解特性与药物相同时，有利于药物释放，增加吸收。(   )

27. 置换价系指药物的体积与同重量基质的体积之比。(   )

28. 栓剂制备时栓膜的润滑剂应与基质的溶解性相反。(   )

29. CMC - Na 基质宜加硝（醋）酸苯汞或其他重金属盐作防腐剂。(   )

30. 水凝胶基质一般易涂展和洗除，无油腻感，能吸收组织渗出液不妨碍皮肤正常功能。(   )

三、单项选择题

1. 下列关于软膏基质的叙述中错误的是（　　）
   A. 液状石蜡主要用于调节软膏稠度
   B. 水溶性基质释药快，无刺激性
   C. 水溶性基质由水溶性高分子物质加水组成，需加防腐剂，而不需加保湿剂
   D. 凡士林中加入羊毛脂可增加吸水性
   E. 硬脂醇是 W/O 型乳化剂，但常用在 O/W 型乳剂基质中
2. 对软膏剂的质量要求，错误的叙述是（　　）
   A. 均匀细腻，无粗糙感　　B. 软膏剂是半固体制剂，药物与基质必须是互溶性的
   C. 软膏剂稠度应适宜，易于涂布　　D. 应符合卫生学要求
   E. 无不良刺激性
3. 以研合法制备油脂性软膏时，如药物是水溶性的，宜先用少量什么溶解，再加入羊毛脂吸收后与基质混合（　　）
   A. 乙醇　　B. 丙二醇　　C. 水
   D. 丙酮　　E. 甘油
4. 下列关于软膏基质的叙述中错误的为（　　）
   A. 液状石蜡主要用于调节软膏稠度
   B. 水溶性基质释药快，能与渗出液混合
   C. 凡士林中加入羊毛脂可增加吸水性
   D. 硬脂醇是 W/O 型乳化剂，但常用于 O/W 型乳化基质中起稳定、增稠作用
   E. 水溶性基质由水溶性高分子物质加水组成，需加防腐剂，但不需加保湿剂
5. 对眼膏剂的叙述中错误的是（　　）
   A. 色泽均匀一致，质地细腻，无粗糙感，无污物
   B. 对眼部无刺激，无微生物污染
   C. 眼用的软膏剂的配制需在无菌条件下进行
   D. 眼膏剂的稠度应适宜，易于涂抹
   E. 眼膏剂的基质主要是白凡士林 8 份、液状石蜡 1 份和羊毛脂 1 份
6. 软膏剂中加入硅酮起什么作用（　　）
   A. 润湿剂　　B. 溶剂　　C. 防腐剂
   D. 表面活性剂　　E. 防水剂
7. 下述制剂不得添加抑菌剂的是（　　）
   A. 用于全身治疗的栓剂　　B. 用于局部治疗的软膏剂
   C. 用于创伤的眼膏剂　　D. 用于全身治疗的软膏剂
   E. 用于局部治疗的凝胶剂
8. 有关眼膏剂不正确的表述是（　　）
   A. 应无刺激性、过敏性　　B. 应均匀、细腻、易于涂布
   C. 必须在清洁、灭菌的环境下制备　　D. 常用基质中不含羊毛脂
   E. 成品不得检验出金黄色葡萄球菌和绿脓杆菌
9. 关于软膏剂的表述，不正确的是（　　）
   A. 软膏剂主要起保护、润滑和局部治疗作用
   B. 对于某些药物，透皮吸收后能产生全身治疗作用

C. 软膏剂按分散系统分类可分为溶液型、混悬型和乳剂型

D. 软膏剂应具有适当的黏稠度且易于涂布

E. 混悬型软膏剂除另有规定外，不得检出 >180 目的粒子

10. 有关眼膏剂的表述，不正确表述是（　　）

A. 眼膏剂具有疗效持久、能减轻眼睑对眼球摩擦的特点

B. 用于眼外伤的眼膏剂不得加入抑菌剂

C. 眼膏剂成品中不得检验出金黄色葡萄球菌和绿脓杆菌

D. 制备眼膏剂所用的容器与包装材料均应严格灭菌

E. 不溶性药物应先研成细粉并通过 1 号筛，再制成混悬型眼膏剂

11. 下列辅料中属于栓剂油脂性基质的是（　　）

A. 甘油明胶　　B. Poloxamer　　C. 聚乙二醇类

D. S－40　　E. 硬脂酸丙二醇酯

12. 软膏的质量评价不包括（　　）

A. 硬度　　B. 黏度与稠度　　C. 主药含量

D. 装量　　E. 微生物限度

13. 有关凝胶剂的错误表述是（　　）

A. 凝胶剂有单向分散系统和双相分散系统之分

B. 混悬凝胶剂属于双相分散系统

C. 卡波姆是凝胶剂的常用基质材料

D. 卡波姆溶液在 pH 1～5 时具有最大的黏度和稠度

E. 盐类电解质可使卡波姆凝胶的黏性下降

14. 软膏剂质量评价不包括的项目是（　　）

A. 粒度　　B. 装量　　C. 微生物限度

D. 无菌　　E. 热原

15. 关于软膏剂一般质量要求的错误表述是（　　）

A. 性质稳定，无酸败、变质等现象　　B. 无溶血性

C. 无刺激性　　D. 无过敏性

E. 用于创面的软膏应无菌

16. 下列辅料中作为油脂性软膏剂基质的是（　　）

A. 凡士林　　B. 甲基纤维素　　C. 柠檬酸

D. 聚乙二醇 400　　E. 硬脂酸

17. 下列辅料中作为乳剂型基质保湿剂的是（　　）

A. 硬脂酸　　B. 液状石蜡　　C. 吐温 80

D. 羟苯乙酯　　E. 甘油

18. 下列辅料中作为眼膏基质的主要成分是（　　）

A. 硅酮　　B. 硬脂酸钠　　C. 聚乙二醇

D. 黄凡士林　　E. 卡波姆

19. 植物油中加入三乙醇胺，强力搅拌制备乳膏剂的方法属于（　　）

A. 干胶法　　B. 湿胶法　　C. 两相交替加入法

D. 新生皂法　　E. 机械法

20. 下列基质中，不能做栓剂基质的是（　　）

A. 甘油明胶　　B. 聚乙二醇　　C. 凡士林

D. 可可豆脂　　E. 半合成棕榈油酯

21. 发挥全身作用的栓剂为避免肝脏的首过作用，在应用时塞入距肛门的距离为（　　）

A. 1cm　　B. 2cm　　C. 3cm

D. 4cm　　E. 5cm

22. 处方中含碳酸氢钠的新型栓剂为（　　）

A. 双层栓　　B. 微囊栓　　C. 中空栓

D. 泡腾栓　　E. 渗透泵栓

23. 应进行融变时限考察的剂型是（　　）

A. 软膏　　B. 眼膏　　C. 栓剂

D. 软胶囊　　E. 膜剂

24. 已知某栓剂的置换价为1.5，纯基质栓平均栓重0.5g，每枚栓剂的平均含药重量为0.3g，制备100枚含药栓需要基质的重量为（　　）

A. 10g　　B. 20g　　C. 30g

D. 40g　　E. 50g

25. 栓剂的加速稳定性实验条件是（　　）

A. 40℃ ±2℃，RH60% ±5%　　B. 30℃ ±2℃，RH65% ±5%

C. 30℃ ±2℃，RH60% ±5%　　D. 25℃ ±2℃，RH60% ±10%

E. 40℃ ±2℃，RH75% ±5%

26. 油脂性基质的栓剂融变时限一般为（　　）

A. 15min　　B. 30min　　C. 45min

D. 50min　　E. 60min

27. 不得添加抑菌剂的制剂是（　　）

A. 栓剂　　B. 软膏剂　　C. 气雾剂

D. 软胶囊　　E. 用于眼部手术或创伤的眼膏剂

28. 软膏剂的加速实验条件为（　　）

A. 40℃ ±2℃，RH60% ±5%　　B. 30℃ ±2℃，RH65% ±5%

C. 30℃ ±2℃，RH60% ±5%　　D. 25℃ ±2℃，RH60% ±10%

E. 40℃ ±2℃，RH75% ±5%

29. 栓剂的质量评价项目中与生物利用度关系最密切的测定指标是（　　）

A. 融变时限　　B. 重量差异　　C. 主药含量

D. 体外溶出速度　　E. 体内吸收度

30. 下列有关置换价的表述中正确的是（　　）

A. 药物的重量与基质重量之比　　B. 药物的体积与基质体积之比

C. 药物的重量与同体积基质重量之比　　D. 药物的重量与基质体积之比

E. 药物的体积与基质重量之比

31. 下列指标中不属于眼膏剂质量检查项目的是（　　）

A. 金属异物　　B. 热原　　C. 装量

D. 粒度　　E. 微生物限度

32. 下列辅料中不宜作为眼膏基质的成分的是（　　）

A. 卡波普　　B. 羊毛脂　　C. 白凡士林

D. 甘油　　E. 液状石蜡

33. 下列辅料中不属于凝胶基质的是（　　）

A. 明胶　B. 卡波普　C. 硬脂醇　D. MC　E. CMC－Na

34. 研磨法制备油脂性软膏剂时，水溶性药物，宜先用少量水溶解，在与（　　）混合

A. 白凡士林　B. 蜂蜡　C. 固体石蜡

D. 液状石蜡　E. 羊毛脂

35. 栓剂中主药的重量与同体积基质重量之比称为（　　）

A. 真密度　B. 粒密度　C. 分配系数

D. 酸价　E. 置换价

四、多项选择题

1. PEG类可用作（　　）

A. 软膏基质　B. 肠溶衣材料　C. 栓剂基质

D. 包衣增塑剂　E. 片剂润滑剂

2. 下列叙述中正确的为（　　）

A. O/W型乳剂基质易与分泌液接触，可用于皮肤分泌液较多的皮肤病

B. 水溶性基质能与渗出液混合，释药速度快

C. 眼膏基质要在热压条件下（121℃，15～20min）灭菌

D. 眼膏基质要在干热条件下（150℃，1～2h）灭菌

E. 常见的亲水凝胶基质有甘油明胶、纤维素衍生物、卡波普

3. 下列叙述中正确的为（　　）

A. 水溶性基质由水溶性高分子物质加水组成，需加防腐剂，但不需加保湿剂

B. 软膏剂的制备方法有研磨法、乳化法和融和法

C. 单硬脂酸甘油酯是W/O型乳化剂，常与O/W型乳化剂合用，制得稳定的O/W型乳剂基质

D. 十二烷基硫酸钠为W/O型乳化剂，常与其他O/W型乳化剂合用调节HLB值

E. 三乙醇胺和硬脂酸作用生成新生皂，可制备O/W型乳剂基质的软膏

4. 下列叙述中正确的为（　　）

A. O/W型乳剂基质含较多的水分，无须加入保湿剂

B. 遇水不稳定的药物不宜用乳剂基质作软膏

C. 聚山梨酯类与脂肪酸山梨坦类均为非离子型表面活性剂，常作乳浊液中的乳化剂，不用于乳剂型软膏

D. 常温下每10.0克基质所吸收水的克数，称为水值

E. 乳化剂OP为离子型O/W型乳化剂

5. 下列关于软膏基质对药物透皮吸收的影响的叙述中正确的是（　　）

A. 基质中加入适量的二甲基亚砜可增加药物吸收

B. 油脂性基质中的药物吸收最快

C. 能使药物分子型增多的适宜酸碱度有利于药物吸收

D. 能增加皮肤角质层含水量的基质可促进药物吸收

E. 加入5%尿素可降低药物的吸收

6. 下列检查指标中属于栓剂的特征性指标有（　　）

A. 重量差异　B. 无菌　C. 融变时限

D. 置换价　E. 微生物限度

7. 眼膏剂的基质一般由下列哪些基质组成（　　）

A. 黄凡士林　　B. 硅酮　　C. 羊毛脂

D. 液体石蜡　　E. 白凡士林

8. 下列可作为栓剂基质的物质有（　　）

A. 羊毛脂　　B. 可可豆脂　　C. 甘油明胶

D. 硅酮　　E. 泊洛沙姆

9. 影响栓剂中药物吸收的因素有（　　）

A. 生理因素　　B. 药物的溶解度和解离度　　C. 药物的粒径

D. 加入的表面活性剂　　E. 药物的油水分配系数

10. 可完全避免肝脏首过作用的制剂包括（　　）

A. 舌下含片　　B. 栓剂　　C. 软膏

D. 贴剂　　E. 片剂

11. 软膏剂的制备方法有（　　）

A. 研磨法　　B. 熔融法　　C. 冷压法

D. 乳化法　　E. 凝聚法

12. 软膏剂的质量检查项目包括（　　）

A. 粒度　　B. 硬度　　C. 稠度

D. 溶解性　　E. 主药含量

13. 下列辅料中可作为软膏剂的保湿剂的有（　　）

A. 甘油　　B. 山梨醇　　C. 丙二醇

D. 固体石蜡　　E. 羊毛脂

14. 丙二醇可作为（　　）

A. 增溶剂　　B. 乳化剂　　C. 保湿剂

D. 液体制剂的溶剂　　E. 吸收促进剂

15. 下列关于眼膏剂的叙述中正确的是（　　）

A. 眼膏剂应在避菌条件下制备

B. 常用的基质为凡士林:液状石蜡:羊毛脂 = 8:1:1

C. 眼膏基质需采用干热灭菌

D. 对眼膏剂应进行菌检

E. 眼膏基质需采用湿热灭菌

16. 需要采用无菌检查法检查染菌量的制剂是（　　）

A. 大面积烧伤用软膏　　B. 一般软膏　　C. 一般眼膏

D. 创伤用软膏　　E. 栓剂

17. 下列关于软膏基质的叙述中错误的是（　　）

A. 羊毛脂可增加凡士林的吸水性

B. 固体石蜡主要调节软膏剂的稠度

C. 乳剂型基质对药物释放和穿透均较油脂性基质差

D. 基质主要作为药物载体，对药物释放影响不大

E. 水溶性基质能吸收组织渗出液，释放药物较快，润滑性较好

18. 下列关于栓剂的叙述中正确的是（　　）

A. 甘油明胶溶解缓慢，常用于局部杀虫、抗菌的阴道栓基质

B. 局部用栓剂应选择释放缓慢的基质

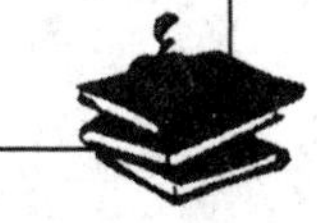

C. 栓剂的融变时限检查要求30min内熔化、软化或溶解

D. 插入到肛门2cm处药物有利于吸收，可避免肝首过作用

E. 栓剂的制备方法有冷压法、热熔法和乳化法

19. 下列辅料中可作为水溶性或亲水性栓剂基质的是（　　）

A. PEG 6000　　B. 半合成椰油脂　　C. 甘油明胶

D. 泊洛沙姆　　E. 平平加O

20. 影响栓剂中药物吸收的因素包括（　　）

A. 塞入直肠的深度　　B. 药物的脂溶性　　C. 基质的性质

D. 直肠中粪便的存在　　E. 吸收促进剂

五、简答题

1. 简述软膏剂的基质分类。
2. 简述软膏剂的制备方法和注意事项。
3. 简述乳膏剂的类型和应用。
4. 简述眼膏剂制备的特点。
5. 简述软膏剂的质量检查项目。
6. 简述栓剂的作用特点。
7. 简述栓剂的基质分类。
8. 简述栓剂的附加剂。
9. 简述影响栓剂发挥作用的因素。
10. 简述栓剂的质量评价。

六、处方分析与设计（请简要写出制备过程，并判断处方类型）

1.【处方】

成分	含量	作用
樟脑	30g	（　　）
薄荷脑	20g	（　　）
硼酸	50g	（　　）
羊毛脂	20g	（　　）
凡士林	880g	（　　）

2.【处方】

成分	含量	作用
硬脂酸	45g	（　　）
单硬脂酸甘油酯	22.5g	（　　）
硬脂醇	50g	（　　）
液状石蜡	27.5g	（　　）
甘油	12.5g	（　　）
丙二醇	10g	（　　）
三乙醇胺	3.75g	（　　）

尼泊金甲酯	0.5g	(　　)
尼泊金丙酯	0.5g	(　　)
醋酸地塞米松	0.75g	(　　)
樟脑	10g	(　　)
薄荷脑	10g	(　　)
蒸馏水	加至 1000g	(　　)

3.【处方】

成分	含量	作用
硝酸甘油	2.0g	(　　)
硬脂酸甘油酯	10.5g	(　　)
硬脂酸	17.0g	(　　)
凡士林	13.0g	(　　)
月桂醇硫酸酯钠	1.5g	(　　)
甘油	10.0g	(　　)
蒸馏水	46.0ml	(　　)

4.【处方】

成分	含量	作用
辣椒流浸膏	25g	(　　)
冰片	30g	(　　)
薄荷脑	30g	(　　)
硬脂酸	120g	(　　)
硬脂酸甘油酯	40g	(　　)
甘油	50g	(　　)
丙二醇	50g	(　　)
三乙醇胺	15g	(　　)
凯松	1g	(　　)
蒸馏水	加至 1000g	(　　)

5.【处方】

成分	含量	作用
碘苷	5.0g	(　　)
硫酸新霉素	5.0g	(　　)
无菌注射用水	20ml	(　　)
眼膏基质	加至 1000g	(　　)

6.【处方】

成分	含量	作用
林可霉素	5g	(　　)

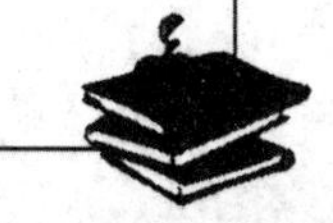

利多卡因	4g	(　　)
丙二醇	100g	(　　)
尼泊金乙酯	1g	(　　)
卡波普	5g	(　　)
三乙醇胺	6.75g	(　　)
蒸馏水	加至1000g	(　　)

7. 【处方】

成分	含量	作用
甘油	80g	(　　)
无水碳酸钠	2g	(　　)
硬脂酸	8g	(　　)
纯化水	10ml	(　　)

8. 现有一防治哮喘的药物，口服半衰期较短，且易受胃酸破坏，请设计理想剂型以应用于临床。

七、计算题

1. 测得某空白基质栓质量为3.0g，含药量70%的栓剂重量为5.3g。现需要制备每枚含500mg药物的栓剂，请写出1000个剂量单位的处方。
2. 用可可豆酯试制阿司匹林栓剂。用栓模测得纯基质栓平均重为1.072g，含药栓（含药量37.5%）平均重为1.212g。请写出10个剂量单位的处方。
3. 欲制备含鞣酸0.2g的肛门栓10枚，用栓模测得纯基质栓平均重为2g，经查鞣酸的置换价为1.6，试问需要多少克可可豆脂?

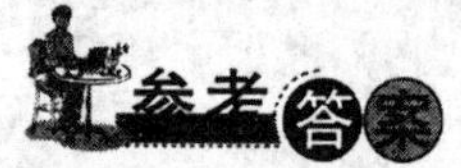

一、翻译并解释下列名词与术语

1. ointments：软膏剂，药物与适宜基质均匀混合制成的具有一定稠度的半固体外用制剂。
2. creams：乳膏剂，乳剂型基质的软膏剂即乳膏剂。
3. gels：凝胶剂，药物与适宜基质制成的均匀或混悬的透明或半透明的半固体制剂。
4. emugels：乳胶剂，系指药物与能形成凝胶的药用辅料制成的乳状液型的稠厚半固体制剂。
5. eye ointments：眼膏剂，由药物与适宜基质均匀混合，制成无菌乳膏状的眼用半固体制剂。
6. suppositories：栓剂，指药物与适宜基质制成腔道给药的固体制剂。
7. displacement value：置换价，药物的重量与同体积基质的重量之比。
8. melting time range：融变时限，栓剂、阴道片等半固体制剂在规定条件下的融化、软化或融散的时间。

二、判断是非题（用○或×表示）

1. ×　2. ○　3. ×　4. ×　5. ○　6. ○　7. ×　8. ×　9. ○　10. ×
11. ○　12. ×　13. ×　14. ○　15. ○　16. ○　17. ×　18. ×　19. ○　20. ○

21. ○　22. ○　23. ×　24. ×　25. ○　26. ×　27. ×　28. ○　29. ×　30. ○

三、单项选择题

1. C　2. B　3. C　4. E　5. E　6. E　7. C　8. D　9. E　10. E
11. E　12. A　13. D　14. D　15. B　16. A　17. E　18. D　19. E　20. C
21. B　22. D　23. C　24. C　25. B　26. B　27. E　28. B　29. E　30. C
31. B　32. C　33. C　34. E　35. E

四、多项选择题

1. ACE　2. BDE　3. BCE　4. BD　5. ACD
6. CD　7. ACD　8. BCE　9. ABCDE　10. ACD
11. ABD　12. BCE　13. ABC　14. CDE　15. ABCD
16. AD　17. CDE　18. ABD　19. ACD　20. ABCDE

五、简答题

1. 软膏剂的基质主要有油脂性基质、乳剂型基质及亲水或水溶性基质。其中油脂性基质主要包括动物油脂、类脂、烃类等疏水性物质；乳剂型基质是将固体的油相加热溶化后与水相混合，在乳化剂的作用下形成乳剂，最后在室温下称为半固体的基质，可分为 O/W 和 W/O 两类。亲水或水溶性基质主要是由天然或合成的水溶性高分子物质所组成，溶解后成为水凝胶，因此，也称为水凝胶基质。

2. 软膏剂的制备方法主要包括两个过程，即基质的制备和药物的加入。基质的制备根据基质的类型选择合适的方法，油脂性基质主要采用研磨法和熔融法；乳剂型基质主要采用乳化法；亲水或水溶性基质可采取熔融法或溶解法。药物的加入根据药物的性质加入的方法各有不同，具体可分为：不溶性固体药物先研成细粉，过 6 号筛。取少量药物与少量基质研匀或与液体成分如液状石蜡、植物油、甘油等研匀成糊状，再与其余基质研匀。可溶于基质的药物将药物溶解在基质的组分中制成溶液型软膏。或根据药物的性质溶于乳剂型基质的油相或水相中，制备乳剂型软膏。可溶于溶剂的药物先用少量溶剂使其溶解，然后再与基质混合。挥发性药物如含有樟脑、薄荷脑、麝香等挥发性共熔成分共存时，先共熔再与基质混匀；挥发性药物加入时，基质温度应在60℃以下。中药浸出物浓缩至稠浸膏再加入基质中。固体浸膏可用少量水或稀醇等研成糊状，再与基质混匀。

3. 乳膏剂根据基质的类型可分为 O/W 和 W/O 两类。乳剂型基质不阻止皮肤表面分泌物的分泌和水分的蒸发，对皮肤的正常功能影响较小。与水不稳定的药物不宜用乳剂型基质，同时 O/W 型乳膏在用于分泌物较多的皮肤病，如湿疹时，其吸收的分泌物可重新透入皮肤（反向吸收）而使皮肤恶化，故需正确选择适应证。

4. 眼膏剂制备的特点主要有：①制备过程同软膏剂；但对制备环境的洁净度要求高；②配制与分装严格按无菌操作，所用仪器洗净后，150℃干热灭菌至少 1h 备用；③不溶性药物制备眼膏剂应粉碎并通过九号筛；④用于眼部手术或创伤的眼膏剂应灭菌或无菌操作，且不添加抑菌剂或抗氧剂。

5. 软膏剂的质量检查项目主要包括：①主药的含量测定；②物理性质如熔程、黏度和流变性；③刺激性；④稳定性如粒度、装量、无菌及微生物限度；⑤药物释放度及吸收。

6. 药物不受胃肠道 pH 或酶的破坏而失去活性；对胃有刺激作用的药物改用直肠给药后可以避免胃刺激性；药物经直肠吸收可减少药物的肝脏首过作用，并减少药物对肝的毒副作用；药物

直接从直肠吸收比口服干扰少；对不能口服或不愿吞服片、丸及胶囊剂的患者，尤其是婴儿和儿童腔道给药较为有效；对伴有呕吐的患者是一种有效的给药途径。

7. 栓剂的基质可分为油脂性基质，水溶性基质。其中油脂性基质包括可可豆脂、半合成或全合成脂肪酸甘油酯、半合成棕榈油酯及硬脂酸丙二醇酯。水溶性基质主要包括甘油明胶、聚乙二醇、聚氧乙烯单硬脂酸酯、泊洛沙姆及吐温61等。

8. 栓剂的附加剂主要包括硬化剂、增稠剂、乳化剂、吸收促进剂、着色剂、抗氧剂和防腐剂等。

9. 影响栓剂发挥作用的因素主要有药物的性质、基质的种类和性质、附加剂的性质，栓剂的给药部位及腔道的生理状况。一般情况下难溶性药物及在直肠黏膜中呈离子型的药物直肠吸收困难。基质的选择一般是发挥全身作用的栓剂其基质与药物的溶解性相反，发挥局部作用的栓剂其基质的溶解性宜与药物的溶解性相似；附加剂如吸收促进剂可增强栓剂中药物的作用。栓剂的给药部位决定栓剂中的药物是否能避免肝脏首过作用，因此发挥全身作用的栓剂一般给药距肛门2cm处，以避免太深引起药物的肝脏首过作用。腔道宜通过物理方法清空以减少对栓剂中药物吸收的影响。

10. 栓剂的质量评价主要包括重量差异、融变时限、药物溶出速度及吸收、稳定性和刺激性、微生物限度等。

六、处方分析与设计

1. 答案：

【处方】

成分	含量	作用
樟脑	30g	（主药）
薄荷脑	20g	（主药）
硼酸	50g	（主药）
羊毛脂	20g	（油脂性基质）
凡士林	880g	（油脂性基质）

【制备过程】先将樟脑、薄荷脑混合研磨使共熔，然后加入硼酸（过100目筛）和约10ml液体石蜡，研成细腻糊状；另将羊毛脂和凡士林共同加热熔化，待温度降至50℃时，以等量递加法分次加入以上混合物中，边加边研合，研至冷凝即得。此处方为油脂性软膏。

2. 答案：

【处方】

成分	含量	作用
硬脂酸	45g	（油相）
单硬脂酸甘油酯	22.5g	（油相、辅助乳化剂）
硬脂醇	50g	（油相、辅助乳化剂）
液状石蜡	27.5g	（油相）
甘油	12.5g	（水相、保湿剂）
丙二醇	10g	（水相、保湿剂）
三乙醇胺	3.75g	（与部分硬脂酸反应生成O/W型乳化剂）
尼泊金甲酯	0.5g	（防腐剂）

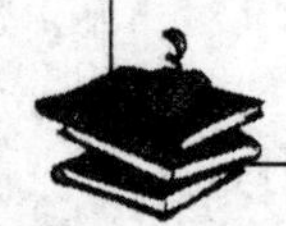

尼泊金丙酯	0.5g	（防腐剂）
醋酸地塞米松	0.75g	（主药）
樟脑	10g	（主药）
薄荷脑	10g	（主药）
蒸馏水	加至 1000g	（水相）

【制备过程】将处方中硬脂酸甘油酯，硬脂酸，液状石蜡，硬脂醇在水浴中（80℃）熔化为油相备用。另将三乙醇胺、甘油、尼泊金甲酯及丙酯、蒸馏水加热至 80℃作为水相，然后将水相缓缓倒入油相中，边加边保温搅拌，再将丙二醇溶解的地塞米松加入上述混合系统中，搅拌冷却至 50℃时加入研磨共熔的樟脑和薄荷脑，继续搅拌混匀即得。此处方为 O/W 型乳膏。

3. 答案：

【处方】

成分	含量	作用
硝酸甘油	2.0g	（主药）
硬脂酸甘油酯	10.5g	（油相、辅助乳化剂）
硬脂酸	17.0g	（油相）
凡士林	13.0g	（油相）
月桂醇硫酸酯钠	1.5g	（O/W 型乳化剂）
甘油	10.0g	（水相、保湿剂）
蒸馏水	46.0ml	（水相）

【制备过程】将处方中硝酸甘油用甘油分散备用。将硬脂酸甘油酯，硬脂酸，凡士林在水浴中（80℃）熔化为油相备用。另将蒸馏水加热至 80℃作为水相，然后将水相缓缓倒入油相中，边加边保温搅拌，直至基质形成，然后搅拌冷却至室温时加入硝酸甘油的甘油溶液，缓慢搅拌均匀，即得。此处方为 O/W 型乳膏。

4. 答案：

【处方】

成分	含量	作用
辣椒流浸膏	25g	（主药）
冰片	30g	（主药）
薄荷脑	30g	（主药）
硬脂酸	120g	（油相）
硬脂酸甘油酯	40g	（油相）
甘油	50g	（水相、保湿剂）
丙二醇	50g	（水相、保湿剂）
三乙醇胺	15g	（与部分硬脂酸反应生成 O/W 型乳化剂）
凯松	1g	（防腐剂）
蒸馏水	加至 1000g	（水相）

【制备过程】取硬脂酸，硬脂酸甘油酯在水浴上加热至 80℃熔化作为油相，另取甘油、三乙醇胺、凯松（防腐剂）和水加热至 80℃作为水相，将水相加入油相中保温搅拌 30 分钟，放冷至 50℃加入丙二醇溶解的薄荷脑和冰片，然后加入辣椒流浸膏，搅拌至室温即得浅黄色乳膏。此处方为 O/

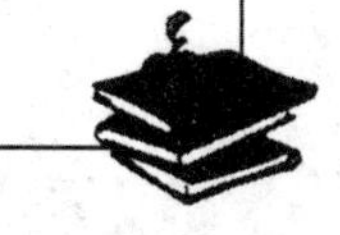

W 型乳膏。

5. 答案：

【处方】

成分	含量	作用
碘苷	5.0g	（主药）
硫酸新霉素	5.0g	（主药）
无菌注射用水	20ml	（溶剂）
眼膏基质	加至 1000g	（基质）

【制备过程】取碘苷、新霉素，置灭菌乳钵中，加灭菌注射用水研成细腻糊状，再分次递加眼膏基质使成全量，研匀，无菌分装，即得。此处方为眼膏剂。

6. 答案：

【处方】

成分	含量	作用
林可霉素	5g	（主药）
利多卡因	4g	（主药）
丙二醇	100g	（溶剂、保湿剂）
尼泊金乙酯	1g	（防腐剂）
卡波普	5g	（基质）
三乙醇胺	6.75g	（pH 调节剂）
蒸馏水	加至 1000g	（溶剂）

【制备过程】将卡波普与 500ml 蒸馏水混合溶胀成半透明溶液，边搅拌边滴加处方量的三乙醇胺，再将尼泊金乙酯溶于丙二醇后逐渐加入搅匀，并用剩余量的水溶解林可霉素、利多卡因后加入上述凝胶基质中，搅拌均匀即得透明凝胶。此处方为凝胶剂。

7. 答案：

【处方】

成分	含量	作用
甘油	80g	（主药）
无水碳酸钠	2g	（与硬脂酸反应生成钠皂作为主药）
硬脂酸	8g	（栓剂基质）
纯化水	10ml	（溶剂）

【制备过程】取无水碳酸钠与纯化水共置于蒸发皿内，搅拌溶解后，加甘油混合，在水浴上加热，缓缓加入锉细的硬脂酸，随加随搅拌，待泡沸停止，溶液澄明时倾入涂有润滑剂的栓模内，冷凝，制成 30 枚。此处方为栓剂。

8. 此题答案不唯一，可设计成栓剂，亦可设计成气雾剂。现提供栓剂设计供参考：

主药，1g；半合成脂肪酸酯 适量，共制成 10 枚。制备方法：将半合成脂肪酸酯置于适宜容器中，在水浴上缓缓加热使之熔化，将筛过的主药细粉，加入熔融基质中，混合均匀，倾入模内，冷凝后，取出即得。

七、计算题

1. 答：置换价 = 5.3g × 70% /(3.0g − 5.3g × 30%) = 2.63

药物总重 = 500mg × 1000 = 500g

基质总重 = (3.0g - 0.5g/2.63) × 1000 = 2809.89g

2. 答：置换价 = 1.212g × 37.5%/[1.072g - (1.212g - 1.212g × 37.5%)] = 1.445

可可豆脂用量 = 10 × (1.072 - 1.212 × 37.5%/1.445) = 7.575g

3. 答：$x = \left(G - \frac{y}{DV}\right) \cdot n = \left(2 - \frac{0.2}{1.6}\right) \times 10 = 18.7\text{g}$

（徐月红）

CHAPTER 第十三章

气雾剂、喷雾剂与粉雾剂

第一节 概 述

项 目	内 容
分 类	● 气雾剂（aerosols） ● 喷雾剂（sprays） ● 粉雾剂（powder aerosols） （以上三者）具体区别见各节项下。 ● 共同特点为药物经特殊的给药装置给药后，药物进入呼吸道深部，腔道黏膜或皮肤发挥全身和局部作用的一种给药系统。 ● 主要是肺部给药。
肺部的解剖特点	● 肺由气管、支气管、细支气管、肺泡管和肺泡囊组成。 ● 肺泡囊的总表面积可达 70～100m^2。 ● 肺泡囊壁由单层上皮细胞所构成。 ● 单层上皮细胞紧靠着致密的毛细血管网。
肺部的吸收特点	● 吸收迅速。 ● 被动扩散。 ● 避免肝脏首过作用。
影响吸收的因素	● 呼吸道的气流。 ● 微粒大小：供吸入的气雾剂、喷雾剂及粉雾剂的雾粒或药物微粒的粒度大小应控制在 10μm 以下，大多数应小于 5μm。 ● 药物性质。 ● 附加剂：气雾剂及喷雾剂根据需要均可加入溶剂、助溶剂、抗氧剂、防腐剂及表面活性剂等附加剂，为改善粉雾剂粉末的流动性，可加入适宜的载体和润滑剂；所加入的附加剂均应为生理上可接受物质，对呼吸道黏膜和纤毛无刺激性、无毒性，附加剂对药物的吸收有一定影响。

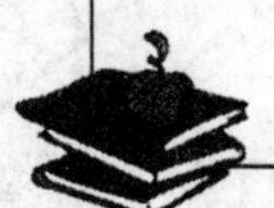

第二节 气雾剂

<table>
<tr><th colspan="2">项 目</th><th>内 容</th></tr>
<tr><td colspan="2">概 念</td><td>药物与适宜的抛射剂封装于具有特制阀门系统的耐压密封容器中，使用时借助抛射剂的压力将内容物呈雾状喷出的制剂。</td></tr>
<tr><td rowspan="2">特点</td><td>优点</td><td>● 能使药物直接到达作用部位，分布均匀，奏效快；
● 药物密闭于不透明的容器中，不易被污染，不与空气中的氧或水分接触，提高了稳定性；
● 可避免胃肠道的破坏作用和肝脏的首过作用，提高生物利用度；
● 药用气雾剂等装有定量阀门，给药剂量准确，通过控制喷出药物的物理形态（如粒度大小），可以获得不同的治疗效果。</td></tr>
<tr><td>缺点</td><td>● 气雾剂需要耐压容器、阀门系统以及特殊的生产设备，成本较高；
● 氟氯烷烃类抛射剂，具有一定的毒性，故不适宜心脏病患者作为吸入气雾剂使用；
● 抛射剂因高度挥发而有致冷效应，多次喷射于受伤的皮肤或其他创面，可引起不适或刺激。</td></tr>
<tr><td rowspan="4">分类</td><td>按分散系统</td><td>● 溶液型：澄清药液。
● 混悬型：药物微粉化并保持干燥状态。
● 乳剂型：稳定的乳剂。
● 固体型：流动性好的固体粉末。</td></tr>
<tr><td>按相组成</td><td>● 二相气雾剂，也即溶液型气雾剂。
● 三相气雾剂，可分为乳剂型气雾剂和混悬型气雾剂。</td></tr>
<tr><td>按阀门</td><td>● 定量气雾剂（metered dose inhalers，MDI）：用于口腔和鼻腔。
● 非定量气雾剂：用于局部。</td></tr>
<tr><td>按用途</td><td>● 吸入用气雾剂，如沙丁胺醇气雾剂。
● 皮肤与黏膜用气雾剂，如复方萘甲唑啉气雾剂。
● 空间消毒与杀虫用气雾剂，如拟除虫菊酯类气雾剂。</td></tr>
<tr><td colspan="2">组 成</td><td>● 抛射剂（propellants）
● 药物与附加剂
● 耐压容器
● 阀门系统</td></tr>
</table>

续表

项目		内容
抛射剂	定义	是气雾剂的动力系统，是喷射压力的来源，同时可兼作药物的溶剂或稀释剂。
	质量要求	● 在常温下的蒸气压大于大气压 ● 无毒、无致敏反应和刺激性 ● 惰性，不与药物等发生反应 ● 不易燃、不易爆炸 ● 无色、无臭、无味 ● 价廉易得
	分类	● 氟氯烷烃类（CFC）：SFDA2010 年起全面禁用使用 CFC 生产的吸入气雾剂。 ● 氢氟烷类（HFA）：如四氟乙烷（HFA－134a）和七氟丙烷（HFA－227）。 ● 碳氢化合物：丙烷、正丁烷和异丁烷等。 ● 压缩气体：二氧化碳、氮气和二甲醚（DME）等。 ● 混合抛射剂：混合抛射剂的蒸气压服从 Raoult 定律。
药物与附加剂	药物	● 液体、固体药物均可制备气雾剂。 ● 呼吸道系统用药、心血管系统用药、解痉药及烧伤用药等。
	附加剂	● 潜溶剂 ● 润湿剂 ● 乳化剂 ● 稳定剂 ● 矫味剂 ● 防腐剂
耐压容器	分类	● 玻璃容器：外裹塑料层；适合溶液型气雾剂。 ● 金属容器：内表面一般经过处理。 ● 塑料容器。
	要求	● 变形压力不小于 1.2MPa。爆破压力不小于 1.4MPa。
阀门系统	质量要求	● 气雾阀既能可靠有效地使气雾剂内容物喷出，又能在关闭状态时有良好的密封性能，使气雾剂内容物不渗漏出来。 ● 承受高压。

续表

项目		内容
阀门系统	组成	● 推动钮 ● 阀门杆 ● 橡胶封圈 ● 弹簧 ● 定量室 ● 浸入管 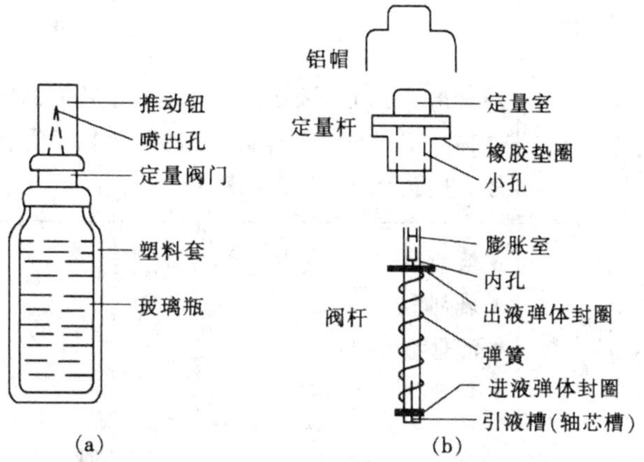 **气雾剂的定量阀门系统装置外形及组成图** （a）气雾剂外形 （b）定量阀部件
制备与举例	制备过程	容器与阀门系统的处理和装配→药物的配制和分装→充填抛射剂→质量检查→包装→成品
	制备方法	● 压灌法 ● 冷灌法
	举例	制法：将丙酸倍氯米松与冷乙醇（$-65℃$）混合并匀质化，再加入冷 HFA-134a（$-65℃$），搅拌约 5min 后即得到三者的混合溶液。用冷灌法装于气雾剂容器中即得溶液型丙酸倍氯米松气雾剂。 丙酸倍氯米松气雾剂 处方 丙酸倍氯米松 1.67g 乙醇 160g HFA-134a 1839g 制成 2000g
质量检查		照《中国药典》2010 年版二部附录ⅠL 气雾剂、粉雾剂及喷雾剂项下检查： ● 泄漏率 ● 每瓶总揿次 ● 每揿主药含量 ● 雾滴（粒）分布 ● 喷射速率 ● 喷出总量 ● 无菌：用于烧伤、创伤或溃疡的气雾剂照无菌检查法检查，应符合规定 ● 微生物限度

第三节　喷雾剂

<table>
<tr><th>项目</th><th colspan="3">内容</th></tr>
<tr><td>概念</td><td colspan="3">含药溶液、乳状液或混悬液填充于特制的装置中，使用时借助手动泵的压力、高压气体、超声振动或其他方法将内容物呈雾状释出，用于肺部吸入或直接喷至腔道黏膜、皮肤及空间消毒的制剂。</td></tr>
<tr><td>种类</td><td colspan="3">● 溶液型
● 乳剂型
● 混悬型
● 凝胶型</td></tr>
<tr><td rowspan="11">组成</td><td rowspan="9">手动泵</td><td>给药途径</td><td>口腔、喉部、鼻腔、体表：泵的形状设计适合不同给药途径</td></tr>
<tr><td rowspan="2">喷雾形式</td><td>喷雾</td></tr>
<tr><td>射流</td></tr>
<tr><td rowspan="2">给药剂量</td><td>单剂量</td></tr>
<tr><td>多剂量</td></tr>
<tr><td rowspan="3">给药形态</td><td>溶液</td></tr>
<tr><td>乳液</td></tr>
<tr><td>凝胶</td></tr>
<tr><td colspan="2" rowspan="2">容器</td><td>塑料瓶</td></tr>
<tr><td>玻璃瓶</td></tr>
<tr><td>容器要求</td><td colspan="3">喷雾剂在制备时，要施加较高的压力，较液化气体高，内压一般在 617.85～686.51kPa（表压），以保证内容物能全部用完，因此容器的牢固性要求高。</td></tr>
<tr><td>举例</td><td colspan="2">制法：将羧甲基纤维素钠用适量水溶胀，并加入苯扎氯铵、柠檬酸钠二水合物使溶解，备用。将莫米松糠酸酯用甘油和吐温 80 分散，然后加入到上述混合体系中，使其充分混匀，并加水至处方量，灌装于喷雾瓶，加装定量手揿式鼻喷雾泵即得。
本品主要用于治疗成人、青少年和 3～11 岁儿童季节性或常发性鼻炎。</td><td>莫米松糠酸酯喷雾剂
处方
莫米松糠酸酯　0.5g
聚山梨酯　805ml
羧甲基纤维素钠　5g
甘油　10ml
柠檬酸钠二水合物　5g
苯扎氯铵　2g
纯水　适量
制成　1000ml</td></tr>
</table>

续表

项　目	内　　容
质量检查	照《中国药典》2010年版二部附录ⅠL 气雾剂、粉雾剂及喷雾剂项下检查： ● 每瓶总喷次 ● 每喷喷量 ● 每喷主药含量 ● 雾滴（粒）分布 ● 装量差异和装量 ● 对于烧伤、创伤或溃疡用喷雾剂要按规定进行无菌检查 ● 微生物限度

第四节　吸入粉雾剂

项　目	内　　容
概念	又称为 dry powder inhalers（DPI），微粉化药物或与载体以胶囊、泡囊或多剂量储库形式，采用特制的干粉吸入装置，由患者主动吸入雾化药物至肺部的制剂。 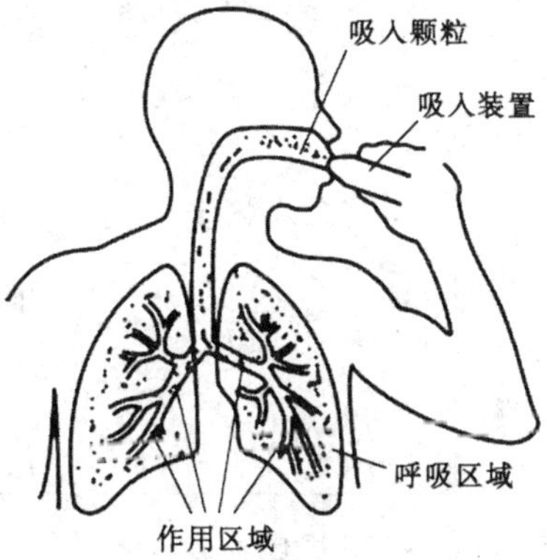
特点	● 易于使用，患者主动吸入药粉。 ● 无抛射剂氟里昂，可避免对大气环境的污染。 ● 药物可以胶囊或泡囊形式给药，剂量准确，无超剂量给药的危险。 ● 不含防腐剂及酒精等溶剂，对病变黏膜无刺激性。 ● 药物呈干粉状，稳定性好，干扰因素少，尤其适用于多肽和蛋白类药物的给药。 ● 粒度大小应控制在10μm以下，其中大多数应在5μm左右。
处方组成	● 微粉化药物 ● 药物＋附加剂 ● 药物＋载体 ● 药物＋载体＋附加剂 ● 附加剂主要是润滑剂，以改善粉末的流动性

续表

<table>
<tr><th colspan="2">项　目</th><th colspan="2">内　　容</th></tr>
<tr><td colspan="2">给药装置要求</td><td colspan="2">● 病人顺应性好
● 干粉易于雾化
● 剂量重现性好
● 价格低廉
● 可保证装置内药物稳定
● 适用于多种药物和剂量</td></tr>
<tr><td rowspan="3">给药装置的分类</td><td>第一代的胶囊型</td><td colspan="2">单剂量
可更换胶囊</td></tr>
<tr><td>第二代的泡囊型</td><td colspan="2">多重单元剂量
可更换的剂量组</td></tr>
<tr><td>第三代的储库型</td><td colspan="2">贮库型多剂量
分剂量装置</td></tr>
<tr><td colspan="2">制备</td><td colspan="2">容器的处理→药物的微粉化→（药物与附加剂或载体混合）→装囊→质检→包装→成品</td></tr>
<tr><td colspan="2">举例</td><td>制法：将色甘酸钠微粉化，然后与处方量的乳糖充分混合均匀，分装到硬明胶胶囊中，使每粒含色甘酸钠 20mg，然后装入相应的给药装置中，即得。</td><td>色甘酸钠粉雾剂
处方
色甘酸钠　20g
乳糖　20g
制成　1000 粒</td></tr>
</table>

续表

项 目	内 容
质量检查	照《中国药典》2010 版二部附录ⅠL气雾剂、粉雾剂及喷雾剂项下检查: ● 含量均匀度 ● 装量差异 ● 排空率 ● 每瓶总吸次 ● 每吸主药含量 ● 雾滴（粒）分布 ● 微生物限度

练 习 题

一、翻译并解释下列名词与术语

1. aerosols
2. propellents
3. sprays
4. aerosol of micropowders for inspiration
5. metered dose inhalers

二、判断与改错

1. 气雾剂能使药物直接到达作用部位，分布均匀，奏效快。(　　)
2. 吸入气雾剂，药物在肺部吸收，干扰因素较少，吸收完全且变异性较小。(　　)
3. 气雾剂能使药物直接到达作用部位，分布均匀，奏效快，因此适合心脏病患者作为吸入气雾剂使用。(　　)
4. 气雾剂按分散系统可分为二相气雾剂和三相气雾剂。(　　)
5. 气雾剂按相组成可分为二相气雾剂和三相气雾剂。(　　)
6. 气雾剂按医疗用途可分为呼吸道吸入用气雾剂、皮肤与黏膜用气雾剂和空间消毒与杀虫用气雾剂。(　　)
7. 肺部吸收的药物可直接进入血液循环，故可避开肝脏的首过作用。(　　)
8. 较小的微粒因重力沉降，大部分落在鼻腔、咽喉、气管及分支处，因而吸收少。(　　)
9. 《中国药典》2010 年版规定：吸入气雾剂的药物粒径大小应控制在 5μm 以下，其中大多数应为 0.5μm 以下。(　　)
10. 气雾剂由抛射剂、药物与附加剂、耐压容器和阀门系统四部分组成。(　　)
11. 抛射剂多为液化气体，在常压下沸点低于室温，常温下蒸气压低于大气压。(　　)
12. 制备混悬型气雾剂的药物应进行微粉化，并控制含水量在 0.03% 以下。(　　)
13. 喷雾剂一般以局部应用为主，喷射的雾滴比较粗，不适用于肺部吸入。(　　)
14. 喷雾剂为加压包装，对容器的耐压性要求高，制备成本高。(　　)
15. 喷雾剂质量检查包括每瓶总喷次、每喷喷量、每喷主药含量、雾滴（粒）分布、装量差异、装量和微生物限度；对于烧伤、创伤或溃疡用喷雾剂要按规定进行无菌检查。(　　)
16. 吸入粉雾剂由患者主动吸入雾化药物至肺部，抛射剂在吸入过程中提供动力。(　　)

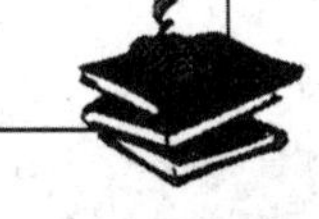

17. 粉雾剂的制备方法分冷灌法和压灌法。(　　)
18. 乙醇、丙二醇或聚乙二醇等可加入气雾剂中作潜溶剂，使药物和抛射剂混溶成均相溶液，制备成溶液型气雾剂。(　　)
19. 混悬型气雾剂中药物以固体微粒分散于抛射剂中，药物稳定性较溶液型好。(　　)
20. 由于气雾剂中药物密闭于不透明的容器中，不易被污染、不与空气中的氧或水分接触，因此无需加抗氧剂。(　　)

三、单项选择题

1. 气雾剂的质量评定不包括（　　）
   A. 喷雾剂量与喷次检查　B. 喷射速度检查　C. 雾滴大小的测定
   D. 安全、漏气检查　E. 抛射剂用量检查
2. 吸入粉雾剂中的药物微粒，大多数应在（　　）以下
   A. 10μm　B. 15μm　C. 5μm
   D. 2μm　E. 3μm
3. 下列关于气雾剂的叙述中正确的是（　　）
   A. 按气雾剂相组成可分为一相、二相和三相气雾剂
   B. 二相气雾剂一般为混悬系统或乳剂系统
   C. 按医疗用途气雾剂可分为吸入气雾剂、皮肤和黏膜气雾剂及空间消毒用气雾剂
   D. 气雾剂系指将药物封装于具有特制阀门系统的耐压密封容器中制成的制剂
   E. 吸入气雾剂的微粒大小在5～50μm范围为宜
4. 溶液型气雾剂的组成部分不包括（　　）
   A. 抛射剂　B. 潜溶剂　C. 耐压容器
   D. 阀门系统　E. 润湿剂
5. 有关吸入粉雾剂的叙述中不正确的是（　　）
   A. 采用特制的干粉吸入装置　B. 可加入适宜的载体和润滑剂
   C. 应置于凉暗处保存　D. 药物可以粉末、溶液和乳滴的形式存在
   E. 微粉化药物或与载体以胶囊、泡囊或多剂量贮库形式
6. 关于气雾剂制备的叙述中错误的是（　　）
   A. 制备工艺包括容器、阀门系统的处理与装配，药物的配制与分装及抛射剂的填充
   B. 制备混悬型气雾剂应将药物微粉化，并分散在水中制成稳定的混悬液
   C. 抛射剂的填充方法有压灌法和冷灌法
   D. 压灌法设备简单，并可在常温下操作
   E. 冷灌法抛射剂损失较多，故应用较少
7. 下列物质可做气雾剂中的抛射剂的是（　　）
   A. 七氟丙烷　B. 丙二醇　C. 乙醇
   D. 月桂醇　E. 甘油
8. 三相气雾剂一般为（　　）
   A. 高分子溶液系统　B. 小分子溶液系统　C. 混悬液系统
   D. 固态系统　E. 液态系统
9. 混悬型气雾剂的组成不包括（　　）
   A. 抛射剂　B. 潜溶剂　C. 润湿剂
   D. 耐压容器　E. 阀门系统

10. 两相气雾剂为（　　）

A. 溶液型气雾剂　　B. O/W 溶剂型气雾剂　　C. W/O 溶剂型气雾剂

D. 混悬型气雾剂　　E. 吸入粉雾剂

11. 混悬型气雾剂为（　　）

A. 一相气雾剂　　B. 两相气雾剂　　C. 三相气雾剂

D. 喷雾剂　　E. 吸入粉雾剂

12. 乳剂型气雾剂为（　　）

A. 一相气雾剂　　B. 两相气雾剂　　C. 三相气雾剂

D. 非吸入粉雾剂　　E. 吸入粉雾剂

13. 下列物质可做气雾剂中的抛射剂的是（　　）

A. Freon　　B. Azone　　C. Carbomer

D. Poloxamer　　E. Eudragit L

14. 气雾剂的质量评定不包括（　　）

A. 喷雾剂量　　B. 喷次　　C. 粒度

D. 泄漏率　　E. 抛射剂用量

15. 吸入粉雾剂的质量评定不包括（　　）

A. 装量差异　　B. 每瓶总喷次　　C. 粒度

D. 排空率　　E. 抛射剂用量

四、多项选择题

1. 气雾剂的检查项目包括（　　）

A. 泄漏率　　B. 每瓶总揿次　　C. 每揿主药量

D. 二相气雾剂的粒度　　E. 喷射速率

2. 单剂量大于 0.5g 的药物一般不宜制备（　　）

A. 气雾剂　　B. 注射剂　　C. 胶囊剂

D. 经皮给药系统　　E. 片剂

3. 下列剂型中不含抛射剂的是（　　）

A. 吸入气雾剂　　B. 吸入粉雾剂　　C. 外用气雾剂

D. 喷雾剂　　E. 非吸入气雾剂

4. 关于气雾剂的叙述，不正确的有（　　）

A. 气雾剂可在呼吸道、皮肤或其他腔道起局部作用或全身作用

B. 气雾剂可采用定量阀门准确控制剂量

C. 气雾剂喷出的粒子愈细愈好

D. 气雾剂按相组成分为单相、二相和三相气雾剂

E. 气雾剂可以直接到达作用部位，奏效快

5. 关于气雾剂的叙述中正确的有（　　）

A. 气雾剂可在呼吸道、皮肤或其他腔道起局部作用或全身作用

B. 气雾剂可采用定量阀门准确控制剂量

C. 气雾剂喷出的粒子愈细愈好

D. 气雾剂按相组成分为单相、二相和三相气雾剂

E. 气雾剂可直接到达作用部位，奏效快

6. 气雾剂的优点有（　　）

A. 能使药物直接到达作用部位

B. 药物密闭于不透明的容器中，不易被污染

C. 可避免胃肠道的破坏作用和肝脏的首过作用

D. 使用方便，尤其适用于 OTC 药物

E. 气雾剂的生产成本较低

7. 抛射剂应具备的条件有（　　）

A. 为适宜的低沸点液体，常温下蒸气压应大于大气压

B. 无毒性、无致敏性和刺激性

C. 不与药物、附加剂发生反应

D. 不易燃、不易爆

E. 无色、无味、无臭

8. 下列关于气雾剂的叙述中错误的是（　　）

A. 油水分配系数小的药物，吸收速度快

B. 肺部吸入气雾剂的粒径越小越好

C. 药物最好能溶解于呼吸道的分泌液中

D. 小分子化合物易通过肺泡囊表面细胞壁的小孔，因而吸收快

E. 气雾剂主要通过肺部吸收，吸收速度很快，不亚于静脉注射

9. 三相气雾剂一般为（　　）

A. 高分子溶液　　B. 混悬液　　C. 乳浊液

D. 真溶液　　E. 全气态

10. 可作为抛射剂的有（　　）

A. 二氧化碳　　B. 氧气　　C. 丙烷

D. 氢气　　E. 乙炔

11. 可作为抛射剂的碳氢化合物有（　　）

A. 一氧化碳　　B. 烷　　C. 异丁烷

D. 三氢一氟甲烷　　E. 正丁烷

12. 气雾剂的阀门系统组件包括（　　）

A. 封帽　　B. 杆　　C. 定量杯

D. 浸入管　　E. 推动扭

13. 气雾剂的耐压容器制作材料有（　　）

A. 贵重金属　　B. 金属　　C. 玻璃

D. 搪瓷　　E. 软塑料

14. 关于吸入粉雾剂的叙述中正确的是（　　）

A. 采用特制的干粉吸入装置　　B. 可加入适宜的载体和润滑剂

C. 应置于凉暗处保存　　D. 药物的粒径大小应控制在 15μm 以下

E. 微粉化药物或与载体以胶囊、泡囊或多剂量形式贮存

15. 关于喷雾剂的叙述中正确的是（　　）

A. 喷雾剂不含抛射剂　　B. 配置时可添加适宜的附加剂

C. 借助手动泵的压力喷雾药物　　D. 适合于肺、舌下及鼻腔黏膜给药

E. 按分散系统分为溶液型、混悬型和乳剂型

五、简答题

1. 简述气雾剂的优点。
2. 简述气雾剂的分类。
3. 简述气雾剂的组成。
4. 论述抛射剂的发展。
5. 简述吸入粉雾剂的特点。
6. 为了提高混悬型气雾剂的稳定性，在处方设计与工艺条件选择环节上应注意哪些问题。

六、处方分析与设计（请简要写出制备过程，并判断处方类型）

1. 【处方】

成分	含量	作用
盐酸异丙肾上腺素	2. 5g	（　）
乙醇	296. 5g	（　）
维生素 C	1. 0g	（　）
二氯二氟甲烷（F_{12}）	适量	（　）
共制成	1000g	

2. 【处方】

成分	含量	作用
沙丁胺醇	26. 4g	（　）
F_{11}	适量	（　）
F_{12}	适量	（　）
油酸	适量	（　）
共制成	1000 瓶	

3. 【处方】

成分	含量	作用
大蒜素	10ml	（　）
月桂醇硫酸钠	20g	（　）
脂肪酸山梨坦 80	35g	（　）
纯化水	1400ml	（　）
聚山梨酯 80	30g	（　）
甘油	250ml	（　）
二氯二氟甲烷（F_{12}）	适量	（　）
共制成	175 瓶	

4. 【处方】

成分	含量	作用
盐酸甲酚唑啉溶液	5ml	（　）
盐酸苯佐卡因（1:5000）	1g	（　）
羟丙基纤维素	适量	（　）

磷酸钾	10g	(　　)
磷酸钠	10g	(　　)
氯化钠	5g	(　　)
硫柳汞	0.002%	(　　)
纯化水	适量	(　　)
共制成	100 瓶	

5.【处方】

成分	含量	作用
色甘酸钠	20g	(　　)
乳糖	20g	(　　)
共制成	1000 粒	

七、设计题

1. 丙酸倍氯米松为肾上腺皮质激素类药物，本品为白色或类白色粉末，在丙酮或三氯甲烷中易溶，在甲醇中溶解，在乙醇中略溶，在水中几乎不溶。请设计出每瓶含 10mg 丙酸倍氯米松的气雾剂，并写出其制备方法。
2. 欲将麻黄碱制成喷雾剂（每 100ml 中含麻黄碱 0.90～1.10g），请写出处方与制备工艺。

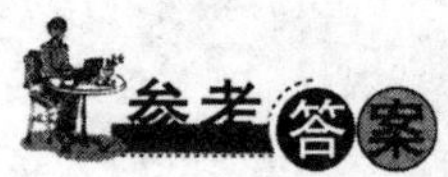

一、翻译并解释下列名词与术语

1. aerosols：气雾剂，药物与适宜的抛射剂封装于具有特制阀门系统的耐压密封容器中，使用时借助抛射剂的压力将内容物呈雾状喷出的制剂。

2. propellents：抛射剂，是气雾剂的动力系统，是喷射压力的来源，同时可兼作药物的溶剂或稀释剂。

3. sprays：喷雾剂，含药溶液、乳状液或混悬液填充于特制的装置中，使用时借助手动泵的压力、高压气体、超声振动或其他方法将内容物呈雾状释出，用于肺部吸入或直接喷至腔道黏膜、皮肤及空间消毒的制剂。

4. aerosol of micropowders for inspiration：吸入粉雾剂，又称为 dry powder inhalers（DPI），微粉化药物或与载体以胶囊、泡囊或多剂量储库形式，采用特制的干粉吸入装置，由患者主动吸入雾化药物至肺部的制剂。

5. metered dose inhaler：定量吸入气雾剂，规定了每一揿的剂量的吸入气雾剂。

二、判断与改错题

1. ○　2. ×　3. ×　4. ×　5. ○　6. ○　7. ○　8. ×　9. ×　10. ○
11. ×　12. ○　13. ○　14. ×　15. ○　16. ×　17. ×　18. ○　19. ○　20. ×

2. 正确答案：吸入气雾剂，药物在肺部吸收，干扰因素较多，吸收不完全且变异性较大。
3. 正确答案：气雾剂能使药物直接到达作用部位，分布均匀，奏效快，但由于抛射剂对心脏有致敏作用，因此不适合心脏病患者作为吸入气雾剂使用。

4. 正确答案：气雾剂按分散系统可分为溶液型气雾剂、混悬型气雾剂和乳剂型气雾剂。

8. 正确答案：较粗的微粒因重力沉降，大部分落在鼻腔、咽喉、气管及分支处，因而吸收少。

9. 正确答案：《中国药典》2010 年版规定：吸入气雾剂的药物粒径大小应控制在 10μm 以下，其中大多数应为 5μm 以下。

11. 正确答案：抛射剂多为液化气体，在常压下沸点低于室温，常温下蒸气压高于大气压。

14. 正确答案：喷雾剂不是加压包装，对容器的耐压性要求较气雾剂低，成本低。

16. 正确答案：吸入粉雾剂由患者主动吸入雾化药物至肺部，不需要抛射剂。

17. 正确答案：气雾剂的制备方法分冷灌法和压灌法。

20. 正确答案：根据药物的性质，如果药物易被氧化，气雾剂处方中需加入抗氧剂。

三、单项选择题

1. E　2. C　3. C　4. E　5. D　6. B　7. A　8. C　9. B　10. A
11. C　12. C　13. A　14. E　15. E

四、多项选择题

1. ABCE　2. AD　3. BD　4. CD　5. ABE
6. ABCD　7. ABCDE　8. AB　9. BC　10. ABC
11. BCE　12. ABCDE　13. BC　14. ABCE　15. ABCE

五、简答题

1. 气雾剂的优点：①能使药物直接到达作用部位，分布均匀，奏效快；②药物密闭于不透明的容器中，不易被污染、不与空气中的氧和水分接触，提高了稳定性；③可避免胃肠道的破坏作用和肝脏的首过作用，提高生物利用度；④使用方便，无需饮水，一喷（吸）即可，老少皆宜，有助于提高病人的用药顺应性，尤其适用于 OTC 药物；⑤外用时由于不用接触患部，可以减少刺激性，并且随着抛射剂的迅速挥发还可伴有凉爽的感觉；⑥药用气雾剂等装有定量阀门，给药剂量准确，通过控制喷出药物的物理形态（如粒度大小），可以获得不同的治疗效果。

2. 气雾剂的分类：按分散系统可分为三类：①溶液型气雾剂；②混悬型气雾剂；③乳剂型气雾剂。按气雾剂的相组成可分为两类：①二相气雾剂；②三相气雾剂。按医疗用途，可分为三类：①吸入用气雾剂；②皮肤与黏膜用气雾剂；③ 空间消毒与杀虫用气雾剂。

3. 气雾剂的组成：气雾剂由抛射剂、药物与附加剂、耐压容器和阀门系统四部分组成。抛射剂（propellents）是喷射的动力，有时兼有药物溶剂的作用。抛射剂多为液化气体，在常压下沸点低于室温，常温下蒸气压高于大气压。药物无论是液体、半固体或是固体均可制成相应的二相（溶液型）或三相（混悬型与乳剂型）气雾剂。耐压容器是贮存药物、抛射剂和其他附加剂的部件。应具有一定的耐压性，并不与内容物起作用，轻便，价廉，外形美观。通常耐压容器有玻璃容器、塑料容器和金属容器，以玻璃容器最为常用。阀门系统的主要功能是密封和提供药液喷射的通道，对于定量阀门系统还要准确控制药液喷射的剂量。阀门材料有塑料、橡胶、铝和不锈钢等。

4. 抛射剂的发展：常用抛射剂可分为三类：氢氟烃类、碳氢化合物和压缩气体。①氢氟烃类：在开发的氢氟烃类产品中，以四氟一氟乙烷（HFA－134a）和七氟丙烷（HFA－227）应用较多，主要用于吸入型气雾剂。国外已有 10 多种含氢氟烃类的气雾剂产品上市，其中包括多家公司生产的含 HFA－134A 或 HFA－227 的沙丁胺醇气雾剂等，正在开发中含氢氟烃类的新气雾剂产品还相当多。②碳氢化合物：此类抛射剂密度低，沸点低，性质稳定，毒性小；但易燃、易爆。故不宜单独使用，

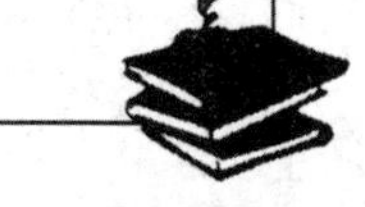

常与氟氯烷烃类抛射剂合用。常用的有丙烷、正丁烷和异丁烷。③压缩气体：作抛射剂的应为惰性气体，常用的有二氧化碳、氮气等。具有价格低廉、无毒性、不燃烧、化学性质稳定、在低温可液化等优点。但液化的二氧化碳蒸气压很高，要求包装容器有较高的耐压性；若在常温下充入它们的低压气体，则压力容易迅速降低，达不到喷射效果。

5. ①不含抛射剂，可避免对大气环境的污染和毒副作用；②药物可以胶囊或泡囊形式给药，剂量准确，无超剂量给药的危险；③不含防腐剂及乙醇等溶剂，对病变黏膜无刺激性；④药物呈干粉状，稳定性好，干扰因素少，尤其适用于多肽和蛋白类药物的给药；⑤粉雾剂大多由患者自己吸气而吸入，因此没有使用时的协同问题。

6. 为了提高混悬型气雾剂的稳定性，在处方设计与工艺条件必须控制以下几个环节：①应严格控制水分含量，应控制在0.03%以下，以免药物颗粒聚结；②应控制药物粒径，应在5μm以下，不得超过10μm；③在不影响生理活性的前提下，选用抛射剂中溶解度最小的药物衍生物，以免在贮存过程中药物粒径增大；④调节抛射剂和（或）混悬固体的密度，尽量使两者相等；⑤添加适宜的助悬剂与稳定剂。

六、处方分析与设计

1.【处方】

成分	含量	作用
盐酸异丙肾上腺素	2.5g	（主药）
乙醇	296.5g	（潜溶剂）
维生素C	1.0g	（抗氧剂）
二氯二氟甲烷（F_{12}）	适量	（抛射剂）
共制成	1000g	

【制备工艺】将药物、维生素C溶于乙醇中制成澄明溶液，分装于容器中，装上阀门，轧紧封帽。用压灌法压入F_{12}，即得。此处方为盐酸异丙肾上腺素溶液型气雾剂。

2.【处方】

成分	含量	作用
沙丁胺醇	26.4g	（主药）
F_{11}	适量	（抛射剂）
F_{12}	适量	（抛射剂）
油酸	适量	（稀释剂、润滑剂、稳定剂）
共制成	1000瓶	

【制备工艺】将沙丁胺醇微粉与油酸混合均匀，加入处方量的F_{11}，充分混合得到均匀的混悬液，分装于耐压容器中，安装阀门后压入处方量的F_{12}，即得。此处方为沙丁胺醇混悬型气雾剂。

3.【处方】

成分	含量	作用
大蒜素	10ml	（主药、油相）
月桂醇硫酸钠	20g	（乳化剂）
脂肪酸山梨坦80	35g	（乳化剂）
聚山梨酯80	30g	（乳化剂）

甘油	250ml	（稳定剂）
纯化水	1400ml	（水相）
二氯二氟甲烷（F_{12}）	适量	（抛射剂）
共制成	175 瓶	

【制备工艺】将大蒜素（油）与乳化剂等混合均匀，在搅拌等条件下加水及甘油乳化，分装于耐压容器中，安装阀门后每瓶压入 F_{12}，即得。此处方为大蒜素乳剂型气雾剂。

4.【处方】

成分	含量	作用
盐酸甲酚唑啉溶液	5ml	（主药）
盐酸苯佐卡因（1:5000）	1g	（主药）
羟丙基纤维素	适量	（稳定剂）
磷酸钾	10g	（渗透压调节剂）
磷酸钠	10g	（渗透压调节剂）
氯化钠	5g	（渗透压调节剂）
硫柳汞	0.002%	（防腐剂）
纯化水	适量	（溶剂）
共制成	100 瓶	

【制备工艺】将盐酸甲酚唑啉溶液（0.05%）、盐酸苯佐卡因（1:5000）、羟丙基纤维素、磷酸钾、磷酸钠、氯化钠、硫柳汞 0.002% 溶于水中，装于带有手动泵式气雾剂塑料瓶中，按半无菌制剂的生产条件生产。此处方为盐酸甲酚唑啉鼻腔喷雾剂。

5.【处方】

成分	含量	作用
色甘酸钠	20g	（主药）
乳糖	20g	（稀释剂）
共制成	1000 粒	

【制备工艺】将色甘酸钠用适当方法制成极细的粉末，与处方量的乳糖充分混合均匀，分装到空心胶囊中，使每粒含色甘酸钠 20mg，即得。本品为胶囊型粉雾剂，用时需装入相应的装置中，供患者吸入使用。

七、设计题

1. 丙酸倍氯米松在抛射剂中不溶，可设计成混悬型气雾剂。因此处方和工艺设计时必须考虑物理稳定性。药物粒径应控制在 5μm 以下。加入司盘 85 与油酸乙酯（1:1）作为分散剂和稳定剂。若单用司盘 85，药液黏度大，流动性差，易堵塞阀门而影响喷雾。抛射剂采用 F_{11}，F_{114}，F_{12} 三者混合物，以 F_{12} 为基础，适当加入 F_{11} 和 F_{114}，这样既控制喷射压力，又能得到平均粒径较满意的处方。

【处方】

成分	含量	作用
丙酸倍氯米松	10 mg	（主药）
司盘 85	0.4g	（分散剂）

油酸乙酯	0.4g	（稳定剂）
F_{11}	5.0g	（抛射剂）
F_{114}	3.2g	（抛射剂）
F_{12}	85g	（抛射剂）

【制备过程】取丙酸倍氯米松微粉与司盘85、油酸乙酯混合成糊状，加入 F_{11} 和 F_{114}，充分搅拌，使丙酸倍氯米松微粉均匀分散制成混悬液，分剂量灌装，安装阀门系统，再压入 F_{12}，即得。

2. 设计时采用轻质液状石蜡为溶媒，其优点是不被鼻黏膜吸收，使麻黄碱产生延效作用，并可以减少用药次数；同时轻质液状石蜡对黏膜有润滑作用，减少刺激性，患者感到用药舒适。由于麻黄碱在轻质液状石蜡中溶解度较小，故加入水杨酸甲酯作为助溶剂。

【处方】

成分	含量	作用
麻黄碱	10g	（主药）
水杨酸甲酯	2ml	（助溶剂）
轻质液状石蜡	加至1000ml	（溶媒、润滑剂）

【制备过程】取麻黄碱与水杨酸甲酯置水浴（40℃）加热使成溶液。另取轻质液状石蜡亦置于40℃以下水浴加热，缓缓加到上述溶液中，至全量，强烈搅拌使成澄明溶液，填装于容器中，即得。

（徐月红）

CHAPTER 第十四章

浸出制剂

第一节 概 述

项目		内容
概念		浸出制剂（extracted preparations）系指采用适宜的溶剂和方法，从药材中浸出有效成分所制成的制剂。主要供内服，也可供制备其他制剂。
种类	水浸出制剂	● 在一定条件下，以水为溶剂从药材中浸出有效成分而制得的浸出制剂。 ● 如汤剂、合剂、口服液、煎膏剂、膏剂等。
	醇浸出制剂	● 在一定条件下，以不同浓度的乙醇或蒸馏酒为溶剂，从药材中浸出有效成分而制得的浸出制剂。 ● 如酒剂、酊剂、流浸膏等。
	其他浸出制剂	● 在水浸出和醇浸出基础上制备成的各种制剂。 ● 如颗粒剂、片剂、胶囊剂、软膏剂、栓剂等。
特点	优点	● 处方中药材的综合成分体现出了药物的综合疗效； ● 浸出制剂中的复方应用，适应了中医辨证论治的需要； ● 有效成分浓度提高，服用量减少，增加顺应性； ● 药效一般比较缓和，不良反应小。
	缺点	● 易污染细菌、发霉变质； ● 易吸潮、结块； ● 易产生混浊或沉淀。
制备方法	煎煮法	药材→鉴定、质检→炮制→浸泡→煎煮（回流）→收集浸出液
	浸渍法	药材→鉴定、质检→炮制→浸渍→收集浸液
	渗漉法	药材→鉴定、质检→炮制→粉碎→湿润→装筒→浸渍→渗漉→漉液收集
	蒸馏法	药材→鉴定、质检→炮制→粉碎→湿润→蒸馏→收集馏出液或芳香水

第二节　各种浸出制剂

<table>
<tr><th colspan="3">项　目</th><th>内　　容</th></tr>
<tr><td rowspan="6">汤剂</td><td colspan="2">概　念</td><td>汤剂（decoctions）为以中药饮片或粗颗粒为原料加水煎煮、去渣取汁制成的液体制剂。</td></tr>
<tr><td rowspan="2">特点</td><td>优点</td><td>● 适应中医辨证论治的需要，随证加减；
● 发挥中药多成分综合作用的特点；
● 吸收快，药效迅速；
● 制备方法简便。</td></tr>
<tr><td>缺点</td><td>● 多为临用煎服，不利于危重病人应用；
● 服用量通常较大，味苦，携带、服用均不方便，患者顺应性差；
● 容易霉败变质。</td></tr>
<tr><td rowspan="2">制备</td><td>方法</td><td>煎煮法：药材→鉴定、质检→炮制→浸泡→煎煮→收集煎出液→浓缩至规定体积</td></tr>
<tr><td>备注</td><td>● 一般煎煮 2 ~ 3 次，合并煎煮液浓缩至 1 次药液量；
● 处方中有些药材性质特殊，不能与其他药同时共煎，应分别对待，常用的有：先煎、后下、包煎、另煎、烊化等；
● 煎药的用具应不与药材成分起化学变化。</td></tr>
<tr style="display:none"><td></td></tr>
<tr><td rowspan="4">合剂</td><td colspan="2">概　念</td><td>合剂（mixtures）为药材用水或其他溶剂，采用适宜方法提取制成的口服液体制剂，其中单剂量包装又称“口服液”。</td></tr>
<tr><td colspan="2">特　点</td><td>● 处方中药材的综合成分体现出了药物的综合疗效；
● 与汤剂一样吸收快，药效迅速；
● 有效成分浓度提高，服用量减少，增加顺应性；
● 与汤剂相比，可工业化生产，应用方便。</td></tr>
<tr><td rowspan="2">制备</td><td>方法</td><td>药材→鉴定、质检→炮制→浸泡→提取→纯化→浓缩→分装→（灭菌）→成品</td></tr>
<tr><td>备注</td><td>● 除另有规定外，含有挥发性成分的药材宜先提取挥发性成分，再与其他药味共提；
● 可加入适宜的附加剂，如防腐剂、矫味剂；
● 口服液一般需灭菌处理。</td></tr>
<tr><td>酒剂</td><td colspan="2">概念</td><td>● 酒剂（medicinal liquor）为用蒸馏酒浸出中药饮片或粗粒中成分而制得的澄清液体制剂。
● 蒸馏酒是乙醇浓度高于原发酵产物的各种酒精。酒剂所用的蒸馏酒是用谷物等为原料酿造后经蒸馏得到含乙醇浓度约为 50% ~60% 的酒精。</td></tr>
</table>

续表

项目			内容
酒剂	制备		● 均用蒸馏酒为溶剂，按相关方法（冷浸法、热浸法、渗漉法、回流法）进行制备； ● 其中冷浸及热浸法均需30日以上； ● 生产酒剂所用的药材，一般应适当加工成片、段、块、丝或粗粉； ● 应按规定检查甲醇、乙醇量及总固体物。
酊剂	概念		● 酊剂（tinctures）是指药物用规定浓度的乙醇提取或溶解制成的澄清液体制剂，亦可用流浸膏稀释制成。 ● 一般药材制成酊剂的浓度为20%（g/ml）。含毒剧药物酊剂的浓度为10%（g/ml）。
	制备	溶解法	● 药物粉末或流浸膏→溶解→调整至规定体积→静置→滤过→分装→成品 ● 适用于制备化学药物及少数中药的酊剂，如碘酊、复方樟脑酊。
		稀释法	药物粉末或流浸膏→稀释→调整至规定体积→静置→滤过→分装→成品
		浸渍法	药材→浸渍→收集浸液→压榨药渣→合并药液→调整至规定体积→静置→滤过→分装→成品
		渗漉法	药材→渗漉→漉液收集→压榨药渣→合并药液→调整至规定体积→静置→滤过→分装→成品 在多数情况下，收集漉液达到酊剂全量的3/4时，应停止渗漉；若原料为毒剧药时，收集漉液后应测定其有效成分的含量，再加适量乙醇使符合规定的含量标准。
糖浆剂	概念		糖浆剂（syrups）系指含有药物、药材提取物或芳香物质的口服浓蔗糖水溶液。
	分类		单糖浆：蔗糖的近饱和水溶液，浓度为85%（g/ml）。 可作为药用糖浆的原料、矫味剂和助悬剂等。
			药用糖浆：含药物或药材提取物的浓蔗糖水溶液。一般含糖量≥65%（g/ml）。
			芳香糖浆：含芳香性物质或果汁的浓蔗糖水溶液。 主要用作液体药剂的矫味剂。
	制备		热熔法：蔗糖及药物→沸水溶解→过滤→定量→分装→成品
			冷溶法：蔗糖及药物→冷水溶解→过滤→定量→分装→成品
			混合法 浸出物浓缩液、药物、药物溶液 } →单糖浆→混合均匀→分装→成品

续表

项目		内容
流浸膏剂	概念	流浸膏剂（fluid extracts）：药材用适宜的溶剂提取，蒸去部分溶剂，调整浓度至规定标准而制成的液体制剂。
	制备	药材→提取→浓缩→调整含量→分装→成品
	备注	● 除另有规定外，流浸膏剂每 1ml 相当于原有药材 1g。 ● 制备流浸膏常用不同浓度的乙醇为溶剂，少数以水为溶剂。若以水为溶剂，成品应酌加 20% ~25% 的乙醇作防腐剂。 ● 流浸膏剂一般是作为配制其他制剂的原料；流浸膏剂亦可用浸膏剂按溶解法制备。
浸膏剂	概念	浸膏剂（extracts）：药材用适宜溶剂提取，蒸去全部溶剂，调整至规定标准所制成的膏状或粉状的固体制剂。
	制备	药材→提取→浓缩→（干燥）→调整含量→分装→成品
	备注	● 浸膏剂可分为稠浸膏和干浸膏。 ● 除另有规定外，浸膏剂每 1g 相当于原药材 2 ~5g。 ● 含有生物碱或其他有效成分的浸膏剂，需经过含量测定后用稀释剂调整至规定的规格标准。
煎膏剂	概念	煎膏剂（electuary）：指药材用水煎煮，去渣浓缩后，加糖或炼蜜制成的半流体状制剂，也称膏滋。
	制备	药材→煎煮→浓缩→清膏 → 收膏 炼糖 ↑ 炒糖 ↑ 炼蜜 ↑
	备注	● 除另有规定外，加炼蜜或糖的量，一般不超过清膏量的 3 倍。 ● 煎膏剂贮存后易发生返砂现象，主要与炼糖的处理有关。
浸出制剂的质量控制	药材	主要按照《中国药典》或其他法定药材标准进行鉴别、含量测定、检查等质量控制，做到合格药材投入生产。
	提取过程	● 根据药材的性质及浸出制剂的种类，选择适宜的提取方法； ● 提取工艺参数确保与批准的工艺相一致； ● 注意批间的差异性。
	理化指标	● 鉴别 ● 含量测定：化学、生物学及药材比量法 ● 乙醇的含量 ● 甲醇量 ● 特殊检查项目

练 习 题

一、翻译并解释下列名词与术语

1. decoctions
2. mixtures
3. medicinal liquor
4. tinctures
5. syrups
6. fluid extracts
7. extracts
8. electuary

二、判断是非题（用○或×表示）

1. 浸出制剂系指采用适宜的溶剂和方法，从药材中浸出有效成分所制成的制剂。主要供内服，也可供制备其他制剂。（ ）
2. 汤剂在煎煮过程中，常发生复杂的变化，包括成分的挥发、分解、增溶、乳化、产生沉淀、产生新的物质等。（ ）
3. 药材煎煮一般用搪瓷、陶瓷、铝制及铁质等制品的煎煮器为宜。（ ）
4. 酒剂系用酒精浸出中药饮片或粗粒中成分而制得的澄清液体制剂。（ ）
5. 酒剂应规定检查甲醇及乙醇、总固体物等。（ ）
6. 酊剂系指药物用规定浓度的乙醇提取或溶解制成的澄清液体。（ ）
7. 酊剂可用溶解法、稀释法、浸渍法、渗漉法及回流提取法制备。（ ）
8. 流浸膏剂系指药材用适宜的溶剂提取，蒸去部分溶剂，调整浓度至规定标准而制成的固体制剂。（ ）
9. 流浸膏剂的浓度一般是每 1ml 相当于原有药材 1g。（ ）
10. 浸膏剂系指药材用适宜溶剂提取，蒸去全部溶剂，调整至规定标准所制成的膏状或粉状的固体制剂。（ ）
11. 浸膏剂的浓度一般是每 ml 相当于原有药材 2～5g。（ ）
12. 浸膏剂和流浸膏剂很少作为制剂服用，一般常用于配制合剂、酊剂、糖浆剂、丸剂等，也可作其他制剂的原料。（ ）
13. 浸出制剂提取工艺的一致性包括溶剂的种类和用量、提取的时间、蒸发浓缩的温度、精制方法与条件等。（ ）
14. 药材比量法是指一定量的浸出制剂相当于原药材的浸出成分等。（ ）
15. 需进行甲醇量检查的浸出制剂包括酊剂、酒剂。（ ）
16. 单剂量包装的合剂又被称为口服液。（ ）
17. 合剂中含有挥发性成分的药材宜先提取挥发性成分，再与其他药味共提取。（ ）
18. 单糖浆为蔗糖的近饱和水溶液，浓度为 85%（g/ml）。（ ）
19. 单糖浆可作为药用糖浆的原料、矫味剂、助悬剂和防腐剂等。（ ）
20. 含有药物，药材提取物或芳香物质的口服浓蔗糖水溶液称为单糖浆。（ ）

三、单项选择题

1. 用乙醇加热浸提药材时可以用（ ）

A. 冷浸法　　B. 煎煮法　　C. 渗漉法
D. 热浸法　　E. 回流提取法

2. 除另有规定外，一般药材制成酊剂的浓度为（g/ml）（　　）

A. 5%　　B. 10%　　C. 15%

D. 20%　　E. 30%

3. 除另有规定外，毒剧药物制成酊剂的浓度为（g/ml）（　　）

A. 5%　　B. 10%　　C. 15%

D. 20%　　E. 30%

4. 下列不是酊剂的制备方法的是（　　）

A. 冷浸法　　B. 热浸法　　C. 煎煮法

D. 渗漉法　　E. 溶解法

5. 除另有规定外，流浸膏剂每1ml相当于原有药材（　　）

A. 0.5g　　B. 1g　　C. 2g

D. 3g　　E. 5g

6. 流浸膏剂制备的方法一般是（　　）

A. 冷浸法　　B. 热浸法　　C. 煎煮法

D. 渗漉法　　E. 溶解法

7. 流浸膏剂的溶剂为水时，一般可酌加乙醇作防腐剂的浓度是（　　）

A. 5%~10%　　B. 10%~15%　　C. 15%~20%

D. 20%~25%　　E. 25%~30%

8. 除另有规定外，浸膏剂每1g相当于原有药材（　　）

A. 0.5~1g　　B. 1~2g　　C. 2~3g

D. 2~4g　　E. 2~5g

9. 不属于提取工艺中必须控制的因素是

A. 溶剂的种类　　B. 溶剂的用量　　C. 提取的时间

D. 蒸发浓缩的温度　　E. 药材的来源

10. 不需进行含醇量测定的制剂是（　　）

A. 酒剂　　B. 酊剂　　C. 流浸膏剂

D. 醑剂　　E. 胶囊剂

四、多项选择题

1. 浸出制剂的特点有（　　）

A. 具有多成分的综合疗效　　B. 适用于不明成分的药材制备

C. 服用剂量少　　D. 药效缓和持久

E. 复方应用适合中医辨证论治的需要

2. 酒剂的制备方法包括（　　）

A. 溶解法　　B. 稀释法　　C. 浸渍法

D. 渗漉法　　E. 回流提取法

3. 下列含醇的浸出制剂有（　　）

A. 汤剂　　B. 酊剂　　C. 浸膏剂

D. 流浸膏剂　　E. 煎膏剂

4. 药材的质量控制包括（　　）

A. 药材的药理有效性检查　　B. 药材含水量的检查　　C. 药材来源与品种的鉴定

D. 有效成分或总浸出物的测定　　E. 药材的产地

5. 需进行含醇量测定的浸出制剂包括（　　）

A. 汤剂　　B. 酒剂　　C. 酊剂

D. 流浸膏剂　　E. 颗粒剂

6. 下列属于水性浸出制剂的有（　　）

A. 汤剂　　B. 酒剂　　C. 酊剂

D. 合剂　　E. 煎膏剂

7. 汤剂中根据药材的特殊性质可进行特殊的煎煮方式包括（　　）

A. 先煎　　B. 后下　　C. 包煎

D. 另煎　　E. 烊化

8. 糖浆剂包括（　　）

A. 单糖浆　　B. 药用糖浆　　C. 芳香糖浆

D. 含醇的液体制剂　　E. 含糖的液体制剂

9. 能用冷浸法制备的浸出制剂有（　　）

A. 汤剂　　B. 合剂　　C. 酒剂

D. 酊剂　　E. 糖浆剂

10. 可作为配置其他制剂的原料包括（　　）

A. 汤剂　　B. 合剂　　C. 单糖浆

D. 流浸膏剂　　E. 浸膏剂

五、简述题

1. 简述浸出制剂的分类。
2. 简述浸出制剂的特点。
3. 简述浸出制剂的质量控制。
4. 简述药材成分的分类。

六、处方设计（请根据所提供的处方，设计合理剂型，简要写出制备过程）

1.【处方】

金银花	1000g	连翘	1000g	板蓝根	600g
豆豉	500g	荆芥	500g	淡竹叶	400g
甘草	500g	桔梗	600g	薄荷脑	100g

2.【处方】

桂枝	111g	白芍	222g	甘草（蜜炙）	74g
生姜	111g	大枣	111g		

3.【处方】

土槿皮	20g	水杨酸	3g	苯甲酸	6g	乙醇	适量

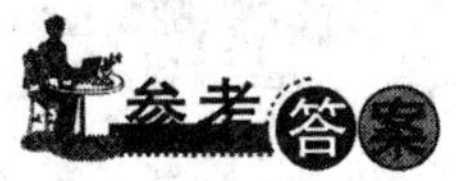

一、翻译并解释下列名词与术语

1. decoctions：汤剂，以中药饮片或粗颗粒为原料加水煎煮、去渣取汁制成的液体制剂。

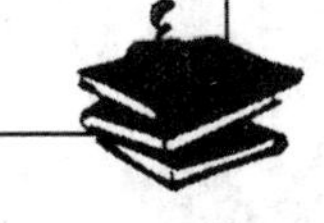

2. mixtures：合剂，药材用水或其他溶剂，采用适宜方法提取制成的口服液体制剂。

3. medicinal liquor：酒剂，用蒸馏酒浸出中药饮片或粗粒中成分而制得的澄清液体制剂。

4. tinctures：酊剂，指药物用规定浓度的乙醇提取或溶解制成的澄清液体制剂，亦可用流浸膏稀释制成。

5. syrups：糖浆剂，系指含有药物、药材提取物或芳香物质的口服浓蔗糖水溶液。

6. fluid extracts：流浸膏剂，药材用适宜的溶剂提取，蒸去部分溶剂，调整浓度至规定标准而制成的液体制剂。

7. extracts：浸膏剂，药材用适宜溶剂提取，蒸去全部溶剂，调整至规定标准所制成的膏状或粉状的固体制剂。

8. electuary：煎膏剂，指药材用水煎煮，去渣浓缩后，加糖或炼蜜制成的半流体状制剂。

二、判断是非题

1. ○　2. ○　3. ×　4. ×　5. ○　6. ○　7. ×　8. ×　9. ○　10. ○
11. ×　12. ○　13. ○　14. ○　15. ○　16. ○　17. ○　18. ○　19. ×　20. ×

三、单项选择题

1. E　2. D　3. B　4. C　5. B　6. D　7. D　8. E　9. E　10. E

四、多项选择题

1. ACDE　2. CDE　3. BD　4. BCDE　5. BCD
6. ADE　7. ABCDE　8. ABC　9. CD　10. CDE

五、简述题

1. 浸出制剂的分类包括：水浸出性浸出制剂、醇浸出性浸出制剂及其他浸出制剂。

2. 浸出制剂的特点：处方中药材的综合成分体现出了药物的综合疗效；浸出制剂中的复方应用，适应了中医辨证论治的需要；服用量减少；药效一般比较缓和，不良反应小。

3. 浸出制剂的质量控制：控制药材的质量；控制药材的提取过程；控制浸出制剂的理化指标。

4. 药材成分可分为有效成分、辅助成分及无效成分。其中有效成分是指药材中起主要药效作用的化学成分；辅助成分是指本身没有药效，但能增加或缓和有效成分作用、有利于有效成分的浸出、增加制剂稳定性等作用的成分。无效成分是指本身没有药效，但对浸出效果、制剂质量、稳定性、外观产生影响的成分。但药材成分的有效性取决于药理实验结果及文献研究，浸出时应综合考虑浸出制剂的主治病症通过实验设计优选浸出方法提取有效成分。

六、处方设计（请根据所提供的处方，设计合理剂型，简要写出制备过程）

1. 答案：本处方可设计为银翘解毒片，也可设计为银翘解毒口服液。现提供关于银翘解毒片的设计供参考：①将甘草、桔梗二味药粉碎成细粉，过六号筛，备用。②将金银花、连翘、板蓝根、豆豉、荆芥、淡竹叶等六味药混合粉碎，得粗粉，用60%乙醇浸渍两次，每次24小时，浸液滤过，60℃以下减压浓缩成稠膏，备用。③将上述稠膏与甘草、桔梗的细粉混合，制软材，然后制粒，干燥。④上述干燥颗粒温度降至60℃以下后，加入薄荷脑细粉，混匀，整粒，压片，包衣，检验，包装，即得。

2. 答案：本处方可设计为合剂，颗粒剂等。现提供关于合剂的设计供参考：①桂枝利用水蒸气蒸馏得挥发油，挥发油收集备用；②桂枝药渣及馏出液与甘草、大枣加水煎煮二次，合并煎液，过滤，滤液浓缩备用；③白芍、生姜按渗漉法用50%乙醇做浸出溶剂，浸渍24h后进行渗漉，漉液浓缩后，与上液合并，静置，过滤；④在混合液体中加饴糖适量，再浓缩至约800ml；⑤加入苯甲酸钠3g与桂枝挥发油，调整总量至1000ml，混合均匀，即得。

3. 答案：本处方可设计为酊剂，软膏剂等。现提供关于酊剂的设计供参考：①取土槿皮粗粉，以75%乙醇为浸出溶剂，浸渍24小时进行渗漉，收集，使每100ml与土槿皮20g相当；②将水杨酸及苯甲酸溶解在土槿皮酊中，加适量乙醇使成100ml，搅拌均匀，滤过，即得。

（徐月红）

第三篇

剂型的制备工艺与设备

【第一部分　归纳总结与习题】

CHAPTER 第十五章

液体制剂的主要单元操作

第一节　注射用水的制备

项　目		内　　容
概述	水的种类	原水（raw water）：通常指自来水公司供应的自来水或深井水，原水不能直接用作制药用水。
		饮用水（tap water）：天然水经净化处理后所得的水，经常是制药用水的原水。其质量必须符合中华人民共和国国家标准 GB5749－85《生活饮用水卫生标准》。 ● 饮用水可作为药材净制时的漂洗、制药用具的粗洗用水。除另有规定外，也可作为药材的提取溶剂。
		纯化水（purified water）：饮用水经蒸馏法、离子交换法、反渗透法或其他适宜的方法制备的制药用水，其质量应符合《中国药典》2010 年版二部附录制药用水项下关于纯化水的规定。 ● 可用作配制普通制剂的溶剂或试验用水、灭菌或非灭菌制剂所用药材的提取溶剂、非灭菌制剂器具的精洗。不得用于注射剂的配制与稀释。
		注射用水（water for injection）：为纯化水经蒸馏法或反渗透法所得的水，又称重蒸馏水。其质量应符合《中国药典》2010 年版二部附录制药用水项下关于注射用水项下的规定。 ● 注射剂、输液、眼用制剂的配制及其容器的洗涤必须使用注射用水。
		灭菌注射用水（sterile water for injection）：为注射用水经灭菌所得的水，其质量应符合《中国药典》2010 年版二部附录制药用水项下关于灭菌注射用水项下的规定。 ● 主要用作注射用灭菌粉末的溶剂或注射剂的稀释剂。
	液体制剂使用的水	制剂：使用溶剂 普通液体制剂：蒸馏水 注射剂、输液：注射用水 眼用制剂：注射用水

续表

项目			内容
概述	溶液剂的制备过程		药物、附加剂的称量+水→溶解→滤过→分装→（灭菌）→质量检查→包装
	制水工艺		自来水→［细过滤器→电渗析装置或反渗透装置→阳离子树脂床→脱气塔→阴离子树脂床→混合树脂床］→多效蒸馏水机或气压式蒸馏水机→热贮水器（80℃）→注射用水 注：［ ］中为原水处理
原水处理	原水处理		• 自来水→细滤过器（除去大于5μm 的微粒）→离子交换法（或电渗析法及反渗透法）→纯化水 • 离子交换法制得的离子交换水主要供蒸馏法制备注射用水使用，也可用于洗瓶。
	离子交换法	原理	当饮用水通过阳离子交换树脂时，水中阳离子被树脂所吸附，树脂上的阳离子 H^+ 被置换到水中，经阳离子交换树脂处理的水再通过阴离子交换树脂时，水中的阴离子被树脂吸附，树脂上的阴离子 OH^- 被置换到水中，并和水中的 H^+ 结合成水。
		优点	设备简单、节约能源、成本低，所制得水的化学纯度高。
		离子交换树脂	• 732 型苯乙烯强酸性阳离子交换树脂，其极性基团是磺酸基，可用 $RSO_3^- H^+$ 和 $RSO_3^- Na^+$ 表示，前者叫氢型，后者叫钠型。 • 717 型苯乙烯强碱性阴离子交换树脂，其极性基为季铵基团，可用 $R-N^+(CH_3)_3Cl^-$ 或 $R-N^+(CH_3)_3OH^-$ 表示，前者叫氯型，后者叫 OH 型，氯型比较稳定。
	电渗析法	定义	电渗析法（electrodialysis method）：是依据离子在电场作用下定向迁移及交换膜的选择性透过原理设计的制水方法。
		特点	电渗析纯化水较离子交换经济，节约酸碱，但制得的水比电阻低，一般在 5 万~10 万 Ω·cm。
		原理	当电极接通直流电源后，原水中的离子在电场作用下迁移，若阳离子交换膜选用磺酸型，则膜中 $R-SO_3^-$ 基团构成足够强的负电场，排斥阴离子，只允许阳离子透过，并使其向阴极运动。同理季铵型阴离子膜带正电 $R-N^+(CH_3)_3$ 基团，排斥阳离子而只允许阴离子透过，并使其向阳极运动。这样隔室 1、3、5 中阳、阴离子逐渐减少为淡水室，将它们并联起来，就得一股淡水。

续表

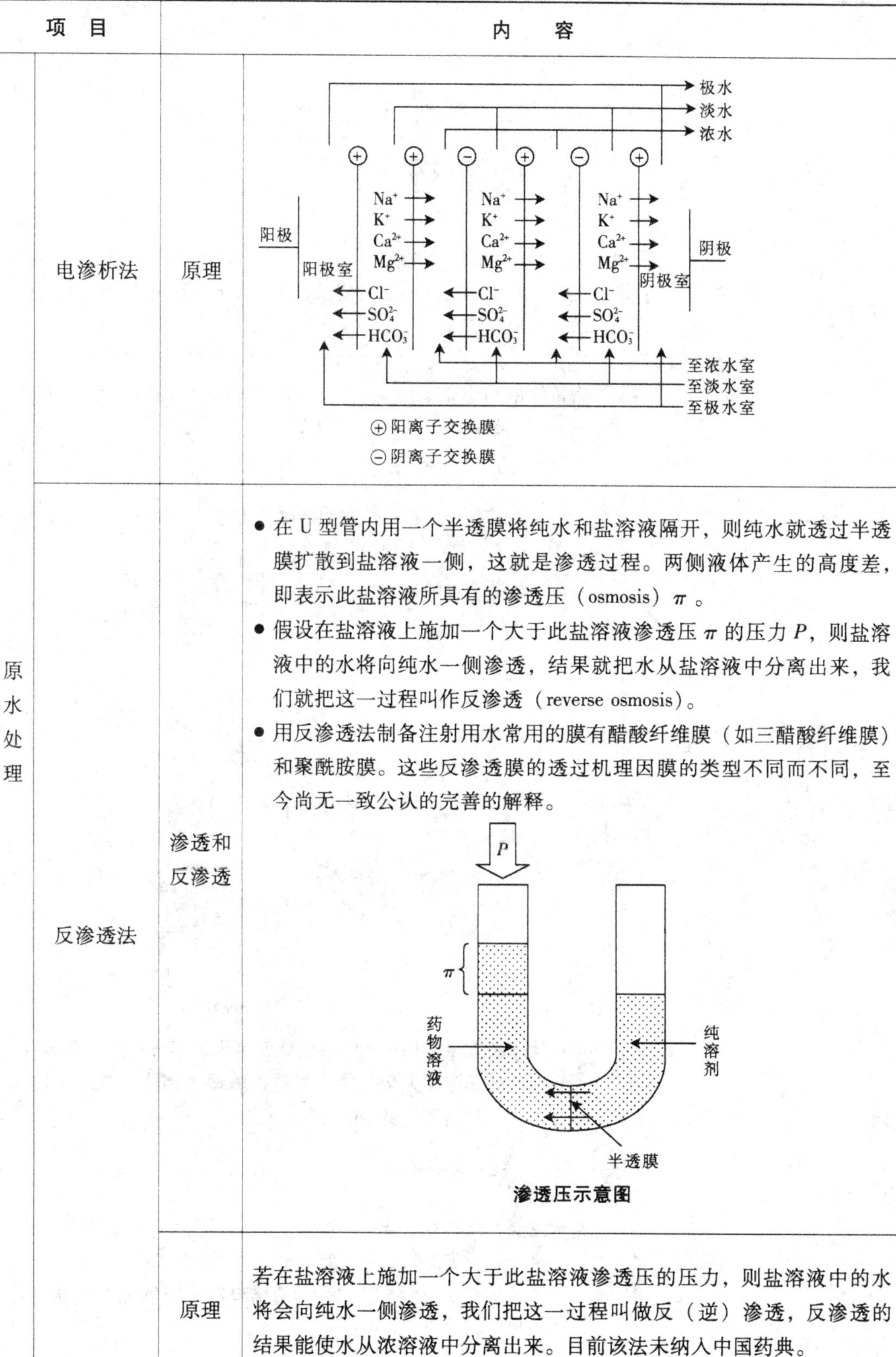

项目		内容	
原水处理	电渗析法	原理	
	反渗透法	渗透和反渗透	• 在 U 型管内用一个半透膜将纯水和盐溶液隔开，则纯水就透过半透膜扩散到盐溶液一侧，这就是渗透过程。两侧液体产生的高度差，即表示此盐溶液所具有的渗透压（osmosis）π 。 • 假设在盐溶液上施加一个大于此盐溶液渗透压 π 的压力 P，则盐溶液中的水将向纯水一侧渗透，结果就把水从盐溶液中分离出来，我们就把这一过程叫作反渗透（reverse osmosis）。 • 用反渗透法制备注射用水常用的膜有醋酸纤维膜（如三醋酸纤维膜）和聚酰胺膜。这些反渗透膜的透过机理因膜的类型不同而不同，至今尚无一致公认的完善的解释。 **渗透压示意图**
		原理	若在盐溶液上施加一个大于此盐溶液渗透压的压力，则盐溶液中的水将会向纯水一侧渗透，我们把这一过程叫做反（逆）渗透，反渗透的结果能使水从浓溶液中分离出来。目前该法未纳入中国药典。

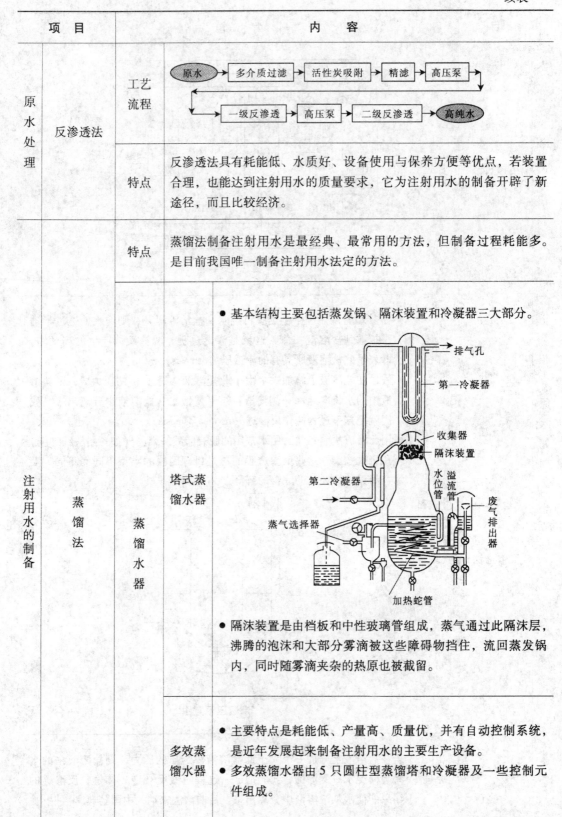

项目				内容
原水处理	反渗透法	工艺流程		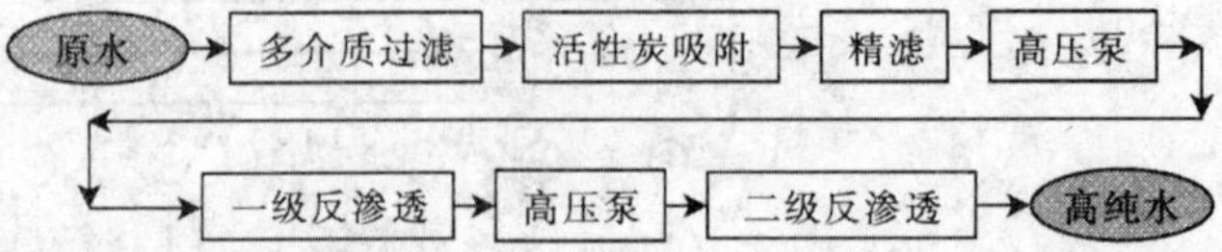 原水→多介质过滤→活性炭吸附→精滤→高压泵→一级反渗透→高压泵→二级反渗透→高纯水
		特点		反渗透法具有耗能低、水质好、设备使用与保养方便等优点，若装置合理，也能达到注射用水的质量要求，它为注射用水的制备开辟了新途径，而且比较经济。
注射用水的制备	蒸馏法	特点		蒸馏法制备注射用水是最经典、最常用的方法，但制备过程耗能多。是目前我国唯一制备注射用水法定的方法。
		蒸馏水器	塔式蒸馏水器	● 基本结构主要包括蒸发锅、隔沫装置和冷凝器三大部分。 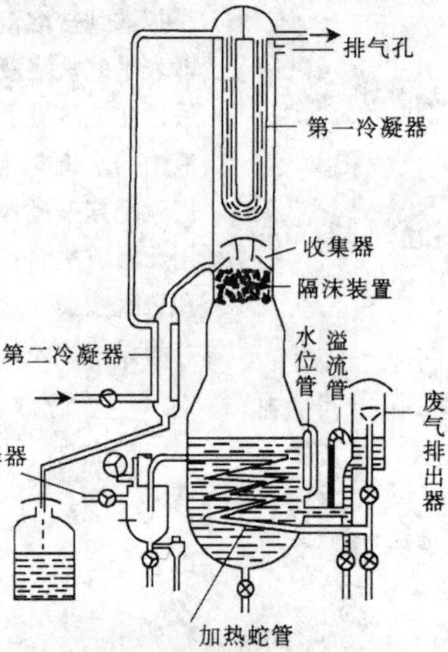 排气孔 第一冷凝器 收集器 隔沫装置 第二冷凝器 水位管 溢流管 废气排出器 蒸气选择器 加热蛇管 ● 隔沫装置是由档板和中性玻璃管组成，蒸气通过此隔沫层，沸腾的泡沫和大部分雾滴被这些障碍物挡住，流回蒸发锅内，同时随雾滴夹杂的热原也被截留。
			多效蒸馏水器	● 主要特点是耗能低、产量高、质量优，并有自动控制系统，是近年发展起来制备注射用水的主要生产设备。 ● 多效蒸馏水器由 5 只圆柱型蒸馏塔和冷凝器及一些控制元件组成。

续表

<table>
<tr><th colspan="2">项 目</th><th colspan="3">内 容</th></tr>
<tr><td rowspan="7">注射用水的制备</td><td rowspan="2">蒸馏法</td><td rowspan="2">蒸馏水器</td><td>多效蒸馏水器</td><td> 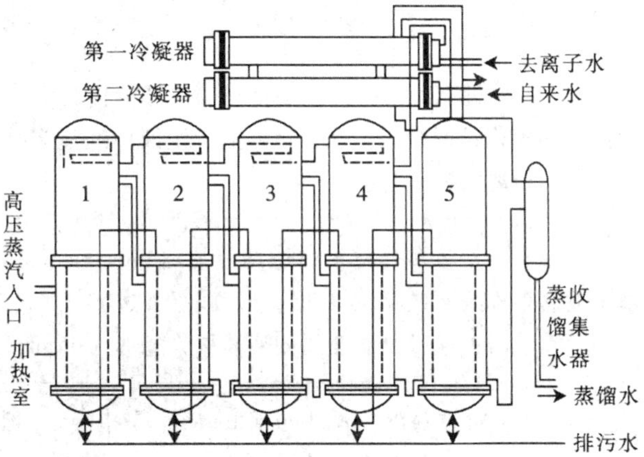第一冷凝器
第二冷凝器
去离子水
自来水
1
2
3
4
5
高压蒸汽入口
加热室
蒸馏水收集器
蒸馏水
排污水</td></tr>
<tr><td>汽压式蒸馏水器</td><td>主要由自动进水器、热交换器、加热室、蒸发室、冷凝器及蒸气压缩机等组成。也具有多效蒸馏器那些优点，但电能消耗较大。国内汽压式蒸馏水器已有生产，使用方便，效果较好。</td></tr>
<tr><td rowspan="5">注射用水的制备</td><td>反渗透法</td><td colspan="2">● 反渗透法制备注射用水完全能达到注射用水的要求，所以《美国药典》从 19 版开始就收载了此法为制备注射用水的法定方法之一。
● 反渗透法一般一级反渗透装置能除去 90% ~ 95% 的一价离子，98% ~99% 的二价离子，同时还能除去微生物和病毒，但除去氯离子的能力达不到药典的要求。因此需要至少二级反渗透系统才能制备注射用水</td></tr>
<tr><td>综合法</td><td colspan="2">● 采用综合法制备注射用水，可以提高注射用水的质量。具体组合方式有多种，主要根据原水质量、设备环境和工艺要求进行恰当组合。
● 自来水→砂滤器→活性炭过滤器→细过滤器→电渗析装置或反渗透装置→阳离子树脂床→脱气塔→阴离子树脂床→混合树脂床→多效蒸馏水机或气压式蒸馏水机→热贮水器（80℃）→注射用水。
● 实践经验表明，综合法制备注射用水的质量最好，因此目前国内普遍采用该法制备注射用水。</td></tr>
<tr><td>收集和保存</td><td colspan="2">接收蒸馏水时，初馏液应弃去一部分，检查合格后，方能收集，收集时应注意防止空气中灰尘及其他污物落入。最好采用带有无菌过滤装置的密闭收集系统。注射用水应在 80℃以上或灭菌后密封保存。</td></tr>
<tr><td>检查</td><td colspan="2">在生产过程中一般检查几个主要项目，例如氯化物、重金属、pH、铵盐、热原等，应定期检查。具体检查方法，参见《中国药典》2010 年版制药用水项下关于注射用水的规定。此外，还可配合比电阻测定，简单快速，使用方便。</td></tr>
</table>

第二节　液体过滤

项目		内容
概述	定义	过滤（filtration）：系指将固体和液体的混合物强制通过多孔性材料，使固体沉积或截留在多孔性材料上，使液体通过多孔性材料，从而使固体与液体得到分离的操作过程。
	基本概念	通常将多孔材料称过滤介质（filter media）或滤材；待过滤的液体（混悬液）称滤浆或料浆（slurry）；截留于过滤介质上的固体称为滤饼（filter cake）或滤渣；通过过滤介质的液体称为滤液（filtrate）。
过滤机理	介质过滤	● 介质过滤（medium filtration）是指液－固混合物通过过滤介质时，固体粒子被介质截留而达到固－液分离的一种操作。 ● 表面过滤的机制——筛析作用 粒径大于过滤介质的孔径，所以固体粒子被截留在过滤介质表面，过滤介质起了一种筛网的作用（即由于筛析作用，粒子被截留在过滤介质表面），因此称为表面过滤或膜过滤，见图（a）。 常用的过滤介质有微孔滤膜、超滤膜和反渗透膜等。 ● 深层过滤的机理——深层截留作用 粒子的截留发生在介质的“深层内部”，即粒径小于过滤介质孔径的粒子，进入到介质孔隙内部的弯弯曲曲的不规则孔道的较深部位，并由于惯性、重力、扩散、吸附等作用而沉积在这些空孔隙内部（深层截留作用），因此称为深层过滤。 图（b）、（c）是深层过滤的示意图。 砂滤棒、垂熔玻璃漏斗、多孔陶瓷、石棉过滤板等符合深层截留的作用机理。 （a）表面过滤　（b）深层截留　（c）架桥现象
	滤饼过滤	若药液中固体粒子含量约在3%～20%时，固体粒子聚集在过滤介质表面之上，过滤的拦截作用主要由过滤介质上沉积的滤饼产生，过滤介质只起着支撑滤饼的作用，这种过滤叫滤饼过滤（cake filtration）。如药物的重结晶、药材浸出液的过滤属于滤饼过滤。

续表

项 目			内 容
影响因素	滤 速		滤速是指在一定压力下，单位时间通过单位滤膜面积的滤液量。 流过过滤层的体积流量 Q 为： $Q=\frac{KA\Delta P}{\eta L}$ 式中：A，L – 分别表示过滤层面积和厚度；ΔP – 过滤时的操作压力（或滤床面上下压差）；η – 滤液黏度；K – 滤层中的流体穿过系数。
	影响因素		（1）过滤的操作压力：压力 ΔP 越大，滤速越快，因此常采用加压或减压过滤。 （2）滤液的黏度：黏度 η 越大，过滤速度越慢。 （3）过滤面积：面积 A 对于泥浆状的滤饼过滤格外重要。如果过滤面积小，易产生很厚的滤饼层，因而阻力增大，不易过滤，特别是软而易变形的滤渣层容易堵塞滤材的毛细孔，常用助滤剂活性炭打底，增加孔径，减少阻力。 （4）穿透系数：是滤层孔隙与比表面积的函数，即孔隙率大、比表面积小，穿透系数 K 大，有利于过滤。
	增加滤速方法		①加压或减压以提高压力差； ②升高滤液温度以降低黏度； ③先进行预滤，以减少滤饼厚度； ④设法使颗粒变粗以减少滤饼阻力等； ⑤增加过滤的截面积。
	助滤剂		①硅藻土：主要成分为二氧化硅，有较高的惰性和不溶性，是最常用的助滤剂； ②活性炭：常用于注射剂的过滤，有较强的吸附热原、微生物的能力，并具有脱色作用。但它能吸附生物碱类药物，应用时应注意其对药物的吸附作用； ③滑石粉：吸附性小，能吸附溶液中过量不溶性的挥发油和色素，适用于含黏液、树胶较多的液体； ④纸浆：有助滤和脱色作用，中药注射剂生产中应用较多，特别用于处理某些难以滤清的药液。
过滤器	分 类		粗滤：砂滤棒、滤纸、尼龙布、棉、绸布、涤纶布等。
			精滤：垂熔玻璃、石棉板、微孔滤膜等。
	砂滤棒	种类	● 苏州产的硅藻土滤棒，质地疏松，滤速快，特别适用于黏度大、浓度高的滤液的粗滤。 ● 唐山生产的多孔素瓷滤棒系白陶土烧结而成，质地致密，滤速慢，一般适用于低黏度液体的粗滤。
		特点	砂滤棒易于脱沙，对药液吸附性强，难于清洗，且有改变药液 pH 值的情况。但本品价廉易得，滤速快，适用于大生产粗滤之用。

续表

<table>
<tr><th colspan="3">项 目</th><th colspan="2">内 容</th></tr>
<tr><td rowspan="7">过滤器</td><td rowspan="3">垂熔玻璃滤器</td><td>种类</td><td colspan="2">垂熔玻璃漏斗、垂熔玻璃滤球和垂熔玻璃滤棒三种。</td></tr>
<tr><td>规格</td><td>3 号多用于常压过滤
4 号可用于减压或加压过滤
6 号作无菌过滤</td><td><table><tr><th>滤板号</th><th>滤板孔径（μm）</th></tr><tr><td>1</td><td>80 ~ 120</td></tr><tr><td>2</td><td>40 ~ 80</td></tr><tr><td>3</td><td>15 ~ 40</td></tr><tr><td>4</td><td>5 ~ 15</td></tr><tr><td>5</td><td>2 ~ 5</td></tr><tr><td>6</td><td>2 以下</td></tr></table></td></tr>
<tr><td>特点</td><td colspan="2">①化学性质稳定，除强碱与氢氟酸外几乎不受化学药品的腐蚀；
②过滤时无渣脱落，对药物无吸附作用，对药液的 pH 无影响；
③易于清洗，不易出现裂漏，碎屑脱落等现象；
④缺点是价格较贵，脆而易破。</td></tr>
<tr><td rowspan="3">微孔滤膜过滤器</td><td>定义</td><td colspan="2">微孔滤膜是用高分子材料制成的薄膜过滤介质。</td></tr>
<tr><td>优点</td><td colspan="2">①孔径小而均匀（规格多，孔径 0.25 ~ 14μm）、截留能力强；
②质地轻而薄（0.1 ~ 0.15mm）而且孔隙率大（微孔体积占薄膜总体积的 80% 左右）；
③过滤时无介质脱落；
④不影响药液的 pH 值；
⑤滤膜吸附性少，不滞留药液；
⑥滤膜用后弃去，药液之间不会产生交叉污染。</td></tr>
<tr><td>材质</td><td colspan="2">①醋酸纤维素膜：适用于无菌过滤；
②硝酸纤维素膜：适用于水溶液、空气、油类、酒类除去微粒和细菌；
③醋酸纤维与硝酸纤维混合酯膜：性质与硝酸纤维素膜类同；
④聚酰胺（尼龙）膜：适用于过滤弱酸、稀酸、碱类和普通溶剂，如丙酮、二氯甲烷、醋酸乙酯的过滤；
⑤聚四氟乙烯膜：用于过滤酸性、碱性液体和有机溶剂；
⑥聚偏氟乙烯膜（PVDF）：过滤精度 0.22 ~ 5.0 μm，具有耐氧化性和耐热的性能，适用 pH 为 1 ~ 12；
⑦其他：聚砜膜、聚氯乙烯膜、聚乙烯醇醛膜、聚丙烯膜等多种滤膜。</td></tr>
</table>

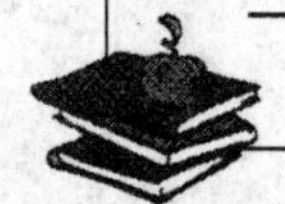

续表

<table>
<tr><th colspan="2">项 目</th><th colspan="2">内 容</th></tr>
<tr><td rowspan="2">过滤器</td><td rowspan="2">微孔滤膜过滤器</td><td>孔径大小测定</td><td>一般采用气泡点压力法测定。根据测得的气泡点压力，可以算出滤膜的孔径大小。气泡点压力 P 和膜孔径 d 的关系如下：
$$d=\frac{k4\sigma\cos\theta}{P}$$
式中：P - 气泡点压力（Pa）；d - 微孔直径（cm）；σ - 试验液体的表面张力（dyne/cm）；θ - 液 - 固之间的接触角；k - 微孔形状校正系数。若滤膜孔为圆形，则 $k=1$；若滤膜完全被水润湿，则 $\theta=0$、$\cos\theta=1$。因此，只要测出气泡点压力，即可以求出微孔的直径。
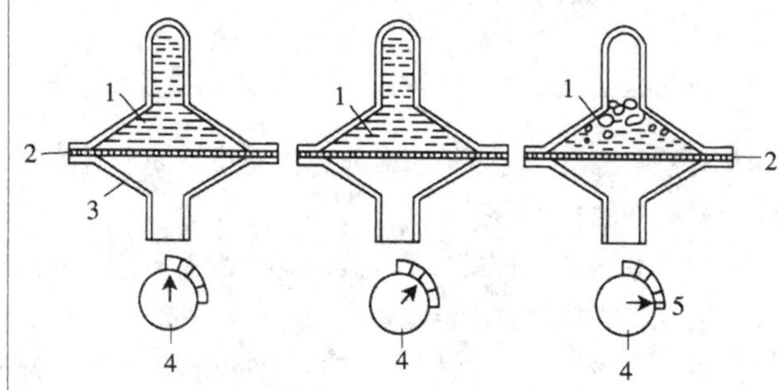

气泡点压力测定示意图
1. 水 2. 微孔滤膜 3. 滤器 4. 压力表 5. 气泡点压力
气泡点压力的测定方法：
将微孔滤膜湿润后装在过滤器中，并在滤膜上覆盖一层水，从过滤器下端加压通入氮气（以每分钟升高 4.3kPa 压力的速度加压），当压力升高至一定值，滤膜上面的水层中开始逸出连续的气泡，产生第一个气泡的压力 P 即为该滤膜的气泡点压力。
我国《药品生产质量管理规范》规定微孔滤膜使用前后均要进行气泡点试验。</td></tr>
<tr><td>应用</td><td>①用于需要热压灭菌的水针剂、大输液的生产中，常用的微孔滤膜孔径为 0.65 ~0.8μm；
②孔径为 0.22μm 或 0.3μm 的微孔滤膜可以用于对热敏感药物的除菌过滤，如胰岛素、辅酶 A、ATP、细胞色素 C、人体转移因子、血清蛋白等。
③微孔滤膜针头过滤器用于静脉注射，防止细菌和微粒注入人体内产生不良反应。
④用于细菌、癌细胞、寄生虫的检验。</td></tr>
</table>

续表

<table>
<tr><th colspan="2">项 目</th><th colspan="3">内 容</th></tr>
<tr><td rowspan="3">过滤器</td><td>微孔滤膜过滤器</td><td>圆盘形膜滤器</td><td>由底盘、底盘圆圈、多孔筛板（支撑板）、微孔滤膜、板盖垫圈及板盖等部件所组成。
安放滤膜时，反面朝向待滤液体，有利于防止膜的堵塞。安装前，滤膜应放在注射用水中浸渍润湿 12h（70℃）以上。安装时，滤膜上还可以加 2～3 层滤纸，以提高过滤效果。</td><td>药液入口
放气阀
盖板垫圈
微孔滤膜
多孔筛板
底板垫圈
滤器底板
药液出口</td></tr>
<tr><td>板框压滤机</td><td colspan="3">● 板框压滤机，由多个滤板和滤框交替排列在支架上组成，是一种在加压下间歇操作的过滤设备。
● 此种滤器的过滤面积大，截留的固体量多，且可在各种压力下过滤。缺点是装配和清洗麻烦，容易滴漏。
● 可用于黏性大、滤饼可压缩的各种物料的过滤，特别适用于含少量微粒的滤浆。在注射剂生产中，多用于预滤。

板框式压滤机装置图
1. 滤浆进口　2. 洗水入口　3. 滤板　4. 滤布　5. 滤框
6. 通道孔　7. 终板　8. 螺旋杆　9. 支持棒　10. 滤液</td></tr>
<tr><td>钛滤器</td><td colspan="3">● 钛滤器是用粉末冶金工艺将钛粉末加工制成的滤棒或滤片。
● 钛滤器抗震性能好、强度大、重量轻、不易破碎、阻力小、滤速大。
● F2300G－30 钛滤棒其气孔实验最大孔径不大于 30μm，适用于配制注射液中脱炭过滤。
● F2300G－60 微孔钛滤片适用于代替滤膜滤器中的不锈钢或塑料筛支撑微孔滤膜，具有不引起滤膜破裂、渗漏的优点。</td></tr>
</table>

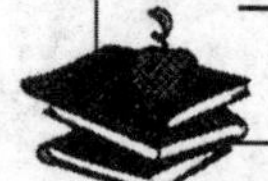

续表

项目		内容
过滤器	超滤	● 超滤（ultra filtration，UF）：是一个压力驱动的膜分离过程，它利用多孔材料的拦截能力，将颗粒物质从流体及溶解组分中分离出来。 ● 超滤膜的典型孔径在 0.01 ~0.1μm 之间，对于细菌和大多数病毒、胶体、淤泥等具有极高的去除率。 ● 在水处理领域，超滤可用于除去水中的微粒、胶体、细菌、病毒、热原、蛋白质及高分子有机物，使水得到净化。
	核径迹微孔过滤	● 核径迹微孔滤膜又称为核径迹蚀刻膜，是利用重粒子辐照和径迹蚀刻技术制备而成的。核孔膜材料采用聚酯或聚碳酸酯，膜上具有核径迹所形成的微米级微孔。 ● 优点：①过滤速度快； ②截留特性好； ③机械强度高、柔性好； ④热稳定性好，能在 80℃以下正常工作，可耐 140℃高温； ⑤生物学特性好，既不抑菌，也不杀菌，也不受微生物侵蚀； ⑥稳定性好，可耐酸和绝大部分有机溶剂的浸蚀。
过滤方式	高位静压过滤装置	适用于在有楼房时，药液在楼上配制，通过管道过滤到楼下进行灌封。此法压力稳定，质量好，但滤速稍慢。
	减压过滤装置	● 适应于各种滤器，设备要求简单，但压力不够稳定，操作不当，易使滤层松动，影响质量。 ● 特点：整套装置从过滤到灌注都在密闭的情况下进行，药液不易被污染，但进入系统中的空气必须经过过滤。 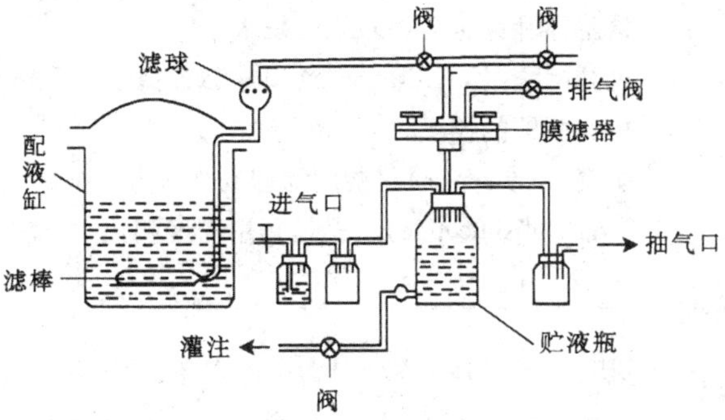 减压过滤装置

续表

项目		内容
过滤方式	加压过滤装置	●加压过滤系用离心泵将液体通过滤器进行过滤，其特点为压力稳定，滤速快、质量好、产量高，多用于药厂大量生产。 ●由于全部装置保持正压，如果过滤时中途停顿，对滤层影响也较小，同时外界空气不易漏入过滤系统。无菌过滤宜采用此法，有利于防止污染。 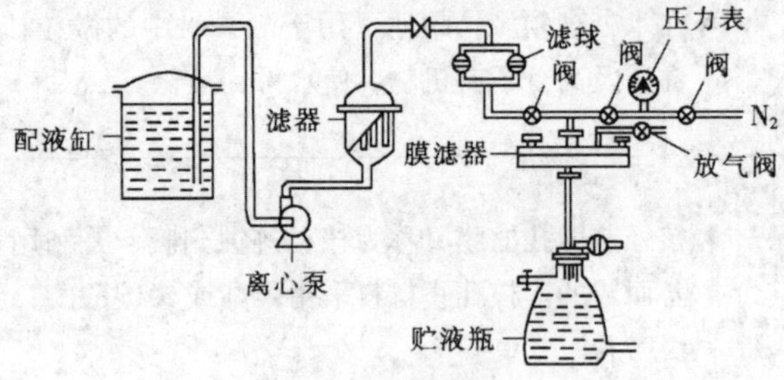 加压过滤装置

第三节　灭菌与无菌操作

项目		内容
概述	菌	菌是指微生物，包括细菌、真菌、病毒等。细菌的芽孢具有较强的抗热能力，因此灭菌效果常以杀灭芽孢为准。
	无菌操作法	无菌操作（aseptic processing）：是在无菌环境下进行制备操作的技术。 无菌（sterility）：系指在任一指定物体、介质或环境中，不得存在任何活的微生物。
	基本概念	灭菌（sterilization）：是指采用物理或化学方法将所有致病和非致病的微生物繁殖体和芽胞全部杀灭的技术。 过滤除菌（sterilization by filtration）：是利用过滤介质或静电法将杂菌予以捕集、截留的技术。 防腐（antisepsis）：指用物理或化学方法抑制微生物的生长与繁殖的手段。 消毒（disinfection）：是指采用物理和化学方法将病原微生物杀死的技术。
	无菌保证水平	灭菌过程只是一个统计意义的现象，并不能使物料绝对无菌。在实际生产中，以无菌保证水平 SAL（sterility assurance level）表示，最终无菌产品的微生物存活概率不得高于 10^{-6}。

续表

<table>
<tr><th colspan="4">项　目</th><th>内　　容</th></tr>
<tr><td rowspan="8">灭菌方法</td><td rowspan="8">物理灭菌法</td><td>定义</td><td colspan="2">物理灭菌法（physical sterilization）：系指利用蛋白质与核酸具有遇热、射线不稳定的特性，采用加热、射线和过滤方法杀灭或除去微生物的技术。</td></tr>
<tr><td rowspan="7">热灭菌法</td><td colspan="2">热灭菌法（heat sterilization）：加热可以破坏细菌体内的蛋白质与核酸中的氢键，使蛋白质变性或凝固、核酸破坏，导致微生物死亡。</td></tr>
<tr><td rowspan="3">干热灭菌法</td><td>干热灭菌法（dry heat sterilization）系指在干燥环境中进行灭菌的技术。</td></tr>
<tr><td>火焰灭菌法
● 是直接在火焰中烧灼进行灭菌的方法。
● 灭菌迅速、可靠、简便。
适用于耐火焰材质的物品、金属、玻璃及瓷器等用具的灭菌，不适用于药品的灭菌。</td></tr>
<tr><td>干热灭菌法
● 在高温干热空气中灭菌的方法，由于干燥状态下微生物的耐热性强，所以必须长时间加热才能灭菌。
● 一般规定为 160 ~ 170℃ 灭菌 2h 以上，170 ~ 180℃ 灭菌 1h 以上或 250℃ 灭菌 45min 以上。灭菌后应保证物品的 $SAL \leq 10^{-6}$。
● 适用于耐高温的玻璃制品、金属制品以及不允许湿气穿透的油脂类和耐高温的粉末化学药品等。
● 本法的缺点是灭菌温度较高，灭菌时间较长，穿透力弱，温度不易均匀，不适于橡胶、塑料及大部分药品。</td></tr>
<tr><td rowspan="3">湿热灭菌法</td><td>蒸汽灭菌法（steam sterilization）：系指用饱和蒸汽、沸水或流通蒸汽进行灭菌的方法。</td></tr>
<tr><td>热压灭菌法
● 是用压力高于常压的饱和水蒸气加热杀灭微生物的方法。
● 具有很好的灭菌效果，灭菌十分可靠，能杀灭所有细菌繁殖体和芽孢，是在制剂生产中应用最广泛的一种灭菌方法。
● 凡能耐高压蒸气的药物制剂、玻璃容器、金属容器、瓷器、橡胶塞、膜过滤器等均能采用此法。
● 湿热灭菌条件通常采用 121℃ × 30min；121℃ × 15min；116℃ × 40min。</td></tr>
<tr><td>流通蒸汽灭菌法
● 是在常压下使用 100℃ 流通蒸汽加热杀灭微生物的方法。通常灭菌时间为 30 ~ 60min。
● 本法不能保证杀灭所有的芽孢，是不可靠的灭菌方法，可适用于消毒及不耐高热的制剂的灭菌。</td></tr>
</table>

续表

<table>
<tr><th colspan="4">项 目</th><th>内 容</th></tr>
<tr><td rowspan="7">灭菌方法</td><td rowspan="7">物理灭菌法</td><td rowspan="3">热灭菌法</td><td rowspan="2">湿热灭菌法</td><td>煮沸灭菌法
● 是把待灭菌物品放入沸水中加热灭菌的方法。通常煮沸 30～60min。
● 该法灭菌效果较差，常用于注射器、注射针等器皿的消毒。</td></tr>
<tr><td>低温间歇灭菌法
● 系指将待灭菌的物品置 60～80℃的水或流通蒸汽中加热 1h，杀灭其中的细胞繁殖体后，在室温中放置 24h，待芽孢发育成繁殖体，再次加热灭菌、放置，反复多次，直至杀灭所有芽孢。
● 该法适合于不耐高温、热敏感物料和制剂的灭菌。
缺点是费时，工效低，且芽孢的灭菌效果往往不理想，必要时加适量的抑菌剂，以提高灭菌效率。</td></tr>
<tr><td>影响因素</td><td>①细菌种类与数量以及不同发育期的。
②药物性质与灭菌时间。
③蒸气的性质。
④介质的性质。</td></tr>
<tr><td colspan="2">过滤灭菌法</td><td>● 是用过滤方法除去活的或死的微生物的方法。
● 主要适用于对热不稳定的药物溶液、气体、水等的除菌。
● 该法应配合无菌操作技术，成品必须进行无菌检查，以保证其除菌质量。
● 药品生产中采用的除菌滤膜孔径一般不超过 0.22μm。</td></tr>
<tr><td rowspan="2">射线灭菌法</td><td>辐射灭菌法</td><td>● 是以放射性同位素（^{60}Co）的 γ 射线灭菌的方法。
● 辐射灭菌的特点：不升高灭菌产品的温度，穿透性强，适合于不耐热药物的灭菌。
● 设备费用高，对某些药品可能降低效力、产生毒性或发热物质，同时要严格可靠的安全防护措施。</td></tr>
<tr><td>紫外线灭菌法</td><td>● 是用紫外线照射杀灭微生物的方法。
● 用于灭菌的紫外线波长是 200～300nm，其中灭菌力最强的波长是 254nm。
● 本法适用于被照射物的表面灭菌、无菌室的空气及蒸馏水的灭菌，不适用于药液和固体物质深部的灭菌。装于容器中的药物不能灭菌。</td></tr>
<tr><td colspan="2">微波灭菌法</td><td>● 是用微波（频率在 300 兆赫到 300 千兆赫之间的高频电磁波）照射而产生的热量杀灭微生物的方法。
● 本法适用于水性注射液的灭菌。微波能穿透到介质的深部，通常可加热表里如一。
● 具有低温、常压、灭菌速度快（2～3min）、高效、均匀、保质期长、节约能源、不污染环境、操作简单、易维护等优点。</td></tr>
</table>

续表

<table>
<tr><th colspan="3">项　目</th><th colspan="2">内　　容</th></tr>
<tr><td rowspan="2">灭菌方法</td><td rowspan="2">化学灭菌法</td><td>气体灭菌法</td><td colspan="2">● 系指采用化学消毒剂产生的气体杀灭微生物的方法。
● 常用的化学消毒剂有环氧乙烷、甲醛、气态过氧化氢、臭氧等。
● 本法适用于在气体中稳定的物品灭菌，如环境消毒、不耐加热灭菌的医用器具、设备和设施等的消毒，亦用于粉末注射剂，不适合对产品质量有损害的场合。</td></tr>
<tr><td>药液灭菌法</td><td colspan="2">● 系指采用杀菌剂溶液进行灭菌的方法。
● 常用于作为其他灭菌法的辅助措施，适合于皮肤、无菌器具和设备的消毒。
● 常用的杀菌剂：0.1%和0.2%苯扎溴铵溶液（新洁尔灭）、2%左右的酚或煤酚皂溶液、75%乙醇等。</td></tr>
<tr><td rowspan="2">灭菌设备</td><td colspan="2">卧式热压灭菌柜</td><td>注意的事项：
①必须使用饱和蒸气；
②必须排尽灭菌柜内空气；
③灭菌时间应以全部药液温度达到所要求的温度时开始计时；
④灭菌完毕后，关闭蒸气、排气，必须使柜内压力与大气压相等时才能开柜门。</td><td> 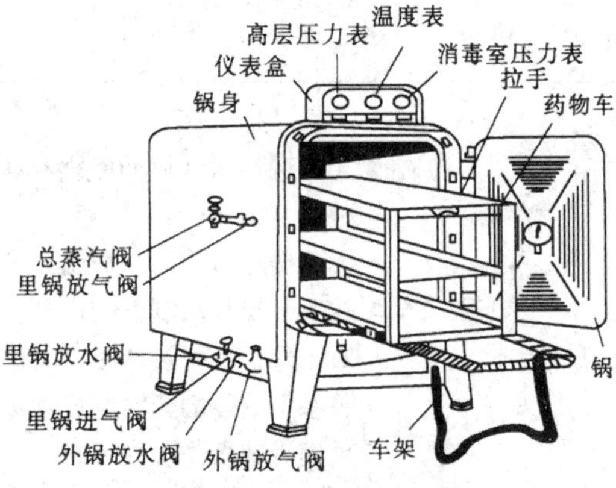卧式热压灭菌柜结构简图</td></tr>
<tr><td colspan="2">水浴式灭菌柜</td><td>特点：
①用了 F_0 监控仪，实时监控灭菌质量；
②任何部位的瓶内药液温度差 <0.5℃，药液受热均匀；
③避免了玻璃瓶因骤热和骤冷时产生的破瓶和爆瓶问题；
④灭菌后药瓶外表面洁净光亮；
⑤灭菌工艺过程可由电脑精确控制，自动完成，保证灭菌质量。</td><td> 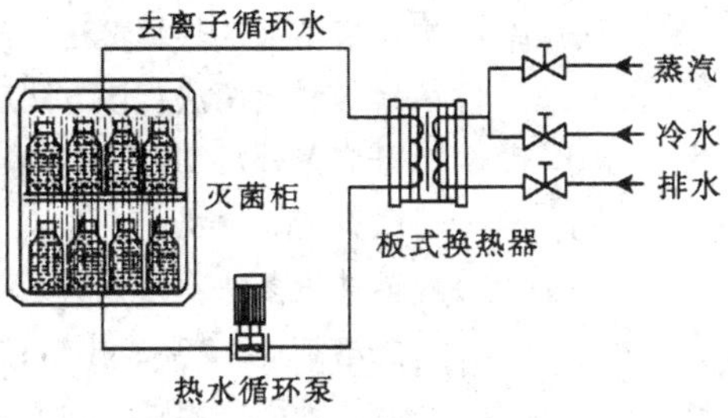水浴式灭菌柜结构简图</td></tr>
</table>

续表

项目		内容
灭菌设备	旋转式水浴灭菌柜	该灭菌柜最初是为解决脂肪乳和其他混悬型输液的灭菌要求而设计的。 特点： ● 柜体内设有旋转内筒，可正向和反向旋转，并可无极调速（4～10 转/分钟）； ● 灭菌时玻璃瓶随内筒转动，瓶内药液不断地翻滚混合，使药液受热均匀快速，不易产生沉淀，满足了脂肪乳和其他混悬型输液的灭菌工艺要求。
	平移门安瓿水浴灭菌器	● 它采用高温水淋浴方式对液瓶加热和灭菌。 ● 具有温度均匀，温度控制范围宽，调控可靠等优点。 ● 灭菌操作结束后，对灭菌室抽真空，充入颜色，对安瓿进行检漏和清洗处理。
无菌操作法	概述	● 无菌操作法（aseptic processing）是把整个过程控制在无菌条件下进行的一种操作方法。 ● 无菌操作所用的一切用具、材料及环境，均需按照前述的灭菌法灭菌。 ● 按无菌操作法制备的产品，最后一般不再灭菌，直接使用，故无菌操作法对于保证不耐热产品的质量至关重要。 ● 一些不耐热的药物制成注射剂、眼用溶液、眼用软膏、皮试液等时，往往采用无菌操作法制备。
	操作室的灭菌	无菌室（aseptic processing room）的灭菌多采用灭菌和除菌相结合的方式，对于流动空气采用过滤介质除菌法；对于静止环境的空气采用灭菌方法，常用气体和液体灭菌法和紫外线空气灭菌法等。 ● 甲醛溶液加热熏蒸法：该方法灭菌较彻底。 ● 紫外线灭菌法：该方法应用于间歇和连续操作过程中。一般在每天工作前开启紫外灯 1h 左右，操作间歇中亦应开启 0.5～1h，必要时可在操作过程中开启。 ● 液体灭菌法：该方法是一种辅助灭菌方法，主要采用 3% 酚溶液、2% 煤皂酚溶液、0.2% 苯扎溴铵或 75% 乙醇喷洒或擦拭，用于无菌室的空间、墙壁、地面、用具等的灭菌。 ● 臭氧灭菌法：是在《GMP 验证指南》消毒方法种类中被推荐的方法。该法将臭氧发生器安装在中央空调净化系统送、回风总管道中与被控制的洁净区采用循环形式灭菌。

续表

项目		内容
灭菌参数 F 与 F_0 值	D 值	● D 值是指在一定温度下，把微生物杀灭 90%（即下降一个对数单位）所需的时间，以分钟表示。 ● 下降一个对数单位的含义是：$\lg N_0 - \lg N_t = 1$，即 $N_0/N_t = 10/1$，亦即 N 被杀灭 $= N_0 - N_t = N_0 - N_0/10 = 90\% N_0$。 ● 在一定灭菌条件下，不同微生物具有不同的 D 值；同一微生物在不同灭菌条件下，D 值亦不相同。
	Z 值	Z 值是灭菌的温度系数，系指某一种微生物的 D 值减少到原来的 1/10 时（即下降一个对数单位时），所需升高的温度值（℃），通常取 10℃。当温度 T 升高时，杀灭速度常数 k 增大，因而 D 值减少（$D = 2.303/k$）。 在一定温度范围内（100～138℃），$\lg D$ 与温度 T 之间呈直线关系。 令： $$Z = \frac{T_2 - T_1}{\lg D_1 - \lg D_2}$$ 显然，Z 值为降低一个 $\lg D$ 值所需升高的温度数，即：灭菌 90% 的时间减少到原来的 1/10 所需升高的温度。 上式可以改写为： $$\frac{D_2}{D_1} = 10^{\frac{T_1 - T_2}{Z}}$$ 设 $Z = 10℃$，$T_1 = 110℃$，$T_2 = 121℃$，则有 $D_1 = 12.59 D_2$ 该式的物理意义在于：如果在 121℃ 只需要 1 分钟（$D_2 = 1$）即可把微生物杀灭 90% 的话，但在 110℃ 则需耗费 12.59 分钟（显然在 121℃ 的灭菌速度大幅度提高）。
	F 值	F 值以分钟为单位，其数学表达式如下： $$F = \Delta t \sum 10^{\frac{T - T_0}{Z}}$$ 式中：T – 每个时间间隔 Δt 所测得的被灭菌物的温度；T_0 – 参比温度；Δt – 测定被灭菌物温度的时间间隔，一般为 0.5～1.0min。 F 值为在一系列温度 T 下给定 Z 值所产生的灭菌效力与在参比温度 T_0 下给定 Z 值所产生的灭菌效力相同时，所相当的 T_0 温度下的灭菌时间（前者相当于后者的时间），即：（前者）整个灭菌过程的效果相当于 T_0 温度下 F 分钟的灭菌效果。F 值常用于干热灭菌。干热灭菌时的 $Z = 20℃$，参比温度为 170℃。

续表

<table>
<tr><th colspan="2">项 目</th><th>内 容</th></tr>
<tr><td>灭菌参数 F 与 F_0 值</td><td>F_0 值</td><td>在湿热灭菌时，将参比温度定为121℃，以嗜热脂肪芽孢杆菌作为微生物指示菌，该菌在121℃时，Z 值为10℃。则：
$$F_0 = \Delta t \sum 10\ (\dot{T} - 121)\ /10$$
显然，F_0 值为一定灭菌温度 T 下、Z 为10℃所产生的灭菌效果与121℃、Z 值为10℃所产生的灭菌效力相同时，前者相当于后者的时间（亦称物理 F_0）。也就是说，不管温度如何变化，在 $0 \sim t$ 分钟内的灭菌效果相当于温度在121℃下灭菌 F_0 分钟的效果，亦即它把所有温度下的灭菌效果都转化成121℃下灭菌的等效值加合起来。
因此，F_0 亦称为标准灭菌时间。目前，F_0 的应用仅限于热压灭菌。
灭菌过程中不同时间的温度
<table><tr><td>时间（min）</td><td>0</td><td>1</td><td>2</td><td>3</td><td>4</td><td>5</td><td>6</td><td>7</td><td>8</td><td>9~39</td><td>40</td><td>41</td><td>42</td><td>43</td><td>44</td></tr><tr><td>温度（℃）</td><td>100</td><td>102</td><td>104</td><td>106</td><td>108</td><td>110</td><td>112</td><td>115</td><td>114</td><td>115</td><td>110</td><td>108</td><td>106</td><td>102</td><td>100</td></tr></table>
F_0 的计算过程：
$$F_0 = 1 \times [(10^{\frac{100-121}{10}}) + (10^{\frac{102-121}{10}}) + (10^{\frac{104-121}{10}}) + (10^{\frac{106-121}{10}}) + (10^{\frac{108-121}{10}}) + (10^{\frac{110-121}{10}}) + (10^{\frac{112-121}{10}}) + (10^{\frac{115-121}{10}}) + (10^{\frac{114-121}{10}}) + (10^{\frac{115-121}{10}}) \times 30 + (10^{\frac{110-121}{10}}) + (10^{\frac{108-121}{10}}) + (10^{\frac{106-121}{10}}) + (10^{\frac{102-121}{10}}) + (10^{\frac{100-121}{10}})] = 8.49\text{min}$$
需记录被灭菌物不同时间的温度，代入式就可算出 F_0。
$F_0 = \Delta t \sum 10\ (T - 121)\ /10 = 8.49\text{min}$ 的计算结果说明：在44min内的一系列温度 T 下的灭菌效果相当与在121℃灭菌8.49min的灭菌效果。
由于 F_0 由微生物的 D 值和微生物的初始数及残存数所决定，所以 F_0 又叫生物 F_0。
$$F_0 = D_{121} \times\ (\lg N_0 - \lg N_t)$$
式中，N_t——灭菌后预期达到的微生物残存数。又叫染菌度概率（probability of non - sterility）一般取 N_t 为 10^{-6}。
注意事项：①尽可能减少各工序中微生物对药品的污染，分装好的药品应尽快灭菌，以使初始微生物数在最低水平。最好使每个容器的含菌量控制在10以下（即 $\lg N_0 \leq 1$）；②应适当考虑增强安全因素，一般增加50%。如规定 F_0 为8min，则实际操作应控制 F_0 为12min为好。</td></tr>
<tr><td>无菌检查法</td><td>概念</td><td>无菌检查法（sterility test）系指无菌药品、医疗器具、原料、辅料及其他品种是否无菌的一种检查方法。
《中国药典》2010年版收录有“直接接种法”和“薄膜过滤法”。</td></tr>
</table>

续表

项目		内容
无菌检查法	直接接种法	将供试品溶液直接接种于符合直接接种法要求的培养基上，培养数日后观察培养基上是否出现浑浊或沉淀，与阳性和阴性对照品比较或直接用显微镜观察。
	薄膜过滤法	取规定量供试品经薄膜过滤器过滤后，取出滤膜在培养基上培养数日，观察结果，并进行阴性和阳性对照试验。此法灵敏度高，结果较“直接接种法”可靠，不易产生假阴性结果，操作也比较简便。但无菌检查的全部过程应严格遵守无菌操作，防止微生物的污染。

第四节　空气净化技术

项目		内容
概述		● 空气净化技术（air purification technique）是以创造洁净的空气为主要目的的空气调节措施。 ● 药物制剂行业中的空气净化需要生物洁净，即在除掉空气中各种尘埃的同时除掉各种微生物等。 ●《药品生产质量管理规范》（1998 年修订）中明确规定“进入洁净室（区）的空气必须净化，并根据要求划分空气洁净级别”
洁净室的净化标准与测定方法	洁净室的净化标准	1. 含尘浓度的表示方法 常用计数浓度与重量浓度表示空气的含尘浓度。 计数浓度：每升或每立方米空气中所含粉尘的个数（个/L 或个/m^3）。 重量浓度：每 m^3 空气中所含粉尘的毫克数（mg/m^3）。 2. 洁净室的洁净度标准 ● 我国《药品生产质量管理规范》1998 年修订版中将药品生产洁净室（区）的空气洁净度划分四个级别，100 级、10000 级、100 000 级、300 000 级。洁净级别是指每立方米中≥0.5μm 的粒子数最多不超过的个数。 ● 我国《药品生产质量管理规范》2010 年修订版将无菌药品生产所需洁净区分为 A、B、C、D 四个级别。 ● 除有特殊要求外，我国洁净室对室温和相对湿度的要求为：室温 18℃ ~26℃，相对湿度 40% ~60%。

续表

<table>
<tr><th colspan="2">项目</th><th>内容</th></tr>
<tr><td rowspan="2">洁净室的净化标准与测定方法</td><td>洁净室的净化标准</td><td>

洁净室（区）各级别洁净度空气悬浮粒子的标准规定

<table>
<tr><th rowspan="3">洁净度级别</th><th colspan="4">悬浮粒子最大允许数/立方米</th></tr>
<tr><th colspan="2">静态</th><th colspan="2">动态</th></tr>
<tr><th>≥0.5μm</th><th>≥5μm</th><th>≥0.5μm</th><th>≥5μm</th></tr>
<tr><td>A 级</td><td>3500</td><td>1</td><td>3500</td><td>1</td></tr>
<tr><td>B 级</td><td>3500</td><td>1</td><td>350000</td><td>2000</td></tr>
<tr><td>C 级</td><td>350000</td><td>2000</td><td>3500000</td><td>20000</td></tr>
<tr><td>D 级</td><td>3500000</td><td>20000</td><td>不作规定</td><td>不作规定</td></tr>
</table>

洁净区微生物监控的动态标准

<table>
<tr><th rowspan="2">级别</th><th rowspan="2">浮游菌（cfu/m³）</th><th rowspan="2">沉降菌（90mm）（cfu/4h）</th><th colspan="2">表面微生物</th></tr>
<tr><th>接触碟（55mm）cfu/碟</th><th>5 指手套 cfu/手套</th></tr>
<tr><td>A 级</td><td><1</td><td><1</td><td><1</td><td><1</td></tr>
<tr><td>B 级</td><td>10</td><td>5</td><td>5</td><td>5</td></tr>
<tr><td>C 级</td><td>100</td><td>50</td><td>25</td><td>—</td></tr>
<tr><td>D 级</td><td>200</td><td>100</td><td>50</td><td>—</td></tr>
</table>

</td></tr>
<tr><td>含尘浓度测定方法</td><td>1. 光散射法　当含尘气流以细流束通过强光照射的测量区时，空气中的每个尘粒发生光散射，形成光脉冲信号，脉冲信号的次数与尘粒数目对应，最后由数码管显示粒径与粒子数目。
2. 滤膜显微镜法　利用微孔滤膜真空过滤含尘空气，把尘粒捕集在滤膜表面，用丙酮蒸气熏蒸，使滤膜形成透明体，然后用显微镜计数。缺点是取样、计数麻烦。
3. 光电比色法　用真空泵将含尘空气通过滤纸，然后将污染的滤纸在光源照射下用光电比色计（光电密度计）测出过滤前后滤纸的光谱透射比。比色法适用于中、高效过滤器的渗漏检查。</td></tr>
<tr><td>空气过滤</td><td>概述</td><td>洁净室的空气净化方法一般采用空气过滤（air filtration）法。当含有粉尘的空气通过多孔过滤介质时，粉尘被微孔截留或孔壁吸附而与空气分离。
洁净室技术中以 0.5μm 和 5.0μm 作为划分洁净度等级的标准粒径。</td></tr>
</table>

续表

项目		内容
空气过滤	机制	1. 扩散效应　粒径小于1μm的尘粒在气流中作布朗运动，当碰上过滤纤维时，由于范德华力作用被截留。 2. 拦截效应　小而轻的灰尘随气流运动。当气流绕过纤维时，粒径较大的灰尘直接撞上过滤纤维而被截留。 3. 惯性效应　当尘粒随空气流过纤维层的弯曲通道时，由于颗粒的惯性作用直接碰撞于纤维而附着。 4. 筛效应　是指两条纤维之间间隙小于灰尘粒径时将灰尘挡住的过程，由于要过滤的灰尘粒径99%小于1μm，所以这种效应几乎不会发生。 5. 静电效应　当含尘气流通过纤维时，由于摩擦产生的静电作用使尘粒沉积在纤维表面。由于静电存在不稳定性，因此这种过滤效应只能短时有效。一个合格的过滤器不应含有这种不稳定的因素。
	影响因素	1. 粒径　粒径越大，惯性、拦截、重力沉降作用越大；粒径越小，扩散作用越显著。在深层过滤中效率最低的中间粒径为0.3μm，往往用这一粒径的尘粒检测高效过滤器的效果。 2. 过滤风速　风速大，惯性作用强，但过强将会使附着的尘粒吹出，而且阻力增大。而风速小，扩散作用强，能捕集小尘粒，因此常用极小的风速捕集更小的尘粒。 3. 介质纤维直径和密实性　纤维越细、越密实，则接触面积大、惯性作用与拦截作用增强，但过于密实阻力增大，扩散作用弱。 4. 附尘作用　随着过滤的进行，在纤维表面沉积的尘粒可增加拦截效果，但到一定程度后尘粒有再次飞散的可能，因此有必要定期清洗。
	过滤器的分类	1. 初效过滤器（primary efficiency air filter）　主要滤除粒径大于5μm的悬浮粉尘，过滤效率可达20%～80%，通常设在上风侧的新风过滤。 2. 中效过滤器（secondary efficiency air filter）：主要用于滤除大于1μm的尘粒，过滤效率达到20%～70%，一般置于高效过滤器之前，用以保护高效过滤器。 3. 亚高效过滤器［sub－high efficiency particulate air（SHEPA）filter］　主要滤除小于1μm的尘挨，过滤效率在95%～99.9%之间，置于高效过滤器之前以保护高效过滤器。 4. 高效过滤器［high efficiency particle air（HEPA）filter］　主要滤除小于1μm的尘埃，对粒径0.3μm的尘粒的过滤效率在99.97%以上。一般装在通风系统的末端，必须在中效过滤器或在亚高效过滤器的保护下使用。

续表

项目		内容
空气过滤	空气过滤装置	1. 板式空气过滤器　把滤材装到框架内，两侧用金属网压紧形成平面状，框架采用木材、金属或塑料等制成，是最简单而常用的过滤器。常用于初效过滤器。 2. 契式空气过滤器　将平板状滤材交错摆放成楔状。常用于中效过滤。 3. 袋式过滤器　把滤材作成细长的袋子，然后装入框架上。常用于中效过滤。 4. 折叠式空气过滤器　将较薄的滤材折叠装入框架内，并且采用波纹形分隔板夹在褶状滤材之间，保持滤材褶与褶之间的间隙，支持手风琴状的滤材，防止滤材变形。该过滤器是经济而可靠的高效过滤设备。 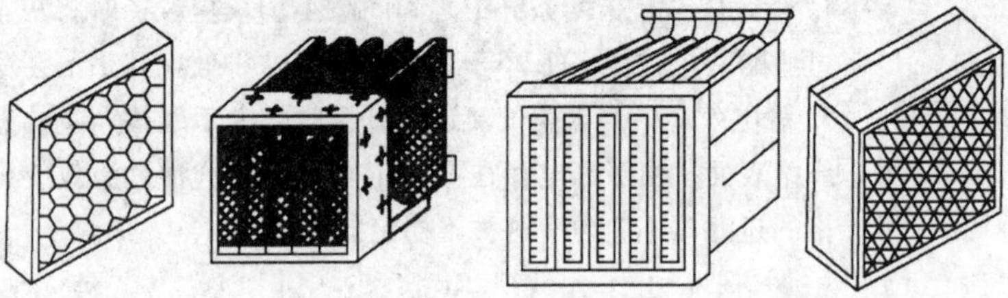 (a)　(b)　(c)　(d) **空气过滤器示意图** (a) 板式过滤器　(b) 契式过滤器　(c) 袋式过滤器　(d) 折叠式过滤器
	空气过滤器的特性	过滤特性是评价或选择空气过滤器的重要依据。 1. 面速与滤速 ①面速　系指通过过滤器断面上的气流速度，以 $m^3/(m^2 \cdot s)$ 表示，反映了过滤器通过气体的能力，面速越大，过滤器的安装面积越大； ②滤速　系指通过滤材面积的气流速度（m/s 或 cm/s），也反映滤材的通过气体能力。 2. 过滤效率 η　在额定风量下，过滤前后空气含尘浓度的减少值与过滤前含尘浓度之比称为过滤效率 η，它反映滤除去的含尘量，是过滤器的重要参数之一。 $$\eta = \frac{C_1 - C_2}{C_1} = 1 - \frac{C_2}{C_1}$$ 式中：C_1、C_2 分别表示过滤前、后空气的含尘量。当含尘量以计数浓度表示时，η 为计数效率；以重量浓度表示时，η 为计重效率。 3. 穿透率 K 与净化系数 K_C　穿透率是过滤后和过滤前的含尘浓度比，表明过滤器没有被截留的含尘量。 $$K = \frac{C_2}{C_1} = 1 - \eta$$ 净化系数以穿透率的倒数表示，表明过滤后含尘浓度降低的程度。 $$K_C = \frac{C_1}{C_2} = \frac{1}{K}$$ 4. 过滤器的阻力　以过滤器进出口处的压差表示。 5. 容尘量　指过滤器允许积尘的最大量。

续表

项目		内容
洁净室的设计	区域划分	● 一般生产区（general region）：没有洁净度要求的车间或生产岗位，如割瓶、成品检漏、灯检、包装岗位等； ● 控制区（control region）：洁净度要求为30万级或10万级的工作区； ● 洁净区（clean region）：对洁净度的要求为1万级的一般工作区； ● 无菌区（sterile region）：对洁净度的要求为100级的无菌工作区。
	生产工序与洁净度级别要求	● 100级（或10000级背景下的局部100级）：无菌药品需灭菌的≥50ml大容量注射剂的灌装，不需除菌过滤的药液的配制、灌封、分装和压塞，冻干粉针的灌装、压塞等； ● 10000级：注射剂的稀配、过滤，小容量注射剂的灌封，灌装前需除菌过滤的药液的配制，供角膜创伤或手术用滴眼剂的配制和灌装等； ● 100000级：注射剂的浓配和采用系统的稀配，非最终灭菌口服液体药品的暴露工序，深部组织创伤外用药品、眼用药品的暴露工序，阴道、鼻黏膜用药等暴露工序； ● 300000级：最终需灭菌的口服液体药品的暴露工序，口服固体药品的暴露工序，表皮外用药品暴露工序，直肠用药的暴露工序，原料的精制、干燥、包装环境等。
	洁净室布置的基本原则	①洁净室内设备布置尽量紧凑，以减少洁净室的面积； ②洁净室内不安排窗户或窗户与洁净室之间隔以封闭式外走廊； ③洁净室的门要求密闭，人、物进出口处装有气闸（air lock）； ④同级别洁净室尽可能安排在一起； ⑤不同级别的洁净室由低级向高级安排，彼此相连的房间之间应设隔门，门的开启方向朝着洁净度级别高的房间； ⑥洁净室应保持正压，洁净室之间洁净度等级不同的相邻房间之间应有压差（静压差应大于5Pa），洁净室（区）与室外大气的静压差应大于10Pa；以防止低级洁净室的空气逆流到高级洁净室。 ⑦照光度按GMP规定主要工作室的照明度宜为300lx以上； ⑧无菌区紫外光灯，一般安装在无菌工作区之上侧或入口处； ⑨除工艺对温、湿度有特殊要求外，洁净室温度宜保持在18～26℃，相对湿度控制在45%～65%。
	对人、物净化的要求	1. 对人的净化要求：为了减少人员污染，操作人员进入洁净室之前必须水洗（洗手、洗脸或淋浴等），更衣鞋帽并戴口罩，空气吹淋（风淋）；工作服必须用专用服，质地光滑、不产生静电、不脱落纤维和颗粒性物质的材料。 2. 对物的净化要求：使用的原料、仪器、设备等在进入洁净室前均需清洁处理。按一次通过方式，边灭菌边送入无菌室内。如安瓿等，在生产流水线上经过洗涤和灭菌后，用传递带通过洁净区隔墙上的传递窗陆续送入无菌室。又如双扉式灭菌柜安装在贯通无菌室的墙壁，一端开门于生产区，另一端开门于无菌室，把物料从一般生产区装入，经灭菌后从另一端无菌室开门取出。

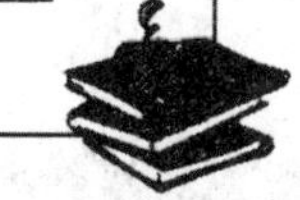

项　目		内　　容
空气净化系统	净化空气气流	1. 层流（laminar flow）　层流是指空气的流线为单一方向且相互平行。由于气流流线彼此平行、无涡流，匀速的向前推进，把室内原污染的以整层气流的形式推出室外，从而达到净化室内空气的目的。各流线间的尘粒不会从一个流线扩散到另一流线上去。即使气流遇到人、物等发尘部位，尘粒也很少会扩散到全室而随平行流迅速流出，从而容易保持洁净度。 层流净化常用于 100 级的洁净区，层流分为垂直层流和水平层流。 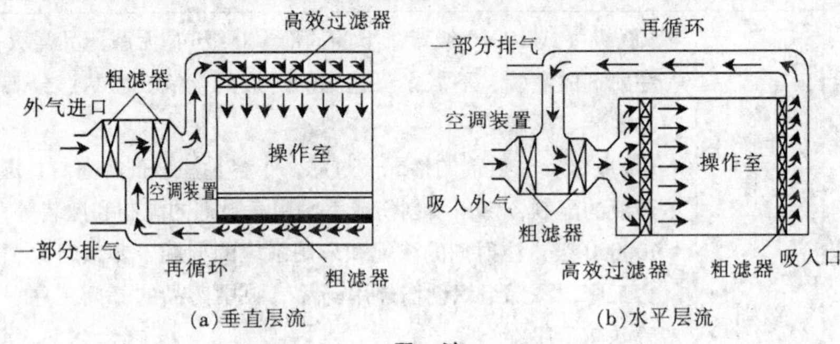 (a)垂直层流　(b)水平层流 **层　流** (1) 垂直层流（vertical laminar flow）　以高效过滤器为送风口布满顶棚，地板全部做成回风口，使气流自上而下平行流动。垂直层流的端面风速在 0.25 m/s 以上，换气次数在 400 次/h 左右，造价以及运转费用很高。 (2) 水平层流（horizontal laminar flow）　以高效过滤器为送风口布满一侧壁面，对应壁面为回风墙，气流以水平方向流动。为克服尘粒沉降，端面风速不小于 0.35m/s。水平层流的造价比垂直层流低。 2. 乱流（turbulent flow）　乱流是指空气的气流具有不规则的运动轨迹，习惯上也称紊流。乱流送入的洁净空气很快扩散到全室，含尘空气被洁净空气稀释后降低了粉尘的浓度，也可以达到空气净化的目的。 下图表示了乱流洁净室的多种送、回风形式，可根据洁净等级和生产的需要而定。图中 a、b 形式可达到 1000 级，c、d 可达到 10000 级，e 形式只能达到 10 万级。 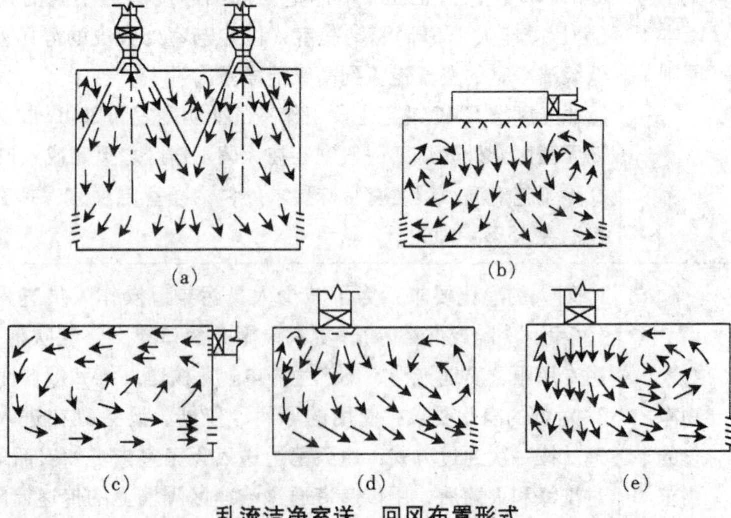 **乱流洁净室送、回风布置形式** (a) 密集流线形散发器顶送双侧下回；(b) 孔板顶送双侧下回；(c) 上侧送风同侧下回；(d) 带扩散板高效过滤器风口顶送单侧下回；(e) 无扩散板高效过滤器风口顶送单侧下回

续表

项目		内容
空气净化系统	送风回风形式	1. 送风形式 （1）侧送风　将送风口安装于侧面墙上，向房间内横向送入气流。 （2）顶部送风　将散流器装设于房间的顶部送风口，使气源从该送风口向下以辐射状射出，与室内空气充分混合。 2. 回风形式：回风对气流组织影响不大，一般安装于墙下，以调节回风量和防止杂物被吸入。回风口的型式有金属网格、百叶或各种形式的格栅等。
	空气净化系统	1. 各级过滤器的组合　在高效空气净化系统中通常采用三级过滤装置：初效过滤──→中效过滤──→高效过滤。 2. 局部净化：洁净操作台、超净工作台、生物安全柜、无菌小室等。

练　习　题

一、翻译并解释下列名词与术语

1. reverse osmosis
2. filtration and filtering medium
3. medium filtration
4. sterilization
5. sterilization by filtration
6. antisepsis
7. disinfection
8. heat sterilization
9. flame sterilization
10. dry heat sterilization
11. circulated steam sterilization
12. steam sterilization
13. sterilization by boiling
14. radiation sterilization
15. ultraviolet sterilization
16. microwave sterilization
17. D value
18. Z value
19. F value
20. F_0 value
21. gas sterilization
22. chemical sterilization
23. air purification technique
24. laminar flow
25. turbulent flow
26. purified water
27. bubble point test

二、判断是非题（用○或×表示）

1. “灭菌”概念中所说的“菌”是指“细菌和真菌”，不包括“芽孢”。（　　）
2. 垂熔玻璃过滤器在注射剂生产中常作精滤或膜滤前的预滤。（　　）
3. 离子交换法制备的去离子水常作为注射用水来使用。（　　）
4. 3 号垂熔玻璃过滤器多用于减压或加压过滤。（　　）
5. F 值为在一系列温度 T 下给定 Z 值所产生的灭菌效力与在参比温度 T_0 下给定 Z 值所产生的灭菌效力相同时，所相当的 T_0 温度下的灭菌时间（前者相当于后者的时间）。（　　）
6. Z 值是指在一定温度下，把微生物杀灭 90%（即下降一个对数单位）所需的时间，以分钟表示。（　　）
7. 含尘浓度的表示方法常用百分浓度与重量浓度表示。（　　）
8. 乱流是指空气的气流具有不规则的运动轨迹。（　　）
9. 控制区洁净度要求为 100 级的工作区。（　　）

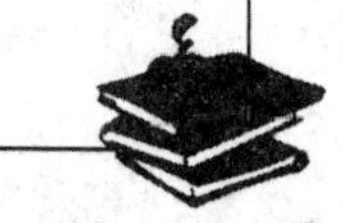

10. 面速系指通过滤材面积的气流速度（m/s 或 cm/s），也反映滤材通过气体能力。（　　）
11. 微孔滤膜截留能力强，不易堵塞，不易破裂。（　　）
12. 热压灭菌是目前最可靠的湿热灭菌法，适用于对热稳定的药物制剂的灭菌。（　　）
13. 紫外线灭菌可用于注射剂灌封完后灭菌，效果较好。（　　）
14. 辐射灭菌法是指采用放射性同位素^{60}Co和^{137}Cs的γ射线杀灭微生物和芽孢的方法。（　　）
15. 流通蒸汽灭菌法灭菌效果好，能杀灭所有的芽孢。（　　）
16. 气体灭菌可用于粉末注射剂。（　　）
17. 影响过滤的因素可用 Poiseuile 公式描述。（　　）
18. 热压灭菌法所用的蒸汽是流通蒸汽。（　　）
19. 煮沸灭菌法是化学灭菌法的一种。（　　）
20. 微孔滤膜的孔径大小测定采用气泡点法。（　　）

三、单项选择

1. 中国法定的注射用水应该是（　　）
A. 无热原的蒸馏水　B. 蒸馏水　C. 灭菌蒸馏水
D. 去离子水　E. 电渗析法制备的水

2. 关于注射用水的叙述中错误的是（　　）
A. 为纯化水经蒸馏所得的水　B. 为无色的澄明液体，无臭，无味
C. 为经过灭菌处理的蒸馏水　D. pH 值 5.0～7.0，且不含热原的重蒸馏水
E. 应采用密封系统收集，在制备后 12h 内使用

3. 配制注射剂的溶剂是（　　）
A. 灭菌蒸馏水　B. 注射用水　C. 纯化水
D. 灭菌注射用水　E. 制药用水

4. 注射用水制备后应在（　　）时间内使用
A. 48h　B. 8h　C. 12h
D. 36h　E. 24h

5. 注射用无菌粉针用溶剂或注射液的稀释剂是（　　）
A. 注射用水　B. 纯化水　C. 灭菌蒸馏水
D. 灭菌注射用水　E. 制药用水

6. 注射用水和纯化水的检查项目的主要区别是（　　）
A. 细菌　B. 热原　C. 氯化物
D. 氨　E. 酸碱度

7. 注射用氨苄西林粉针，临用前应加入（　　）
A. 注射用水　B. 灭菌蒸馏水　C. 去离子水
D. 灭菌注射用水　E. 蒸馏水

8. 注射用水可采用（　　）方法制备
A. 离子交换法　B. 蒸馏法　C. 反离子交换法
D. 电渗析法　E. 重蒸馏法

9. 能保持稳定的净化气流使微粒不沉降、不蓄积的方法称为（　　）
A. 灭菌法　B. 空调法　C. 层流净化技术
D. 旋风分离技术　E. 高效滤过技术

10. 空气净化技术主要是通过控制生产场所中（　　）

A. 空气中尘粒浓度　B. 空气细菌污染水平　C. 适宜温度

D. 适宜的湿度　E. A、B、C、D 均控制

11. 空气净化技术中，以（　　）粒径的粒子作为划分洁净等级的标准粒子

A. 0.5μm　B. 0.5 μm 和 5μm　C. 0.5 μm 和 0.3 μm

D. 0.3 μm 和 0.22 μm　E. 0.22 μm

12. 在输液生产中，分装操作区域洁净度要求是（　　）

A. 十万级　B. 万级　C. 百级

D. 三十万级　E. 大于万级

13. 粉针剂原料的精制、烘干、分装要求的洁净级别为（　　）

A. 大于 10 万级　B. 10 万级　C. 1 万级

D. 1000 级　E. 100 级

14. 无菌区要求空气洁净度很高，一般定为（　　）

A. 大于 10 万级　B. 10 万级　C. 大于 1 万级

D. 1 万级　E. 100 级

15. 控制区指对空气洁净度有一定要求的生产房间，一般定为（　　）

A. 大于 10 万级　B. 10 万级　C. 大于 1 万级

D. 1 万级　E. 100 级

16. 洁净区指有较高洁净度或菌落数要求的生产房间，一般规定为（　　）

A. 大于 10 万级　B. 10 万级　C. 大于 1 万级

D. 1 万级　E. 100 级

17. 可用（　　）描述滤过的影响因素

A. Stock's 方程　B. Arrhenius 指数定律　C. Noyes 方程

D. Noyes－Whitney 方程　E. Poiseuile 公式

18. 常作为除菌滤过的滤器（　　）

A. 硅多孔素瓷滤棒　B. 藻土滤棒　C. G_3 垂熔玻璃滤器

D. 0.8μm 微孔滤膜　E. G_6 垂熔玻璃滤器

19. 下列滤器中不能作为注射剂制备中精滤的是（　　）

A. 多孔素瓷滤棒　B. 板框过滤器　C. 3 号垂熔玻璃滤器

D. 4 号垂熔玻璃滤器　E. 微孔滤膜

20. 关于生产注射液所使用的过滤器的叙述中错误是（　　）

A. 垂熔玻璃滤器化学性质稳定，不影响药液的 pH，无微粒脱落，但较易吸附药物

B. 砂滤棒目前多用于粗滤

C. 膜滤器，滤膜孔径在 0.65～0.8μm 者，作一般注射液的精滤使用

D. 膜滤器使用时，应先将药液粗滤再用此滤器滤过

E. 膜滤器，滤膜孔径为 0.3 或 0.22 μm 可做除菌过滤用

21. 可用于滤过具有酸性、碱性、有机溶剂溶液滤膜是（　　）

A. 硝酸纤维素膜　B. 醋酸纤维素混合酯膜　C. 尼龙膜

D. 聚四氟乙烯膜　E. 醋酸纤维素膜

22. 灭菌中降低一个 $\lg D$ 值所需升高的温度数定义为（　　）

A. Z 值　B. D 值　C. F 值

D. F_0 值　E. B 值

23. 作为热压灭菌法灭菌可靠的控制标准是（　　）

A. F 值　　B. F_0 值　　C. D 值　　D. Z 值　　E. N_t 值

24. 流通蒸汽法的灭菌温度为（　　）

A. 121℃　　B. 100℃　　C. 115℃

D. 170℃　　E. 80℃

25. 用压力大于常压的饱和水蒸气压的灭菌方法为（　　）

A. 煮沸灭菌法　　B. 干热空气灭菌法　　C. 流通蒸汽灭菌法

D. 热压灭菌法　　E. 微波灭菌法

26. 热压灭菌法所用的蒸汽为（　　）

A. 流通蒸气　　B. 过热蒸气　　C. 含湿蒸气

D. 饱和蒸气　　E. 100℃蒸气

27. 综合法制备注射用水的正确工艺流程为（　　）

A. 自来水→过滤器→离子交换树脂床→多效蒸馏水机→电渗析装置→注射用水

B. 自来水→离子交换树脂床→电渗析装置→过滤器→多效蒸馏水机→注射用水

C. 自来水→过滤器→离子交换树脂床→电渗析装置→多效蒸馏水机→注射用水

D. 自来水→离子交换树脂床→电渗析装置→多效蒸馏水机→过滤器→注射用水

E. 自来水→过滤器→电渗析装置→离子交换树脂床→多效蒸馏水机→注射用水

28. 物理灭菌法中不包括（　　）

A. 紫外线灭菌　　B. 环氧乙烷　　C. γ 射线灭菌

D. 微波灭菌　　E. 干热灭菌

29. 下列各种蒸汽中灭菌效率最高的是（　　）

A. 饱和蒸汽　　B. 湿饱空气　　C. 不饱和蒸汽

D. 流通空气　　E. 过饱和蒸汽

30. 关于冷冻干燥的正确表述为（　　）

A. 所出产品质地疏松，加水后迅速溶解

B. 在真空条件下进行，所出产品不利于长期储存

C. 应在水的三相点以上的温度与压力下进行

D. 冷冻干燥过程是水分由固变液而后由液变汽的过程

E. 黏度大的样品较黏度小的样品容易进行冷冻干燥

31. 下列因素中对灭菌没有影响的是（　　）

A. 在灭菌器内容器的数量和排布　　B. 待灭菌溶液的黏度，容器充填量

C. 药液介质的组成　　D. 容器的大小、形状、热穿透系数

E. 药液的颜色

32. 下列关于微孔滤膜的叙述不正确的是（　　）

A. 微孔总面积占薄膜总面积的 80%，孔径大小均匀

B. 无菌过滤应采用 0.3μm 或 0.22μm 的滤膜

C. 微孔滤膜不影响药液的 pH

D. 微孔滤膜滤速要比其他过滤介质快

E. 滤膜一般用于注射液的粗滤

33. 微孔滤膜孔径大小的测定一般用（　　）

A. 气泡法　　B. 显微镜法　　C. 吸附法

D. 沉降法　　E. 滤过法

34. 下列关于注射剂的灭菌的叙述中错误的是（　　）

A. 选择灭菌法时应考虑灭菌效果与制剂的稳定性

B. 对热不稳定的品种可采用流通蒸汽灭菌，但生产过程应注意避菌

C. 相同品种、不同批号的注射剂可在同一灭菌区内同时灭菌

D. 相同色泽、不同品种的注射剂不可在同一灭菌区内同时灭菌

E. 凡对热稳定的品种应采用热压灭菌

35. 关于湿热灭菌的影响因素的叙述中正确的是（　　）

A. 灭菌效果与最初菌落数无关

B. 蛋白质、糖类能增加微生物的抗热性

C. 一般微生物在酸性溶液中的耐热性比在碱性溶液中大

D. 被灭菌物的体积与灭菌效果无关

E. 过热蒸汽穿透力强，灭菌效果好

四、多项选择

1. 下列关于灭菌法的叙述中正确的是（　　）

A. 干热灭菌法穿透力强，适用于耐高温的玻璃制品、金属制品及耐高温粉末药品的灭菌

B. F_0 值和 F 值可用于比较不同灭菌过程的灭菌效率，但 F_0 仅适用于热压灭菌

C. 热压灭菌法中过热蒸汽的含量较低，故其灭菌效率低于饱和蒸汽

D. 凡士林可用干热灭菌法进行灭菌

E. 选择灭菌法时应考虑灭菌效果与制剂的稳定性

2. 下面关于空气过滤及洁净的描述中正确的是（　　）

A. 滤器上浮尘能够加强拦阻效果，但在后期存在着反扩散

B. 尘粒粒子的惯性作用不利于粒子的除去

C. 层流空气有自动除尘的功能，而乱流空气则主要依靠洁净空气稀释含尘空气达到净化的目的

D. 穿透率 K、净化系数 K_c 及滤过效果 η 之间存在着下列关系：$K=1-\eta$　　$K_c=\frac{1}{K}$

E. 为克服尘粒沉降，水平层流端面风速不小于0.35m/s

3. 下列有关过滤介质的描述中正确的是（　　）

A. 微孔滤膜具有孔径小，孔隙率大，吸附少的特点，可作为注射液的精滤及除菌过滤

B. 滤液过滤时的滤过速度与液体黏度成正比

C. 生产中加压过滤的滤器组合顺序为：砂滤棒→垂熔玻璃滤器→微孔滤膜

D. 砂滤棒和垂熔玻璃滤器的滤过机制属于深层截留

E. 砂滤棒、滤纸、尼龙布、棉、绸布、涤纶布等用于粗滤

4. 下列属于过滤的影响因素的有（　　）

A. 过滤的操作压力　　B. 滤液的黏度　　C. 过滤面积

D. 滤过体积　　E. 滤液的温度

5. 下列可用于除菌过滤的滤器有（　　）

A. 6号垂熔玻璃过滤器　　B. 苏州滤棒　　C. 3号垂熔玻璃过滤器

D. 0.22μm 微孔滤膜　　E. 0.45μm 微孔滤膜

6. 下列关于过滤机制的叙述中正确的是（　　）

A. 筛析作用是指固体粒子由于粒径大于滤材的孔径而被截留的现象

B. 砂滤棒和垂熔玻璃滤器的滤过机制属于筛析作用

C. 深层截留作用是指粒径小于过滤介质孔径的固体粒子进入介质的深层被截留的现象

D. 微孔滤膜和超滤膜滤过属于深层截留作用

E. 滤饼滤过的拦截作用主要由所沉积的滤饼起作用

7. 下列关于反渗透法制备注射用水的叙述中正确的是（　　）

A. 美国药典已收载此法为制备注射用水的法定方法之一

B. 反渗透法可除去微生物和病毒

C. 一级反渗透法除去氯离子的能力可达到药典的要求

D. 目前我国药典已收载反渗透法为制备注射用水的法定方法之一

E. 与蒸馏法相比反渗透法的优点是设备简单，节约能源和冷却水

8. 一般将注射剂生产环境区域划分为（　　）

A. 一般生产区　　B. 控制区　　C. 质检区

D. 洁净区　　E. 无菌区

9. 影响空气滤过的因素有（　　）

A. 附尘作用　　B. 滤过风速　　C. 介质纤维直径

D. 介质纤维的密实性　　E. 粒径大小

10. 制药用水包括（　　）

A. 原水　　B. 纯化水　　C. 注射用水

D. 乙醇水　　E. 灭菌注射用水

11. 影响热压灭菌的因素包括（　　）

A. 高压容器的大小　　B. 细菌的种类和数量　　C. 蒸汽的性质

D. 灭菌器中空气的排空程度　　E. 灭菌的温度和时间

12. 下列关于层流净化的正确表述为（　　）

A. 层流分为垂直层流与水平层流　　B. 空气处于层流状态，室内不易积尘

C. 层流净化常用于100级的洁净区　　D. 洁净区的净化为层流净化

E. 层流净化区域应与万级净化区域相邻

13. 注射液除菌过滤可采用（　　）

A. 钛滤器　　B. 6号垂熔玻璃滤器　　C. 0.22μm的微孔滤膜

D. 醋酸纤维素滤膜　　E. 唐山砂滤棒

14. 制好的微孔滤膜进行质量检验，通常主要测定（　　）

A. 脆碎性　　B. 孔径大小　　C. 膜厚

D. 流速　　E. 孔径分布

15. 下列可选择湿热灭菌的是（　　）

A. 注射用油　　B. 右旋糖酐注射液　　C. 无菌室空气

D. 环丙沙星注射液　　E. 葡萄糖输液

16. 冷冻干燥制品的优点包括（　　）

A. 可以避免药物因高热分解　　B. 制剂含水量低、有利于保存

C. 质地疏松，加水易溶　　D. 剂量准确，外观优良

E. 产品中的异物比其他方法生产的少

17. 根据生物 F_0 的表达式，其影响因素有（　　）

A. 微生物的残存数　　B. 微生物的灭菌速度常数　　C. 灭菌的条件

D. 微生物的 D 值　　E. 微生物的初始数目

18. 下列关于层流净化的正确叙述是（　　）

A. 层流净化常用于100级的洁净区　　B. 层流分为垂直层流和水平层流

C. 空气处于层流状态，室内不易积尘　　D. 层流净化可以用于无菌区

E. 层流净化区域应与万级净化区相邻

19. 根据 Poiseuile 公式，下列有关滤过影响因素的叙述中正确的是（　　）

A. 滤速与操作压力成正比　　B. 滤速与滤液的黏度成反比

C. 滤速与毛细管半径成反比　　D. 滤速与毛细管半径成正比

E. 滤速与毛细管半径的四次方成正比

20. 下列有关洁净室布局的正确叙述是（　　）

A. 洁净室的门要求密闭，人、物进出口处装有气闸

B. 不同级别的洁净室由低级向高级安排，门的开启方向朝着洁净度级别高的房间

C. 洁净室应保持正压，洁净室之间洁净度等级不同的相邻房间之间静压差应大于5Pa

D. 无菌区紫外光灯一般安装在无菌工作区之上侧或入口处

E. 洁净室温度宜保持在18～26℃，相对湿度控制在45%～85%

21. 下列有关灭菌的叙述中正确的是（　　）

A. 低温间歇灭菌法适合于不耐高温、热敏感物料和制剂的灭菌，可以杀灭芽孢

B. 过滤灭菌法主要适用于对热不稳定的药物溶液、气体、水等的除菌

C. 辐射灭菌不升高灭菌产品的温度，穿透性强，适合于不耐热药物的灭菌

D. 水浴式灭菌柜避免了玻璃瓶因骤热和骤冷时产生的破瓶和爆瓶问题

E. 旋转式水浴灭菌柜满足了脂肪乳和其他混悬型输液的灭菌工艺要求

五、问答题

1. 试写出低分子溶液剂的一般制备过程。
2. 试写出原水处理一般流程。
3. 简述离子交换法的主要优点及常用的离子交换树脂。
4. 简述介质过滤的机理及常用的过滤介质。
5. 试用过滤速度影响因素公式，简述过滤影响因素。
6. 简要叙述砂滤棒的种类和特点。
7. 叙述垂熔玻璃滤器的特点。
8. 叙述微孔滤膜滤器的特点。
9. 简要叙述微孔滤膜有哪些材质。
10. 简述干热空气灭菌法概念和适用范围及特点。
11. 简述热压灭菌法及适用范围。
12. 叙述影响湿热灭菌的因素。
13. 简述辐射灭菌法概念和适用范围及特点。
14. 简述紫外线灭菌法概念和特点及注意事项。
15. 简述气体灭菌法概念和特点及注意事项。
16. 试述空气过滤的机制。
17. 试述影响空气过滤的因素。
18. 简述空气过滤器的分类。
19. 简述洁净室区域如何划分。
20. 试述部分生产工序与洁净度级别的要求。

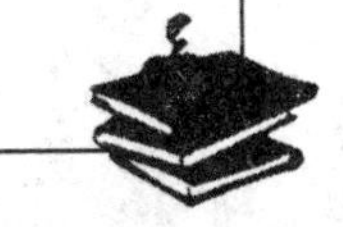

一、翻译并解释下列名词与术语

1. reverse osmosis：反渗透，在盐溶液上施加一个大于此盐溶液渗透压 π 的压力 P，则盐溶液中的水将向纯水一侧渗透，结果就把水从盐溶液中分离出来，我们就把这一过程叫作反渗透。

2. filtration and filtering medium：过滤、过滤介质，过滤系指将固体和液体的混合物强制通过多孔性材料，使固体沉积或截留在多孔性材料上，使液体通过多孔性材料，从而使固体与液体得到分离的操作过程。通常将多孔材料称作过滤介质（filtering medium）或滤材。

3. medium filtration：介质过滤，固－液混合物通过过滤介质时，固体粒子被过滤介质所截留而达到固－液分离的操作过程称为介质过滤。

4. sterilization：灭菌，是指采用物理或化学方法将所有致病和非致病的微生物繁殖体和芽孢全部杀灭的技术。

5. sterilization by filtration：过滤除菌，是利用过滤介质或静电法将杂菌予以捕集、截留的技术。

6. antisepsis：防腐，指用物理或化学方法抑制微生物的生长与繁殖的手段。

7. disinfection：消毒，是指采用物理和化学方法将病原微生物杀死的技术。

8. heat sterilization：热灭菌法，加热可以破坏细菌体内的蛋白质与核酸中的氢键，使蛋白质变性或凝固、核酸破坏，导致微生物死亡。热灭菌法分为干热灭菌和湿热灭菌。

9. flame sterilization：火焰灭菌法，是直接在火焰中烧灼进行灭菌的方法。灭菌迅速、可靠、简便，适用于耐火焰材质的物品、金属、玻璃及瓷器等用具的灭菌，不适用于药品的灭菌。

10. dry heat sterilization：干热空气灭菌法，是在高温干热空气中灭菌的方法，由于干燥状态下微生物的耐热性强，所以必须长时间加热才能灭菌。此法适用于耐高温的玻璃制品、金属制品以及不允许湿气穿透的油脂类和耐高温的粉末化学药品等。

11. circulated steam sterilization：流通蒸气灭菌法，是在常压下使用100℃流通蒸气加热杀灭微生物的方法。通常灭菌时间为30～60min。

12. steam sterilization：蒸汽灭菌法，是用压力高于常压的饱和水蒸气加热杀灭微生物的方法。此法具有很好的灭菌效果，灭菌十分可靠，能杀灭所有细菌繁殖体和芽孢，是在制剂生产中应用最广泛的一种灭菌方法。

13. sterilization by boiling：煮沸灭菌法，是把待灭菌物品放入沸水中加热灭菌的方法。通常煮沸30～60min。

14. radiation sterilization：辐射灭菌法，系指将灭菌物品置于适宜放射源辐射的 γ 射线或适宜的电子加速器发生的电子束中进行电力辐射而达到杀灭微生物的方法。本法最常用放射性同位素（^{60}Co 或 ^{137}Cs）发出的 γ 射线。

15. ultraviolet sterilization：紫外线灭菌法，是用紫外线照射杀灭微生物的方法。用于灭菌的紫外线波长一般为200～300nm，灭菌力最强的波长为254nm。

16. microwave sterilization：微波灭菌法，是用微波（频率在300兆赫到300千兆赫之间的高频电磁波）照射而产生的热量杀灭微生物的方法。

17. D value：D 值，是指在一定温度下，把微生物杀灭90%（即下降一个对数单位）所需的时间，以分钟表示。

18. Z value：Z 值，灭菌的温度系数，系指某一种微生物的 D 值减少到原来的1/10时（即下降一个对数单位时），所需升高的温度值（℃）。

19. F value：F 值，是指在一定灭菌温度（T）下给定的 Z 值所产生的灭菌效果与在参比温度（T_0）下给定的 Z 值所产生的灭菌效果相同时所相当的时间，常用于干热灭菌。

20. F_0 value：F_0 值，是指在一定灭菌温度（T），Z 值为10℃所产生的灭菌效果与121℃ Z 值为10℃所产生的灭菌效果相同时所相当的时间，常用于热压灭菌。

21. gas sterilization：气体灭菌法，利用环氧乙烷等杀菌性气体进行杀菌的方法。常用甲醛蒸气、丙二醇蒸气等进行室内的灭菌。

22. chemical sterilization：化学灭菌法，利用药液杀灭微生物的方法。常用的有0.1%～0.2%苯扎溴铵溶液、2%左右的酚或煤酚皂溶液、75%乙醇等。

23. air purification technique：空气净化技术，是以创造洁净的空气为主要目的的空气调节措施。

24. laminar flow：层流，层流是指空气的流线为单一方向且相互平行。由于气流流线彼此平行、无涡流，匀速的向前推进，就像个大活塞，把室内原污染的以整层气流的形式推出室外，从而达到净化室内空气的目的。

25. turbulent flow：乱流，乱流是指空气的气流具有不规则的运动轨迹，习惯上也称紊流。

26. purified water：纯化水，饮用水经蒸馏法、离子交换法、反渗透法或其他适宜的方法制备的制药用水，其质量应符合《中国药典》2010年版二部纯化水项下的规定。

27. bubble point test：气泡点试验，根据测得的气泡点压力，可以算出滤膜的孔径大小。将微孔滤膜湿润后装在过滤器中，并在滤膜上覆盖一层水，从过滤器下端加压通入氮气（以每分钟升高4.3kPa压力的速度加压），当压力升高至一定值，滤膜上面的水层中开始逸出连续的气泡，产生第一个气泡的压力 P 即为该滤膜的气泡点压力。

二、判断是非题（用○或×表示）

1. ×　2. ○　3. ×　4. ×　5. ○　6. ×　7. ×　8. ○　9. ×　10. ×
11. ×　12. ○　13. ×　14. ○　15. ×　16. ○　17. ○　18. ×　19. ×　20. ○

三、单项选择题

1. A　2. C　3. B　4. C　5. D　6. B　7. D　8. E　9. C　10. E
11. B　12. C　13. E　14. E　15. A　16. D　17. E　18. E　19. A　20. A
21. D　22. A　23. B　24. B　25. D　26. D　27. E　28. B　29. A　30. A
31. E　32. E　33. A　34. C　35. B

四、多项选择题

1. BDE　2. ACDE　3. ACDE　4. ABCE　5. AD
6. ACE　7. ABE　8. ABDE　9. ABCDE　10. BCE
11. BCDE　12. ABCE　13. BC　14. BDE　15. BDE
16. ABCDE　17. ABCDE　18. ABCDE　19. ABE　20. ABCD
21. BCDE

五、问答题

1. 试写出低分子溶液剂的一般制备过程。

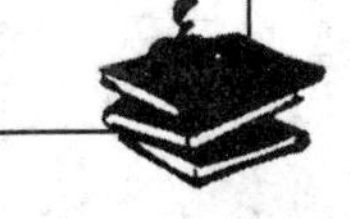

药物、附加剂的称量+水⟶溶解⟶滤过⟶分装⟶（灭菌）⟶质量检查⟶包装

2. 试写出原水处理的一般流程。

自来水⟶细滤过器（除去大于5mm的微粒）⟶离子交换法（或电渗析法及反渗透法）⟶纯化水

离子交换法制得的离子交换水主要供蒸馏法制备注射用水使用，也可用于洗瓶。

3. 简述离子交换法的主要优点及常用的离子交换树脂。

离子交换法主要优点是设备简单、节约能源、成本低，所制得水的化学纯度高。常用的离子交换树脂有两种：一种是732型苯乙烯强酸性阳离子交换树脂，其极性基团是磺酸基，可用 $RSO_3^-H^+$ 和 $RSO_3^-Na^+$ 表示，前者叫氢型，后者叫钠型。另一种是717型苯乙烯强碱性阴离子交换树脂，其极性基为季铵基团，可用 $R-N^+(CH_3)_3Cl^-$ 或 $R-N^+(CH_3)_3OH^-$ 表示，前者叫氯型，后者叫OH型，氯型比较稳定。

4. 简述介质过滤的机制及常用的过滤介质。

固-液混合物通过过滤介质时，固体粒子被过滤介质所截留而达到固-液分离的操作过程称为介质过滤。

介质过滤又可分为表面过滤和深层过滤两种。

（1）表面过滤的机制——筛析作用　粒径大于过滤介质的孔径，所以固体粒子被截留在过滤介质的表面，过滤介质起了一种筛网的作用（即由于筛析作用，粒子被截留在过滤介质的表面），因此称为表面过滤或膜过滤。

常用的过滤介质有微孔滤膜、超滤膜和反渗透膜等。

（2）深层过滤的机制——深层截留作用　粒子的截留发生在介质的“深层内部”，即粒径小于过滤介质孔径的粒子，进入到介质孔隙内部的弯弯曲曲的不规则孔道的较深部位，并由于惯性、重力、扩散、吸附等作用而沉积在这些空孔隙内部（深层截留作用），因此称为深层过滤。

砂滤棒、垂熔玻璃漏斗、多孔陶瓷、石棉过滤板等符合深层截留的作用机制。

5. 试用过滤速度影响因素公式，简述过滤影响因素。

滤速是指在一定压力下，单位时间通过单位滤膜面积的滤液量。无论是介质过滤还是滤饼过滤，液体的流过速度反映过滤的效率。流过过滤层的体积流量 Q 为：

$$Q=\frac{KA\Delta P}{\eta L}$$

式中：A，L—分别表示过滤层面积和厚度；ΔP—过滤时的操作压力（或滤床面上下压差）；η—滤液黏度；K—滤层中的流体穿过系数。

过滤的影响因素归纳如下：

（1）过滤的操作压力　压力 ΔP 越大，滤速越快，因此常采用加压或减压过滤。

（2）滤液的黏度　黏度 η 越大，过滤速度越慢。

（3）过滤面积　面积 A 对于泥浆状的滤饼过滤格外重要。如果过滤面积小，易产生很厚的滤饼层，因而阻力增大，不易过滤，特别是软而易变形的滤渣层容易堵塞滤材的毛细孔，常用助滤剂活性炭打底，增加孔径，减少阻力。

（4）穿透系数　是滤层孔隙与比表面积的函数，即孔隙率大、比表面积小，穿透系数 K 大，有利于过滤。

6. 简要叙述砂滤棒的种类和特点。

砂滤棒种类：一种是苏州产的硅藻土滤棒（简称苏州滤棒），质地疏松，滤速快，特别适用于黏度大、浓度高的滤液的粗滤。有粗号、中号、细号三种规格，其滤速依次为 >500，500~300，<300（ml/min）。

另一种是唐山生产的多孔素瓷滤棒（简称唐山滤棒）系白陶土烧结而成，质地致密，滤速慢，一般适用于低黏度液体的粗滤。

特点：砂滤棒易于脱沙，对药液吸附性强，难于清洗，且有改变药液 pH 的情况。但本品价廉易得，滤速快，适用于大生产粗滤之用。

7. 叙述垂熔玻璃滤器的特点。

① 化学稳定性强，除强碱与氢氟酸外几乎不受化学药品的腐蚀，对药液的 pH 无影响；

② 过滤时无渣脱落，对药物无吸附作用；

③ 易于清洗，可以热压灭菌。清洗时先用水抽洗，并以1% ~2% 硝酸钠硫酸浸泡处理。

缺点是：价格较贵，脆而易破，操作压力不能超过 98kPa。

8. 叙述微孔滤膜滤器的特点。

微孔滤膜是由高分子材料制成的、分布有大量的穿透性微孔的薄膜过滤介质。

特点是：

① 孔径小而均匀（规格多，孔径 0.25 ~ 14μm）、截留能力强，不受流体流速压力的影响；

② 质地轻而薄（0.1 ~ 0.15mm）而且孔隙率大（微孔体积占薄膜总体积的 80% 左右）；

③ 滤膜是一个连续的整体，过滤时无介质脱落；

④ 不影响药液的 pH；

⑤ 滤膜吸附性少，不滞留药液；

⑥ 滤膜用后弃去，药液之间不会产生交叉污染。

缺点是：易于堵塞，有些纤维素类滤膜稳定性不理想。

9. 简要叙述微孔滤膜有哪些材质。

① 醋酸纤维素膜：适用于无菌过滤，常规分析测定等，如过滤低分子量的醇类、水溶液、酒类、油类等；

② 硝酸纤维素膜：适用于水溶液、空气、油类、酒类除去微粒和细菌，可以在 120℃、30min 热压灭菌，但不耐酸碱，会溶于有机溶剂；

③ 醋酸纤维与硝酸纤维混合酯膜：性质与硝酸纤维素膜类同，但实验表明，适用范围 pH 值 3 ~ 10，10% ~ 20% 的乙醇，50% 的甘油，30% ~ 50% 的丙二醇，但 2% 聚山梨酯 80 对膜有显著影响；

④ 聚酰胺（尼龙）膜：适用于过滤弱酸、稀酸、碱类和普通溶剂，如丙酮、二氯甲烷、醋酸乙酯的过滤；

⑤ 聚四氟乙烯膜：用于过滤酸性、碱性、有机溶剂的液体，可耐 260℃ 高温；

⑥ 耐溶剂专用微孔膜：除 100% 乙醇、甲酸乙酯、二氯乙烷、酮类外，有耐溶剂性。可作为酸性、碱性溶液，一般溶液的过滤。

10. 简述干热空气灭菌法概念和适用范围及特点。

热空气灭菌法是在高温干热空气中灭菌的方法，由于干燥状态下微生物的耐热性强，所以必须长时间加热才能灭菌。此法适用于耐高温的玻璃制品、金属制品以及不允许湿气穿透的油脂类和耐高温的粉末化学药品等。

本法的缺点是灭菌温度较高，灭菌时间较长，穿透力弱，温度不易均匀，不适于橡胶、塑料及大部分药品。

11. 简述热压灭菌法概念及适用范围。

热压灭菌法是用压力高于常压的饱和水蒸气加热杀灭微生物的方法。此法具有很好的灭菌效果，灭菌十分可靠，能杀灭所有细菌繁殖体和芽孢，是在制剂生产中应用最广泛的一种灭菌方法。

凡能耐高压蒸气的药物制剂、玻璃容器、金属容器、瓷器、橡胶塞、膜过滤器等均能采用此法。

热压灭菌所需的温度（蒸气表压）与时间的关系如下：115℃（67kPa），30min；121℃（97kPa），20min；126℃（139kPa），15min。

12. 叙述影响湿热灭菌的因素。

① 细菌种类与数量以及不同发育期的影响：不同细菌对热的抵抗力有所不同，同一细菌的不同发育阶段对热的抵抗力也不同（繁殖期对热的抵抗力比衰老时期大得多），细菌芽孢的耐热性更强；初始细菌数越少，灭菌时间越短。

② 药物性质与灭菌时间：灭菌时间与灭菌温度是相关的，高温、短时间一般对保证药物的稳定性有利（但温度过高，药物的分解速度也会加快）；低温长时间灭菌，对保证药物的稳定性不利。因此，应在达到有效灭菌的前提下适当选择灭菌温度和灭菌时间；不能只看到杀灭细菌的一面，还要注意药物的稳定性与有效性一面。

③ 蒸气的性质：蒸气有饱和蒸气、湿饱和蒸气和过热蒸气。饱和蒸气热含量较高，热的穿透力强，灭菌效力高。湿饱和蒸气带有水分，热含量较低，穿透力差，灭菌效力较低。过热蒸气温度高于饱和蒸气，但穿透力差，灭菌效率也较低。

④ 介质的性质：制剂中含有营养物质，如糖类、蛋白质等，会增强细菌的抗热性。细菌的生活能力也受介质 pH 的影响：一般中性环境的耐热性最强，碱性次之，酸性环境最不利于细菌的发育。

13. 简述辐射灭菌法、适用范围及特点。

辐射灭菌法是以放射性同位素（^{60}Co）的γ射线灭菌的方法，其原理是：γ射线使有机物的分子发生电离，破坏正常代谢的自由基，使微生物体内的大分子化合物分解而死亡。

辐射灭菌的特点是：不升高灭菌产品的温度，穿透性强，适合于不耐热药物的灭菌，此法已被《英国药典》、《日本药局方》所收载。我国对γ射线用于中药灭菌也进行了研究。

注意事项：设备费用高，对某些药品可能降低效力、产生毒性或发热物质，同时要求严格可靠的安全防护措施。

14. 简述紫外线灭菌法概念和特点及注意事项。

紫外线灭菌法是用紫外线照射杀灭微生物的方法，其原理是：紫外线作用于微生物的蛋白或核酸波长是 200～300nm，其中灭菌力最强的波长是 254nm。

特点：使其变性，同时空气受紫外线照射后产生微量臭氧，起共同杀菌作用。用于灭菌的紫外线法适用于被照射物的表面灭菌、无菌室的空气及蒸馏水的灭菌，不适用于药液和固体物质深部的灭菌。

注意事项：紫外线对人体照射过久，会发生结膜炎、红斑及皮肤烧灼等，对工作者的皮肤及眼睛需采用适当的防护措施。紫外灯有一定寿命，要记录使用时间、及时更换。普通玻璃可吸收紫外线，因此装于容器中的药物不能采用此法灭菌。

15. 简述气体灭菌法概念和特点及注意事项。

利用环氧乙烷等杀菌性气体进行杀菌的方法。常用甲醛蒸气、丙二醇蒸气等进行室内的灭菌。采用该法灭菌时应注意杀菌气体对物品质量的损害以及灭菌后残留气体的处理。也可应用于粉末注射剂、不耐热的医用器具、设施、设备等。

16. 试述空气过滤的机制。

常用的过滤介质为纤维，其过滤机制较为复杂，主要有以下几种：

① 惯性作用：当尘粒随空气通过纤维层的弯曲通道时，由于尘粒的惯性较大与纤维碰撞，脱离弯曲的空气流线而附着于纤维。在尘粒较大、过滤风速较高时，惯性作用比较明显。

② 扩散作用：当尘粒随空气围绕纤维表面作布朗运动时，因扩散作用使与纤维接触而被附着。在尘粒较小、过滤风速较低时，扩散作用比较明显。

③ 拦截作用：当粒径大于纤维间的空隙时，或尘粒与纤维发生接触时，尘粒被纤维截留下来。

④ 静电作用：当含尘气流通过纤维时，由于摩擦产生的静电作用使尘粒沉积在纤维表面；

⑤ 其他：重力沉降作用、分子间范德华力等作用使粉粒截留在纤维表面。

在实际过滤器中多种机制往往同时存在，只有一种或二种是其主要的机制。

17. 试述影响空气过滤的因素。

① 粒径的影响：粒径越大，惯性作用、拦截作用、重力沉降作用越大；粒径越小，扩散作用越显著。因此存在着过滤效率最低的中间粒径，常用这种中间粒径的尘粒来检测高效过滤器的效果（对于深层过滤，常用粒径为 0.3 μm 的中间尘粒）。

② 过滤风速的影响：风速大，惯性作用强，但过强又会使附着的尘粒被吹出，并且阻力增大；风速小，扩散作用强，能捕集小的尘粒且阻力较小。常用极小的风速捕集更小的尘粒。

③ 介质纤维直径和密实性的影响：纤维越细、越密实，则接触面积越大、惯性作用与拦截作用增强，但过于密实会使阻力过大，扩散作用减弱。

④ 附尘的影响：随着过滤的进行，在纤维表面沉积的尘粒可增加拦截效果，但到一定程度后尘粒有再次飞散的可能，因此有必要定期进行清洗。

18. 简述空气过滤器的分类。

（1）初效过滤器（primary efficiency air filter）

①作用：捕集 5μm 以上大颗粒灰尘和各种悬浮物。

②形式：折褶式、板式和袋式三类。

③滤料：特殊无纺布。

④效率：20% ~80%（对 5μm 的粒子的捕集率，计重法）。

⑤常用于中效过滤器前的预过滤。

（2）中效过滤器（secondary efficiency air filter）

①作用：捕集 1 ~5μm 尘埃粒子。

②形式：契式及袋式。

③滤料：特殊无纺布或玻璃纤维。

④效率：20% ~70%（对 1 ~5μm 的粒子，比色法）。

（3）高效过滤器（high efficiency particle air filter，HEPA）

①作用：捕集 0.1 ~0.5 μm 的细小微粒。

②型式：折叠式。

③滤料：超细玻璃纤维。

④效率：99.999%（0.3μm）。

19. 简述洁净室区域如何划分。

一般生产区（general region）：没有洁净度要求的车间或生产岗位，如割瓶、成品检漏、灯检、包装岗位等。

控制区（control region）：洁净度要求为 30 万级或 10 万级的工作区。

洁净区（clean region）：对洁净度的要求为 1 万级的一般工作区。

无菌区（sterile region）：对洁净度的要求为 100 级的无菌工作区。常用 1 万级背景下再设置层流洁净罩而达到局部 100 级，以减少安装费用，一般不采用整个室作成 100 级的层流洁净室。

20. 试述部分生产工序与洁净度级别的要求。

100 级（或 10000 级背景下的局部 100 级）：无菌药品需灭菌的≥50ml 大容量注射剂的灌装，不需除菌过滤的药液的配制、灌封、分装和压塞，冻干粉针的灌装、压塞等；

10000 级：注射剂的稀配、过滤，小容量注射剂的灌封，灌装前需除菌过滤的药液的配制，供角膜创伤或手术用滴眼剂的配制和灌装等；

100000 级：注射剂的浓配和采用系统的稀配，非最终灭菌口服液体药品的暴露工序，深部组织创伤外用药品、眼用药品的暴露工序，阴道、鼻黏膜用药等暴露工序；

300000 级：最终需灭菌的口服液体药品的暴露工序，口服固体药品的暴露工序，表皮外用药品暴露工序，直肠用药的暴露工序，原料的精制、干燥、包装环境等。

（逄秀娟）

CHAPTER 第十六章

固体制剂的单元操作

第一节 粉碎与分级

项目		内容
粉碎	定义	粉碎（milling）是借助机械力破碎将大块物料破碎成颗粒或细粉的操作过程。
	目的	减少粒径，增加比表面积（m^2/m^3 或 m^2/kg）。
	粉碎比	粉碎比（milling ratio，M_R）控制粉碎前粒度 D_1 与粉碎后粒度 D_2 之比：$M_R = D_1/D_2$。
	意义	①有利于提高难溶性药物的溶出速度和生物利用度； ②有利于各成分的均匀混合； ③有利于提高固体药物在液体、半固体、气体中的分散性； ④有助于从天然药物中提取有效成分等。
	粉碎机理	● 粉碎过程主要是依靠外加机械力来破坏物质分子间的内聚力。 ● 物料受到外力的作用，在局部开始发生弹性变形，然后发生塑性变形，当应力大于物料本身的分子间力时即可产生裂隙并发展成为裂缝，直至开裂或破碎。
	粉碎过程的外加力	常用的外加力：冲击力（impact force）、压缩力（compression force）、剪切力（cutting force）、弯曲力（bending force）、研磨力（rubbing force）等。 a b c d e a. 冲击力 b. 压缩力 c. 剪切力 d. 弯曲力 e. 研磨力 被粉碎物料的性质及要粉碎的程度不同，所需外力的种类也不同： ● 脆性物质：以冲击、压碎和研磨为主。 ● 纤维状物质：剪切力更有效。 ● 粗碎：以冲击力和压缩力为主。 ● 细碎：以剪切力、研磨力为主。

续表

项 目		内 容
	能量消耗	粉碎操作的能量利用率非常低，实际消耗在产生新表面的能量在总能耗中只占0.1%～1%。
	功指数	功指数（work index）是将粒度为无穷大（$D_1=\infty$）的粒子粉碎成 $D_2=100\mu m$ 时所需的能量，功指数在一定程度上表示粉碎物料的难易程度。显然，功指数小的物料可碎性或可磨性较高。
粉碎	粉碎方式	● 闭塞粉碎（packed crushing）：是一批料经粉碎后一起出料的间歇式粉碎方式。这种粉碎不能及时分离已达到粉碎要求的粉末，影响粉碎效率，能量消耗比较大，常用于小规模的操作。 ● 自由粉碎（free crushing）：是在粉碎过程中将已达到粉碎要求的粉末及时排出的粉碎操作。这种粉碎不影响粗粒的继续粉碎，粉碎效率高。 ● 开路粉碎（open crushing）：是把物料连续供给粉碎机的同时不断地从粉碎机中把粉碎物料取出的操作。这种粉碎使物料一次性通过粉碎机，粒度分布宽，适合于粗碎或粒度要求不高的粉碎。 ● 循环粉碎（cycle crushing）：是物料经粉碎后通过分级设备（或筛子）将细粉取出，粗粒重新返回到粉碎机与新料一起粉碎的操作。这种粉碎的动力消耗相对小，粒度分布均匀，适合于粒度要求比较高的粉碎。 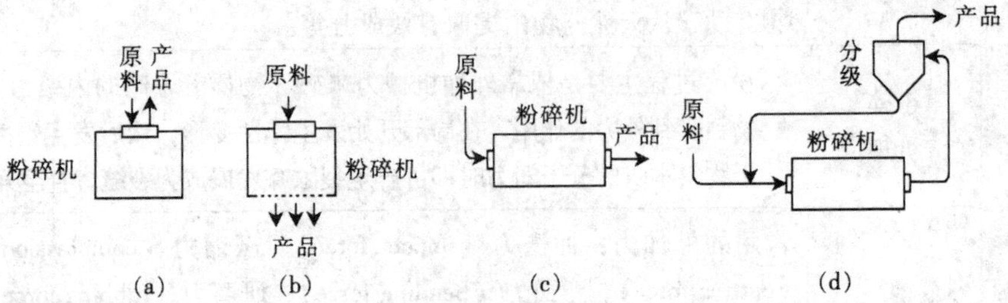 (a) 原料 产品 粉碎机　(b) 原料 粉碎机 产品　(c) 原料 粉碎机 产品　(d) 产品 分级 原料 粉碎机 （a）闭塞粉碎；（b）自由粉碎；（c）开路粉碎；（d）循环粉碎 ● 干法粉碎与湿法粉碎：干法粉碎系指物料在干燥状态下（含水量≤5%）进行粉碎的操作。湿法粉碎系指物料与适量的水或其他液体混合后进行粉碎的操作。由于液体对物料有一定渗透力和劈裂作用而有利于粉碎，从而降低能量消耗，提高粉碎效率。湿法操作可防止粉尘飞扬，避免粉碎物料对人体的危害。 ● 低温粉碎：是利用物料在低温时脆性增加的性质，以提高粉碎效果的方法。适用于对温度敏感的药物、软化温度低的药物，如固体石蜡的粉碎中加入干冰。 ● 混合粉碎：将两种以上的物料混合的同时进行粉碎的操作。混合粉碎可避免一些黏性物料或热塑性物料的黏壁和团聚。

续表

项目		内容
粉碎	粉碎机	球磨机（ball mill）：球磨机由水平放置的圆筒（亦叫球磨罐）和内装有一定数量的钢、瓷或玻璃圆球所组成。 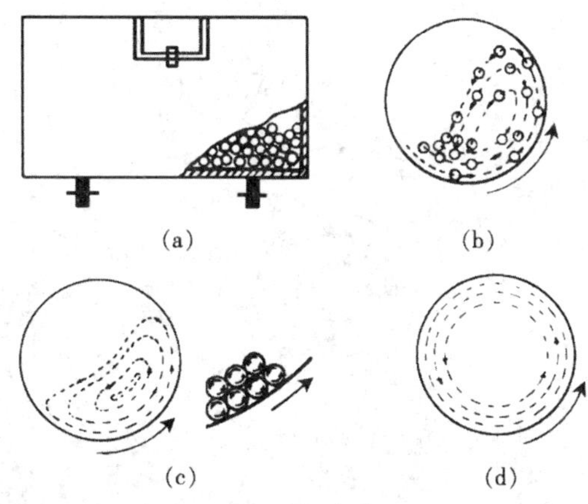 (a) (b) (c) (d) ● 粉碎机理：当圆筒转动时带动内装球上升，当转速适宜时（如图 b），除一小部分球往下滑落外，大部分球随罐体上升至一定高度，并在重力与惯性力作用下抛落下来，此时物料受到强烈的冲击力和研磨力的联合作用，粉碎效果最好。 ● 影响因素： （1）圆筒的转速 转速过小时（图 c），球往下滑落，靠研磨作用，效果较差。 转速过大时（图 d），球随罐体旋转，失去相对运动。 （2）球与物料的装量　总装量为罐体总容积的 50% ~60% 左右； （3）球的大小　粉碎物料原粒径 1/4 ~1/9 的球直径。
		冲击式粉碎机（impact mill）：对物料的作用力以冲击力为主，其典型结构有锤击式（harmmer mill）和冲击柱式。适用于脆性、韧性物料以及中碎、细碎、超细碎等，应用广泛，因此具有“万能粉碎机”之称。 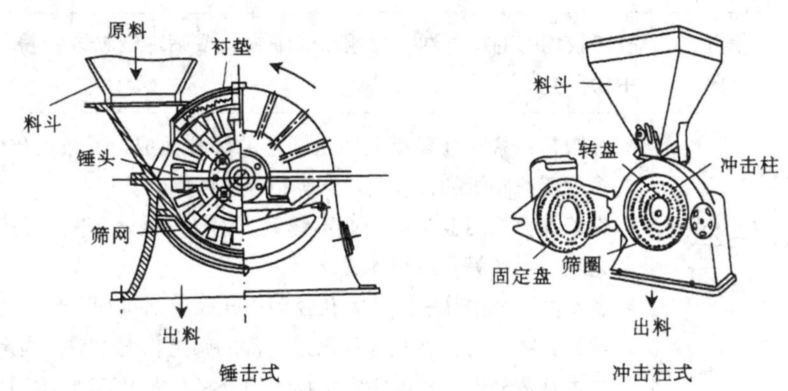 锤击式　冲击柱式

续表

项目		内容
粉碎	粉碎机	气流式粉碎机（jet mill）：气流式粉碎机的常用结构如图（a）、（b）所示，其粉碎动力主要来源于高速气流。 (a)圆盘型　(b)椭圆型 ● 机理：7～10个大气压的压缩空气通过喷嘴沿切线进入粉碎室时产生超音速气流，物料被气流带入粉碎室后被气流分散、加速，并在粒子与粒子间、粒子与器壁间发生强烈撞击、冲击、研磨而进行粉碎。压缩空气夹带的细粉由出料口进入旋风分离器或袋滤器进行分离，较大颗粒由于离心力的作用沿器壁外侧重新带入粉碎室，再次粉碎。粉碎程度与喷嘴的个数与角度、粉碎室的几何形状、气流的压缩压力以及进料量等有关。 ● 特点：①可进行粒度要求为3～20μm的超微粉碎；②由于高压空气从喷嘴喷出时产生焦耳－汤姆逊冷却效应，故适用于热敏性物料和低熔点物料粉碎；③易于对机器及压缩空气进行无菌处理，可适用于无菌粉末的粉碎；④和其他粉碎机相比粉碎费用高。
分级	定义	分级（size classification）：在制药工业中常遇到的分级是按粒度大小进行分离的操作，即按“粒度分级”。 筛分法（sieving），是借助筛网孔径大小将物料进行分离的方法。
	筛分目的	获得较均匀的粒子群（除粗粉取细粉，或筛除细粉取粗粉，或筛除粗、细粉取中粉等）。
	筛分设备	● 冲眼筛：系在金属板上冲出圆形的筛孔而成，其结构比较坚固，不易变形，多用于粉碎机的筛板及药丸等粗颗粒的筛分。 ● 编织筛：系用金属丝（如不锈钢、铜丝、铁丝等），或其他非金属丝（如尼龙丝、绢丝等）编织而成。 ● 旋动筛：根据筛序，从大孔径到小孔径上下排列，最上为筛盖，最下为接收器，如图（a）。将物料放入最上部的筛上，盖上盖，固定在摇动台进行摇动和振荡数分钟，即可完成对物料的分级。常用于测定粒度分布。

续表

<table>
<tr><th colspan="2">项 目</th><th>内 容</th></tr>
<tr><td>分级</td><td>筛分设备</td><td>● 振荡筛：(b) 为机械振荡筛的外形图。在电机的上轴及下轴各装有不平衡重锤，上部重锤使筛网产生水平圆周运动，下部重锤使筛网发生垂直方向运动，故筛网的振荡方向有三维性。将物料加入于筛网上中心部位，振荡筛具有分离效率高，单位筛面处理能力大，占地面积小，重量轻等优点，被广泛应用。 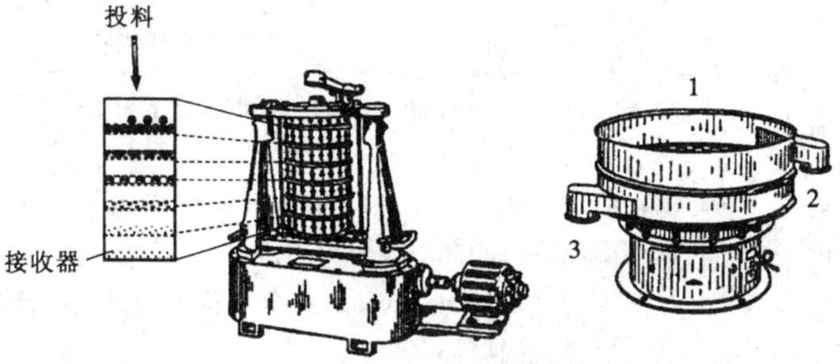
投料 接收器 1 2 3
(a)旋动筛 (b)振荡筛</td></tr>
</table>

第二节 混合、捏合与匀化

<table>
<tr><th colspan="2">项 目</th><th>内 容</th></tr>
<tr><td rowspan="3">混合</td><td>概念</td><td>混合（mixing）：使两种以上物质处于均匀状态的操作过程统称为混合。</td></tr>
<tr><td>目的</td><td>混合的目的是使各组分的含量均匀一致。</td></tr>
<tr><td>混合度</td><td>混合度是混合过程中物料混合均匀程度的指标。
1. 标准偏差或方差
σ 或 σ^2 值越小，越接近于平均值，这些值为 0 时，此混合物达到完全混合。
2. 混合度 M
混合度（degree of mixing）能有效地反映混合物的均匀程度。
$$M=\frac{\sigma_0^2-\sigma_t^2}{\sigma_0^2-\sigma_\infty^2}$$
完全分离时：$M=0$，完全混合时：$M=1$。
一般混合状态下，混合度 M 介于 0～1 之间。</td></tr>
</table>

续表

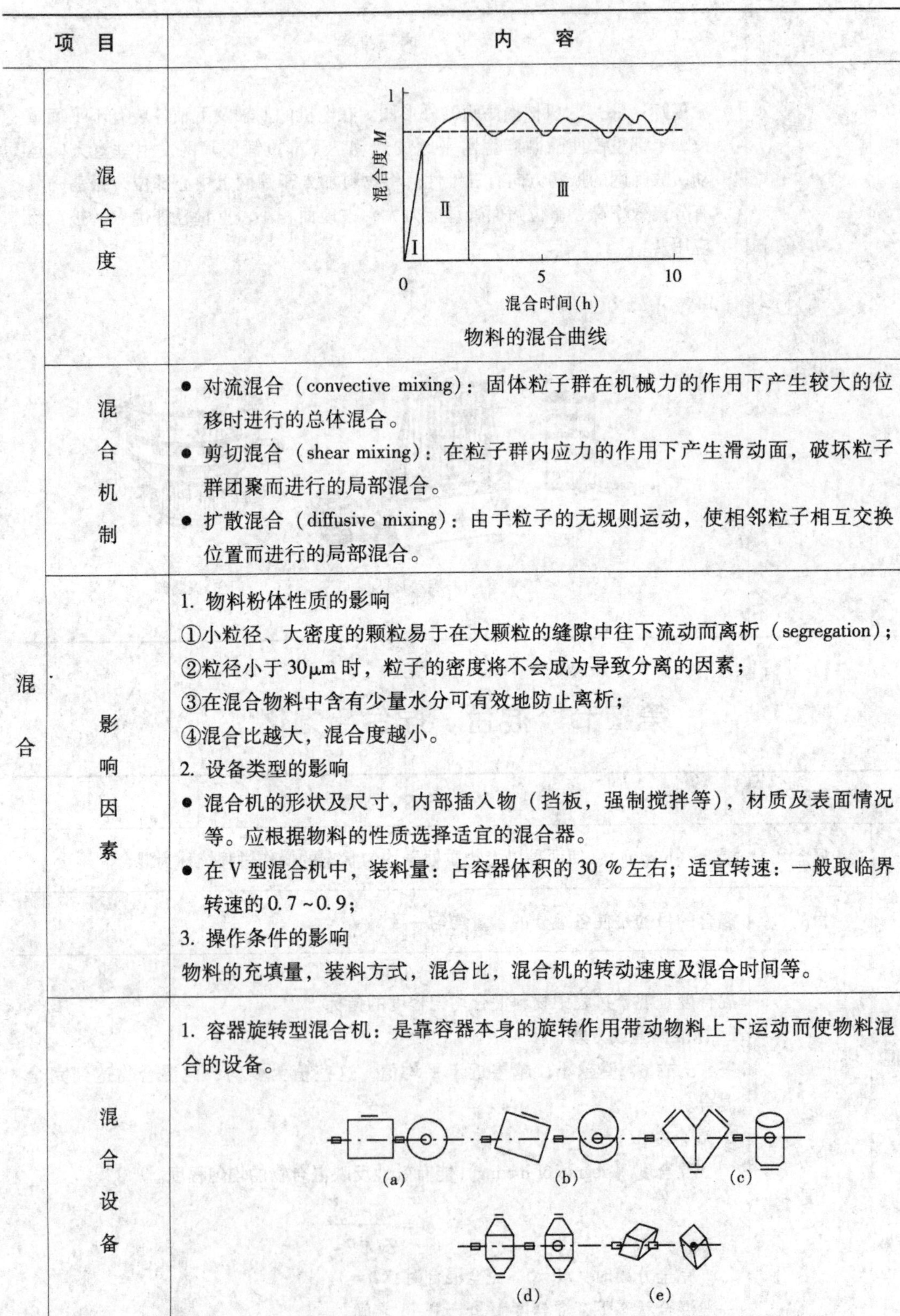

项目		内容
混合	混合度	1 混合度 M Ⅰ Ⅱ Ⅲ 0 5 10 混合时间(h) 物料的混合曲线
	混合机制	● 对流混合（convective mixing）：固体粒子群在机械力的作用下产生较大的位移时进行的总体混合。 ● 剪切混合（shear mixing）：在粒子群内应力的作用下产生滑动面，破坏粒子群团聚而进行的局部混合。 ● 扩散混合（diffusive mixing）：由于粒子的无规则运动，使相邻粒子相互交换位置而进行的局部混合。
	影响因素	1. 物料粉体性质的影响 ①小粒径、大密度的颗粒易于在大颗粒的缝隙中往下流动而离析（segregation）； ②粒径小于30μm时，粒子的密度将不会成为导致分离的因素； ③在混合物料中含有少量水分可有效地防止离析； ④混合比越大，混合度越小。 2. 设备类型的影响 ● 混合机的形状及尺寸，内部插入物（挡板，强制搅拌等），材质及表面情况等。应根据物料的性质选择适宜的混合器。 ● 在V型混合机中，装料量：占容器体积的30％左右；适宜转速：一般取临界转速的0.7～0.9； 3. 操作条件的影响 物料的充填量，装料方式，混合比，混合机的转动速度及混合时间等。
	混合设备	1. 容器旋转型混合机：是靠容器本身的旋转作用带动物料上下运动而使物料混合的设备。 (a) (b) (c) (d) (e) (a) 水平圆筒型；(b) 倾斜圆筒型；(c) V型；(d) 双锥型；(e) 立方型

续表

项目		内容
混合	混合设备	2. 容器固定型混合机 (1) 搅拌槽型混合机：由固定混合槽和螺旋状二重带式搅拌桨组成。搅拌桨使物料不停地在上下、左右、内外等方向的运动过程中实现均匀混合。混合时以剪切混合为主，混合时间较长。这种混合机亦可适用于造粒前的制软材。 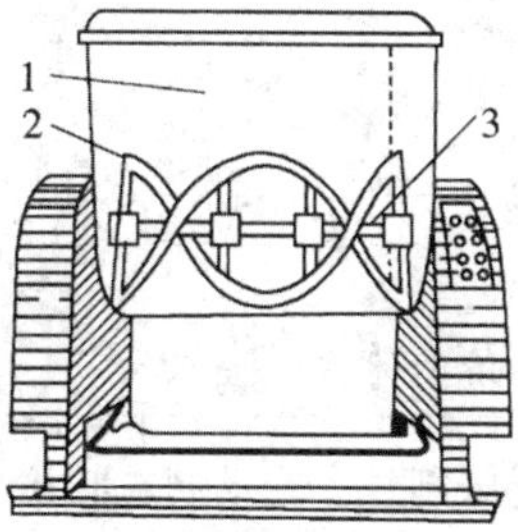 搅拌槽式混合机 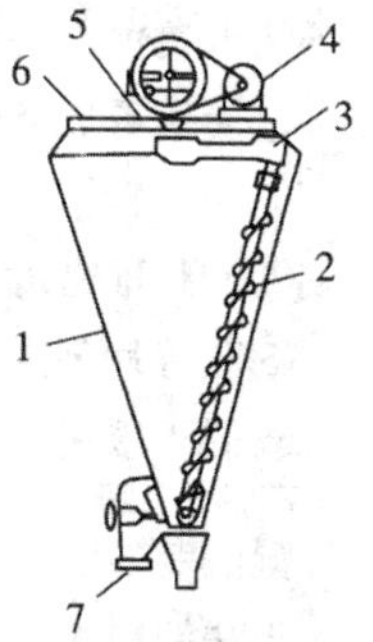　　锥形垂直螺旋混合机 (2) 锥形垂直螺旋混合机：由锥形容器和内装的 1～2 个螺旋推进器组成。容器的圆锥角约 35°，螺旋推进器的轴线与容器锥体的母线平行，螺旋推进器在容器内既有自转又有公转。在混合过程中物料在推进器的作用下自底部上升，又在公转的作用下在容器内产生旋涡和上下的循环运动。此种混合机的特点是：混合速度快，混合度高，混合比较大，也能达到均匀混合，混合所需动力消耗较少。
捏合	概念	在固体粉末中加入少量液体，使液体均匀润湿粉末颗粒的内部和表面，以制备均匀的塑性物料的操作称“捏合”（kneeding）。亦称“制软材”。
	目的	• 使粉末具有黏性，易于制粒； • 防止各种成分的分离，保持均匀的混合状态； • 黏合剂均匀分布在颗粒表面，改善物料的压缩成形性。
	关键操作	加入的液体量（黏合剂量）是该操作的关键，也是湿法制粒的关键。 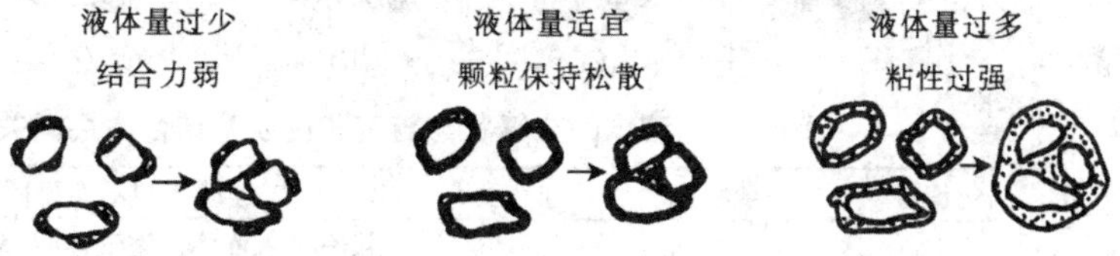 液体量过少　结合力弱　(a)钟摆状 液体量适宜　颗粒保持松散　(b)索带状 液体量过多　粘性过强　(c)毛细管状
	捏合设备	搅拌槽式混合机，锥形垂直螺旋混合机，立式搅拌混合机等。

第三节 制　粒

<table>
<tr><th colspan="2">项　目</th><th>内　容</th></tr>
<tr><td colspan="2">概念</td><td>制粒（granulation）是将粉末、块状、熔融液、水溶液等状态的物料经过加工，制成具有一定形状与大小的粒状物的操作。</td></tr>
<tr><td colspan="2">目的</td><td>①改善流动性；
②防止各成分的离析；
③防止粉尘飞扬及器壁上的黏附；
④调整堆密度，改善溶解性能；
⑤改善片剂生产中压力的均匀传递；
⑥便于服用，携带方便，提高商品价值等。</td></tr>
<tr><td colspan="2">分　类</td><td>湿法制粒法：高速搅拌制粒、流化床制粒、转动制粒、挤出滚圆制粒、挤压制粒。
干法制粒法：滚压法、大片法。
其他方法：喷雾制粒、熔融微丸化、液相中球晶制粒等。</td></tr>
<tr><td rowspan="3">湿法制粒</td><td>定义</td><td>湿法制粒（wet granulation）：是在药物粉末中加入液体黏合剂，靠黏合剂的架桥或黏结作用使粉末聚结在一起而制备颗粒的方法。</td></tr>
<tr><td>特点</td><td>湿法制粒的产物具有外形美观、流动性好、耐磨性较强、压缩成形性好等优点，在医药工业中的应用最为广泛。</td></tr>
<tr><td>机理</td><td>● 粒子间的结合力
(1) 引力：由范德华力（分子间引力）、静电力和磁力产生。粒径 <50μm 时引力较大而易聚结，而且随着粒径的增大或颗粒间距离的增大而明显下降。
(2) 界面张力和毛细管力：由低黏度流体产生。这是液体在粒子之间架桥时产生的结合力，与液体的充填状态有关。饱和度（degree of saturation，S）是在颗粒间空隙中液体体积所占的比例。
(A)　(a)　(b)　(c)　(d)
液体的充填状态与饱和度以及结合力之间关系
<table>
<tr><th>编号</th><th>充填状态</th><th>饱和度 S</th><th>连续相与不连续相</th><th>结合力</th></tr>
<tr><td>(a)</td><td>干　粉</td><td>$S=0$</td><td>没有加入液体，空气连续相</td><td>无</td></tr>
<tr><td>(b)</td><td>钟摆状</td><td>$S\leq 0.3$</td><td>液体分散相，空气连续相</td><td>弱</td></tr>
<tr><td>(c)</td><td>索带状</td><td>$0.3<S<0.8$</td><td>液体连续相，空气分散相</td><td>较强</td></tr>
<tr><td>(d)</td><td>毛细管状</td><td>$S\geq 0.8$</td><td>液体连续相，充满颗粒内部空隙</td><td>强</td></tr>
<tr><td>(e)</td><td>泥浆状</td><td>$S\geq 1$</td><td>液体连续相，颗粒混悬于液体中</td><td>无</td></tr>
</table></td></tr>
</table>

续表

项　目		内　　容
湿法制粒	机理	(3) 附着力与黏着力：由高黏度流体产生，因为高黏度液体的表面张力很小，易涂布于固体表面产生强大的结合力，淀粉糊制粒产生这种结合力。 (4) 粒子间固体桥（solid bridges）：其形成机理主要有：①可溶性物质经干燥后析出结晶；②黏合剂干燥后形成固体桥；③熔融液体冷却后形成固体桥；④化学反应产生固体桥。湿法制粒中常见的固体架桥是由黏合剂干燥或结晶析出而得。 (5) 粒子间机械镶嵌（mechanical interlocking bonds）：多发生在搅拌和压缩操作中，结合强度较大，但一般制粒中所占比例不大。 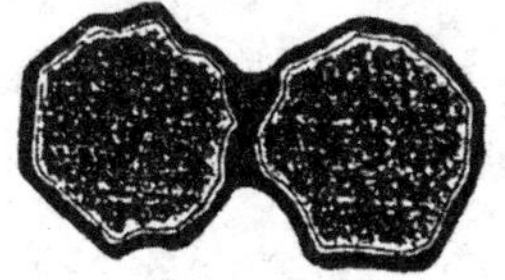  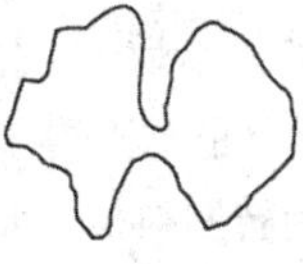 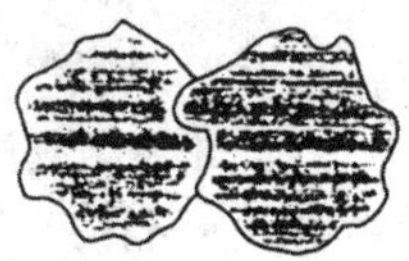 (a)粒子表面附着液层的架桥　(b)粒子间固体桥　(c)粒子间机械镶嵌 ● 从液体架桥到固体架桥的过渡 (1) 架桥液中被溶解的物质（包括可溶性黏合剂和药物）经干燥后析出结晶。 (2) 高黏度架桥剂经干燥后残留的黏合剂固结成为固体架桥。
	方法及设备	1. 挤出制粒：把药物粉末用适当的黏合剂制备软材之后，用强制挤出的方式使软材通过孔板或筛网而制粒的方法。 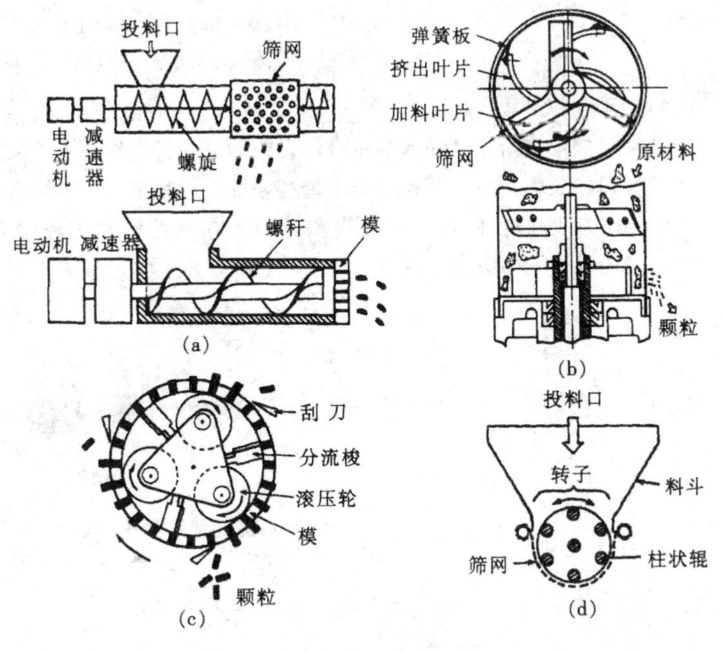 **挤出式制粒机** (a) 螺旋挤出制粒机；(b) 篮式叶片挤出制粒机； (c) 环模式辊压挤出制粒机；(d) 摇摆式挤出制粒机

续表

项目		内容
湿法制粒	方法及设备	● 工艺过程：原、辅料的混合──→捏合（制软材）──→挤出制粒──→颗粒 ● 制粒设备：螺旋挤出式、旋转挤出式、摇摆挤出式。 ● 特点：①颗粒的粒度由筛网的孔径大小调节，可制得的粒径范围在0.3～30mm左右，粒度分布较窄，粒子形状以圆柱状、角柱状为主；②挤出压力不大时，可制成松软颗粒，适合压片。缺点是：劳动强度大，不适合连续生产，筛网的寿命短等。
		2. 转动制粒：药物粉末中加入一定量的黏合剂，在转动、摇动、搅拌等作用下使粉末聚结成具有一定强度的球形粒子的方法。 ● 制粒设备：圆筒旋转制粒机、倾斜转动锅。 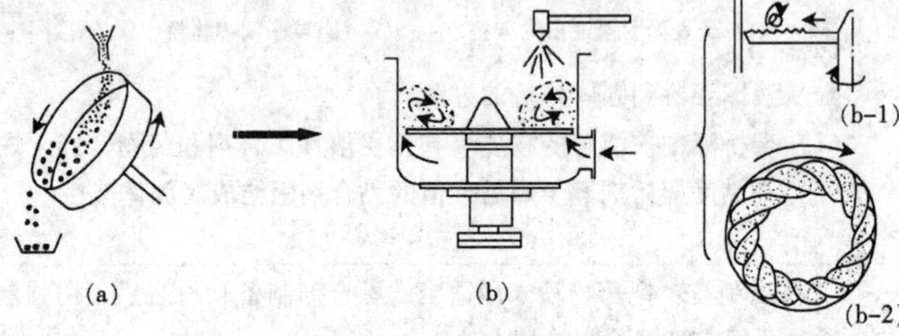 **转动制粒示意图** （a）倾斜转动制粒锅；（b）转动圆盘型制粒机 （b－1）粒子的滚圆示意图；（b－2）整体物料到运动流线 ● 转动制粒过程： （1）母核形成阶段：喷入少量液体，在滚动和搓动作用下形成大量母核。 （2）母核长大阶段：药粉层积于母核表面，反复多次，可得一定大小的药丸。 （3）压实阶段：停止加入液体和药粉，在继续转动过程中多余的液体被挤出表面或未被充分润湿的层积层中，从而颗粒被压实形成具有一定机械强度的微丸。 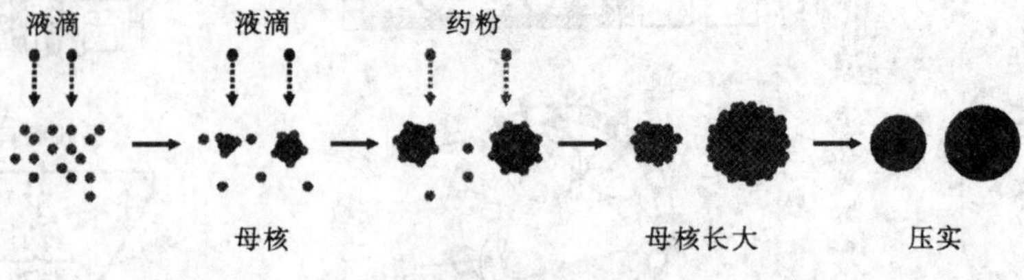 **转动制粒机制示意图**
		3. 高速搅拌制粒：将药物粉末、辅料和黏合剂加入一个容器内，靠高速旋转的搅拌器的搅拌作用迅速完成混合和制粒的方法。

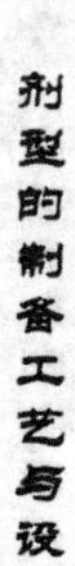

续表

项目		内容
湿法制粒	方法及设备	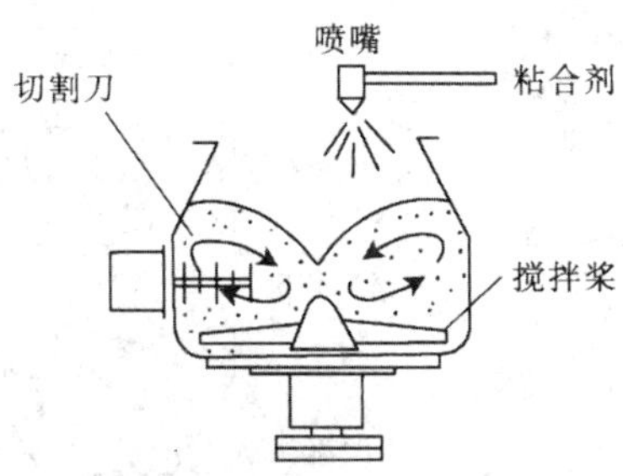 **搅拌制粒机示意图** ● 设备结构：主要由容器、搅拌桨、切割刀所组成。操作时先把药粉和各种辅料倒入容器中，盖上盖，把物料搅拌混合均匀后加入黏合剂，搅拌制粒。 ● 机制 搅拌桨：使物料混合、翻动、分散甩向器壁后向上运动，形成较大颗粒； 切割刀：将大块颗粒绞碎、切割； 粒度的大小：由外部破坏力与颗粒内部凝聚力平衡作用的结果来决定。 ● 影响因素：①黏合剂的种类、加入量、加入方式；②原料粉末的粒度（粒度越小，越有利于制粒）；③搅拌速度；④搅拌器的形状与角度、切割刀的位置等。 ● 特点：①在一个容器内进行混合、捏合、制粒；②和传统的挤压制粒相比，具有省工序、操作简单、快速等优点。③改变搅拌桨的结构，调节黏合剂用量及操作时间可制备致密、强度高的颗粒（适用于胶囊剂），也可制备松软的颗粒（适合压片）。 该设备的缺点是不能进行干燥。为了克服这个弱点，最近研制了带有干燥功能的搅拌制粒机，即在搅拌制粒机的底部开孔，物料在完成制粒后，通热风进行干燥。 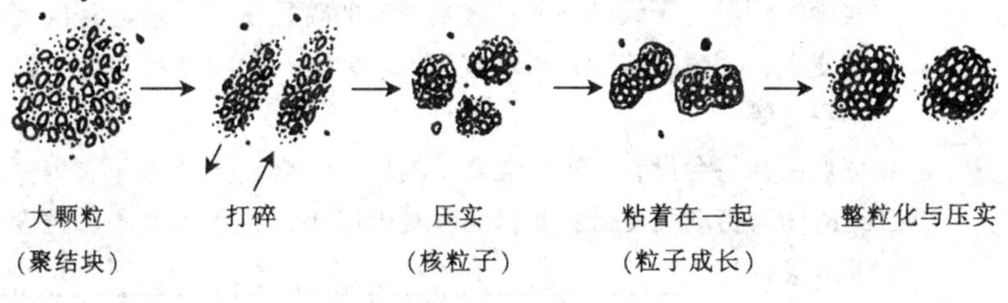 **高速搅拌制粒机制示意图**
		4. 流化床制粒：使药物粉末在自下而上的气流的作用下保持悬浮的流化状态，黏合剂液体向流化层喷入使粉末聚结成颗粒的方法。在一台设备内可完成混合、制粒、干燥过程，又称一步制粒。 ● 设备结构：由容器、气体分布装置（如筛板等）、喷嘴、气固分离装置、空气进口和出口、物料排出口组成。

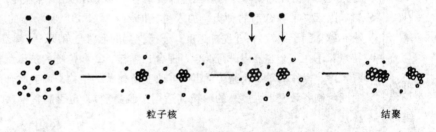

项目		内容
湿法制粒	方法及设备	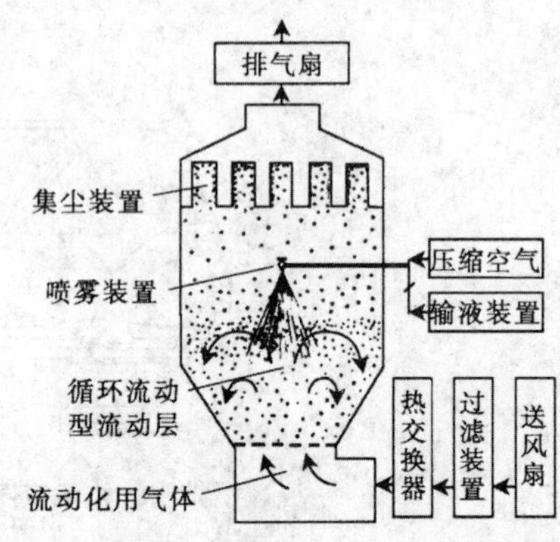 **流化床制粒设备结构示意图** ● 机制：黏合剂液体均匀喷于悬浮松散的粉体层时，首先，液滴使接触到的粉末润湿并聚结在液滴周围形成粒子核，同时再由继续喷入的液滴落在粒子核表面产生粘合架桥作用，使粒子核与粒子核之间、粒子核与粒子之间相互结合，逐渐长大成较大的颗粒。干燥后，粉末间的液体架桥干燥为固体桥，形成多孔性、表面积较大的柔软颗粒。 粒子核　　结聚 **流化床制粒机制示意图** ● 影响因素：①空气的上升速度：影响物料的流态化状态；②空气温度：影响物料表面的润湿与干燥的平衡；③黏合剂的喷雾量：影响粒径的大小，喷雾量增加粒径变大；④喷雾速度：影响粒径的均匀性；⑤喷嘴的高度：影响喷雾均匀性与润湿程度等。 ● 特点：在一台设备内进行混合、制粒、干燥，甚至是包衣等操作，简化工艺、节约时间、劳动强度低；制得的颗粒密度小、粒子强度小、粒度均匀、流动性、压缩成形性好。
		5. 复合型制粒机：是搅拌制粒、转动制粒、流化床制粒法等各种制粒技能结合在一起，使混合、捏合、制粒、干燥、包衣、冷却等多个单元操作在一个机器内进行的新型设备。 ● 搅拌流化制粒机：本设备用于包衣操作时，可使送风、搅拌、喷雾包衣等操作同时或交替进行，以防止颗粒与颗粒间的粘连。 ● 转动流化制粒机：转动流化制粒与流化制粒相比，更适合用于制备装填硬胶囊用颗粒及包衣用颗粒，而且可制备多层不同组分的修饰制粒物。

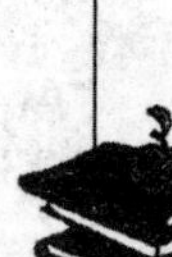

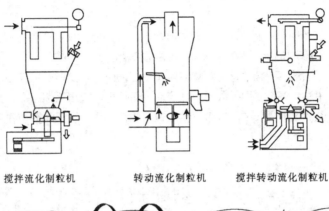

项目		内容
湿法制粒	方法及设备	● 搅拌转动流化制粒机：该装置综合了搅拌、转动、流化制粒的特征，具有在制粒过程中不易出现结块、喷雾效率高、制粒速度快等优点，可用于颗粒的制备、颗粒的包衣、颗粒的修饰，球形化颗粒的制备等。 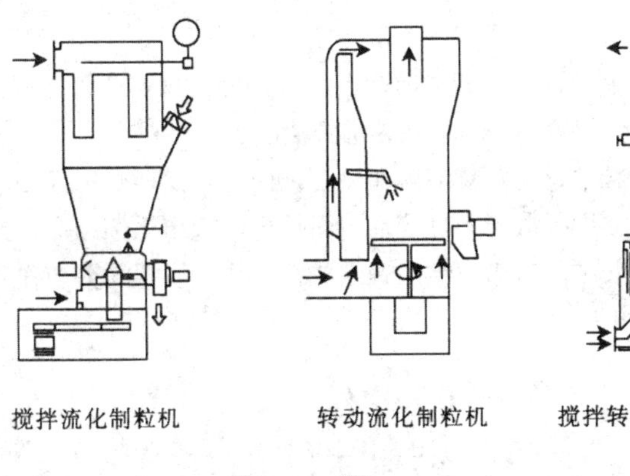 搅拌流化制粒机　转动流化制粒机　搅拌转动流化制粒机 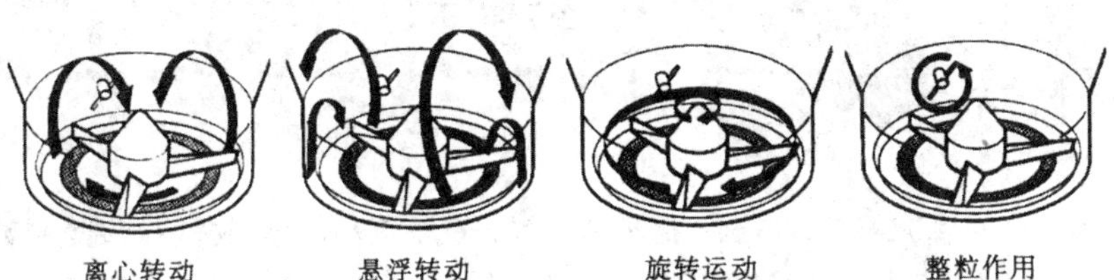 离心转动　悬浮转动　旋转运动　整粒作用
		6. 喷雾制粒机：喷雾制粒是将药物溶液或混悬液用雾化器喷雾于干燥室内的热气流中，使水分迅速蒸发以直接制成球状干燥细颗粒的方法。 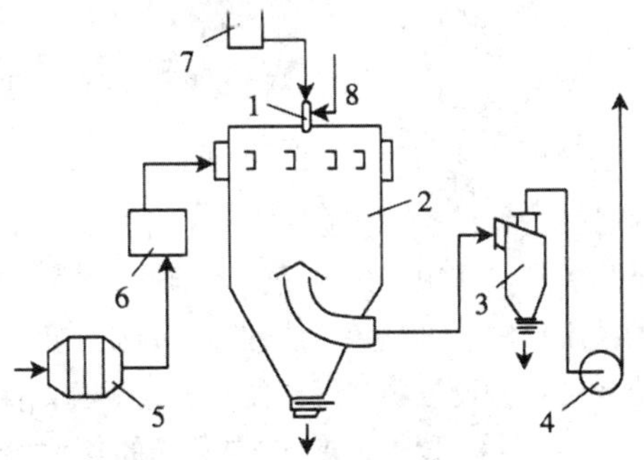 **喷雾制粒流程图** 1. 雾化器；2. 干燥室；3. 旋风分离器；4. 风机；5. 加热器； 6. 电加热器；7. 料液贮槽；8. 压缩空气 ● 喷雾制粒法的特点： ①直接由液体得到粉状固体颗粒； ②干燥速度非常快（通常需要数秒至数十秒），物料的受热时间极短，且干燥物料的温度相对低，适合于热敏性物料的处理；

续表

项目		内容
湿法制粒	方法及设备	③粒度范围约在 30 至数百微米的中空球状粒子较多，具有良好的溶解性、分散性和流动性； ④设备费用高、能量消耗大、操作费用高； ⑤黏性较大料液易黏壁使其使用受到限制。

7. 液相中晶析制粒法：液相中晶析制粒法是使药物在液相中析出结晶的同时借液体架桥剂和搅拌作用聚结成球形颗粒的方法。

- 湿法球晶制粒法：将药物溶解在良溶剂中，在搅拌下把药物溶液加入于不良溶剂中，良溶剂立即扩散于不良溶剂中而使药物析出微细结晶，这时游离的液体架桥剂润湿结晶，结晶碰撞时结晶聚结成粒，并在搅拌的剪切作用下使颗粒变成致密的球状。

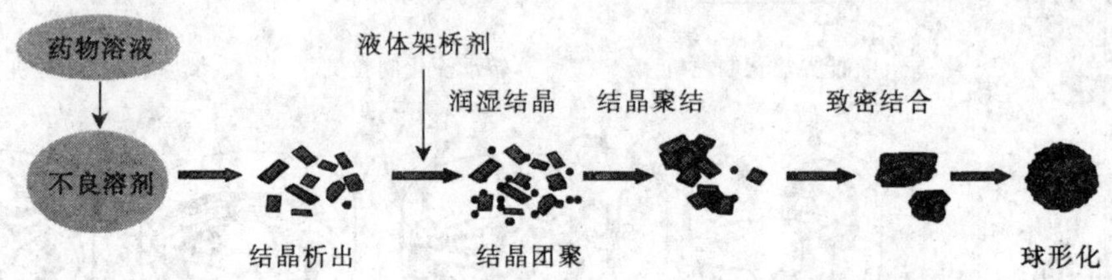

- 乳化溶剂扩散法：把药物溶解于良溶剂和液体架桥剂的混合液中形成药物溶液，然后把药物溶液在搅拌下加入于不良溶剂中时，先形成亚稳态的乳滴，乳滴中的良溶剂不断扩散到不良溶剂中，乳滴中的药物在乳滴中析出结晶，并在乳滴中液体架桥剂的作用下结晶聚集成球形颗粒。

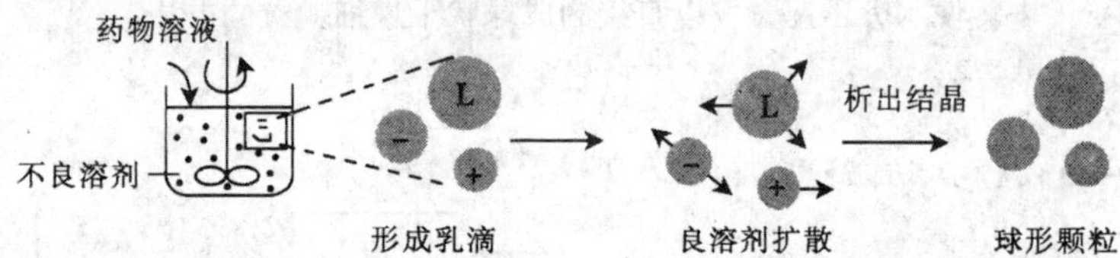

- 球晶制粒法的特点是：①在一个过程中同时进行结晶、聚结、球形化过程；②制备的球形颗粒具有很好的流动性，接近于自由流动的粉体性质；③利用药物与高分子的共沉淀法，可制备功能性球形颗粒，可大大简化工程、重现性好；④如能在合成的重结晶过程中利用该技术制成颗粒，直接压片。

搅拌、转动、流化床的各种操作功能的比较

方式		搅拌制粒	转动制粒	流化床制粒	复合型制粒
单元操作的可行性	混合	●	▲	▲	●
	造粒	●	●	●	●
	干燥	▲×	▲×	●	●
	包衣	×	●	▲×	●
	冷却	▲×	▲×	●	●

续表

<table>
<tr><th colspan="2">项目</th><th>内容</th></tr>
<tr><td>湿法制粒</td><td>方法及设备</td><td>（续）
<table>
<tr><th colspan="2">方式</th><th>搅拌制粒</th><th>转动制粒</th><th>流化床制粒</th><th>复合型制粒</th></tr>
<tr><td rowspan="3">特性</td><td>粒径 mm</td><td>约 0.1 ~ 2.0</td><td>约 0.1 ~ 5.0</td><td>约 0.1 ~ 2.0</td><td>0.05 ~ 2.0</td></tr>
<tr><td>形 状</td><td>接近球状</td><td>接近真球状</td><td>聚集体</td><td>真球 ~ 聚集体</td></tr>
<tr><td>堆密度</td><td>重 质</td><td>重 质</td><td>轻 质</td><td>重质 ~ 轻质</td></tr>
</table>
●非常适应 ▲有些适应 ×不适应</td></tr>
<tr><td rowspan="3">干法制粒</td><td>定义</td><td>是把药物粉末直接压缩成较大片剂或片状物后，重新粉碎成所需大小的颗粒的方法。该法不加入任何液体，靠压缩力的作用使粒子间产生结合力。</td></tr>
<tr><td>分类</td><td>压片法（slugging）：将固体粉末首先在重型压片机上压实，制成直径为 20 ~ 25mm 的胚片，然后再破碎成所需大小的颗粒。
滚压法（roller compaction）：系利用转速相同的二个滚动圆筒之间的缝隙，将药物粉末滚压成片状物，然后通过颗粒机破碎制成一定大小颗粒的方法。</td></tr>
<tr><td>特点</td><td>● 干法制粒常用于热敏性物料、遇水易分解的药物以及容易压缩成形的药物的制粒。
● 不加入水，方法简单、省工省时。
● 应注意由于压缩引起的晶型转变及活性降低。</td></tr>
</table>

第四节　固体的干燥

<table>
<tr><th colspan="3">项目</th><th>内容</th></tr>
<tr><td rowspan="6">概念</td><td colspan="2">定义</td><td>干燥（drying）：是利用热能使湿物料中的湿分（水分或其它溶剂）气化，并利用气流或真空带走气化了的湿分，从而获得干燥固体产品的操作。</td></tr>
<tr><td rowspan="5">分类</td><td>操作方式</td><td>间歇式、连续式。</td></tr>
<tr><td>操作压力</td><td>常压式、真空式。</td></tr>
<tr><td rowspan="3">热量传递方式</td><td>传导干燥：将热能通过与物料接触的壁面为传导方式传给物料，使物料中的湿分加热、气化而达到干燥的操作。
对流干燥：将热能以对流方式由热气流直接传给湿物料，物料受热后湿分气化并由气流带走而干燥的操作。
辐射干燥：将热能以电磁波的形式发射，入射至湿物料表面被吸收而转变为热能，将物料中的湿分加热、气化而达到干燥的操作。
介电加热干燥：将湿物料置于高频电场内，由于高频电场的交变作用将物料中的湿分加热，气化而达到干燥的操作。</td></tr>
</table>

项目		内容
概念	目的	①使物料便于加工、运输、贮藏和使用； ②保证药品的质量和提高药物的稳定性； ③改善粉体的流动性和充填性等。
干燥原理	干燥原理	在干燥过程中，湿物料与热空气接触时，热空气将热能传至物料——传热过程；湿物料得到热量后，物料中的水分不断气化，并向空气中移动——传质过程。
干燥原理	热空气与物料间传热与传质	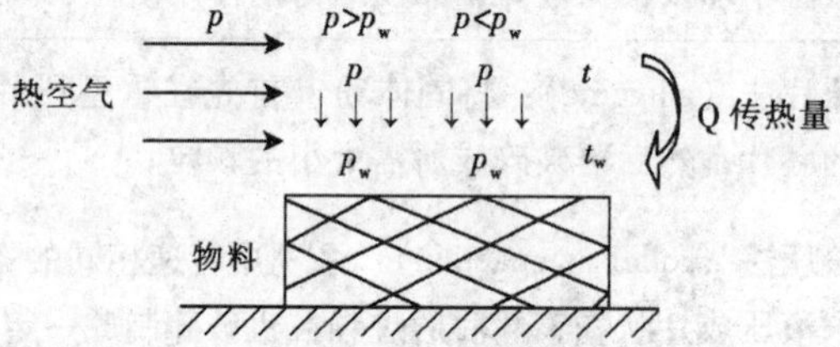 传热的推动力是温差（$t-t_w$）。 传质推动力为（p_w-p）。 $p_w-p>0$，是干燥过程得以进行的必要条件； $p_w-p=0$，干燥介质与物料中水蒸气达到平衡，不能干燥； $p_w-p<0$，物料不仅不能干燥，反而吸潮。 ● 当热空气不断地把热能传递给湿物料时，湿物料的水分不断地气化，并扩散至热空气的主体中由热空气带走，而物料内部的湿分又源源不断地以液态或气态扩散到物料表面，这样湿物料中的湿分不断减少而干燥。
湿空气的性质	湿空气	周围环境的空气是绝干空气和水蒸气的混合物，故称为湿空气。
湿空气的性质	干球温度	干球温度（dry bulb temperature）：用普通温度计在湿空气中直接测得的温度，常用 t 表示。 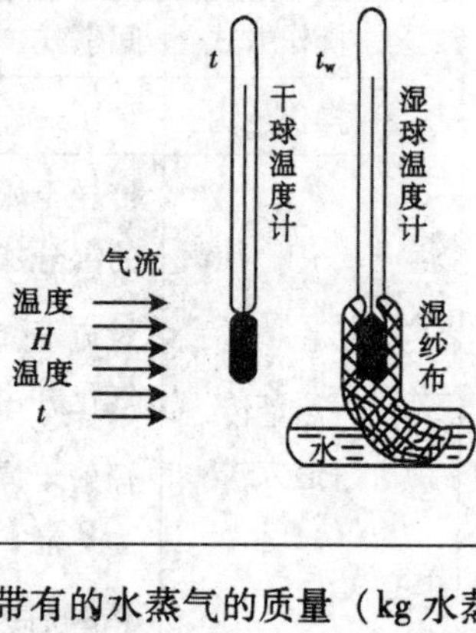
湿空气的性质	湿球温度	湿球温度（wet bulb temperature）：在温度计的感温球包以湿纱布放在湿空气中，传热和传质达到平衡时所测得的温度，常用 t_w 表示。
湿空气的性质	空气湿度	空气的湿度（humidity）：指单位质量干空气带有的水蒸气的质量（kg 水蒸气/kg 干空气）。

续表

<table>
<tr><th colspan="3">项　目</th><th>内　　容</th></tr>
<tr><td rowspan="6">干燥原理</td><td>湿空气的性质</td><td>相对湿度</td><td>相对湿度（relative humidity，RH）：是指在一定总压及温度下，湿空气中水蒸气分压 p 与饱和空气中水蒸气分压 p_s 之比的百分数。
$$RH=\frac{p}{p_s}\times100\%$$
饱和空气的 RH＝100%；
未饱和空气的 RH＜100%；
绝干空气的 RH＝0%。
因此相对湿度直接反映空气中湿度的饱和程度。</td></tr>
<tr><td rowspan="5">物料中水分的性质</td><td>平衡水分</td><td>平衡水分（equilibrium water）：系指在一定空气状态下，当物料表面产生的水蒸气压与空气中水蒸气分压相等时，物料中所含水分叫平衡水分。平衡水分是干燥除不去的水分。</td></tr>
<tr><td>自由水分</td><td>自由水分（free water）：系指物料中所含大于平衡水分的那一部分称为自由水分，或称游离水分，即在干燥过程中能除去的水分。</td></tr>
<tr><td>结合水分</td><td>结合水分（bound water）：以物理化学方式结合的水分，与物料具有较强的结合力，因此物料表面产生的水蒸气压低于同温度下纯水的饱和蒸气压，干燥速度缓慢。结合水分包括动植物细胞壁内的水分、物料内毛细管中水分、可溶性固体溶液中的水分等。结合水分与物料性质有关。</td></tr>
<tr><td>非结合水分</td><td>非结合水分（nonbound water）：以机械方式结合的水分，与物料的结合力很弱，物料表面产生的水蒸气压等于同温度下纯水的饱和蒸气压，干燥速度较快。仅含非结合水分的物料叫非吸水性物料。</td></tr>
<tr><td>举　例</td><td> 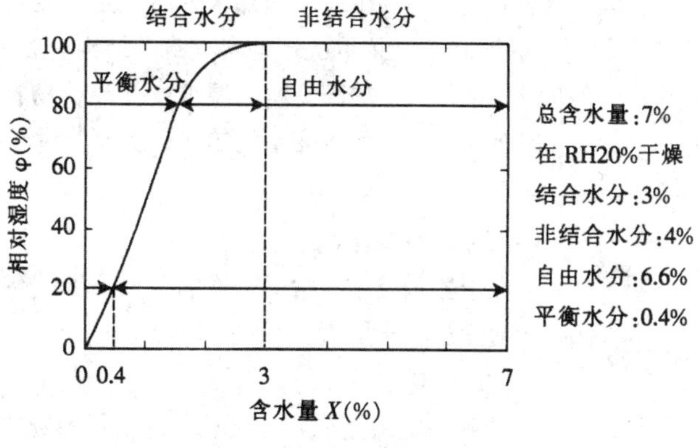结合水分　非结合水分
平衡水分　自由水分
相对湿度 φ(%)　含水量 X(%)
总含水量:7%
在 RH20%干燥
结合水分:3%
非结合水分:4%
自由水分:6.6%
平衡水分:0.4%

非那西丁的平衡含水量曲线</td></tr>
</table>

续表

项目		内容
干燥速率	定义	干燥速率：是在单位时间、单位干燥面积上被干物料所能气化的水分量。即物料中水分量的减少值，其单位为 $kg/m^2 \cdot s$。
	干燥速率曲线	降速阶段 恒速阶段 纵轴：$U \times 3.6 \times 10^3 kg/m^2 \cdot s$（0.5，1.0，1.5，2.0） 横轴：X kg 水/kg 绝对干料（0，X^*，0.1，0.2，0.3，X'，X_1） U_0，A，B，C，D，E，X_0 ● AB 段：预热段 ● BC 段：恒速段 ● CDE 段：降速段 ● 临界含水量：恒速和降速段分界含水量 X_0 ● 平衡含水量：干燥终了时的含水量 X^* **恒定干燥条件下的干燥速率曲线**
	影响干燥速率的因素	● 恒速干燥阶段 物料中水分含量较多，水分从表面气化时内部水分及时补充到表面，物料表面温度为该空气条件下的湿球温度 t_w，表面产生的水蒸气压等于饱和蒸气压（p_w）（与纯水情况同，气化推动力为 $p_w - p$）。 干燥速率取决于水分在表面的气化速率（表面企划控制阶段），主要受物料外部条件的影响。 强化途径：①提高空气温度或降低空气中湿度（或水蒸气分压 p），以提高传热和传质的推动力；②改善物料与空气的接触情况，提高空气的流速使物料表面气膜变薄，减少传热和传质的阻力。 ● 降速干燥阶段 当水分含量低于 x_0 之后，物料内部水分向表面的移动已不能补充表面气化水分，物料表面的水蒸气压低于饱和蒸气压，因而传质推动力（$p_w - p$）下降，干燥速率也降低。 干燥速率主要由物料内部水分向表面扩散的速率所决定（内部水分扩散控制阶段），主要取决于物料本身的结构、形状、大小等。 强化途径：①提高物料的温度；②改善物料的分散程度，以促进内部水分向表面扩散。而改变空气的状态及流速对干燥的影响不大。
	水分测定方法	● 常用干燥失重测定法。 ①保干器干燥法，常用干燥剂为无水氯化钙，硅胶或五氧化二磷； ②常压加热干燥法； ③减压干燥法等。 ● 精确测定微量水分含量时，必须采用费休氏法或甲苯法。其它详细内容参看《中国药典》2010 年版二部附录。

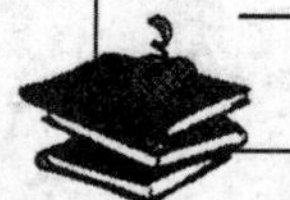

续表

项目		内容
干燥方法与设备	厢式干燥器	厢式干燥器的设备简单，适应性强，在制剂生产中广泛应用于生产量少的物料的间歇式干燥中。但存在劳动强度大、热量消耗大等缺点。 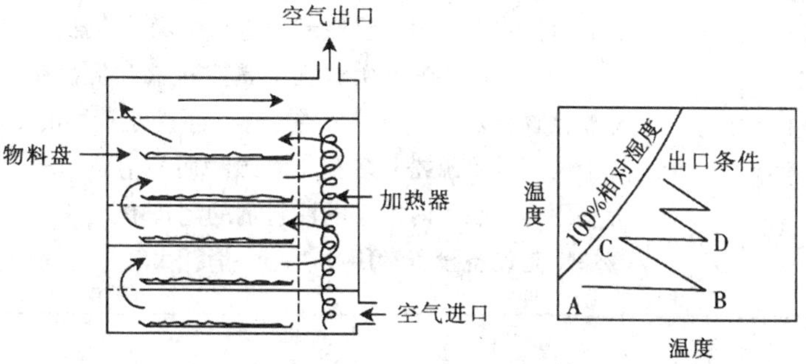 (a)厢式干燥器　(b)干燥器中热空气的温度和湿度变化
	流化床干燥器	● 使热空气自下而上通过松散的粒状或粉状物料层形成“沸腾床”而进行干燥的操作。因此生产上也叫沸腾干燥器，在制剂工业中常用的卧式多室沸腾干燥器。 ● 结构简单，操作方便，操作时颗粒与气流间的相对运动激烈，接触面积大，强化了传热、传质，提高了干燥速率。 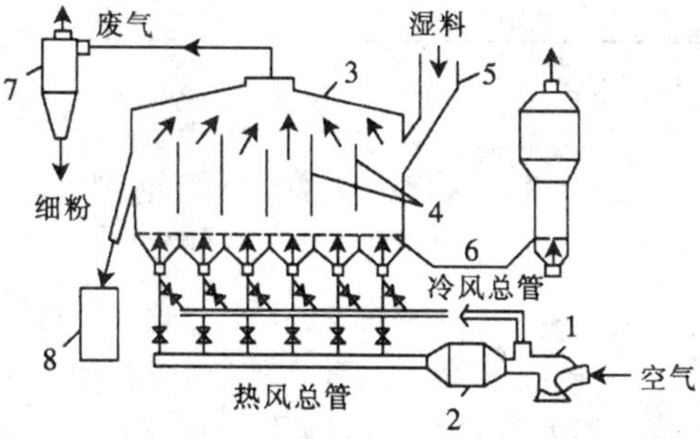 **卧式多室流化干燥器示意图** 1. 风机　2. 预热器　3. 干燥室　4. 挡板　5. 料斗　6. 多孔板　7. 旋风分离器　8. 干料桶
	喷雾干燥器	直接把水溶液喷雾进行干燥的设备，由于蒸发面积大、干燥时间短（数秒至数十秒），在干燥过程中雾滴的温度大致等于空气的湿球温度，一般为50℃左右，对热敏物料及无菌操作时非常适合。干燥制品多为松脆的空心颗粒，溶解性好。
	红外干燥器	红外线是介于可见光和微波之间的一种电磁波，红外线干燥时，由于物料表面和内部的物料分子同时吸收红外线，故受热均匀、干燥快、质量好。缺点是电能消耗大。
	微波干燥器	● 属于介电加热干燥器，微波干燥是把物料置于高频交变电场（频率为915MHz或245MHz）内，从物料内部均匀加热，迅速干燥的方法。 ● 特点：①微波干燥器加热迅速、均匀、干燥速度快、热效率高； ②对含水物料的干燥特别有利；微波操作控制灵敏、操作方便。 ③缺点是成本高，对有些物料的稳定性有影响。

续表

项目		内容
干燥方法与设备	冷冻干燥	冷冻干燥（freeze drying，lyophilization）：是将含有大量水分的物料（溶液或混悬液）先冻结至冰点以下（通常为 -40 ~ -10℃），然后在高真空下加热，使水分从冰中直接升华进行干燥的方法。 ●特点：①由于在干燥过程中真空度高、温度低，故适合于热敏性药物、易氧化物料及易挥发成分的干燥，可防止药物的变质和损失； ②干燥产品呈疏松、多孔、海绵状而易溶解，故常用于生物制品、抗生素等呈固体而临用时溶解的注射剂的制备中。 ③缺点是设备投资费用高、动力消耗大、干燥时间长、生产能力低。

第五节 压　片

项目		内容
概念	三步骤	物料的装填、压缩、推片。
	三大要素	①物料的流动性：保证物料均匀流入模子中以减少片重差异并保证物料的均匀压缩，其有效方法是制粒和加入助流剂。 ②压缩成型性：压缩后产生足够的内聚力而紧密聚结在一起，以防止裂片、松片等，其改善方法是加入塑性好的辅料或黏合剂。 ③润滑性：下冲将片剂从模子中推出时阻力很大，容易造成黏冲或裂片等，其改善方法是加入润滑剂以减少片剂与模子壁间的摩擦力。
压片机	单冲式压片机	● 单冲压片机的主要结构有：加料斗、上冲、下冲、模圈，出片调节器、片重调节器等。 ● 单冲压片机的产量大约在 80 ~ 100 片/分钟。 ● 工作原理 ①上冲抬起，饲粉器移动到模孔之上（饲粉）； ②下冲下降到适宜深度（确定装填量），饲粉器在模上摆动，物料自动填满于模孔； ③饲粉器在模孔上移开，使模孔中的颗粒与模孔的上缘相平（计量）； ④上冲下降（施加压力）压缩成片，此时下冲不移动； ⑤上冲抬起（解除压力），下冲随之抬起到与模孔上缘相平，将药片从模孔中推出； ⑥饲粉器再次移到模孔之上将片剂推出，同时进行第二次饲粉，如此反复操作。

续表

<table>
<tr><th colspan="2">项　目</th><th>内　　容</th></tr>
<tr><td rowspan="2">压片机</td><td>单冲式压片机</td><td>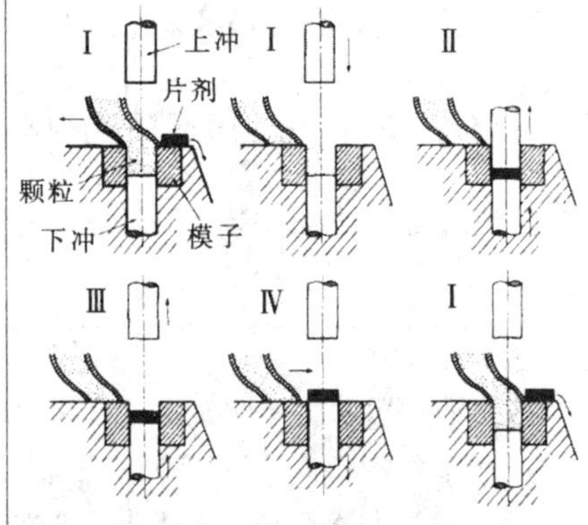

单冲压片机的压片过程示意图
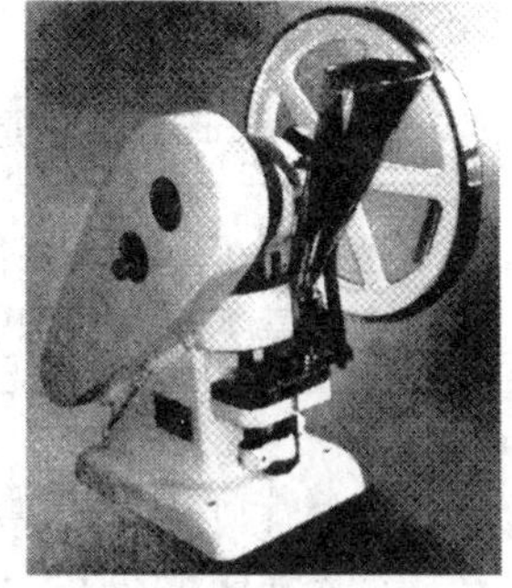
单冲压片机</td></tr>
<tr><td>旋转式压片机</td><td>● 旋转压片机主要结构：
动力部分——以电动机作为动力；
传动部分——第一级是皮带轮，第二级是由蜗轮蜗杆带动压片机的机台；
工作部分——机台、压轮、片重调节器、压力调节器、加料斗、饲粉器、吸尘器、保护装置等。
● 旋转压片机的型号
按冲数分：16、19、27、33、55、75 冲等。
按流程分——单流程和双流程
● 旋转压片机的特点
①饲粉方式合理、片重差异小；
②由上、下两方同时加压，压力分布均匀；
③生产效率高等优点，如 55 冲的双流程压片机的生产能力高达 50 万片/小时。
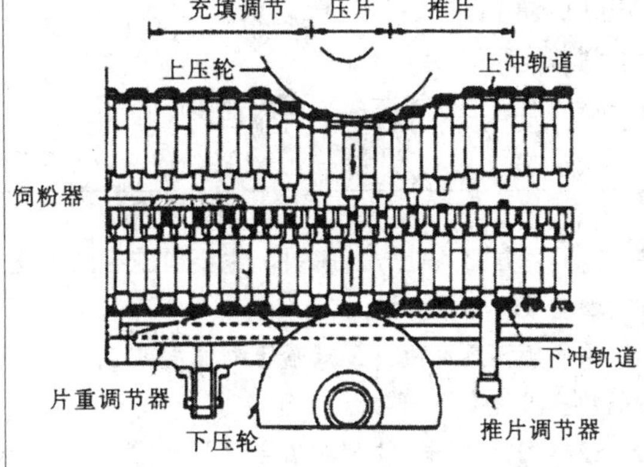

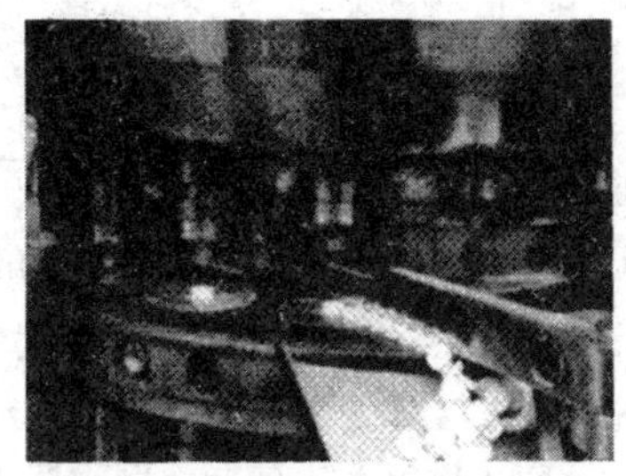
旋转压片机的示意图与工作原理</td></tr>
</table>

续表

项目		内容
压缩成形性的评价方法	概述	● 可测定硬度与抗张强度、脆碎度、弹性复原率、顶裂比与顶裂指数等。 ● 物料性质不同或工艺不同压缩成形性大有不同，如易裂片、粘冲、松片等。
	硬度	硬度（hardness）：是片剂的径向破碎力，是评价片剂质量的最简便的方法。
	脆碎度	脆碎度（friability）：脆碎度反映片剂的抗磨损震动能力，也是片剂质量标准检查的重要项目。
	弹性复原率	● 将片剂从模中移出后，由于内应力的作用发生弹性膨胀。把这种现象称为弹性复原或弹性后效。 ● 弹性复原率（elastic recovery，E_R）是将片剂从模孔中推出后弹性膨胀引起的体积增加值和片剂在最大压力下的体积之比，可用下式表示： $E_R = \frac{V - V_0}{V_0} = \frac{H - H_0}{H_0} \times 100\%$ ● 如果药物的弹性复原率较大，片剂的硬度低，甚至裂片（顶裂）。 改善方法——可加入可压性好的辅料以改善压缩成形性。
产生裂片的原因与防止措施	主要原因	● 处方因素 ①物料中细粉太多，压缩时空气不能排出，解除压力后，空气体积膨胀而导致裂片。 ②易弹性变形的物料塑性差（即药物的弹性复原率较大）和易脆碎的物料、结合力弱，易于裂片。即低分子结晶型物料易裂片；高分子纤维状物料不易裂片。 ● 工艺因素 ①在压片时单冲压片机比旋转压片机易出现裂片； ②快速压缩比慢速压缩易裂片； ③凸面片剂比平面片剂易裂片； ④一次压缩比多级压缩（一般二次或三次）易出现裂片。
	防止措施	一方面从工艺上解决，另一方面从处方上解决。主要措施有减少应力集中，增加物料的塑性变形，以增强颗粒间结合力。 ● 改善压力分布：①采用旋转压片机；②减慢压缩速度或二次加压；③加入适当的润滑剂，减少压片和推片摩擦阻力。 ● 选择适宜压缩力：过高的压力下使片剂的结合力下降，反而产生裂片。 ● 增加物料的塑性变形：①进行粒子加工后压片；②加入适宜的可压性辅料等可有效地改善药物的塑性变形，减少弹性变形。

第六节　包衣技术

项　目		内　容
概念	包衣目的	①避光、防潮以提高药物的稳定性； ②遮盖药物的不良气味，增加患者的顺应性； ③隔离配伍禁忌成分； ④采用不同颜色包衣，增加药物的识别能力，增加用药的安全性； ⑤包衣后表面光洁，提高流动性； ⑥提高美观度； ⑦改变药物的释放部位及速度，如胃溶、肠溶、缓释、控释等。
	包衣工艺基本类型	①糖包衣； ②薄膜包衣； ③压制包衣； ④装胶囊包衣等方式。
糖包衣	特点	糖包衣的工艺复杂、费时、费料，在相当程度上依赖操作者的经验和技艺。
	工艺流程	片芯—包隔离层—包粉衣层—包糖衣层—包有色糖衣层—打光
	工序	1. 包隔离层（water proofing）：在素片上包不透水隔离层，以防止糖浆中的水分浸入片芯。用于隔离层的材料有：10%的玉米朊乙醇溶液、15%～20%的虫胶乙醇溶液、10%的邻苯二甲酸醋酸纤维素（CAP）乙醇溶液等。其中最常用的是玉米朊包制的隔离层。采用低温干燥（40～50℃），每层干燥时间约30min，一般包3～5层。 2. 包粉衣层（subcoating）：在隔离层的外面包上一层较厚的粉衣层，以消除片剂的棱角，主要材料是糖浆和滑石粉。操作时一般采用洒一次浆、撒一次粉，低温干燥（40～50℃），重复以上操作5～10次，直到片剂的棱角消失。为了增加糖浆的黏度，也可在糖浆中加入10%的明胶或阿拉伯胶。 3. 包糖衣层（sugarcoating）：包糖衣层使其表面光滑平整、细腻坚实。操作要点是加入稍稀的糖浆，逐次减少用量（湿润片面即可），在低温（40℃）下缓缓吹风干燥，一般约包制10～15层。 4. 包有色糖衣层（coloring）：目的是为了片剂的美观和便于识别。包有色糖衣层与包糖衣层的工序完全相同。每次加入的有色糖浆中色素的浓度应由浅到深，以免产生花斑，一般约需包制8～15层。 5. 打光（polishing）：目的是为了增加片剂的光泽和表面的疏水性。一般用四川产的川蜡；用前需精制，即加热至80～100℃熔化后过100目筛，去除悬浮杂质，并掺入2%的硅油混匀，冷却后粉碎成80目的细粉使用，每万片约用3～5kg。

续表

项目		内容
薄膜包衣	特点	薄膜包衣增重少（包衣材料用量少）、包衣时间短、节省劳力、片面上可以印字、美观、包衣操作可以自动化。
	工艺流程	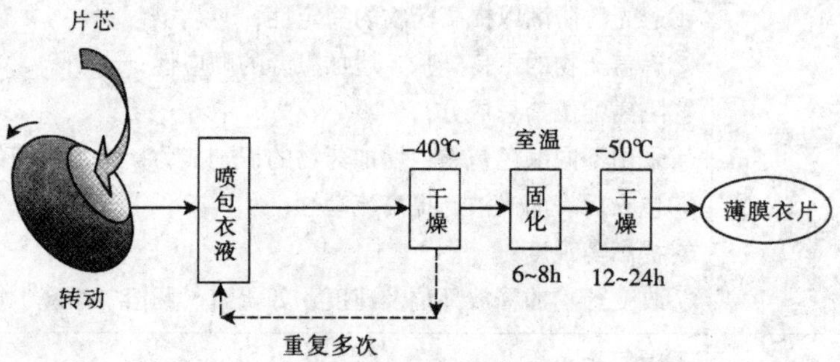 片芯 → 转动 → 喷包衣液 → 干燥（~40℃） → 固化（室温，6~8h） → 干燥（~50℃，12~24h） → 薄膜衣片；干燥 → 喷包衣液：重复多次 **薄膜包衣工艺流程**
	工序	1. 将筛除细粉的片芯放入锅内、旋转，喷入一定量的薄膜衣溶液，使片芯表面均匀湿润。 2. 吹入温和的热风使溶剂蒸发，温度最好不要超过40℃，以免干燥过快，出现“皱皮”或“起泡”现象；也不能干燥过慢，否则会出现“粘连”或“剥落”现象。 3. 重复上述操作若干次，但此时的薄膜衣溶液的用量要逐次减少，直至达到一定的厚度为止。 4. 大多数的薄膜需要一个固化期，其时间的长短因材料、方法、厚度而异，一般是在室温（或略高于室温）下，自然放置6~8h使之固化完全。 5. 使残余的有机溶剂完全除尽，一般还要在50℃下干燥12~24h。
	薄膜包衣材料	● 成膜材料 （1）普通薄膜包衣材料：如HPMC，MC，HEC，HPC等。 （2）缓释用包衣材料：Eudragit系列，EC等。 （3）肠溶包衣材料：醋酸纤维素酞酸酯（CAP），聚乙烯醇酞酸酯（PVAP），甲基丙烯酸共聚物，羟丙基纤维素酞酸酯（HPMCP）。
		● 增塑剂：能改变高分子薄膜的物理机械性质，使其更具柔顺性，适于薄膜衣材料。 （1）纤维素衣材用增塑剂：带有—OH基的甘油、丙二醇，PEG等； （2）脂肪族非极性聚合物用增塑剂：精制椰子油、蓖麻油、玉米油、液状石蜡、甘油单醋酸酯、甘油三醋酸酯、二丁基癸二酸酯和邻苯二甲酸二丁酯（二乙酯）等。
		● 释放速度调节剂：释放速度调节剂又称溶出速度促进剂或致孔剂。 常用低分子量的辅料：如蔗糖、氯化钠、表面活性剂以及常用的PEG。

项目			内容	
薄膜包衣	薄膜包衣材料		● 固体添料：在包衣过程中有些聚合物的黏性过大时，加入固体粉末以防止颗粒或片剂的粘连。如聚丙烯酸酯中加入滑石粉、硬脂酸镁；乙基纤维素中加入胶态二氧化硅等。	
			● 色淀：主要是为了便于鉴别、防止假冒，并且满足产品美观的要求，也有遮光作用。但色淀的加入有时存在降低薄膜的拉伸强度，增加弹性模量和减弱薄膜柔性的作用。	
	衣膜形成机制		聚合物粒子从不连续膜到连续膜经历四个阶段。 ①第一阶段：失水； ②第二阶段：聚合物粒子由薄的水膜分开，粒子周围的水膜的毛细管作用极大地加速了这个过程； ③第三阶段：粒子变形； ④第四阶段：微粒物质扩散形成薄膜。	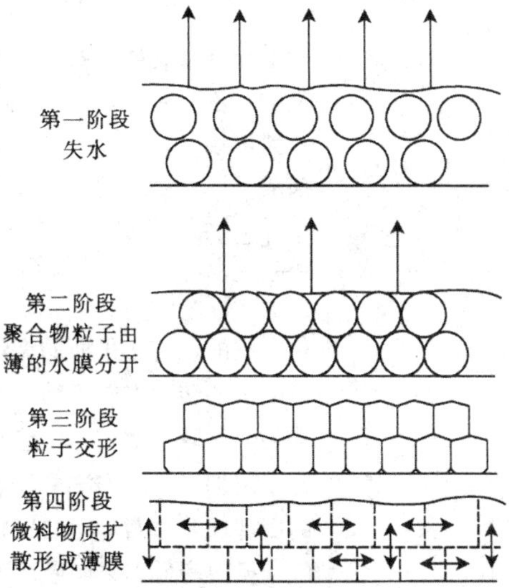 第一阶段 失水 第二阶段 聚合物粒子由 薄的水膜分开 第三阶段 粒子交形 第四阶段 微料物质扩 散形成薄膜 高分子水系分散体形成包衣膜的机制
	包衣工艺	有机溶剂包衣	有机溶剂包衣：包衣材料的用量较少，表面光滑、均匀，但必须严格控制有机溶剂残留量。 1. 制备包衣材料的混悬液：将所有固体材料如氧化铁粉、钛白粉或滑石粉与包衣材料溶液混合，通过胶体磨制备微细粉分散的均匀混悬液。 2. 雾化：目的是产生大小相等的雾滴，并以同样的状态到达片剂的表面，锅每转动一圈可将新形成的膜干燥而不会过分湿润。 3. 雾滴的干燥。	
		水分散体	水分散体包衣：包衣用量大，干燥速度慢等，但不存在溶剂残留量的问题。 目前在发达国家中已经普遍使用，几乎取代有机溶剂包衣的趋势。 工艺操作：将水分散体包衣材料喷洒在片剂表面，包衣初期为润湿阶段，聚合物粒子黏附于片剂表面，形成一个不连续膜；聚合物粒子从不连续膜到连续膜经历四个阶段。	

续表

项目		内容
薄膜包衣	包衣液的处方	水性包衣处方： 　　重量（% W/W）　作用 羟丙甲纤维素（5m Pa S）　7.5　包衣材料 聚乙二醇400　0.8　增塑剂 色淀（按固体物计）　1.25　色料、遮光剂 水　92.7　水介质 有机溶剂包衣处方： 　　150 kg 一批片剂用量　作用 醋酸纤维素的酞酸酯　5.4 kg　包衣材料 酞酸二乙酯　1.34 kg　增塑剂 二氯甲烷　54 L　溶剂 丙酮　19 L　溶剂 工业乙醇　2.7 L　溶剂
包衣设备	倾斜式包衣锅和埋管式包衣锅	包衣锅的轴与水平面的夹角为30°~50°转速为30~32r/min。物料在包衣锅内既能随锅的转动方向滚动，并上升到一定高度后沿着锅的斜面滚落下来，作反复、均匀而有效的翻转，使包衣液均匀涂布于物料表面进行包衣。在实际生产中常常采用加挡板的方法来改善药片的运动状态，以达到最佳的包衣效果，如在锅的底部加装适当形状的三块挡板（对称分布，互成120°角）。然而倾斜锅内空气交换效率低，干燥慢；气路不能密闭，有机溶剂污染环境等不利因素。因此常用改良方式，如在物料层内插进喷头和空气入口，称埋管包衣锅。这种包衣方法使包衣液的喷雾在物料层内进行，热气通过物料层，不仅能防止喷液的飞扬，而且加快物料的运动速度和干燥速度。 倾斜锅包衣机和埋管包衣锅可用于片剂的糖包衣、薄膜包衣以及肠溶包衣。 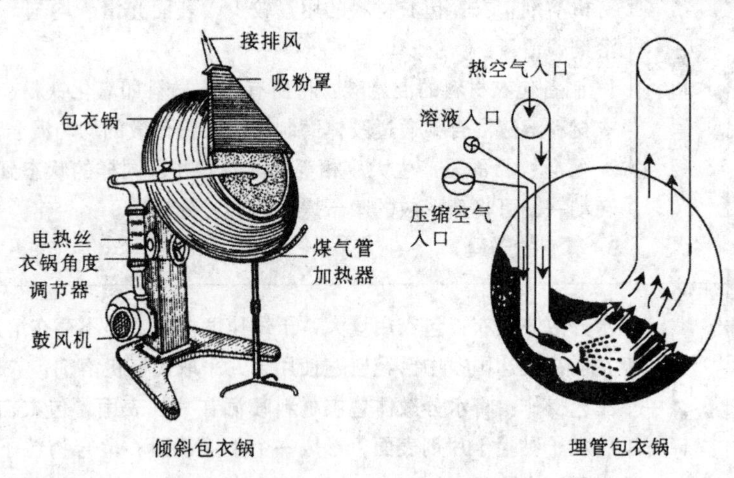 倾斜包衣锅　　埋管包衣锅

续表

<table>
<tr><th colspan="2">项　目</th><th colspan="2">内　　容</th></tr>
<tr><td rowspan="2">包衣设备</td><td>水平型锅包衣装置</td><td>● 为改善传统的倾斜型包衣锅的干燥能力差的缺点而开发的水平包衣锅，干燥快，包衣效果好，亦称高效包衣机，目前已成为包衣装置的主流。
● 特点
①粒子运动不依赖空气流的运动，因此适合于片剂和较大颗粒的包衣；
②在运行过程中可停止送入空气，可适用于糖包衣；
③粒子运动比较稳定，适合易磨损的脆弱粒子；
④装置可密闭，卫生、安全、可靠。
⑤缺点是干燥能力相对较低，小粒子的包衣易粘连。</td><td>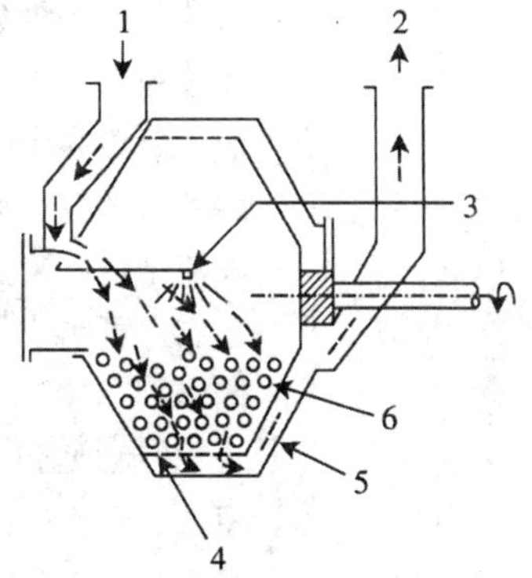
高效水平包衣锅
1. 给气；2. 排气；3. 自动喷雾器；
4. 多孔板；5. 空气夹套；6. 片子</td></tr>
<tr><td>转动包衣装置</td><td colspan="2">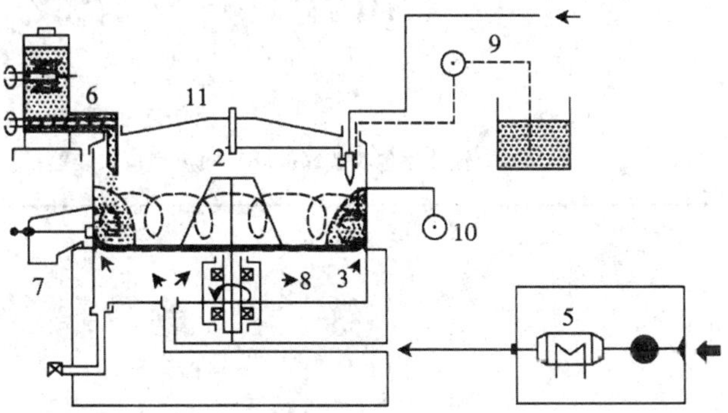
转动包衣锅
1. 喷嘴；2. 转子；3. 进气；4. 粒子层；5. 热交换器；6. 粉末加料器
7. 出料斗；8. 气室；9. 计量泵；10. 湿分计；11. 容器盖
● 原理：将物料加于圆盘，旋转时物料受到离心力与旋转力的作用而在圆盘上做圆周旋转运动，并和圆盘外缘部缝隙中上升的气流一起沿壁面垂直上升，颗粒层上部粒子往下滑动落入圆盘中心，落下的颗粒在圆盘中重新受到离心力和旋转力的作用向外侧转动。这样粒子层在旋转过程中形成麻绳样旋涡状环流。
● 特点
① 粉末或小颗粒包衣时可以减少粉末飞扬；
② 由于粒子的运动激烈，小粒子包衣时可减少颗粒间粘连；
③ 可以直接观察颗粒的运动与包衣情况。
④ 缺点是不适合脆弱粒子的包衣；干燥能力相对较低，包衣时间较长；不适合垂直方向的放大。</td></tr>
</table>

续表

项目		内容
包衣设备	流化包衣装置	● 流化包衣装置分为流化型、喷流型、流化转动型。 ● 流化包衣装置的粒子的运动主要依靠气流运动，因此干燥能力强，包衣时间短；装置为密闭容器，卫生安全可靠。缺点是依靠气流的粒子运动较缓慢，因此大颗粒运动较难，小颗粒包衣易产生粘连。 ● 喷流型包衣装置：喷雾区域粒子浓度低，速度大，不易粘连，适合小粒子的包衣；可制成均匀、圆滑的包衣膜。缺点是容积效率低，大型机的放大有困难。 ● 流化转动型包衣装置：粒子运动激烈，不易粘连；干燥能力强，包衣时间短，适合比表面积大的小颗粒的包衣。缺点是设备构造较复杂，价格高；粒子运动过于激烈易磨损脆弱粒子。 (a) (b) (c) **流化包衣装置** (a) 流化型包衣装置；(b) 喷流型包衣装置；(c) 流化转动型包衣装置

练 习 题

一、翻译并解释下列名词与术语

1. milling
2. work index
3. mixing
4. kneeding
5. degree of mixing
6. convective mixing
7. shear mixing
8. diffusive mixing
9. wet granulation
10. extrusion granulation
11. high-speed mixing granulation
12. spray granulation
13. composite granulator
14. fluidized bed granulation
15. dry granulation
16. drying
17. conduction drying
18. convective drying
19. radiation drying
20. dielectric heated drying
21. dry bulb temperature
22. wet bulb temperature
23. air humidity
24. relative humidity, RH
25. equilibrium water
26. free water
27. bound water
28. nonbound water
29. drying rate
30. freeze drying
31. fluidized bed dryer
32. hardness
33. friability
34. elastic recovery
35. aqueous dispersion coating
36. water proofing

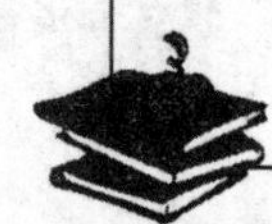

二、判断是非题（用○或×表示）

1. 混合度为 0 是完全混合，混合度为 1 时未完全分离。（　　）
2. 粉碎所需的能量与粉体的表面积增加、单个粒子体积减少、粉体中裂缝的长度有关。（　　）
3. 球磨机粉碎原理中涉及两种力：冲击力和研磨力。（　　）
4. 液相晶析制粒的溶媒系统是关键，由良溶剂、不良溶剂、液体架桥剂和表面活性剂组成。（　　）
5. 流化床制粒过程分为母核形成、母核长大和压实三个阶段。（　　）
6. 片剂的制备过程大体可分为三步：物料的装填、压缩、推片，对应的三大要素为物料的润滑性、崩解性、流动性。（　　）
7. 脆碎度反映片剂的抗磨损震动能力。（　　）
8. 转动制粒过程分为母核形成、母核长大和压实三个阶段。（　　）
9. 由于高压空气从喷嘴喷出时产生焦－汤姆逊冷却效应，故气流粉碎机适合于热敏性物料和低熔点物料的粉碎。（　　）
10. 有的药物粉末对混合器械具有黏附性，影响混合也造成损失，一般将量少或不易吸附的药粉或辅料垫底，量大易吸附者后加入。（　　）
11. 由于粒子的无规则运动，在相邻粒子间发生相互交换位置而进行的局部混合称对流混合。（　　）
12. 球磨机适合于干法粉碎和湿法粉碎，但不适合于无菌粉碎。（　　）
13. 混合密度相差较大的物料时，为了混合均匀，应先装密度较大的组分，后装密度较小的组分。（　　）
14. 组分比例相差过大时，应采用等量递加混合法。（　　）
15. 推片力是考察润滑性的主要参数，推片力大，则说明润滑性差。（　　）
16. 片剂包糖衣的步骤为：包粉衣层，包糖衣层，包有色衣层，打光。（　　）
17. 增加压缩时间，则有利于片剂的成型。（　　）
18. 采用流化制粒，不宜发生颗粒间的可溶性成分的迁移，有利于提高片剂的主药含量均匀度。（　　）
19. 脆碎度是评价片剂耐磨能力的指标，其值小于 20% 为合格。（　　）
20. “一步制粒”法可将捏合、制粒、干燥在一个容器内完成，省时省功，生产效率高。（　　）

三、单项选择

1. 关于粉碎的叙述错误的是（　　）
   A. 粉碎过程主要是靠外加机械力破坏物质分子的内聚力来实现的
   B. 球磨机不能进行无菌粉碎
   C. 流能磨适用于低熔点或热敏感药物的粉碎
   D. 球磨机常用于毒、剧和贵重药品的粉碎
   E. 自由粉碎是指在粉碎过程中已达到粉碎程度要求的粉末能及时排出的操作
2. 下列因素中不影响散剂混合质量的是（　　）
   A. 组分的比例　B. 组分的堆密度　C. 组分的色泽
   D. 含液体或易吸湿性组分　E. 组分的吸附性与带电性
3. 固体石蜡的粉碎过程中加入干冰，属于（　　）粉碎。
   A. 混合粉碎　B. 开路粉碎　C. 低温粉碎　D. 湿法粉碎　E. 循环粉碎

4. “轻握成团，轻压即散”是指片剂制备工艺中（　　）单元操作的标准

A. 压片　B. 粉末混合　C. 制软材　D. 包衣　E. 包糖衣

5. 对热敏感药物和无菌操作适用的是（　　）

A. 常压箱式干燥　B. 流化床　C. 喷雾干燥　D. 红外干燥　E. 微波干燥

6. 欲粉碎一贵重物料，应选择（　　）

A. 球磨机　B. 万能粉碎机　C. 气流式粉碎机

D. 胶体磨　E. 超声粉碎机

7. 有一热敏性物料可选择（　　）粉碎

A. 球磨机　B. 锤击式粉碎机　C. 冲击式粉碎机

D. 气流式粉碎机　E. 万能粉碎机

8. 使用球磨机粉碎物料时，钢球应占研磨罐体积的（　　）为宜

A. 10% ~20%　B. 20% ~30%　C. 30% ~35%　D. 50%　E. 越多越好

9. 在一步制粒机可完成的工序是（　　）

A. 粉碎→混合→制粒→干燥　B. 混合→制粒→干燥

C. 过筛→制粒→混合→干燥　D. 过筛→制粒→混合

E. 制粒→混合→干燥

10. 下列表述中正确的是（　　）

A. 按我国药典规定的标准筛规格，筛号越大，孔越小

B. 工业用标准筛用“目”表示筛号，即每厘米长度上筛孔数目

C. 球磨机在无菌条件下使用可制备无菌产品

D. 两种组分数量差别大的物料混合时，应将组分数量大的物料先全部加入混合机中，加入组分小的物料后混合均匀

E. 流能磨适用于无菌粉末粉碎，但不适用于低熔点及对热敏感药物

11. 下列方法中干法制粒的方法是（　　）

A. 一步制粒法　B. 挤压制粒法　C. 喷雾制粒法

D. 强力挤压法　E. 高速搅拌制粒

12. 单冲压片机的片重调节器可调节（　　）

A. 下冲在模孔中下降深度　B. 下冲上升的高度　C. 上冲下降深度

D. 上冲上升高度　E. 加料斗的高度

13. 33 冲双流程旋转式压片机旋转一圈可压出（　　）

A. 33 片　B. 66 片　C. 132 片　D. 264 片　E. 528 片

14. 可以一台设备实现混合、制粒、干燥工艺的有（　　）

A. 挤出造粒　B. 干法制粒　C. 流化制粒　D. 摇摆制粒　E. 球晶造粒

15. 压片力过大，黏合剂过量，疏水性润滑剂用量过多可能造成（　　）

A. 裂片　B. 松片　C. 崩解迟缓　D. 黏冲　E. 硬度过小

16. 影响物料干燥速率的因素是（　　）

A. 提高加热空气的温度　B. 降低环境湿度　C. 改善物料分散程度

D. 提高物料温度　E. A B C D 均是

17. 流能磨的粉碎原理为（　　）

A. 不锈钢齿的撞击与研磨作用　B. 旋锤高速转动的撞击作用

C. 机械面的相互挤压作用　D. 圆球的撞击与研磨作用

E. 高速压缩空气使药物颗粒之间或颗粒与室壁之间撞击作用而粉碎

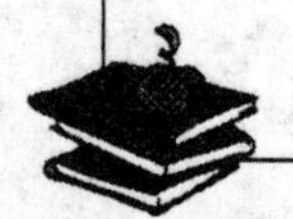

18. 适合药物无菌粉碎的粉碎设备为（　　）

A. 锤击式粉碎机　　B. 球磨机　　C. 冲击式粉碎机

D. 气流粉碎机　　E. 研钵

19. 功指数是指将粒径降低为（　　）所需要的能量

A. 50μm　　B. 100μm　　C. 150μm　　D. 200μm　　E. 250μm

20. 对低熔点或热敏性药物适宜的粉碎方法是（　　）

A. 流能磨粉碎　　B. 干法粉碎　　C. 水飞法

D. 球磨机碎机　　E. 胶体磨粉碎

21. 有关球磨机的叙述中正确的是（　　）

A. 一般选择球体的直径越小，密度越大，粉碎物料的粒径越小

B. 球和物料的总量宜为罐体总容积的20% ~30%

C. 转数越大，粉碎效果越好

D. 粉碎效率高，粉碎时间较短

E. 不适合于贵重药材、无菌粉碎

22. 对纤维状物料有效粉碎的作用力为（　　）

A. 压缩力　　B. 冲击力　　C. 弯曲力　　D. 研磨力　　E. 剪切力

23. 有关混合度 *M* 的叙述中正确的是（　　）

A. 表示物料粉碎程度的指标　　B. 一般混合状态，混合度 *M* 介于0 ~ 1之间

C. 完全混合均匀时，*M* 值为0　　D. 完全分离时，*M* 值为1

E. 混合比越大，混合度越大

24. 有关V型混合机的叙述中错误是（　　）

A. 混合机主要以对流混合为主　　B. 混合筒的直径与长度比为0.8 ~0.9

C. 操作中的适宜转数为临界转数的30% ~40%　　D. 适宜的填充量为70%

E. 在旋转混合器中，V型混合器混合速度快，混合效果好

25. 下列辅料中包糖衣的隔离层的主要材料为（　　）

A. 糖浆和滑石粉　　B. 稍稀的糖浆　　C. 食用色素

D. 川蜡　　E. 10% CAP醇溶液

26. 有关单冲压片机的叙述中错误的是（　　）

A. 上下冲同时加压，压力分布较均匀

B. 工作步骤为填充、压缩和推片

C. 与旋转式压片机相比，较易产生裂片现象

D. 生产效率较低，每分钟产量为80 ~100片

E. 有转动轮、冲模、冲头及调节装置、饲粉器等部分组成

27. 调节单冲压片机压力的方法为调节（　　）

A. 上冲下降的位置　　B. 上冲上升的位置　　C. 下冲下降的位置

D. 下冲上升的位置　　E. 饲粉器的位置

28. 有关流化床干燥颗粒的特点的叙述中错误的是（　　）

A. 干燥速度快，干燥效率高　　B. 适于热敏性药物颗粒的干燥

C. 适合含水量高的颗粒干燥　　D. 不适合于易粘接成团颗粒的干燥

E. 不易发生颗粒间可溶性成分的迁移

29. 湿法制粒时，颗粒间的液体以（　　）状态存在较为适宜

A. 毛细管状　　B. 钟摆状　　C. 泥浆状　　D. 索带状　　E. A或B

30. 有关搅拌制粒的叙述中错误的是（　　）

A. 在一个容器内进行混合、捏合、制粒过程　　B. 制粒粒子致密，硬度大

C. 省工序，速度快　　D. 由容器、搅拌桨、切割刀组成

E. 适宜制备纯药物颗粒

四、多项选择

1. 下列关于粉碎与过筛的描述中正确的是（　　）

A. 球磨机既能用于干法粉碎又能用于湿法粉碎，转速愈快粉碎效率愈高

B. 流能磨可用于粉碎要求无菌的物料，同时适用于热敏感的物料

C. 筛分设备有冲眼筛和编织筛两种

D. 筛分时，筛面的倾斜角度、振荡方式、运动速度等都会影响分离效率

E. 粉碎操作有利于各成分的混合均匀

2. 下列关于粉碎与混合的描述中正确的是（　　）

A. 球磨机既能用于干法粉碎又能用于湿法粉碎，转速愈快粉碎效率愈高

B. 气流式粉碎机可用于粉碎要求无菌的物料，但对热敏感的物料不适用

C. 混合度 M 表示混合均匀的程度，M 值越大表示混合的越均匀

D. 自由粉碎是在粉碎过程中已达到粉碎粒度要求的粉末能及时排出而不影响粗粒的继续粉碎的操作

E. 散剂中若含有液体组分，应先将液体和辅料混合均匀

3. 下列关于制粒的描述中正确的是（　　）

A. 在湿法制粒中，随着液体量的增加，物料分别经过以下状态：悬摆状→索带状→泥浆状→毛细管状

B. 喷雾制粒速度快，但所制得的粒子流动性差

C. 液相中晶析制粒需要有三种基本溶剂即药物溶解的良溶剂，使药物析出的不良溶剂和液体架桥剂

D. 流化床制粒工艺所制得的颗粒具有多孔性和易压成形的特点

E. 制粒时药物和辅料混合搅拌时间越长产品质量越均匀

4. 下列关于干燥的叙述中正确的是（　　）

A. 在干燥过程中主要发生两个同时发生的过程，即传质过程和传热过程

B. 平衡水分是干燥过程不能除去的水，但当干燥条件改变时平衡水份的量亦发生改变

C. 干燥过程中，恒速段的干燥速率取决于物料表面水的蒸发速度，而降速段的干燥速率则取决于内部水的迁移速度

D. 临界含水量 X_0 与物料的性质及干燥条件有关

E. 提高空气温度或降低空气中湿度，可提高干燥速率

5. 影响散剂混合质量的因素有（　　）

A. 组分的比例　　B. 组分的色泽　　C. 组分的堆密度

D. 含液体或易稀释性组分　　E. 组分的吸附性与带电性

6. 下列叙述中正确的是（　　）

A. 薄膜包衣用的高分子材料中常加入增塑剂，其作用是增加高分子材料的柔顺性

B. HPMCP 是一种常用的肠溶型薄膜包衣材料

C. 弹性复原率大的片剂，可压性好，不易裂片

D. 不同物料在相同压力下压制成片剂，抗张强度大的片剂说明该物料的压缩成型性好

E. 水分散体包衣后并不能立即形成连续膜，而是聚合物粒子黏附于片芯表面

7. 下列关于片剂成型影响因素正确的叙述是（　　）
   A. 减小弹性复原率有利于制成合格的片剂
   B. 在其他条件相同时，药物的熔点低，片剂的硬度小
   C. 一般而言，黏合剂的用量愈大，片剂愈易成型，因此在片剂制备时，可无限加大黏合剂用量和浓度
   D. 颗粒中含有适量的水分或结晶水，有利于片剂的成型
   E. 压力愈大，压成的片剂硬度也愈大，加压时间的延长有利于片剂成型
8. 解决裂片问题的可能的方法有（　　）
   A. 换用弹性小、塑性大的辅料　B. 颗粒充分干燥　C. 减少颗粒中细粉
   D. 加入黏性较强的黏合剂　E. 延长加压时间
9. 片剂的制粒压片法包括（　　）
   A. 结晶直接压片　B. 滚压法制粒压片　C. 湿法制粒压片
   D. 一步制粒压片　E. 全粉末直接压片
10. 在粉碎物料时，节约机械能的有效措施有（　　）
    A. 采用湿法粉碎　B. 采用自由粉碎　C. 采用闭塞粉碎
    D. 采用低温粉碎　E. 即时移出细分
11. 物料混合机制包括（　　）
    A. 对流混合　B. 剪切混合　C. 搅拌混合　D. 过筛混合　E. 扩散混合
12. 生产上常用的颗粒加热干燥方式有（　　）
    A. 箱式干燥　B. 冷冻干燥　C. 流化干燥　D. 微波干燥　E. 红外线干燥
13. 制剂生产上制粒的目的为（　　）
    A. 改善物料的流动性　B. 防止各成分的离析　C. 防止粉尘飞扬
    D. 改善堆密度　E. 改善压片时压力的均匀传递
14. 下列制粒方法中属于湿法制粒的是（　　）
    A. 滚压制粒　B. 喷雾制粒　C. 挤出制粒　D. 流化制粒　E. 转动制粒
15. 对包衣片芯的质量要求有（　　）
    A. 具有适宜的弧度　B. 有颜色便于识别　C. 脆性小
    D. 易吸收溶剂　E. 具有较高的硬度
16. 流化包衣装置的特点为（　　）
    A. 粒子运动剧烈，不易粘连　B. 干燥能力强　C. 适合大粒子包衣
    D. 粒子运动过于激烈，易磨损粒子　E. 装置密闭，卫生安全
17. 高效包衣的优点有（　　）
    A. 省料，省时　B. 密封、防爆、防尘　C. 热交换效率高
    D. 可实现包衣自动化　E. 粒子运动比较稳定，适合易磨损的脆弱粒子包衣
18. 下列有关滚转包衣法的叙述中正确的是（　　）
    A. 具有密封、防爆、防尘的特点　B. 加热可采用鼓风加热或直接加热方式
    C. 包衣锅的中轴与水平面成 30°～50°　D. 包衣锅的转速越快，包衣效果越好
    E. 设备主要由包衣锅、动力部分、加热鼓风及吸尘装置组成
19. 湿法制粒压片的目的是改善药物的（　　）
    A. 稳定性　B. 崩解和溶出　C. 可压性　D. 抗粘性　E. 流动性

20. 有关水分散体包衣的叙述中错误的是（　　）

A. 包衣液中固形物含量高，因此黏性较大

B. 有机溶剂作为分散介质

C. 减少污染，包衣安全性高

D. 水作为分散介质，包衣液黏度小，固形物含量高

E. 水分散体包衣液是将包衣材料溶解于水中制成

21. 有关片剂成型的叙述中正确的是（　　）

A. 增加黏合剂的用量，不利于成型

B. 加入塑性辅料，有利于成型

C. 药物的熔点低，易形成“固体桥”，而有利于成型

D. 鳞片状结晶的药物，容易相互嵌接，而有利于成型

E. 颗粒中水分含量越低，越易成型

六、回答题

1. 简述粉碎在药剂学中的意义。
2. 简述粉碎过程可能带来的不良作用。
3. 简述粉碎机制。
4. 粉碎过程常用的外加力有哪些？各适用哪些物料的粉碎？
5. 粉碎方式有哪些？
6. 试述球磨机粉碎原理及粉碎效果的影响因素。
7. 试述冲击式粉碎机适用范围。
8. 试述气流式粉碎机粉碎的特点。
9. 试述混合的影响因素有哪些？
10. 简要叙述制粒的目的。
11. 简述湿法制粒的特点。
12. 简述湿法制粒机制。
13. 简述挤压制粒工艺路线。
14. 简述挤压式制粒的特点。
15. 简述转动制粒过程。
16. 试述高速搅拌制粒的机制。
17. 试述高速搅拌制粒的特点。
18. 简述流化床的制粒机制。
19. 试述流化床制粒的特点。
20. 试述干法制粒方法的应用特点。
21. 试述干燥原理。
22. 试述恒速干燥阶段干燥速率的影响因素及强化途径。
22. 试述降速干燥阶段干燥速率的影响因素及强化途径。
23. 简述常用的干燥方法有哪些？
24. 简述冷冻干燥原理。
25. 简述冷冻干燥的特点。
27. 简述旋转压片机的压片过程。
28. 简述旋转压片机的特点。

29. 简述产生裂片的主要原因。
30. 防止裂片的措施有哪些?
31. 简述压片前造粒的目的。
32. 简述包衣的目的。
33. 简述包衣工艺的基本类型。
34. 举例说明常用的薄膜高分子包衣材料的种类。

七、处方分析题

1. 水性包衣处方

成　分	重量（% W/W）	作　用
羟丙甲纤维素（5m Pa S）	7.5	（　）
聚乙二醇 400	0.8	（　）
色淀（按固体物计）	1.25	（　）
水	92.7	（　）

2. 有机溶剂包衣处方（150 kg 一批片剂用量）

成　分	用量	作　用
醋酸纤维素酞酸酯	5.4 kg	（　）
酞酸二乙酯	1.34 kg	（　）
二氯甲烷	54 L	（　）
丙酮	19 L	（　）
工业乙醇	2.7 L	（　）

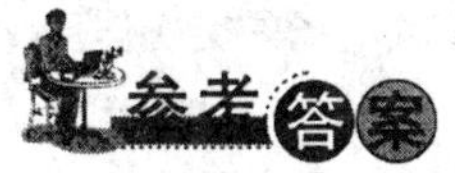

一、翻译并解释下列名词与术语

1. milling：粉碎，是借助机械力破碎将大块物料破碎成颗粒或细粉的操作过程。

2. work index：功指数，是将粒度为无穷大（$D_1=\infty$）的粒子粉碎成 $D_2=100\mu m$ 时所需的能量，功指数在一定程度上表示粉碎物料的难易程度。

3. mixing：混合，使两种以上物质处于均匀状态的操作过程统称为混合。

4. kneeding：捏合，在固体粉末中加入少量液体，使液体均匀润湿粉末颗粒的内部和表面，以制备均匀的塑性物料的操作称捏合。

5. degree of mixing：混合度，能有效地反映混合物的均匀程度。$M=\frac{\sigma_0^2-\sigma_t^2}{\sigma_0^2-\sigma_\infty^2}$

6. convective mixing：对流混合，固体粒子群在机械转动的作用下，产生较大的位移时进行的总体混合。

7. shear mixing：剪切混合，由于粒子群内部应力的作用结果，产生滑动面，破坏粒子群的凝聚状态而进行的局部混合。

8. diffusive mixing：扩散混合，相邻粒子间产生无规则运动时相互交换位置所进行的局部混合。

9. wet granulation：湿法制粒，是在药物粉末中加入液体黏合剂，靠黏合剂的架桥或粘结作用使粉末聚结在一起而制备颗粒的方法。

10. extrusion granulation：挤压制粒，把药物粉末用适当的黏合剂制备软材之后，用强制挤压的方式使其通过具有一定大小筛孔的孔板或筛网而制粒的方法。

11. high-speed mixing granulation：高速搅拌制粒，将药物粉末、辅料和黏合剂加入一个容器内，靠高速旋转的搅拌器的搅拌作用迅速完成混合和制粒的方法。

12. spray granulation：喷雾制粒，喷雾制粒是将药物溶液或混悬液用雾化器喷雾于干燥室内的热气流中，使水分迅速蒸发以直接制成球状干燥细颗粒的方法。

13. composite granulator：复合型制粒机，复合型制粒机是搅拌制粒、转动制粒、流化床制粒法等各种制粒技能结合在一起，使混合、捏合、制粒、干燥、包衣、冷却等多个单元操作在一个机器内进行的新型设备。

14. fluidized bed granulation：流化床制粒，使药物粉末在自下而上的气流的作用下保持悬浮的流化状态，黏合剂液体向流化层喷入使粉末聚结成颗粒的方法。在一台设备内可完成混合、制粒、干燥过程，又称一步制粒。

15. dry granulation：干法制粒，是把药物粉末直接压缩成较大片剂或片状物后，重新粉碎成所需大小的颗粒的方法。该法不加入任何液体，靠压缩力的作用使粒子间产生结合力。

16. drying：干燥，是利用热能使湿物料中的湿分（水分或其它溶剂）气化，并利用气流或真空带走气化了的湿分，从而获得干燥固体产品的操作。

17. conduction drying：传导干燥，将热能通过与物料接触的壁面以传导方式传给物料，使物料中的湿分加热、气化而达到干燥的操作。

18. convective drying：对流干燥，将热能以对流方式由热气流直接传给湿物料，物料受热后湿分气化并由气流带走而干燥的操作。

19. radiation drying：辐射干燥，将热能以电磁波的形式发射，入射至湿物料表面被吸收而转变为热能，将物料中的湿分加热、气化而达到干燥的操作。

20. dielectric heated drying：介电加热干燥，将湿物料置于高频电场内，由于高频电场的交变作用将物料中的湿分加热，气化而达到干燥的操作。

21. dry bulb temperature：干球温度，用普通温度计在湿空气中直接测得的温度，常用 t 表示。

22. wet bulb temperature：湿球温度，在温度计的感温球包以湿纱布放在湿空气中，传热和传质达到平衡时所测得的温度，常用 t_w 表示。

23. air humidity：空气的湿度，指单位质量干空气带有的水蒸气的质量（kg 水蒸气/kg 干空气）。

24. relative humidity，RH：相对湿度，是指在一定总压及温度下，湿空气中水蒸气分压 p 与饱和空气中水蒸气分压 p_s 之比的百分数。$RH = \frac{p}{p_s} \times 100\%$

25. equilibrium water：平衡水分，系指在一定空气状态下，当物料表面产生的水蒸气压与空气中水蒸气分压相等时，物料中所含水分叫平衡水分。平衡水分是干燥除不去的水分。

26. free water：自由水分，系指物料中所含大于平衡水分的那一部分称为自由水分，或称游离水分，即在干燥过程中能除去的水分。

27. bound water：结合水分，以物理化学方式结合的水分，与物料具有较强的结合力，因此物料表面产生的水蒸气压低于同温度下纯水的饱和蒸气压，干燥速度缓慢。

28. nonbound water：非结合水分，以机械方式结合的水分，与物料的结合力很弱，物料表面产生的水蒸气压等于同温度下纯水的饱和蒸气压，干燥速度较快。仅含非结合水分的物料叫非吸水性物料。

29. drying rate：干燥速率，是在单位时间、单位干燥面积上被干物料所能气化的水分量。即物料

中水分量的减少值，其单位为 kg/m^2s。

30. freeze drying：冷冻干燥，将含有大量水分的物料（溶液或混悬液）先冻结至冰点以下（通常为 -40 ~ -10℃）的固体，然后在高真空条件下加热，使水蒸气直接从固体中升华出来进行干燥的方法。

31. fluidized bed dryer：流化床干燥器，使热空气自下而上通过松散的粒状或粉状物料层形成“沸腾床”而进行干燥的操作。因此生产上也叫沸腾干燥器，在制剂工业中常用的卧式多室沸腾干燥器。

32. hardness：硬度，是片剂的径向破碎力（k_N），是评价片剂质量的最简便的方法。

33. friability：脆碎度，脆碎度反映片剂的抗磨损震动能力，也是片剂质量标准检查的重要项目。

34. elastic recovery，E_R：弹性复原率，是将片剂从模孔中推出后弹性膨胀引起的体积增加值和片剂在最大压力下的体积之比，可用下式表示：

$$E_R = \frac{V - V_0}{V_0} = \frac{H - H_0}{H_0} \times 100\%$$

35. aqueous dispersion coating：水分散体包衣，采用不溶性聚合物的水分散体作为包衣材料进行的薄膜衣操作。

36. water proofing：包隔离层，在素片上包不透水隔离层，以防止糖浆中的水分浸入片芯。

二、判断是非题（用○或×表示）

1. ×　2. ○　3. ○　4. ×　5. ×　6. ×　7. ○　8. ○　9. ○　10. ×
11. ×　12. ×　13. ×　14. ○　15. ○　16. ×　17. ○　18. ○　19. ×　20. ×

三、单项选择题

1. B　2. C　3. C　4. C　5. C　6. A　7. D　8. C　9. B　10. C
11. D　12. A　13. B　14. C　15. C　16. E　17. E　18. B　19. B　20. A
21. A　22. E　23. B　24. C　25. E　26. A　27. A　28. C　29. D　30. E

四、多项选择题

1. BCDE　2. CDE　3. CD　4. ABCDE　5. ACDE　6. ABD　7. ADE
8. ACDE　9. BCD　10. ABDE　11. ABE　12. ABCDE　13. ABCDE　14. BCDE
15. ABE　16. ABDE　17. ABCDE　18. BCE　19. CE　20. ABE　21. BC

五、简答题

1. 简述粉碎在药剂学中的意义。

①有利于提高难溶性药物的溶出速度和生物利用度；

②有利于各成分的均匀混合；

③有利于提高固体药物在液体、半固体、气体中的分散性；

④有助于从天然药物中提取有效成分等。

2. 简述粉碎过程可能带来的不良作用。

晶型转变；热分解；堆密度的减少；黏附性与凝聚性的增大；粉尘污染；爆炸。

3. 简述粉碎机制。

粉碎过程主要是依靠外加机械力来破坏物质分子间的内聚力。

物料受到外力的作用，在局部开始发生弹性变形，然后发生塑性变形，当应力大于物料本身的分子间力时即可产生裂隙并发展成为裂缝，直至开裂或破碎。

4. 粉碎过程常用的外加力有哪些？各适用哪些物料的粉碎？

外加力有冲击力（impact force）、压缩力（compression force）、剪切力（cutting force）、弯曲力（bending force）、研磨力（rubbing force）等。

被粉碎物料的性质及要粉碎的程度不同，所需外力的种类也不同：

脆性物质：以冲击、压碎和研磨为主

纤维状物质：剪切力更有效

粗碎：以冲击力和压缩力为主

细碎：以剪切力、研磨力为主

5. 试述粉碎方式。

- 闭塞粉碎与自由粉碎。
- 开路粉碎与循环粉碎。
- 干法粉碎与湿法粉碎：干法粉碎—— 含水量≤5%；湿法粉碎——加水粉碎。
- 低温粉碎：物料在低温时脆性增加，韧性与延伸性降低，可以提高粉碎效果。
- 混合粉碎：将两种以上的物料一起粉碎的操作叫混合粉碎，可避免一些粘性物料或热塑性物料在单独粉碎时粘壁和物料间的聚结现象，也可将粉碎与混合操作同时进行。

6. 试述球磨机粉碎原理及粉碎效果的影响因素。

由水平放置的圆筒（或叫球磨罐）和内装一定数量的钢、瓷或玻璃圆球所组成。

①粉碎原理：当圆筒转动时带动内装球上升，球上升到一定高度后由于重力作用下落，靠球的上下运动使物料受到冲击力和研磨力而被粉碎。

②粉碎效果的影响因素：

圆筒的转速：

转速过小时，球往下滑落，靠研磨作用，效果较差。

转速过大时，球随罐体旋转，失去相对运动。

转速适宜时，转速为临界速度 V_C 的 50% ~80% 时，球沿抛物线抛落，靠冲击和研磨的联合作用，粉碎效果最好。

球与物料的装量——总装量为罐体总容积的 50% ~60% 左右。

球的大小——粉碎物料原粒径 1/4 ~1/9 的球直径。

一般来说球体的直径越小、密度越大，粉碎的粒径越小，适合于物料的微粉碎，甚至可达纳米级粉碎。

7. 试述冲击式粉碎机适用范围。

冲击式粉碎机对物料的作用力以冲击力为主，适用于脆性、韧性物料以及中碎、细碎、超细碎等，应用广泛，因此具有“万能粉碎机”之称。其典型的粉碎结构有锤击式和冲击柱式。

8. 试述气流式粉碎机粉碎的特点。

①可进行粒度要求为 3 ~20μm 超微粉化并可直接分级：压缩空气夹带的细粉由出料口进入旋风分离器或袋滤器进行分离（较大颗粒由于离心力的作用沿器壁外侧重新带入粉碎室，重复粉碎过程）。

②由于高压空气从喷嘴喷出时产生焦耳－汤姆逊冷却效应，故适用于热敏性物料和低熔点物料粉碎。

③设备简单、易于对机器及压缩空气进行无菌处理，可适用于无菌粉末的粉碎。

④和其他粉碎机相比粉碎费用高。

9. 试述混合的影响因素有哪些？

① 物料粉体性质的影响

在一般情况下：

- 粒径小、密度大的颗粒易于在大颗粒的缝隙中往下流动而影响均匀混合；
- 当混合物料中含有少量水分可有效地防止离析；
- 在流态化操作中，密度的影响比粒径更显著；
- 各成分间密度差及粒度差较大时——先装密度小的或粒径大的物料后装密度大的或粒径小的物料，并且混合时间应适当。

② 设备类型的影响

- 混合机的形状及尺寸，内部插入物（挡板，强制搅拌等），材质及表面情况等。应根据物料的性质选择适宜的混合器。
- 在V型混合机中，装料量，占容器体积的30％左右；适宜转速，一般取临界转速的0.7～0.9。

③ 操作条件的影响

物料的充填量，装料方式，混合比，混合机的转动速度及混合时间等。

10. 简要叙述制粒的目的。

① 改善流动性：制粒后一般颗粒状粒径大，每个粒子间的接触少，从而改善颗粒的流动性；

② 防止各成分的离析：混合后制粒，各成分粘在一起，可有效地防止离析；

③ 防止粉尘飞扬及器壁上的黏附；

④ 调整堆密度，改善溶解性能；

⑤ 使片剂生产中压力均匀传递；

⑥ 便于服用，携带方便，提高商品价值等。

11. 简述湿法制粒的特点。

湿法制粒的产物具有外形美观、流动性好、耐磨性较强、压缩成形性好等优点，在医药工业中的应用最为广泛。但对于热敏性、湿敏性、极易溶性等特殊物料可采用其他方法制粒。

12. 简述湿法制粒机理。

①粒子间的结合力　固体粒子间的引力。该引力来自范德华力、静电力和磁力。粒径＜50μm时，粉粒间的聚集现象非常显著。（在干法制粒中范德华力的作用非常重要）

②粒子间形成液体桥和固体桥　主要有以下两种形式：

液体桥中被溶解的物质（包括可溶性黏合剂和药物）经干燥后析出结晶而形成固体架桥。

高黏度架桥剂靠黏性使粉末聚结成粒。干燥时黏合剂溶液中的溶剂蒸发除去，残留的黏合剂固结成为固体桥。

13. 简述挤压制粒工艺路线。

原料、辅料粉末⟶混合⟶捏和⟶挤压制粒⟶干燥⟶整粒⟶颗粒⟶颗粒剂或片剂

14. 简述挤压式制粒的特点。

① 颗粒的粒度由筛网的孔径大小调节，粒子形状为圆柱状，粒度分布较窄；

② 挤压压力不大，可制成松软颗粒，适合压片；

③ 制粒过程经过混合、制软材等，程序多、劳动强度大，不适合大批量、连续生产；

④ 制备小粒径颗粒时筛网的寿命短等。

15. 简述转动制粒过程。

转动制粒过程分为三个阶段：

①母核形成阶段：喷入少量液体，在滚动和搓动作用下形成大量母核。在中药生产中叫起模。

②母核长大阶段：药粉层积于母核表面，反复多次，可得一定大小的药丸。在中药生产中称此为泛制。

③压实阶段：停止加入液体和药粉，在继续转动过程中多余的液体被挤出表面或未被充分润湿

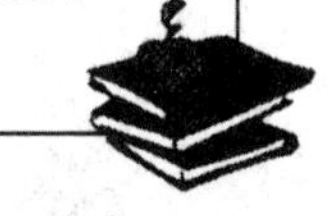

的层积层中，从而颗粒被压实形成具有一定机械强度的微丸。

16. 试述高速搅拌制粒的机制。

将药物粉末、辅料和黏合剂加入一个容器内，靠高速旋转的搅拌器的搅拌作用迅速完成混合和制粒的方法。

搅拌桨：使物料混合、翻动、分散甩向器壁后向上运动，形成较大颗粒。

切割刀：将大块颗粒绞碎、切割。

切割刀与搅拌桨的搅拌作用相呼应，使颗粒得到强大的挤压、滚动而形成致密且均匀的颗粒。

粒度的大小：由外部破坏力与颗粒内部凝聚力平衡作用的结果来决定（黏合力，搅拌速度）。

17. 试述高速搅拌制粒的特点。

① 在一个容器内进行混合、捏合、制粒；

② 和传统的挤压制粒相比，具有省工序、操作简单、快速等优点；

③ 改变搅拌桨的结构，调节黏合剂用量及操作时间可制备致密、强度高的颗粒（适用于胶囊剂），也可制备松软的颗粒（适合压片）。

该设备的缺点是不能进行干燥。

18. 简述流化床的制粒机制。

喷雾开始，液滴使接触到的粉末润湿并聚结在自己周围形成粒子核；再由继续喷入的液滴落在粒子核表面上产生粘合架桥作用，使粒子核与粒子核之间、粒子核与粒子之间相互结合，逐渐长大成较大的颗粒。

干燥后，粉末间的液体桥→固体桥，形成多孔性、表面积较大的柔软颗粒。

19. 试述流化床制粒的特点。

① 在一台设备内进行混合、制粒、干燥，甚至是包衣等操作；

② 简化工艺、节约时间、劳动强度低；

③ 制得的颗粒密度小、粒子强度小，颗粒的粒度均匀、流动性、压缩成形性好。

20. 试述干法制粒方法的应用特点。

① 干法制粒常用于热敏性物料、遇水易分解的药物以及容易压缩成形的药物的制粒；

② 不加入水，方法简单、省工省时；

③ 应注意由于压缩引起的晶型转变及活性降低。

21. 试述干燥原理。

在干燥过程中，湿物料与热空气接触时，热空气将热能传至物料——传热过程；湿物料得到热量后，物料中的水分不断气化，并向空气中移动——传质过程。

因此物料的干燥是由热量的传递和质量的传递同时进行的过程，两者缺一不可。

22. 试述恒速干燥阶段干燥速率的影响因素及强化途径。

物料中水分含量较多，水分从表面气化时内部水分及时补充到表面，物料表面温度为该空气条件下的湿球温度 t_w，表面产生的水蒸气压等于饱和蒸气压（p_w）（与纯水情况同，气化推动力为 p_w-p）。

干燥速率取决于水分在表面的气化速率（表面气化控制阶段），主要受物料外部条件的影响。

其强化途径有：

① 提高空气温度或降低空气中湿度（或水蒸气分压 p），以提高传热和传质的推动力；

② 改善物料与空气的接触情况，提高空气的流速使物料表面气膜变薄，减少传热和传质的阻力。

22. 试述降速干燥阶段干燥速率的影响因素及强化途径。

当水分含量低于 x_0 之后，物料内部水分向表面的移动已不能补充表面气化水分，物料表面的水蒸气压低于饱和蒸气压，因而传质推动力（p_w-p）下降，干燥速率也降低。

其速率主要由物料内部水分向表面扩散的速率所决定（内部水分扩散控制阶段），主要取决于物料本身的结构、形状、大小等。

其强化途径有：

① 提高物料的温度；

② 改善物料的分散程度，以促进内部水分向表面扩散。而改变空气的状态及流速对干燥的影响不大。

23. 简述常用的干燥方法有哪些？

厢式干燥；喷雾干燥；流化床干燥；红外干燥；微波干燥；冷冻干燥。

24. 简述冷冻干燥原理。

将含有大量水分的物料（溶液或混悬液）先冻结至冰点以下（通常为 -40 ~ -10℃）使之凝固，然后在高真空条件下加热，使水蒸气直接从固体中升华出来进行干燥的方法（固 - 气）。

因为利用升华达到去水的目的，所以也叫升华干燥。

水分升华所需的热主要依靠固体的热传导，因此该干燥过程属于热传导干燥。

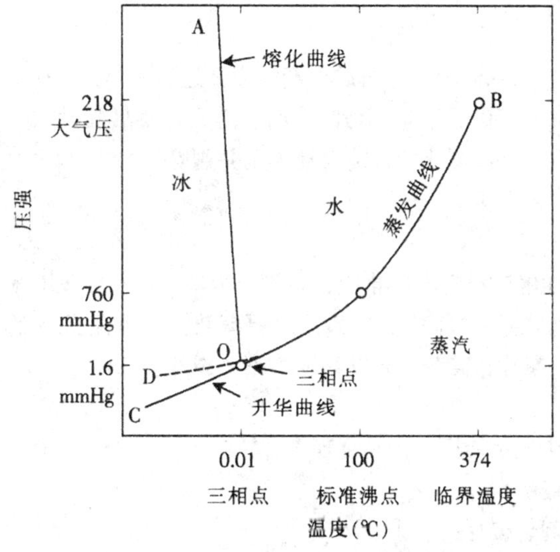

水的三相平衡图

（此图没有按比例尺度面）

OA 线是冰和水的平衡曲线；OB 线是水和水蒸气的平衡曲线；

OC 线是冰和水蒸气的平衡曲线；

O 点是冰、水、气的平衡点，温度为 0.01℃，压力为 613.3Pa（冰、水、气共存）

从图可以看出当压力低于 4.6mmHg 时，不管温度如何变化，只有水的固态和气态存在，液态不存在。冰受热时不经液态直接变气态而气相遇冷时放热直接变为冰。冷冻干燥就是根据这个原理进行的。

25. 简述冷冻干燥的特点。

① 由于在干燥过程中真空度高、温度低，故适合于热敏性药物、易氧化物料及易挥发成分的干燥，可防止药物的变质和损失；

② 干燥后制品体积与液态时相同，因此干燥产品呈疏松、多孔、海绵状而易溶解，故常用于生物制品、抗生素等呈固体而临用时溶解的注射剂的制备中。

③ 缺点是设备投资费用高、动力消耗大、干燥时间长、生产能力低。

26. 简述片剂的制备过程必须具备的三大要素。

①物料的流动性：保证物料均匀流入模子中以减少片重差异并保证物料的均匀压缩，其有效方

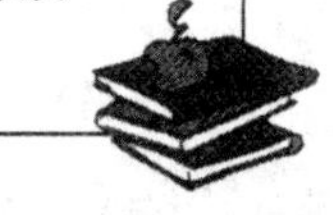

法是制粒和加入助流剂；

② 压缩成型性：压缩后产生足够的内聚力而紧密聚结在一起，以防止裂片、松片等，其改善方法是加入塑性好的辅料或黏合剂；

③ 润滑性：下冲将片剂从模子中推出时阻力很大，容易造成粘冲或裂片等，其改善方法是加入润滑剂以减少片剂与模子壁间的摩擦力；

总之，在片剂的制备过程中根据药物的性质选择适宜的各种辅料以满足生产和片剂质量标准的需要。

27. 简述旋转压片机的压片过程。

① 填充：当下冲转到饲粉器之下时，其位置最低，颗粒填入模孔中；当下冲行至片重调节器之上时略有上升，经刮粉器将多余的颗粒刮去；

② 压片：当上冲和下冲行至上、下压轮之间时，两个冲之间的距离最近，将物料压成片；

③ 推片：上冲和下冲抬起，下冲抬到恰与模孔上缘相平，药片被刮粉器推开，如此反复进行。

28. 简述旋转压片机的特点。

① 饲粉方式合理、片重差异小；

② 由上、下两方同时加压，压力分布均匀；

③生产效率高，如55冲的双流程压片机的生产能力高达50万片/小时。

目前产量最大的压片机的产量可达80万片/小时。全自动旋转压片机，除能将片重差异控制在一定范围外，对缺角、松裂片等不良片剂也能自动鉴别并剔除。

29. 简述产生裂片的主要原因。

处方因素：

① 物料中细粉太多，压缩时空气不能排出，解除压力后，空气体积膨胀而导致裂片；

② 易弹性变形的物料塑性差（即药物的弹性复原率较大）和易脆碎的物料结合力弱，易于裂片。即低分子结晶型物料易裂片；高分子纤维状物料不易裂片。

工艺因素：

① 在压片时单冲压片机比旋转压片机易出现裂片；

② 快速压缩比慢速压缩易裂片；

③ 凸面片剂比平面片剂易裂片；

④ 一次压缩比多级压缩（一般二次或三次）易出现裂片。

30. 防止裂片的措施有哪些？

一方面从工艺上解决，另一方面从处方上解决。主要措施有减少应力集中，增加物料的塑性变形，以增强颗粒间结合力。

①改善压力分布

采用旋转压片机；

减慢压缩速度或二次加压；

加入适当的润滑剂，减少压片和推片摩擦阻力。

②选择适宜压缩力　过高的压力下使片剂的结合力下降，反而产生裂片。

③增加物料的塑性变形

进行粒子加工后压片；

加入适宜的可压性辅料等可有效地改善药物的塑性变形，减少弹性变形。

多数药物为黏弹性物质，只有塑性变形才能产生物料间的结合力。

31. 简述压片前造粒的目的。

一方面是为了满足工艺过程的需要，如改善物料的流动性、充填性以保证剂量的均匀性；

另一方面为了改善压缩成形性，即黏合剂均匀分布于粒子表面改变粒子间的结合力，改变物料的粘弹性。物料中的含水量有利于成形，降低弹性，起润滑作用，降低推片力等，但过多的水分易于粘冲，过少易发生裂片、松片等。

32. 简述包衣的目的。

① 避光、防潮，以提高药物的稳定性；

② 遮盖药物的不良气味，增加患者的顺应性；

③ 隔离配伍禁忌成分；

④ 采用不同颜色包衣，增加药物的识别能力，增加用药的安全性；

⑤ 包衣后表面光洁，提高流动性；

⑥ 提高美观度；

⑦ 改变药物释放的位置及速度，如胃溶、肠溶、缓控释等。

33. 简述包衣工艺的基本类型。

① 糖包衣；

② 薄膜包衣；

③ 压制包衣；

④ 装胶囊后包衣。

以前两种为主。

34. 举例说明常用的薄膜高分子包衣材料的种类。

按衣层的作用分为三类：

① 普通的薄膜包衣材料：改善吸潮和防止粉尘等，如 HPMC，MC，HEC，HPC 等；

② 缓释用包衣材料：Eudragit 系列，EC 等；

③ 肠溶包衣材料：醋酸纤维素酞酸酯（CAP），聚乙烯醇酞酸酯（PVAP），甲基丙烯酸共聚物，羟丙基纤维素酞酸酯（HPMCP）。

七、处方分析题

1. 水性包衣处方

成　分	重量（%W/W）	作　用
羟丙甲纤维素（5m Pa S）	7.5	（包衣材料）
聚乙二醇 400	0.8	（增塑剂）
色淀（按固体物计）	1.25	（色料、遮光剂）
水	92.7	（水介质）

2. 有机溶剂包衣处方（150 kg 一批片剂用量）

成　分	用量	作　用
醋酸纤维素酞酸酯	5.4 kg	（包衣材料）
酞酸二乙酯	1.34 kg	（增塑剂）
二氯甲烷	54 L	（有机溶剂）
丙酮	19 L	（有机溶剂）
工业乙醇	2.7 L	（有机溶剂）

（逄秀娟）

CHAPTER 第十七章

中药材的浸出操作与设备

第一节 概　述

项　目	内　　容
浸出的概念	浸出过程系指采用适当的溶剂和方法，从药材（包括动植物）中提取有效成分的过程。
浸出液的用途	①直接制成液体药物制剂（可供内服或也可外用），如汤剂、浸膏、流浸膏等； ②作为原料用于制备其他制剂，如丸剂、片剂、糖浆剂、软膏剂、注射剂等。
中药材中的成分	①有效成分　能起主要药效的物质，如生物碱、苷类、挥发油等； ②辅助成分　本身没有特殊疗效，但能增强或缓和有效成分作用的物质，如皂苷、有机酸或蛋白质等； ③无效成分　本身无效甚至有害成分，如脂肪、糖类、淀粉、酶、蛋白质、树脂、黏液质、果胶等； ④组织物质　构成药材细胞或其它不溶性物质，如纤维素、栓皮等。

第二节 浸出原理及影响因素

项　目		内　　容
浸出原理	概述	浸出过程就是物质在固－液相间的萃取过程，即：可溶性成分从药材的固相扩散转移到溶剂的液相中。这是一个物质的传递过程（即传质过程），一般分为4个阶段：浸润、渗透阶段⟶解吸、溶解阶段⟶扩散阶段⟶置换阶段。
	浸润、渗透阶段	浸润、渗透过程：当浸出溶剂加入到药材中时，溶剂首先附着于药材表面使之润湿（浸润），然后通过毛细管或细胞间隙渗透进入细胞内。

续表

项目		内容
浸出原理	解吸、溶解阶段	当有效成分与溶剂间的亲和力 > 有效成分与植物组织间的亲和力时，有效成分将脱离植物组织（即解吸）、溶解进入溶剂中。适量的碱、甘油或表面活性剂具有助解析作用。 水：用于含有较多胶体物质的体系。 乙醇：用于含有较少的胶质的体系。 非极性溶剂：用于不含胶质的体系。
	扩散阶段	细胞内溶解了大量可溶性物质，浓度较高，同时也具有较高渗透压。即：细胞壁内外有较高的浓度差 ΔC 和渗透压差 $\Delta\pi$。 注意：有效成分从高浓度向低浓度移动时，首先必须通过细胞壁这个障碍。 有效成分(浓度差) 水(渗透压差) $$dM = -DF\left(\frac{dc}{dx}\right)dt$$ dM—扩散物质量；dt—扩散时间；F—扩散面积；dc/dx—浓度梯度；D—扩散系数；负号表示药物扩散方向与浓度梯度方向相反。
	置换阶段	由于增大浓度梯度（dc/dx）是提高扩散速率（dM/dt）的有效方法，所以在浸出过程中，不断用新鲜溶剂（或低浓度浸出液）置换药材周围的浸出液（即随时移走刚刚扩散出来的浸出液，使 $c=0$），使溶质的浓度梯度达到最大值 $(dc/dx)_{max}$，从而获得最大的浸出速度和浸出效率。 $\Delta c\downarrow$ → $\Delta c\uparrow$ → $\Delta c\downarrow$ → $\Delta c\uparrow$
影响浸出的因素	浸出溶剂	1. 水　蒸馏水或离子交换水，是最常用的溶剂。可浸出：生物碱盐类、苷、苦味质、有机酸盐、鞣质、蛋白质、糖、树胶、色素、多糖类以及酶和少量的挥发油等。水的缺点是：浸出范围过广，选择性差，容易浸出大量无效成分，给下一步的制剂带来不良影响，如易霉变、水解，难于储存等。 2. 乙醇　介于极性与非极性之间的半极性溶剂，也是常用溶剂之一。可浸出：水溶性的某些成分，如生物碱、盐类、苷类及糖类等；非极性溶剂所能溶解的一些成分，如树脂、挥发油、醇、内酯、芳香化合物、少量脂肪等。乙醇的缺点是有生理作用，价格较贵，易燃。

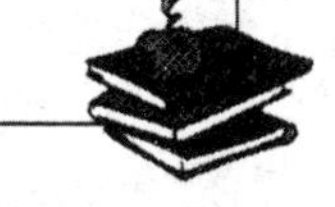

续表

<table>
<tr><th colspan="3">项 目</th><th>内 容</th></tr>
<tr><td rowspan="6">影响浸出的因素</td><td colspan="2">浸出溶剂</td><td>3. 浸出辅助剂的影响
酸：促进某些生物碱的浸出；
碱：促进某些有机酸的浸出；
表面活性剂：可提高浸出效率；</td></tr>
<tr><td colspan="2">药材性状</td><td>● 药材的粉碎粒度：粒度变小，表面积增大，浸出速度加快。
实验证明：粉碎程度应适中，不能过细。
① 过度粉碎会使大量细胞破坏：许多不溶性物质也会以细小微粒的形式进入浸出液中，给浸出液与药渣的分离带来困难；
② 过细的粉末给操作带来困难：粉粒之间的空隙太小，溶剂的流动阻力过大，易于堵塞等（渗漉法浸提时），浸出效率下降。</td></tr>
<tr><td rowspan="4">浸出操作工艺条件</td><td>温度</td><td>● ①提高温度的优点
● 可溶性成分的溶解度提高，溶解速度加快；
● 扩散系数 D 变大，扩散速度加快；
● 使细胞内的蛋白质凝固变性，有利于制剂稳定；
● 在沸腾状态浸出时，固－液两相间具有较高的相对运动速度，会使扩散“边界层”更新较快或更薄，有利于加速浸出过程。
②提高温度的缺点
有效成分分解、破坏。</td></tr>
<tr><td>浓度差</td><td>① 提高浓度差的优点
浓度差是药材组织内的浓度与药材周围溶液的浓度差。浓度差（dc/dx）越大，药物的扩散推动力越大，扩散速度（dM/dt）越大。
② 提高浓度差的方法
在浸出过程中不断搅拌或经常更换新鲜溶剂（如：渗漉法）。</td></tr>
<tr><td>操作压力</td><td>提高操作压力的优点
● 对组织坚实、溶剂难于浸润的药材，提高操作压力，可加快浸润速度（但并不影响扩散速度），使之较早发生溶质的溶解、扩散过程。
● 对某些药材的细胞壁产生破坏作用，有利于浸出成分的溶解、扩散。</td></tr>
<tr><td>药材溶剂相对运动</td><td>① 提高相对运动的优点　提高固－液两相间的相对运动，会使扩散“边界层”更新速度加快或更薄，从而使浓度梯度增大、加快浸出速度（但应注意速度过快，会使溶剂的耗用量增加）。
② 提高相对运动的方法　沸腾、搅拌、渗漉等。</td></tr>
</table>

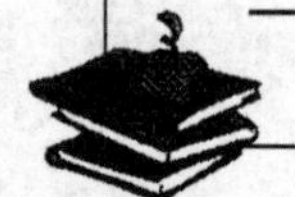

第三节 浸出方法及工艺设备

<table>
<tr><th colspan="2">项 目</th><th>内 容</th></tr>
<tr><td rowspan="3">浸出方法</td><td>煎煮法</td><td>煎煮法（decoction）系在药材中加水煎煮取汁的方法。常用水（有时也用酒）作为浸出溶剂。
工艺流程：
药材──→切碎或粉碎──→煎煮器──→加水──→浸泡──→
煮沸（3 次）──→滤过──→滤液──→合并──→浓缩
煎煮法适用于能溶于水、对湿热均较稳定的有效成分的浸出。操作简单易行，能煎出大部分有效成分。
煎出液中杂质较多、容易变霉腐败、不耐热成分易被破坏、挥发性成分易挥发而损失。</td></tr>
<tr><td>浸渍法</td><td>浸渍法（maceration）是将药材用适当的溶剂在常温或温热条件下浸泡而浸出有效成分的一种方法。
浸渍法的特点是方法简便，适用于：
● 黏性无组织结构的药材，如安息香、没药等；
● 新鲜及易于膨胀的药材，如大蒜、鲜橙皮等；
● 遇热易破坏或易挥发的药材；
浸渍法的溶剂用量大、操作时间长、浸出效率差、不易完全浸出，故不适用于贵重药材和有效成分含量低的药材的浸取。 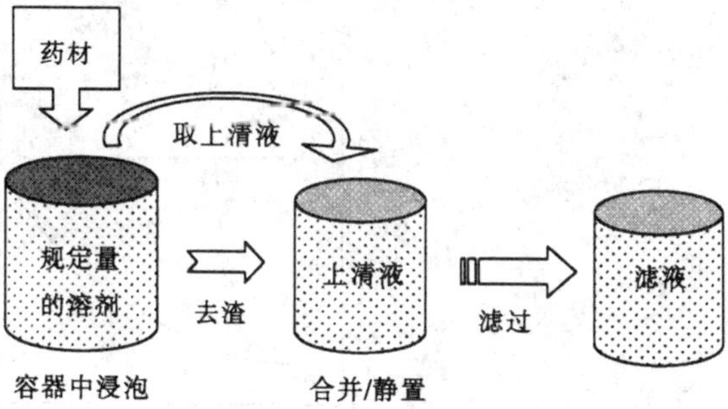
</td></tr>
<tr><td>渗漉法</td><td>渗漉法（percolation）系将药材粉末置于渗漉器内，从渗漉器上部添加的浸出溶剂在渗过药材层向下流动的过程中将有效成分浸出的方法，所得的浸出液称为“渗漉液”。
渗漉法的特点：提取效率高、提取较完全，可省去分离浸出液的时间和操作，多数药物可用此法浸出（例外情况有：乳香、松香、芦荟等非组织药材因遇溶剂易软化成团，堵塞空隙而不宜用渗漉法）。</td></tr>
</table>

续表

项目			内容
浸出方法	回流法		回流法（circumfluence）：是用乙醇等挥发性有机溶剂提取药材成分，将浸出液加热蒸馏，挥发性溶剂馏出后又被冷凝而重新流回浸出器中浸提药材，如此周而复始直至有效成分回流提取完全的方法。 回流法较渗漉法的溶剂耗用量少，因为溶剂能循环使用。但回流热浸法溶剂只能循环使用，不能不断更新；而回流冷浸法溶剂既可循环使用，又能不断更新，故溶剂用量较少，浸出更完全。 回流法由于连续加热，浸出液在蒸发锅中受热时间较长，因此不适用于受热易被破坏成分的浸出。
浸出方法	水蒸气蒸馏法		水蒸气蒸馏法（vapor distillation）是将药材的粗粉或碎片浸泡润湿后，进行直火加热蒸馏或通入水蒸气蒸馏，使药材中的挥发成分随水蒸气蒸馏而带出，经冷凝后分层，收集挥发油的提取方法。
浸出方法	超临界萃取法	概念	超临界萃取（supercritical fluid extraction，SFE）是利用超临界流体（supercritical fluid，SCF）的特殊性质，对药材中的有效成分进行分离的方法。
浸出方法	超临界萃取法	基本原理	当流体的温度高于 T_C，压力高于 P_C 时就进入超临界状态。此时气体和液体的分界面消失，成为性质介于液体和气体之间的单一相态，兼具接近于液体的高密度和类似气体的低黏度与高扩散系数，故对物料有较好的渗透性和较强的溶解能力，能够将物料中某些成分提取出来。超临界流体对物质的溶解能力与其密度成正比，而密度可通过压力的变化在大范围内变化，从而可选择性地溶解目的成分。常用的 CO_2 具有惰性，不会和目的成分发生反应。 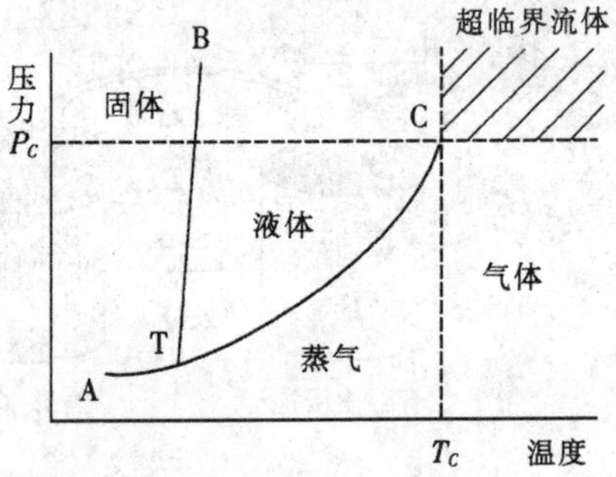 PT线图 *T*. 三相点；T_A. 气-固升华线；T_B. 固-液熔点线；T_C. 气-液沸点线；*C*. 临界点；P_c. 临界压力；T_c. 临界温度 超临界流体萃取就是利用超临界流体的这些特殊性质，在高于临界温度和临界压力条件下，与待分离的固体或液体混合物接触，萃取出所需要的物质，随后通过降压或升温或两者兼用等方法，降低超临界流体的密度，从而降低其对被萃取物的溶解度，或用吸附的方法，使二者得到分离。

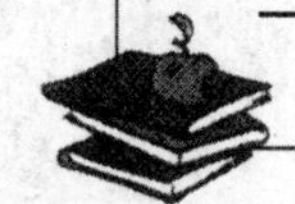

续表

项目			内容
浸出方法	超临界萃取法	特点	● 所用溶剂具有黏度小、扩散系数大、密度大，溶解特性和传质特性良好。在高压、密闭、惰性环境中能最大程度地提取物质的有效成分。 ● 能达到提取与蒸馏双重作用，提取率高而且无污染，操作周期短。 ● 操作温度低，特别适合那些热稳定性较差，容易氧化分解，化学性质不稳定的物质分离。 ● 工艺流程简单、操作方便，但操作要求严格。 ● 可用于从单方或复方中药中提取不同有效部位，因不需浓缩，可大大提高筛选速度。 ● CO_2 做超临界流体，可以消除用溶剂萃取而产生的溶剂污染，完全消除成品中的溶剂残留。 ● 超临界萃取过程在高压下操作，设备费一般较高，适用于具有较高价值成分的分离。
		工艺流程	首先将原料装入萃取釜，排出所有杂质气体后，将加压后的超临界 CO_2 送入萃取釜进行萃取，可溶性成分被溶解，然后随高压气体自萃取釜顶部经节流阀节流，并进入分离釜，此时气体压力下降，溶质析出并自分离釜底部排出，超临界流体则进入压缩机，经压缩后进入萃取釜循环使用。 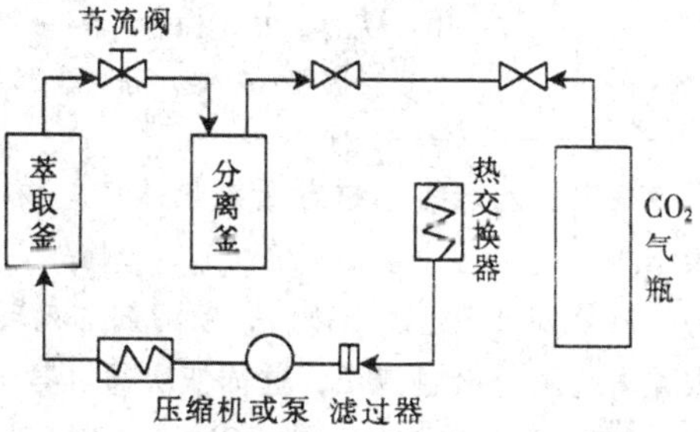 节流阀 萃取釜 分离釜 热交换器 CO_2 气瓶 压缩机或泵 滤过器 超临界 CO_2 提取工艺流程示意图
	新技术新方法		强化浸出方法：流化浸出、超声波浸出、强化渗漉浸出、电磁场浸出、脉冲浸出等，可缩短浸出时间、提高浸出率。
浸出工艺及设备	单级浸出工艺		单级浸出系将药材和溶剂一次加入提取器中，经一定时间提取后收集浸出液、排出药渣的操作。单级浸出工艺常用多功能提取器。 设备特点：①提取时间短，生产效率高；②可以加压高温提取，也可减压低温提取；③应用范围广；④采用气压自动排渣，操作方便、安全可靠；⑤可采用控制台控制各项操作，便于中药厂实现自动化、机械化生产。

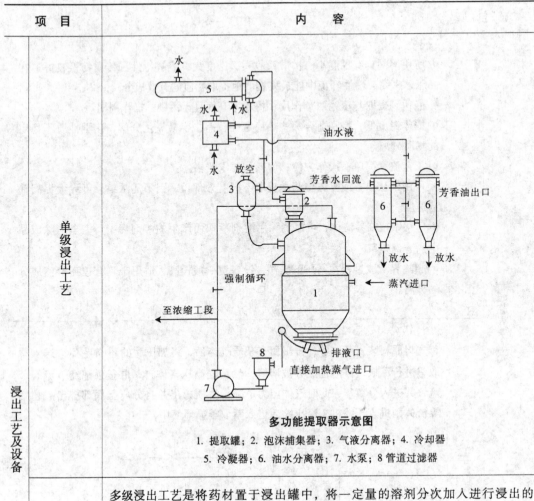

<table>
<tr><th colspan="2">项　目</th><th>内　　容</th></tr>
<tr><td rowspan="2">浸出工艺及设备</td><td>单级浸出工艺</td><td> 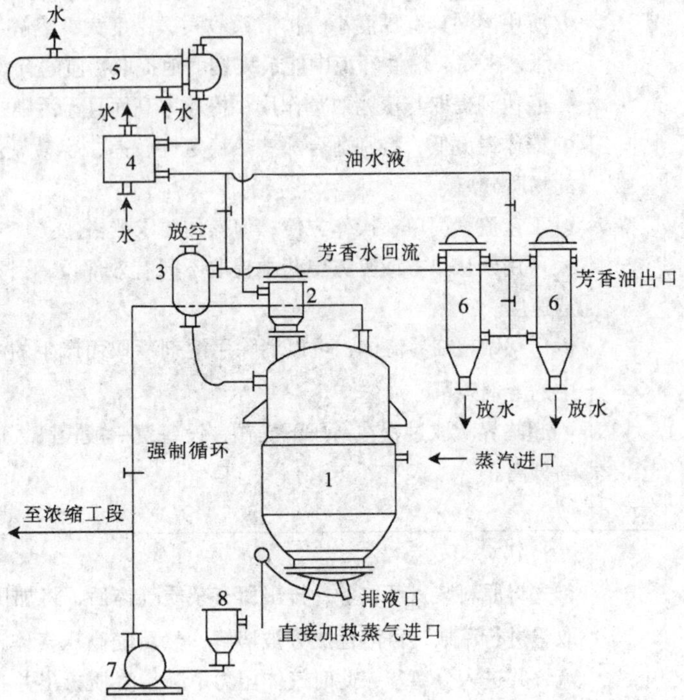多功能提取器示意图
1. 提取罐；2. 泡沫捕集器；3. 气液分离器；4. 冷却器
5. 冷凝器；6. 油水分离器；7. 水泵；8 管道过滤器</td></tr>
<tr><td>多级浸出工艺</td><td>多级浸出工艺是将药材置于浸出罐中，将一定量的溶剂分次加入进行浸出的操作。
将药材分装入 5 组浸出罐中，新溶剂加入罐 1 与药材接触浸出，罐 1 浸出液流入罐 2 与药材接触浸出，这样依次通过各罐组，最后到达罐 5 并由此排出，完成一系列渗漉的同时，在罐 6 中装入新药材备用；然后按图 b 操作，第 1 罐浸出完成，卸药渣并重新装入药材备下轮浸出用，新溶剂加入罐 2 开始浸出，浓渗漉液由加入了新药材的罐6 排出。a 和 b 两个操作过程循环交替至浸出规定量的有效成分即可。
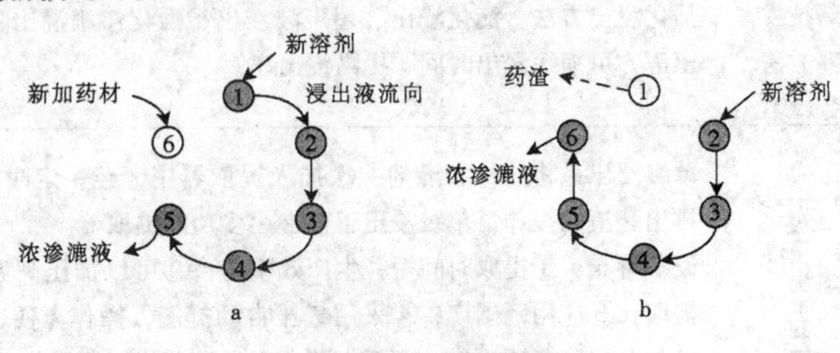

多级浸出工艺示意图</td></tr>
</table>

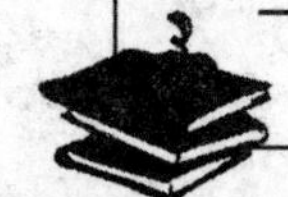

续表

项　目		内　　容
浸出工艺及设备	连续逆流浸出工艺	连续逆流浸出工艺是药材与溶剂在浸出器中沿反向运动，连续逆流接触提取的操作。 该法加料和排渣均可自动完成，规模大，效率高。 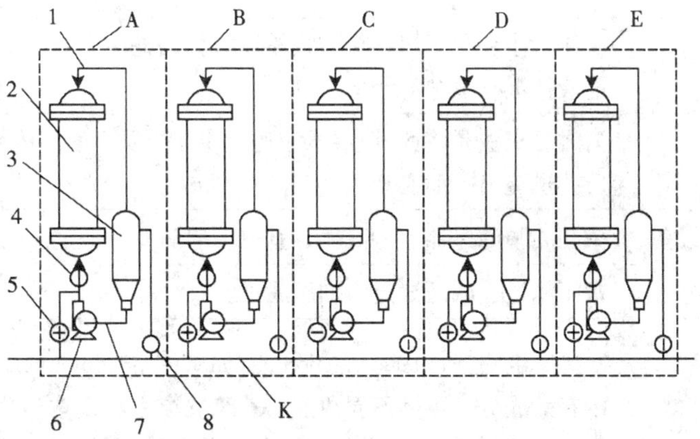 **罐组式动态连续逆流提取机组图** 1、7. 管道　2. 提取罐　3. 储液罐　4，5，8. 阀门　6. 循环泵　K. 总管 罐组式动态连续逆流提取机是将多个提取单元进行合理的组合，将固液接触传质过程分别在多个浸取单元同时实现。通过流程配置和调节，合理安排各个单元的浓度梯度，按照逆流传质的原理，让新鲜溶液首先接触含有效成分最少的单元，然后再向前一单元（含有效成分更多）流动，直至最后一个单元。 优点：①药材与溶剂逆流连续流动，浸出效率高，浸出完全，溶剂用量少；②浸出液浓度亦较高，单位重量浸出液浓缩时消耗的热能少；③浸出速度快，提取时间短。

第四节　浸出液的分离与纯化

项　目			内　　容
浸出液的分离	沉降分离法	概念	沉降分离法是利用固体物与液体介质悬殊的密度差而进行液固分离的一种方法。
		工艺	在分离过程中，浸出液经一定时间的静置冷藏后，固体物靠自身重量自然下沉而与液体明显分层，上层澄清液用虹吸法吸出。
		特点	此法分离尚不够完全，但能去除大量杂质，有利于进一步的分离操作，在实际生产中还需进一步滤过或离心分离。料液中固体物含量少、粒子细而轻者不宜使用沉降法。

续表

项目			内容
浸出液的分离	离心分离法	概念	离心分离法是利用混合液中不同物质的密度差来分离料液的一种方法。
		工艺	将待分离的料液置于高速旋转的离心机中，借助离心力，使料液中的固体与液体，或两种密度不同且不相混溶的液体，产生大小不同的离心力，从而达到分离的目的。
		特点	要将含小粒径不溶性微粒或黏度很大的滤浆，或需将两种密度不同且不相混溶的液体混合物分开。
	滤过分离法	概念	滤过分离法是将固-液混悬液通过多孔介质，使固体粒子被介质截留，液体经介质孔道流出，而实现固-液分离的方法。
		设备	微孔滤膜滤过器、砂滤棒、垂熔玻璃漏斗、板框压滤机等。
		方式	常压滤过、减压滤过、加压滤过。
浸出液的纯化	水提醇沉法	概念	水提醇沉法（water extraction and alcohol precipitation）是先以水为溶剂提取药材中有效成分，再用不同浓度的乙醇沉淀去除提取液中杂质的方法。该法是应用最为广泛的纯化方法。
		原理	药材中某些成分在水和乙醇中的溶解度不同。通过水和不同浓度的乙醇交替处理，可保留生物碱盐类、苷类、氨基酸、有机酸等不同有效成分，去除蛋白质、糊化淀粉、黏液质、油脂、脂溶性色素、树脂、树胶、部分糖类等多种杂质。
		工艺	将药材先用水提取，再将提取液浓缩至约每毫升相当于原药材 1 ~ 2g，加入适量乙醇，静置冷藏适当时间，分离除去沉淀，回收乙醇，最后制成澄清的液体。
		特点	① 可能去除的部分有效成分，难以除尽浸出液中的鞣质、水溶性色素、树脂； ② 经醇沉处理的液体制剂在保存期间易产生沉淀或黏壁现象； ③ 经醇沉回收乙醇后的药液往往黏性较大，较难浓缩，且其浸膏黏性也大，制粒困难； ④ 醇沉处理生产周期长、成本高。
	醇提水沉法	概念	醇提水沉法（alcohol extraction and water precipitation）系指先以适宜浓度的乙醇提取药材成分，将提取液回收乙醇后，再加适量水搅匀，静置沉淀后过滤除去提取液中杂质的方法。
		原理	基本原理及操作与水提醇沉法基本相同，适于提取在醇或醇水中有较好溶解性的药材。
		特点	① 可避免药材中大量淀粉、蛋白质、黏液质等高分子杂质的浸出，水处理又可较方便地将醇提液中的树脂、油脂、色素等杂质沉淀去除。 ② 对有效成分在水中难溶或不溶的药材，则不应采用水沉处理。

续表

项　目		内　　容
浸出液的纯化	盐析法	盐析法（salt fractionation）：是在含某些高分子物质的溶液中加入大量的无机盐，使高分子物质溶解度降低而沉淀析出，从而与其他成分分离的一种方法。此法主要适用于蛋白质的分离纯化，且不至于使其变性。
	酸碱法	酸碱法（acid-base method）：根据单体成分的溶解度与酸碱度有关的性质，在溶液中加入适量酸或碱，调节 pH 至一定范围，使单体成分溶解或析出，以达到提取分离的目的。 生物碱一般不溶于水，加酸后生成生物碱盐而溶于水，再加碱碱化又能重新生成游离的生物碱从水中析出，从而与杂质分离。 “石硫法”系指在药材的水煎浓缩液中加入 20% 石灰乳，调 pH 至 12，使生物碱游离析出，黄酮类、鞣质与 Ca^{2+} 生成螯合物析出，暂不过滤，接着用 20% ~ 50% 硫酸调 pH 至 5 ~6，使生物碱成盐而溶解，黄酮螯合消除而溶解，而鞣质螯合物不溶解，一部分在 pH 为 12 时不能沉淀的蛋白质也一起沉淀，此时过滤可将鞣质、蛋白质等杂质除去。
	澄清剂法	澄清剂法：在药材浸出液中加入一定量的澄清剂，利用其可降解某些高分子杂质，降低药液黏度，或吸附、包合固体微粒等特性来加速药液中悬浮粒子的沉降，经滤过除去沉淀物而获得澄清药液。常用的澄清剂有：壳聚糖、变性淀粉、明胶等。 特点是有效去除杂质的同时能较好地保留药液中的有效成分（包括多糖等高分子有效成分），而且操作简单、效率高、澄清剂用量小、生产成本低，适合大规模生产。
	大孔树脂吸附分离技术	大孔吸附树脂分离技术：是将中药的提取液加于大孔吸附树脂（macroporous adsorptive resins）的上部，以均速通过大孔吸附树脂时，有选择地吸附提取液中有效成分，使无效成分流过（弃去），再将吸附的有效成分洗脱回收。 工艺：对大孔吸附树脂进行预处理、装柱、提取样品溶液、吸附、洗脱、收集洗脱液，浓缩回收乙醇，干燥即得。 特点：① 有效提高活性成分的含量，减少无效成分的含量；② 减少使用剂量、减小产品的吸潮性；③ 有效去除重金属，既保证了患者的用药安全，也解决了中药重金属超标的难题；④ 具有较好的安全性；⑤ 再生简单，使用寿命长；⑥ 工艺简便，所需实验设备简单。
	透析法	透析法：是利用小于透析袋孔径的物质在溶液中可通过透析袋，而大于其孔径的大分子物质不能自由通过的性质，以达到分离纯化的目的。 可用于除去提取液中的鞣质、蛋白质、树脂等高分子杂质，也常用于某些具有生物活性的植物多糖的纯化。

第五节　浸出液的蒸发与干燥

项目		内容
浸出液的蒸发	概念	蒸发（evaporation）是通过加热作用使溶液中的溶剂气化并除去，从而提高溶液浓度的工艺操作过程。
	方式	自然蒸发：溶剂在低于沸点下气化，因此气化只有在溶液的表面进行，且溶剂的蒸气压很低，蒸发速率很慢，如海盐的晒制。 沸腾蒸发：溶剂在沸腾条件下气化，因此气化不仅在溶液表面，而且几乎在溶液的各个部分同时发生气化，且蒸气压高，所以蒸发速率很快。在生产中多采用沸腾蒸发。
	能源	● 加热时最常用的加热方法是用饱和水蒸气（热源）向夹层锅加热。 ● 一次蒸气：作为热源的蒸气叫加热蒸气或一次蒸气。 ● 二次蒸气：从溶液中气化出来的蒸气叫二次蒸气。
	单效蒸发与多效蒸发	单效蒸发：是将新产生的二次蒸气不再利用，经冷凝后弃去的蒸发过程
		多效蒸发：是将新产生的二次蒸气引至另一蒸发器作为加热蒸气使用，使蒸气在蒸发过程中具有多次加热效果的蒸发过程。
	影响蒸发的因素	传热温差：蒸发时的传热温差系指加热蒸气与溶液的沸点之差。提高加热蒸气压或降低蒸发室的压力是提高温差的有效措施。
		蒸发面积：面积越大蒸发越快，薄膜蒸发是提高蒸发面积的有效措施之一。
		传热系数：提高传热系数的主要途径有减少热阻，即：①及时排除加热蒸气侧不凝性气体；②及时排除溶液侧污垢层；③加强溶液层循环或搅拌。
		蒸气浓度：蒸发时液面上大气中的蒸气浓度与蒸发速度成反比，所以及时排除液面上的蒸气，可加速蒸发速度。
		表面压力：减压蒸发可提高蒸发效率。
	方法与设备	常压蒸发（atmospheric evaporation）：是溶液在一个大气压下进行蒸发的操作。常压浓缩，若是水为溶剂的提取液多采用敞口倾倒式夹层蒸发锅；若是乙醇等有机溶剂的提取液，应采用蒸馏装置。常压蒸发适用于有效成分耐热，溶剂无毒性的浸出液。
		减压蒸发（decompression evaporation）：是在密闭的容器内，通过抽真空降低其内部压力，使浸出液的沸腾温度降低而进行浓缩的操作。 优点：①能防止或减少热敏性物质的分解；②增大传热温度差，强化蒸发操作；③可利用低压加热蒸气；④不断排除溶剂，有利于蒸发的顺利进行。 缺点：浸出液的沸点降低，溶剂的气化潜热随之增大，所以在相同蒸发量的前提下，减压蒸发所消耗的能量要比常压蒸发所消耗的能量多。

续表

项目		内容
浸出液的蒸发	方法与设备	薄膜蒸发（thin-film evaporation）：是使浸出液在蒸发时形成薄膜，增加汽化表面的方法。在减压条件下，液体形成薄膜而具有极大的气化表面，热的传播迅速而均匀，没有液体静压的影响。 特点：薄膜蒸发具有蒸发速度快、受热时间短，成分不易被破坏、可连续操作和缩短生产周期等优点。 设备：升膜式蒸发器、降膜式蒸发器、刮板式蒸发器、离心薄膜蒸发器等。 升膜式蒸发器操作流程图
浸膏的干燥	常压干燥	将稠浸膏置于盘中进行常压干燥的方法。优点是简单易行；缺点是干燥时间长、易过热、干燥后结硬块，较难粉碎。
	减压干燥	在负压下干燥的方法。优点是可减少空气对产品的影响，温度较低，产品质松较易于粉碎。适合于热敏性成分的干燥。
	喷雾干燥	直接将浸出液喷雾干燥成粉状或颗粒状。喷雾干燥可得到松脆的空心颗粒，溶解性能好，广泛应用于中药浸出液的固体化制剂。
	冷冻干燥	在低温、真空下进行干燥，能防止热敏物料的分解；干燥制品泡松，易于溶解，特别适合含热敏成分的浸膏液的干燥。

练 习 题

一、翻译并解释下列名词与术语

1. extraction processing
2. decoction
3. maceration
4. percolation
5. vapor distillation
6. evaporation

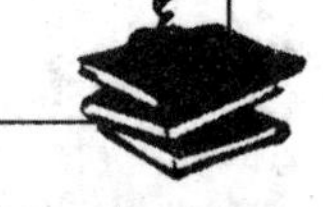

7. alcohol extraction and water precipitation
8. water extraction and alcohol precipitation
9. single effect evaporation
10. multiple effect evaporation
11. fluid extracts
12. extracts

二、判断是非题（用○或×表示）

1. 浸出过程一般分为以下 4 个阶段：浸润和渗透阶段、扩散阶段、解吸和溶解阶段、置换阶段。(　　)
2. 药材的粉碎粒度变小，表面积增大，浸出速度加快。因此粉碎越细越好。(　　)
3. 提高温度可溶性成分的溶解度提高，溶解速度加快，扩散速度也加快。(　　)
4. 从溶液中气化出来的蒸气叫一次蒸气。(　　)
5. 单效蒸发是将新产生的二次蒸气不再利用，经冷凝后弃去的蒸发过程。(　　)
6. 蒸发器的生产能力是指每小时所能蒸发的溶剂（或水）的量 W（kg/h）。(　　)
7. 煎煮法适用于能溶于水、对湿热均较稳定的有效成分的浸出。操作简单易行，但仅能煎出少部分有效成分。(　　)
8. 浸渍法适合于黏性无组织结构的药材浸出。(　　)
9. 用渗滤法浸出时，药材的粒度越细浸出效率越高。(　　)
10. 超临界流体萃取是利用超临界流体的特殊性质，对药材中的有效成分进行分离的方法。(　　)
11. 浓度梯度是指药材块组织内的浓溶液与外周溶液的浓度浓度差，浓度梯度越小，浸出速度越快。(　　)
12. 提高浸出压力有利于加快浸润过程。(　　)
13. 除另有规定外，流浸膏每 1g 相当于原药材 1g。(　　)
14. 除另有规定外，浸膏每 1g 相当于原药材 2 ~ 5g。(　　)
15. 渗滤法适宜于浸出新鲜及易膨胀药材以及无组织结构的药材中的有效成分。(　　)

三、单项选择题

1. 用乙醇加热浸出药材中有效成分时可用（　　）
   A. 浸渍法　B. 煎煮法　C. 渗滤法　D. 回流法　E. 超临界萃取法
2. 植物性药材浸提过程的主要动力是（　　）
   A. 时间　B. 溶剂种类　C. 浓度梯度　D. 浸提温度　E. 浸提压力
3. 流浸膏剂是指药材用适宜的方法浸出有效成分，并调整质量浓度至规定标准，通常为(　　)
   A. 每 1ml 与原药材 2 ~ 5 g 相当　B. 每 1ml 与原药材 1 ~ 3g 相当
   C. 每 1ml 与原药材 3 g 相当　D. 每 1ml 与原药材 1 g 相当
   E. 每 1ml 与原药材 2 g 相当
4. 制备毒剧药材或贵重药材浸出制剂时最有效的方法是（　　）
   A. 浸渍法　B. 煎煮法　C. 渗滤法　D. 溶解法　E. 加液研磨法
5. 下列因素中不影响药材浸出的是（　　）
   A. 浸出温度　B. 浸出时间　C. 药材细度
   D. 浸出容器体积　E. 浸出溶剂的种类
6. 浸膏剂是指药材用适宜的方法浸出有效成分，并调整质量浓度至规定标准，通常为（　　）
   A. 每 1g 与原药材 2 ~ 5 g 相当　B. 每 1g 与原药材 1 ~ 3g 相当
   C. 每 1g 与原药材 3 g 相当　D. 每 1g 与原药材 1 g 相当
   E. 每 1g 与原药材 5 g 相当

7. 下列有关影响浸出因素的叙述中正确的是（　　）

A. 药材粒度越小越有利于浸提　　B. 温度越高浸提效果越好

C. 时间越长浸提效果越好　　D. 溶剂的 pH 值越有利于浸提

E. 浓度梯度越大浸提效果越好

8. 下列措施中不能提高浸出效率的是（　　）

A. 选择适宜的溶剂　　B. 恰当地升高温度　　C. 增大浓度梯度

D. 加表面活性剂　　E. 药材粉碎得越细越好

9. 下列因素中对蒸发物无影响的因素是（　　）

A. 蒸发面积　　B. 蒸汽浓度　　C. pH　　D. 温度　　E. 表面压力

10. 下列有关蒸发的叙述中错误的是（　　）

A. 常压蒸发适用于有效成分耐热，溶剂无毒性的浸出液

B. 减压蒸发能防止或减少热敏性物质的分解

C. 在相同蒸发量的前提下，减压蒸发所消耗的能量要比常压蒸发所消耗的能量少

D. 薄膜蒸发具有蒸发速度快、受热时间短，成分不易被破坏、可缩短生产周期等优点

E. 薄膜蒸发设备有升膜式蒸发器、降膜式蒸发器、刮板式蒸发器、离心薄膜蒸发器等

四、多项选择题

1. 影响浸出的因素有（　　）

A. 药材细度　　B. 药材成分　　C. 浸提时间　　D. 浸提温度　　E. 浸提压力

2. 影响蒸发的因素有（　　）

A. 蒸发面积　　B. 蒸汽浓度　　C. pH　　D. 温度　　E. 表面压力

3. 中药注射液中常用的去鞣质的方法有（　　）

A. 明胶沉淀法　　B. 离子交换树脂法　　C. 聚酰胺吸附法

D. 醇溶液调节 pH 法　　E. 氧化还原法

4. 下列关于浸出操作的叙述中正确的是（　　）

A. 渗滤法浸出效率低于浸渍法

B. 超临界流体作为一种溶剂其溶解能力与其压力及密度密切相关

C. 大孔树脂吸附分离技术可减少产品的吸潮性

D. 浸渍法适用于新鲜药材或无组织结构的药材

E. 回流法较渗漉法的溶剂耗用量少，因为溶剂能循环使用

5. 药材预处理时需测含水量，这是因为（　　）

A. 药材中水分有利于有效成分的浸出

B. 药材中水分易使药材变质

C. 药材中的含水量关系到有效成分的稳定性和各批投料量的准确性

D. 药材中一定的水分可使药材长期放置稳定

E. 药材中一定的水分有利于药材的粉碎

6. 与浸出药材时浸润过程有关的因素是（　　）

A. 溶剂的性质　　B. 药材表面状态　　C. 药材内毛细孔的大小及分布

D. 浸出温度　　E. 容器内压力

7. 根据 Fick's 第一扩散定律，为了增加药材浸出过程中溶质的扩散速度，需（　　）等措施

A. 降低浸出液黏度　　B. 提高浸出温度　　C. 加入其他附加剂

D. 用渗滤法　　E. 强制循环溶剂

8. 下列有关渗漉法的叙述中正确的是（　　）

A. 可用于黏性药材和无组织结构的药材的浸出　B. 可用于新鲜及易膨胀的药材的浸出

C. 适合于高浓度浸出制剂的制备　D. 可充分提取有效成分含量较低的药材

E. 可用多能提取器进行渗漉操作

9. 下列有关多级浸出工艺的叙述中正确的是

A. 能有效地提高固液两相的浓度梯度　B. 常采用间歇式提取器

C. 尽可能减少药渣吸收浸出液引起的成分损失　D. 可提高浸渍法的浸出效率

E. 溶剂消耗量小，减轻了回收溶剂和下一道浓缩工序的负担

10. 有关浸出液蒸发的叙述中正确的是（　　）

A. 浸出液的沸点在蒸发过程中不变　B. 浸出液的沸点在蒸发过程中升高

C. 浸出液的沸点在蒸发过程中下降　D. 下部深层浸出液的沸点高于液面浸出液

E. 浸出液蒸发可选用升膜式蒸发器、降膜式蒸发器、刮板式蒸发器、离心薄膜蒸发器等

五、回答题

1. 中药材浸出液中的成分有哪些?
2. 简述中药材的分类。
3. 简述药材浸出过程。
4. 简述浸出的影响因素。
5. 简述浸出温度的影响。
6. 简述浓度差的影响。
7. 简述操作压力的影响。
8. 简述药材与溶剂的相对运动的影响。
9. 简述浸渍法的特点。
10. 简述渗漉法的特点。
11. 简述煎煮法具体方法及特点。
12. 简述影响蒸发的因素。
13. 常用蒸发方法有哪些?
14. 简述 CO_2 的超临界萃取特点。
15. 试述超临界流体的特征。
16. 试述超临界萃取的原理。

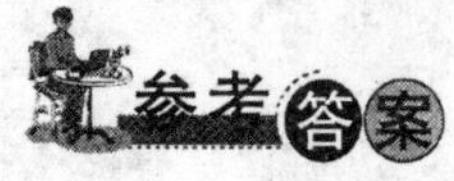

一、翻译并解释下列名词与术语

1. extraction processing：浸出过程，系指采用适当的溶剂和方法，从药材（包括动植物）中提取有效成分的过程。

2. decoction：煎煮法，煎煮法系在药材中加水煎煮取汁的方法。它是传统、古老、有效的方法，常用水（有时也用酒）作为浸出溶剂。

3. maceration：浸渍法，浸渍法是将药材用适当的溶剂在常温或温热条件下浸泡而浸出有效成分的一种方法。

4. percolation：渗漉法，将药材粉末置于渗漉器内，从渗漉器上部添加的浸出溶剂在渗过药材层

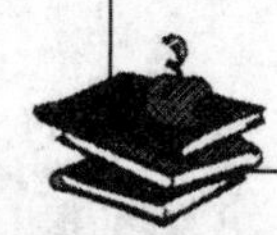

向下流动的过程中将有效成分浸出，此法称为渗漉法，所得的浸出液称为"渗漉液"。

5. vapor distillation：水蒸气蒸馏法，是将药材的粗粉或碎片浸泡润湿后，进行直火加热蒸馏或通入水蒸气蒸馏，使药材中的挥发成分随水蒸气蒸馏而带出，经冷凝后分层，收集挥发油的提取方法。

6. evaporation：蒸发，是通过加热作用使溶液中的溶剂气化并除去，从而提高溶液浓度的工艺操作过程。

7. water extraction and alcohol precipitation：水提醇沉法，是先以水为溶剂提取药材中有效成分，再用不同浓度的乙醇沉淀去除提取液中杂质的方法。

8. alcohol extraction and water precipitation：醇提水沉法，系指先以适宜浓度的乙醇提取药材成分，将提取液回收乙醇后，再加适量水搅匀，静置沉淀后过滤除去提取液中杂质的方法。

9. single effect evaporation：单效蒸发，是将新产生的二次蒸气不再利用，经冷凝后弃去的蒸发过程。

10. multiple effect evaporation：多效蒸发，是将新产生的二次蒸气引至另一蒸发器作为加热蒸气使用，使蒸气在蒸发过程中具有多次加热效果的蒸发过程。

11. fluid extracts：流浸膏剂，系指药材用适宜的溶剂浸出有效成分，蒸去部分溶剂，调整浓度至规定标准而制成的液体制剂。

12. extracts：浸膏剂，系指药材用适宜的溶剂浸出有效成分，蒸去全部溶剂，调整浓度至规定标准而制成的膏状或粉状制剂。

二、判断是非题（用○或×表示）

1. ×　2. ×　3. ○　4. ×　5. ○　6. ○　7. ×　8. ○　9. ×　10. ×
11. ×　12. ○　13. ×　14. ×　15. ×

三、单项选择题

1. D　2. C　3. D　4. C　5. D　6. A　7. E　8. E　9. C　10. C

四、多项选择题

1. ABCDE　2. ABDE　3. ACD　4. BCDE　5. BC
6. ABCDE　7. ABDE　8. CDE　9. ACDE　10. BDE

五、问答题

1. 中药材浸出液中的成分有哪些？

① 有效成分：能起主要药效的物质，如生物碱、苷类、挥发油等；

② 辅助成分：本身没有特殊疗效，但能增强或缓和有效成分作用的物质，如皂苷、有机酸或蛋白质等；

③ 无效成分：本身无效甚至有害成分，如脂肪、糖类、淀粉、酶、蛋白质、树脂、黏液质、果胶等；

④ 组织物：构成药材细胞或其他不溶性物质，如纤维素、栓皮等。

2. 简述中药材的分类。

植物性药材的有效成分的分子量比较小，有效成分可透过细胞膜浸出，而无效成分仍留在细胞组织中，这种分离过程应该设定一定的浸出时间。

动物性药材的有效成分分子量较大，绝大部分是蛋白质或多肽类，难以透过细胞膜，与植物性药材的浸出过程有所不同。

矿物性药材无细胞结构，其有效成分可直接溶解于溶剂中或混悬分散于溶剂中。

3. 简述药材浸出过程。

浸出过程就是物质在固－液相间的萃取过程，即：可溶性成分从药材的固相扩散转移到溶剂的液相中。这是一个物质的传递过程（即传质过程），一般分为以下 4 个阶段：

浸润、渗透阶段；解吸、溶解阶段；扩散阶段；置换阶段。

① 浸润、渗透阶段：当浸出溶剂加入到药材中时，溶剂首先附着于药材表面使之润湿（浸润），然后通过毛细管或细胞间隙渗透进入细胞内。因此，溶剂对药材的浸润是浸出的首要条件。

② 解吸、溶解阶段：当有效成分与溶剂间的亲和力 > 有效成分与植物组织间的亲和力时——有效成分将脱离植物组织（即解吸）、溶解进入溶剂中。

③ 扩散阶段：胞内溶解了大量可溶性物质，浓度较高，同时也具有较高渗透压。即：细胞壁内外有较高的浓度差 Δc 和渗透压差 $\Delta\pi$ 。

④ 置换阶段：由于增大浓度梯度（dc/dx）是提高扩散速率（dM/dt）的有效方法，所以在浸出过程中，不断用新鲜溶剂（或低浓度浸出液）置换药材周围的浸出液（即随时移走刚刚扩散出来的浸出液，使 $c=0$），使溶质的浓度梯度达到最大值 $(dc/dx)_{max}$，从而获得最大的浸出速度和浸出效率。

4. 简述浸出的影响因素。

① 浸出溶剂的影响。

② 药材性状的影响。

③ 药材的粉碎粒度——粒度变小，表面积增大，浸出速度加快。

但实验证明：粉碎程度应适中，不能过细。其原因如下：

过度粉碎会使大量细胞破坏：许多不溶性物质也会以细小微粒的形式进入浸出液中，使浸出液与药渣的分离带来困难；

过细的粉末给操作带来困难：粉粒之间的空隙太小，溶剂的流动阻力过大，易于堵塞等（渗漉法浸提时），浸出效率下降。

④ 浸出操作、工艺条件的影响。

5. 简述浸出温度的影响。

提高温度的优点：

① 可溶性成分的溶解度提高，溶解速度加快；

② 扩散系数 D 变大，扩散速度加快；

③ 使细胞内的蛋白质凝固变性（如破坏细胞内的酶），有利于加速浸出过程；

④ 在沸腾状态浸出时，固－液两相间具有较高的相对运动速度，这样会使扩散"边界层"更新较快或更薄，有利于加速浸出过程。

提高温度的缺点：有效成分分解、破坏。

6. 简述浓度差的影响。

①提高浓度差的优点：浓度差是药材组织内的浓度与药材周围溶液的浓度差。浓度差（dc/dx）越大，药物的扩散推动力越大，扩散速度（dM/dt）越大。

②提高浓度差的方法：在浸出过程中不断搅拌或经常更换新鲜溶剂。

7. 简述操作压力的影响。

提高操作压力的优点：

① 对组织坚实、溶剂难于浸润的药材，提高操作压力，可加快浸润速度（但并不影响扩散速度），使之较早发生溶质的溶解、扩散过程。

② 对某些药材的细胞壁产生破坏作用，有利于浸出成分的溶解、扩散。

但对组织松软、易被润湿的药材，加大压力对浸出的影响不大。

8. 简述药材与溶剂的相对运动的影响。

提高相对运动的优点：提高固－液两相间的相对运动，会使扩散“边界层”更新速度加快或更薄，从而使浓度梯度增大、加快浸出速度（但应注意速度过快，会使溶剂的耗用量增加）。

提高相对运动的方法：沸腾、搅拌、渗漉等。

9. 简述浸渍法的特点。

浸渍法的特点是方法简便，适用于

① 黏性无组织结构的药材，如安息香、没药等；

② 新鲜及易于膨胀的药材，如大蒜、鲜橙皮等；

③ 遇热易破坏或易挥发的药材；

④ 但浸渍法的溶剂用量大、操作时间长、浸出效率差、不易完全浸出，故不适用于贵重药材和有效成分含量低的药材的浸取。

10. 简述渗漉法的特点。

① 提取效率高、提取较完全，可省去分离浸出液的时间和操作，多数药物可用此法浸出（例外情况有：乳香、松香、芦荟等非组织药材因遇溶剂易软化成团，堵塞空隙而不宜用渗漉法）。

② 但渗漉法对药材的粒度及工艺条件的要求较高，操作不当，可影响渗漉效率。

11. 简述煎煮法具体方法及特点。

药材⟶ 切碎或粉碎⟶ 煎煮器⟶ 加水⟶ 浸泡⟶ 煮沸（3 次）⟶
滤过⟶ 滤液⟶合并⟶浓缩

煎煮法适用于能溶于水、对湿热均较稳定的有效成分的浸出。操作简单易行，能煎出大部分有效成分。但煎出液中杂质较多、容易变霉腐败、不耐热成分易被破坏、挥发性成分易挥发而损失。

12. 简述影响蒸发的因素。

① 传热温差的影响：蒸发时的传热温差系指加热蒸气与溶液的沸点之差。提高加热蒸气压或降低蒸发室的压力是提高温差的有效措施。

② 药液蒸发面积的影响：显然面积越大蒸发越快，薄膜蒸发是提高蒸发面积的有效措施之一。

③ 传热系数的影响：提高传热系数的主要途径有减少热阻，即：及时排除加热蒸气侧不凝性气体；及时排除溶液侧污垢层；加强溶液层循环或搅拌。

④ 蒸气浓度的影响：蒸发时液面上大气中的蒸气浓度与蒸发速度成反比，所以及时排除液面上的蒸气，可加速蒸发速度。

⑤ 液体表面压力的影响：减压蒸发可提高蒸发效率。

13. 常用蒸发方法有哪些？

① 常压蒸发：是在一个大气压下进行的蒸发操作过程。

② 减压蒸发：是指在密闭的蒸发器中，通过抽真空以降低其内部的压力，使液体沸点降低的蒸发操作过程。减压蒸发在药剂生产中应用较为广泛。

③ 薄膜蒸发：是使液体形成薄膜状态而快速进行蒸发的操作过程。

14. 简述 CO_2 的超临界萃取特点。

① 所用溶剂具有黏度小、扩散系数大、密度大，溶解特性和传质特性良好。在高压、密闭、惰性环境中能最大程度地提取物质的有效成分。

② 能达到提取与蒸馏双重作用，提取率高而且无污染，操作周期短。

③ 操作温度低，特别适合那些热稳定性较差，容易氧化分解，化学性质不稳定的物质分离。

④ 工艺流程简单、操作方便，但操作要求严格。

⑤ 可用于从单方或复方中药中提取不同有效部位，因不需浓缩，可大大提高筛选速度。

⑥ CO_2 做超临界流体，可以消除用溶剂萃取而产生的溶剂污染，完全消除成品中的溶剂残留。

⑦ 超临界萃取过程在高压下操作，设备费一般较高，适用于具有较高价值成分的分离。

15. 试述超临界流体的特征。

① 这时气体和液体的分界面消失，体系不再分为气体和液体，只有性质均一的一个相，称其为超临界流体状态。

② 超临界流体即具有接近于液体的高密度，又具有类似气体的低黏度和高扩散系数。因而，具有很好的溶剂性质，可以作为溶剂进行萃取，将天然物质中的某些组分溶解、浸出，形成超临界负载相，减压后溶解能力又极大地降低，被萃取物质就沉淀出来与载气分离。

16. 试述超临界萃取的原理。

超临界流体萃取是以超临界流体为萃取剂，从液体或固体混合物中萃取出溶质并进行分离的技术。

利用溶质在超临界流体中的溶解度随密度而增大的性质，在高压下，使超临界流体的密度增加，溶质溶解于其中，然后，降低压力或升高温度，使超临界流体的密度下降，溶质因溶解度降低而析出。

（逄秀娟）

第四篇

制剂新技术与新剂型

CHAPTER 第十八章 制剂新技术

第一节 固体分散技术

<table>
<tr><th colspan="2">项 目</th><th>内 容</th></tr>
<tr><td colspan="2">定义</td><td>固体分散技术（solid dispersion）：系指药物以分子、胶态、无定形、微晶等状态均匀分散在某一固体载体物质中所形成的分散体系。将药物制成固体分散体所采用的技术称为固体分散技术。</td></tr>
<tr><td colspan="2">特点</td><td>● 载体使药物处在高度分散状态；
● 强亲水性载体可增加难溶性药物的溶解度和溶出度，提高药物的生物利用度；
● 利用难溶性或肠溶性载体可制成缓释或肠溶固体分散体；
● 利用载体的包蔽作用，可延缓药物的水解和氧化；
● 掩盖药物的不良气味和刺激性；
● 使液体药物固体化；
● 药物分散状态的稳定性不高，久贮易产生老化现象；
● 降低药物的不良反应和刺激性。</td></tr>
<tr><td rowspan="3">固体分散体的常用载体</td><td>水溶性载体材料</td><td>● 聚乙二醇类（PEG）：常用的是 PEG4000 和 PEG6000。适用于熔融法制备。
● 聚维酮（PVP）：热稳定性好，易溶于水和多种有机溶剂。宜用溶剂法制备。
● 泊洛沙姆（Poloxamer88，Pluronic F68）：可采用熔融法或溶剂法制备。
● 有机酸类：包括枸橼酸、琥珀酸、胆酸、去氧胆酸等。多形成低共溶物。易溶于水，不溶于有机溶剂。
● 糖类与醇类：糖类有右旋糖、半乳糖和蔗糖等，醇类有甘露醇、山梨醇、木糖醇等。
● 尿素。</td></tr>
<tr><td>难溶性材料</td><td>● 纤维素类：常用的是乙基纤维素。
● 聚丙烯酸树脂类：含季铵基的聚丙烯酸树脂，Eudragit L 和 Eudragit S。
● 脂质类：胆固醇、β-谷甾醇、棕榈酸甘油酯、胆固醇硬脂酸酯等。</td></tr>
<tr><td>肠溶性材料</td><td>● 纤维素类：常用的有醋酸纤维素酞酸酯（CAP）、羟丙甲纤维素酞酸酯（HPMCP）及羧甲乙纤维素（CMEC）等。
● 聚丙烯酸树脂类：Eudragit L 和 Eudragit S 等。</td></tr>
</table>

项目		内容
固体分散体类型		● 简单低共溶混合物（eutectic mixture）：药物一般以微晶形式均匀分散在固体载体中。
		● 固体溶液（solid solution）：药物以分子状态均匀分散在载体材料中。按药物与载体材料的互溶情况，分完全互溶或部分互溶。按晶体结构，可分为置换型与填充型固体溶液。
		● 共沉淀物（coprecipitate）：也称共蒸发物，是由药物与载体材料二者以恰当比例形成的非结晶形无定形物。 ● 玻璃溶液或玻璃混悬液（glass solution）：药物溶于熔融的透明状的无定形载体中，骤然冷却，得到透明玻璃状的固体溶液。
速释和缓释原理	速释原理	● 增加药物的分散度，固体分散体内的药物呈极细的胶体和超细微粒，或以分子状态存在。药物的溶出速率更快。 ● 形成高能状态，含有高能状态形式的药物分散系统是提高溶出速率的另一个因素。 ● 载体材料可提高药物的可润湿性。 ● 载体材料对药物有抑晶作用。 ● 载体材料保证药物的高度分散性。
	缓释原理	用水不溶性材料、肠溶性材料作为制备固体分散体的载体，不但具有提高生物利用度的作用，而且可使药物缓释。用固体分散体技术开发难溶性药物的缓释产品，是研究开发的新途径。
制备方法	熔融法	将药物粉末与载体粉末按一定比例充分混匀，用水浴或油浴加热至完全熔融，也可将载体加热熔融后，再加入药物搅匀，然后将熔融物在剧烈搅拌下，迅速冷却成固体或将熔融物倾倒在不锈钢板上成薄膜，在板的另一面吹冷空气或用冰水，使骤冷成固体。 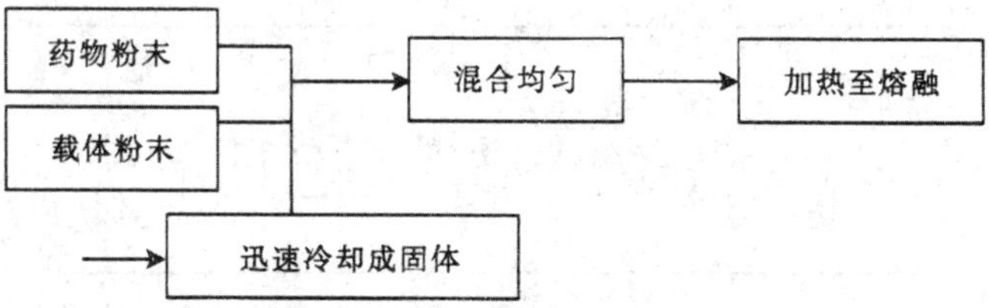 药物粉末、载体粉末 → 混合均匀 → 加热至熔融 → 迅速冷却成固体
	溶剂法	又称为共沉淀法或共蒸发法。将药物或载体共同溶于有机溶剂中或分别溶于有机溶剂中后混合均匀，除去溶剂而得固体分散体。适用于熔点较高、对热不稳定或易挥发的药物。 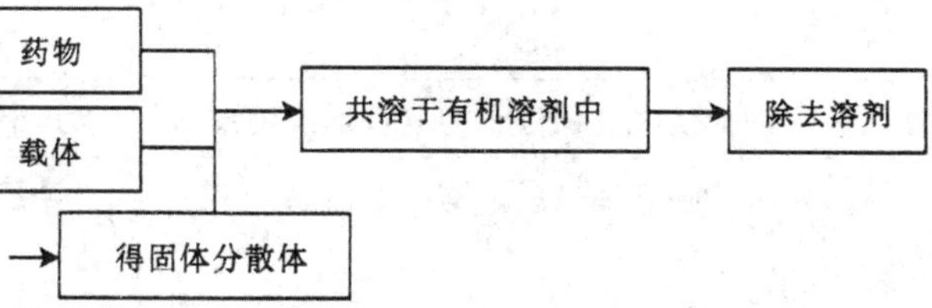 药物、载体 → 共溶于有机溶剂中 → 除去溶剂 → 得固体分散体

续表

项目		内容
制备方法	溶剂熔融法	先将药物溶解于少量有机溶剂，然后将该溶液与溶化了的载体混匀，蒸去有机溶剂，按熔融法冷却固化即得。本法适用于某些液体药物或对热稳定性差的药物。 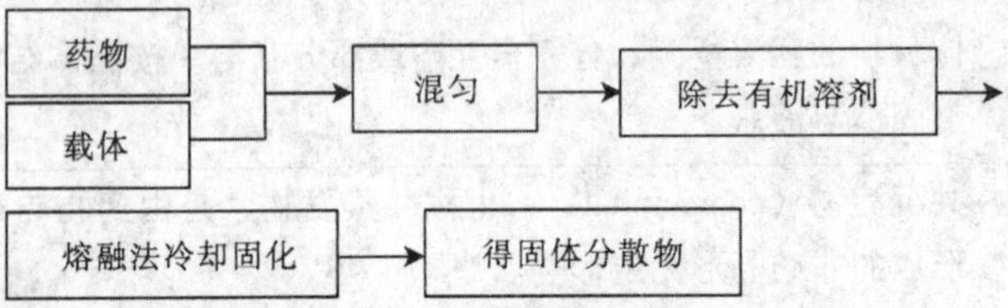 药物、载体 → 混匀 → 除去有机溶剂 → 熔融法冷却固化 → 得固体分散物
	研磨法	将药物与载体混合后，强力持久地研磨一定时间，借助机械力使形成固体分散体。常用的载体材料有微晶纤维素、乳糖、PVP、PEG 等。 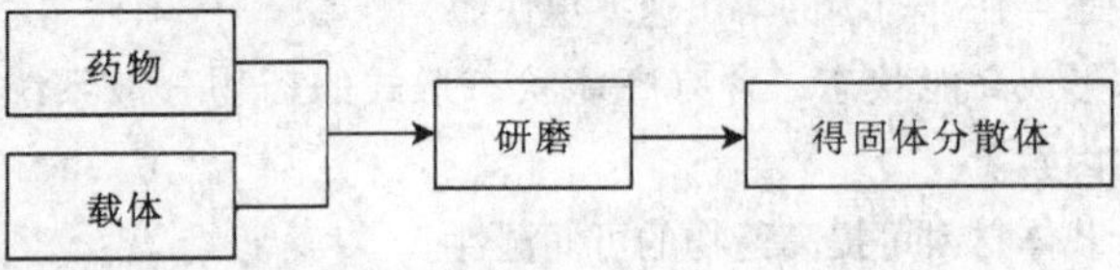 药物、载体 → 研磨 → 得固体分散体
	其他	其他的还有液相中溶剂扩散法。是制备难溶性药物固体分散体微丸的新技术。本法将固体分散技术与球晶造粒技术有机地结合在一起，使药物和固体分散载体在液相中共沉，并在液体架桥剂的作用下聚结。
物相鉴别		● 溶解度及溶出速率：药物制成固体分散体后，溶解度和溶出速率会改变。难溶性药物制成固体分散体后其溶出速率一般比原药快。 ● 热分析法。 ● X 射线衍射法。 ● 红外光谱法。 ● 核磁共振波谱法。

第二节 包合技术

项目	内容
定义	包合物（inclusion complex）：是指药物分子被包嵌于另一种物质分子的空穴结构内形成的包合体。具有包合作用的分子称为主分子，被包合到主分子中间的药物分子称为客分子。
种类	管状包合物：是由一种分子构成管形或筒形骨架，另一分子填充其中而成。
	层状包合物：某些表面活性剂能形成胶团，药物存在于某些胶团内的结构属于层状包合物。

续表

<table>
<tr><th colspan="2">项　目</th><th>内　　容</th></tr>
<tr><td colspan="2" rowspan="3">种类</td><td>笼状包合物：客分子进入由几个主分子构成的笼状晶格中而成，其空间完全闭合且包合过程为非化学结合。</td></tr>
<tr><td>单分子包合物：单分子包合物由单一的主分子和单一的客分子形成包合物。</td></tr>
<tr><td>分子筛包合物或高分子包合物：原子排列成三面体配位体，形成笼状或筒状空洞，包合客分子而形成高分子包合物。</td></tr>
<tr><td colspan="2">特点</td><td>● 增加药物溶解度；
● 提高药物的稳定性；
● 防止挥发性成分挥发，可使液体药物粉末化；
● 掩盖药物的不良气味；
● 调节药物的释放速度；
● 改善药物的吸收和生物利用度；
● 降低药物的不良反应和刺激性。</td></tr>
<tr><td rowspan="2">包合材料</td><td>环糊精</td><td>系淀粉经酶解环合后得到的由 6 ~ 12 个葡萄糖分子连接而成的环状低聚糖化合物。常见的环糊精（Cyclodextrin，CD）由 6、7、8 个葡萄糖分子通过 α－1,4 苷键连接而成，分别称为 α－CD、β－CD、γ－CD。</td></tr>
<tr><td>CD衍生物</td><td>水溶性环糊精衍生物：
甲基化衍生物，如二甲基－β－CD、三甲基－β－CD；
羟丙基衍生物，如 2－羟丙基－β－CD；
分支化支链 β－CD 衍生物，如 α－麦芽糖基－β－CD。
疏水性的环糊精衍生物：
乙基化 β－CD，如二乙基－β－CD、三乙基－β－CD。</td></tr>
<tr><td colspan="2">包合技术</td><td>饱和水溶液法： 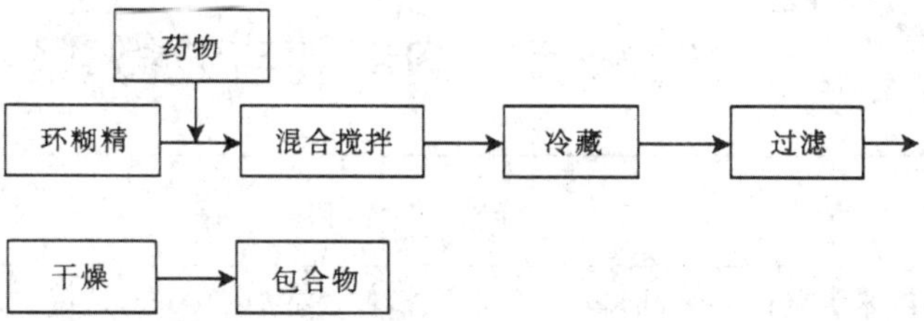
药物、环糊精 → 混合搅拌 → 冷藏 → 过滤 → 干燥 → 包合物
研磨法： 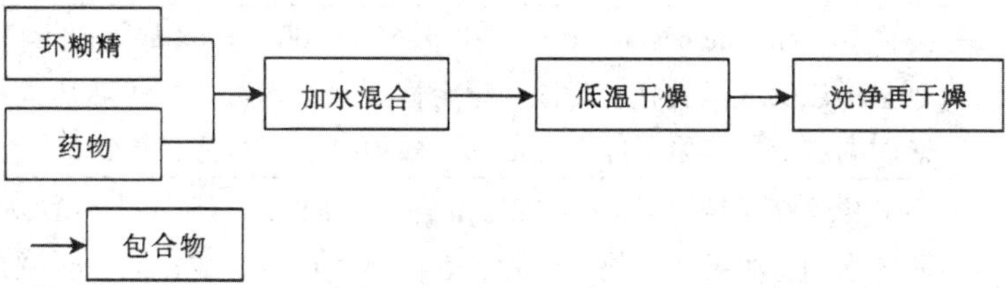
环糊精、药物 → 加水混合 → 低温干燥 → 洗净再干燥 → 包合物
超声波法。
冷冻干燥法。
喷雾干燥法。</td></tr>
</table>

续表

项目	内容
验证方法	● X射线衍射法：各晶体物质在相同的角度处具有不同的镜面间距，显示衍射峰。
	● 红外光谱法：药物分子结构决定了红外区吸收特征，可根据红外吸收峰的位移、吸收峰的降低或消失等情况来判断包合作用。
	● 核磁共振谱法：从NMR谱上原子的化学位移大小推断包合物的形成。
	● 显微镜法或电镜扫描法：在显微镜下含药的与不含药的包合物形状不同，可通过包合物晶格及相态变化作出判断。
	● 热分析法：包括差示热分析法（DTA）和差示扫描量热法（DSC）。常规做法是将药物、环糊精、二者的物理混合物和包合物的热分析图谱进行比较，若物理混合物与包合物图谱不同，则可能形成包合物。因为大多数情况下，物理混合物中出现的客分子结晶的融化峰往往会在包合物图谱中消失。
	● 薄层色谱法：通过观察色谱展开后斑点的存在，斑点位置及 R_f 值来判断包合物的形成。在相同的色谱条件下，由于被包合药物物理性质发生改变，导致薄层色谱带位置的位移，甚至出现无展开斑点。
	● 紫外－可见分光光度法：主要从紫外吸收峰位置和高度来判断包合物形成与否。
	● 溶解度法：因难溶性药物包合后溶解度增大，通过测定药物在不同浓度的环糊精溶液中的溶解度，绘制溶解度曲线，可从曲线判断包合物是否形成，并得到包合物的溶解度。

第三节　纳米乳与亚微乳

项目	内容
定义	纳米乳（nanoemulsion）：一般系指粒径在1～100nm之间的乳滴分散在另一种液体中形成的胶体分散系统，外观呈透明或半透明，通常为热力学稳定体系。
	亚微乳（submicroemulsion）：是以粒径为100～1000nm的乳滴形成的分散体系，外观呈不透明或呈乳状。亚微乳稳定性不及纳米乳，虽可热压灭菌，但反复加热或加热时间过长，体系可能会分层，一般为热力学不稳定系统。
	自乳化给药系统（self－emulsifying drug delivery system，SEDDS）：自乳化给药系统不含水相，主要由药物、油相和表面活性剂等组成，遇水轻微搅拌即自发形成水包油型分散系统。SEDDS形成的乳剂经稀释后，乳滴大小一般在100～300nm之间。自乳化后形成粒径小于100nm的纳米乳，亦称自乳化纳米给药系统（self－microemulsifying drug delivery system，SMEDDS）。

项目		内容
纳米乳形成机制		● 混合膜理论：在微乳形成过程中，表面活性剂可使油-水界面张力下降，加入助乳化剂后使表面张力进一步降低，甚至降为负值，界面张力下降起着重要作用。
		● 增溶理论：认为纳米乳是油相和水相增溶于胶束或反胶束中，溶胀到一定粒径范围内形成的，增溶作用是纳米乳自发形成的原因之一。
		● 穿流理论：随着水、油比例的不同，纳米乳应有三种结构，即游离小油滴在连续水相中的O/W纳米乳、连续的油相中含游离的小水滴的W/O纳米乳以及水和油是处于双连续相纳米乳状态，两相处于近似海绵缠绕的网状分布。
纳米乳的组成		由油、水、乳化剂和助乳化剂四种成分组成。乳化剂用量较大，约占总量的20%～30%，同时必须加入极性有机物作助乳化剂，常用的助乳化剂是中等链长的醇类和适宜HLB值的非离子型表面活性剂，如乙二醇、丙二醇、甘油等。
乳化剂与助乳化剂		● 天然乳化剂：多糖类的阿拉伯胶、西黄蓍胶及明胶、大豆磷脂、卵磷脂及胆固醇等。
		● 合成乳化剂：脂肪酸山梨坦、聚山梨酯、聚氧乙烯脂肪酸酯类、聚氧乙烯聚氧丙烯共聚物类（poloxamer 或 pluronic）非离子型的乳化剂口服一般认为没有毒性，静脉给药有一定的毒性。
		● 助乳化剂：助乳化剂可调节乳化剂的HLB值，并形成更小的乳滴。为药用短链醇或适宜HLB值的非离子型表面活性剂，常用的有正丁醇、乙二醇、乙醇、丙二醇、甘油、聚甘油酯等。
制备	纳米乳	● 确定处方：处方的必须成分是油、水、乳化剂和助乳化剂。当油、乳化剂和助乳化剂确定之后，可通过伪三元相图找出纳米乳区域，确定它们的用量。 ● 配制纳米乳：从相图确定了处方后，将各成分按比例混合即可制得纳米乳，且与各成分的加入次序无关。如先将亲水性乳化剂同助乳化剂按要求的比例混合，在一定温度下搅拌，再加一定量的油相，混合搅拌后，用水滴定此混浊液至澄明，即得。
	亚微乳	● 亚微乳制备要使用高压乳匀法、超声乳匀法、转相乳化法、SolEmul 技术与干乳制备技术。 ● 混合乳化剂可提高亚微乳的稳定性。 ● 常用的附加剂：常用盐酸或氢氧化钠调节 pH 至 7～8。静注的亚微乳都应加入等张调节剂，其中甘油最为常用。稳定剂，防止氧化加入抗氧剂或还原剂，如维生素E或维生素C。

续表

项目		内容
质量评价	粒径测定法	● 电镜法 透射电镜法：用蒸馏水稀释脂肪乳，方法简便。 扫描电镜法：可得乳滴的三维图像。 透射电镜冷冻碎裂法：将乳剂速冻再碎裂，可区别乳滴与气泡。 ● 激光测定法：可以比较直观地观察到样品的微粒大小及其分布。
	含量	采用溶剂提取法。溶剂的选择原则：最大限度的溶解药物，而最小限度的溶解其他材料，溶剂本身不应干扰测定。
	稳定性	影响因素试验 强光照射试验：在 2000～4000 Lx 的光照下放置，于第 5 天、第 10 天测定。 高温试验：在密闭容器中于 40℃、60℃、80℃分别放置，于第 5 天、第 10 天测定。 高湿试验：在密闭器皿中于 25℃、相对湿度 75% 及 92.5% 条件下放置，于第 5 天、第 10 天测定。 加速试验：在 30±2℃/RH（60±5）% 条件下放置，在 0、1、2、3、6 个月时测定稳定性考察项目，如粒径、药物含量等。 留样考察：常温条件（25℃±2℃/RH75%）下进行，按一定时间间隔（0、1、3、6、12、18、24 个月），测定稳定性考察项目。

练 习 题

一、翻译并解释下列名词与术语

1. solid dispersion
2. inclusion compound
3. nanoemulsions
4. submicronized emulsions
5. β - cyclodextrin
6. co - emulsifier
7. host molecule and guest molecule

二、判断是非题（用○或×表示）

1. 固体分散体中药物分散状态的稳定性高，久贮不易产生老化现象。（ ）
2. 将难溶性药物制成固体分散体是增加难溶性药物溶解度和溶解速度的有效方法。（ ）
3. 固体分散体中熔融法适用于对热不稳定的药物，多用熔点低或不溶于有机溶剂的载体材料。（ ）
4. PEG 用于增加某些药物的溶出速率，提高药物的生物利用度。（ ）
5. 药物从 PEG 分散物中溶出速度主要受 PEG 分子量影响。一般随 PEG 分子量增大，药物溶出速度降低。（ ）
6. 作为固体分散体载体材料的表面活性剂大多含聚氧乙烯基，是较理想的缓释载体材料。（ ）

7. 乙基纤维素可采用熔融法制备，广泛应用于缓释固体分散体。(　　)
8. 在药剂中，环糊精包合物常用于提高药物溶解度。(　　)
9. 在α、β、γ三种 CD 中，β-CD 水中溶解度最小。(　　)
10. β-CD 可作为碳水化合物被人体吸收。(　　)
11. 溶解度小于 10g/L 的无机药物适宜用 CD 制成包合物。(　　)
12. β-CD 具环状中空筒型，筒内亲水，筒外疏水。(　　)
13. 乙基化 β-CD 可用作水溶性药物的缓释载体。(　　)
14. 薄荷油 β-CD 中，薄荷油是主分子。(　　)
15. 纳米乳经热压灭菌或离心均不能使之分层。(　　)
16. 纳米乳不易受血清蛋白的影响，在循环系统中的寿命很长。(　　)
17. 亚微乳粒径在 10~100nm 之间，外观透明，呈浑浊或乳状。(　　)
18. 亚微乳可自动形成，或轻度振荡即可形成。(　　)
19. 非离子型的乳化剂口服一般认为没有毒性，静脉给药有一定毒性。(　　)
20. 助乳化剂对界面能和乳滴粒径没有影响。(　　)
21. 药物在固态溶液中是以分子分散状态分散的。(　　)
22. 固体分散体的共沉淀物中的药物是以稳定晶型形式存在的。(　　)
23. 固体分散体的简单低共熔混合物中药物仅以较细晶体形式分散于载体材料中。(　　)
24. 固体分散体均可以促进药物溶出。(　　)
25. 固体分散体采用肠溶性载体的目的是增加难溶性药物的溶解度和溶出速率。(　　)
26. 固体分散体利用载体材料的包蔽作用，可延缓药物的水解和氧化。(　　)
27. 某些载体材料有抑晶性，使药物以无定形状态分散于其中，可得共沉淀物。(　　)
28. β-CD 的水溶性较低，但引入羟丙基等基团可以破坏其分子内氢键，提高水溶性。(　　)
29. 包合过程是化学反应。(　　)
30. 在 β-CD 的空穴内，非极性客分子更容易与疏水性空穴相互作用，因此疏水性药物和非解离型药物易被包合。(　　)
31. 包合物具有缓释作用，故不能提高药物的生物利用度。(　　)
32. 纳米乳不可能自发（经轻度振摇）形成。(　　)
33. 纳米乳及亚微乳经过长时间热压灭菌或两次灭菌均不会分层。(　　)
34. 纳米乳中药物的含量测定一般采用乳化法。(　　)
35. 亚微乳可提高药物稳定性，降低毒副作用，提高经皮吸收速率，但不能实现药物的缓控释和靶向性。(　　)
36. 纳米乳和亚微乳均是热力学稳定体系。(　　)
37. 双氯芬酸钠 β-CD 包合物中双氯芬酸钠是主分子。(　　)
38. 熔融法制备固体分散体的关键步骤是骤冷。(　　)
39. 因为乙基纤维素不溶于水，故不能用其制备固体分散体。(　　)
40. 固体分散体可掩盖药物的不良嗅味和刺激性。(　　)

三、单项选择题

1. 能够与药物以氢键结合生成固体分散体的有（　　）
   A. 甘露醇　B. PVP　C. 去氧胆酸　D. PEG400　E. 泊洛沙姆 188
2. 制备缓释固体分散体的脂质类材料为（　　）
   A. PVP　B. 泊洛沙姆　C. 胆酸　D. 棕榈酸甘油酯　E. PEG4000

3. 下列方法中属于固体分散体制备技术的是（　　）

A. 单凝聚法　B. 复凝聚法　C. 溶剂-非溶剂法　D. 溶剂-熔融法　E. 液中干燥法

4. 下列制剂中应用固体分散技术的剂型是（　　）

A. 颗粒剂　B. 散剂　C. 滴丸　D. 胶囊剂　E. 片剂

5. 纳米乳和亚微乳中药物的含量测定一般采用（　　）

A. 熔融法　B. 溶剂提取法　C. 饱和水溶液法　D. 乳化法　E. 逆相蒸发法

6. 纳米乳和亚微乳质量评价不包括（　　）

A. 形态与粒径　B. 含量　C. 稳定性　D. 含量均匀度　E. 溶出度

7. 制备 W/O 型纳米乳时，大体要求乳化剂的 HLB 值为（　　）

A. 1～2　B. 3～6　C. 8～18　D. 7～10　E. 13～16

8. β-环糊精结构中的葡萄糖分子数为（　　）

A. 5　B. 6　C. 7　D. 8　E. 4

9. 用β-环糊精包藏挥发油后制成的固体粉末为（　　）

A. 固体分散体　B. 包合物　C. 微囊　D. 脂质体　E. 微乳

10. 不属于水溶性β-环糊精衍生物的是（　　）

A. 2，6-二甲基-β-CD　B. 2，6-二乙基-β-CD

C. 2-羟丙基-β-CD　D. 6-*O*-α-麦芽糖基-β-CD

E. 6-葡萄糖基-β-环糊精

11. 包合物制备中，β-CD 比α-CD、γ-CD 更为常用的原因是（　　）

A. 毒性最低　B. 形成的空洞最大　C. 分子量最小

D. 最易从水中析出结晶　E. 溶解度最大

12. 固体分散体中药物溶出速率的大小顺序为（　　）

A. 分子态＞无定形＞微晶态　B. 无定形＞微晶态＞分子态

C. 微晶态＞分子态＞无定形　D. 微晶态＞无定形＞分子态

E. 无定形＞分子态＞微晶态

13. 下列辅料中不能作为固体分散体载体材料的是（　　）

A. PEG 类　B. 微晶纤维素　C. 聚维酮　D. 甘露醇　E. 泊洛沙姆

14. 下列固体分散体载体中可以延缓药物释放的是（　　）

A. EC　B. PVP　C. PEG 600　D. HPMC　E. 枸橼酸

15. 维生素 D_3 与β-CD 形成包合物后，维生素 D_3 的（　　）

A. 稳定性降低　B. 稳定性增加　C. 挥发性增加

D. 挥发性降低　E. 熔点升高

16. 下列方法中可用于制备环糊精包合物的是（　　）

A. 界面缩聚法　B. 乳化交联法　C. 饱和水溶液法

D. 单凝聚法　E. 辐射法

17. 包合物能提高药物稳定性是由于（　　）

A. 药物进入主体分子空穴中　B. 主客分子间发生化学反应

C. 主体分子溶解度大　D. 提高表面能

E. 主体分子很不稳定

18. 药物与载体共融后，呈微晶状态分散者称为（　　）

A. 简单低共融混合物　B. 固体溶液　C. 玻璃溶液

D. 共沉淀物　E. 共蒸发物

四、多项选择题

1. 固体分散体所用载体材料可分为（　　）

A. 水溶性载体　B. 难溶性载体　C. 肠溶性载体　D. 环糊精　E. 蛋白类

2. 可作为难溶性载体材料的是（　　）

A. 乙基纤维素　B. Eudragit RL　C. PVP　D. 琥珀酸　E. 尿素

3. 固体分散体的类型（　　）

A. 固体溶液　B. 简单低共溶混合物　C. 共沉淀物
D. 包合物　E. 混悬剂

4. 固体分散体中药物分散状态可呈现（　　）

A. 分子状态　B. 亚稳定态及无定形态　C. 胶体状态
D. 微晶状态　E. 微粒状态

5. 固体分散体载体材料对药物溶出的促进作用体现在（　　）

A. 可提高药物的润湿性　B. 保证了药物的高度分散性　C. 载体材料对药物有抑晶性
D. 形成高能状态　E. 减小药物的比表面积

6. 药物为油类时，宜用（　　）类分子量的 PEG 类作为固体分散体的载体

A. PEG12000　B. PEG6000　C. PEG20000　D. PEG1000　E. PEG400

7. 制备纳米乳时常用的天然乳化剂有（　　）

A. 聚山梨酯　B. 单硬脂酸甘油脂　C. 阿拉伯胶　D. 大豆磷脂　E. 硬脂酸钠

8. 制备亚微乳时油酸的作用有（　　）

A. 调节张力　B. 增大膜的强度　C. 增大药物的溶解度
D. 使亚微乳的 ζ 电位绝对值升高　E. 使亚微乳的 ξ 电位绝对值降低

9. 静注的亚微乳所需加入的附加剂有（　　）

A. 甘油　B. 维生素 E　C. 油酸　D. 胆酸　E. 枸橼酸

10. 环糊精包合物的作用有（　　）

A. 提高药物溶解度　B. 实现液态药物固态化　C. 制备靶向制剂
D. 防止挥发性成分的挥发　E. 调节释药作用且具定位作用

11. 包合物的验证方法有（　　）

A. X 射线衍射法　B. HPLC 法　C. 溶解度法
D. 热分析法　E. 激光散射法

12. 制备包合物的方法有（　　）

A. 饱和水溶液法　B. 冷冻干燥法　C. 超声波法　D. 液－液法　E. 共沉淀法

13. 环糊精包合物能提高药物的稳定性是由于（　　）

A. 药物进入环糊精空穴中　B. 环糊精溶解度大
C. 环糊精对酸、碱、热都相当稳定　D. 范德华力作用
E. 氢键作用

14. 下列有关 CD 的叙述中正确的是（　　）

A. 由环糊精葡萄糖转位酶作用于淀粉后形成的产物
B. 结构为上窄下宽中空的环筒状
C. 由 6～12 个葡萄糖分子连接而成的环状低聚糖化合物
D. γ－CD 溶解度最小
E. 环糊精的低分子聚合物在水中可膨胀形成不溶性凝胶

15. 用饱和水溶液法制备包合物时，影响包合物的主要因素有（　　）

A. 投料比　　B. 包合温度　　C. 包合时间　　D. 搅拌时间　　E. 超声时间

16. 薄荷油制成β-CD包合物的作用是（　　）

A. 便于制成前体药物　　B. 增加药物的稳定性　　C. 提高药物的生物利用度

D. 液体药物固体化　　E. 掩盖药物不良嗅味

17. 下列关于固体分散体速释原理的叙述中正确的是（　　）

A. 药物高度分散在载体材料中，可提高药物表面积，也可以提高溶解度

B. 水溶性载体可提高药物的润湿性　　C. 载体保证药物的高度分散性

D. 载体与药物分子间形成共价键　　E. 以无定形分散于载体中的药物溶出速率最大

18. 适合于制备包合物的材料有（　　）

A. 糊精　　B. β-环糊精　　C. 羟丙基-β-环糊精

D. 乙基-β-环糊精　　E. 羟乙基淀粉

五、问答题

1. 简述固体分散体的速效与缓释原理。
2. 固体分散体的难溶性载体有哪些?
3. 简述亚微乳与纳米乳的不同点?
4. 纳米乳的形成机制是什么?
5. 常用的环糊精包合技术有哪几种？分别适用于哪些药物？简述环糊精包合作用的影响因素。

六、处方分析与设计

1. 指出下列处方中各成分作用

处方

成分	含量	作用
维生素E	9g	（　　）
β-环糊精	18g	（　　）

2. 试设计方法制备白术挥发油-β-CD环糊精包合物。

3. 请说明环孢素A纳米乳浓液软胶囊的处方中各成分的作用。

处方

成分	含量	作用
环孢菌素A	100 mg	（　　）
无水乙醇	100 mg	（　　）
聚氧乙烯（40）氢化蓖麻油	380 mg	（　　）
1,2-丙二醇	320 mg	（　　）
精制植物油	320 mg	（　　）

4. 洛伐他汀为羟甲戊二酰辅酶A还原酶抑制剂类降血脂药。几乎不溶于水，生物利用度低。固体分散体可改善难溶药物的溶解性，现欲将其制成固体分散体。请提供处方、制备工艺以及验证方法。

5. 莪术油具有微溶于水，容易挥发，生物利用度差，味苦、不易于口服的缺点。请设计莪术挥发油纳米乳的处方、制备及评价。

一、翻译并解释下列名词与术语

1. solid dispersion：固体分散体，系指药物以分子、胶态、无定形、微晶等状态均匀分散在某一固态载体物质中所形成的分散体系。

2. inclusion compound：包合物，是指药物分子被包藏在另一种物质分子的空穴结构内形成的具有独特形式的复合物。

3. nanoemulsions：纳米乳，一般系指粒径在 1 ~ 100nm 之间的乳滴分散在另一种液体中形成的胶体分散系统，外观呈透明或半透明，通常为热力学稳定体系。

4. submicronized emulsions：亚微乳，乳滴的粒径在 100 ~ 1000nm 之间，外观不透明，呈浑浊或乳状的分散系统，长时间加热会分层。

5. β - cyclodextrin：β -环糊精，系淀粉经酶解环合后得到的由 7 个葡萄糖分子连接而成的环状低聚糖化合物。

6. co-emulsifier：助乳化剂，系与乳化剂一道使用，可以调节乳化剂 HLB 值，降低乳滴粒径的短链醇或表面活性剂。

7. host molecule and guest molecule：主分子和客分子，包合物由主分子和客分子两种组分组成，具有包合作用的外层分子称为主分子，被包合到主分子空间中的小分子物质称为客分子。

二、判断是非题（用○或×表示）

1. ×	2. ○	3. ×	4. ○	5. ○	6. ×	7. ×	8. ○	9. ○	10. ○
11. ×	12. ×	13. ○	14. ×	15. ○	16. ○	17. ×	18. ×	19. ○	20. ×
21. ○	22. ×	23. ○	24. ×	25. ×	26. ○	27. ○	28. ○	29. ×	30. ○
31. ×	32. ×	33. ×	34. ×	35. ×	36. ×	37. ×	38. ○	39. ×	40. ○

三、单项选择题

1. A	2. D	3. D	4. C	5. B	6. D	7. B	8. C	9. B
10. B	11. D	12. A	13. B	14. A	15. B	16. C	17. A	18. A

四、多项选择题

1. ABC	2. AB	3. ABC	4. ABCD	5. ABCD	6. ABC
7. CD	8. BCD	9. ABCD	10. ABD	11. ACD	12. ABC
13. AD	14. ABC	15. ABCD	16. BCDE	17. ABC	18. BCD

五、问答题

1. （1）速释原理

药物的分散状态：① 增加药物的分散度，药物以分子状态、胶体状态、微晶态高度分散于载体材料中，有利于药物的溶出与吸收。② 形成高能状态，在固体分散物中的药物以无定形或亚稳态的晶型存在，处于高能状态，这些分子扩散能量高，溶出快。

载体材料对药物溶出的促进作用：① 载体材料可提高药物的润湿性。② 载体材料保证了药物的高度分散性。③ 载体材料对药物有抑晶性。

（2）缓释原理：药物采用疏水的或脂质类载体材料制成的固体分散体具有缓释作用。其原理是载体材料形成网状骨架结构，药物分子或微晶状态分散于骨架内，药物溶出必须首先通过载体材料的网状骨架扩散，故释放缓慢。其释药速率受载体种类、黏度、用量、制备工艺等因素的影响。

2. 有纤维素，如乙基纤维素；聚丙烯酸树脂类，如 Eudragit（包括 RL 和 RS 等几种）；脂质类，如胆固醇、棕榈酸甘油酯、胆固醇硬脂酸甘油酯等。

3. 纳米乳粒径为 1～100nm，大小比较均匀，透明或半透明，经热压灭菌或离心也不能使之分层。亚微乳粒径在 100～1000nm 之间，不透明，呈浑浊或乳状，会分层。

4. 混合膜理论，界面张力起作用：在乳化剂及助乳化剂的作用下，微乳中不仅出现油、水间的超低界面张力，而且出现负的界面张力。纳米乳极其稳定。另一种观点，增溶理论，认为是由表面活性剂形成胶束或胶束膨胀。还有一种穿流理论，随着水、油比例的不同，纳米乳应有三种结构，即游离小油滴在连续水相中的 O/W 纳米乳、连续的油相中含游离的小水滴的 W/O 纳米乳以及水和油是处于双连续相纳米乳状态，两相处于近似海绵缠绕的网状分布。

5. ①饱和水溶液法（重结晶法，共沉淀法）：将 CD 配成饱和水溶液加入药物形成包合物，加入有机溶剂或其他方法析出包合物，滤过，洗涤，干燥。

②研磨法：取 β－CD 加入 2～5 倍水混合研匀，加入药物，研磨，低温干燥后再用适宜有机溶剂洗净，再干燥。

③冷冻干燥法：适用于包合后易溶于水且干燥过程中不稳定的药物。热水溶解 β－CD 加入药物形成包合物，放冷后冷冻干燥，洗涤，干燥。

④喷雾干燥法：适用于难溶性，疏水性药物。乙醇或丙酮将药物溶解与 β－CD 饱和水溶液充分混合，喷雾干燥。

影响环糊精包合因素：环糊精的类型、药物分子大小、极性和结构等。

六、处方分析与设计

1.

处方

成分	含量	作用
维生素 E	9g	（客分子）
β－环糊精	18g	（主分子）

2. 采用饱和溶液法称取一定量的 β－CD 加蒸馏水于水浴上加热溶解放凉至 40℃，使之成饱和溶液然后缓缓加入白术的挥发油乙醇溶液（1∶ 1），搅拌（200r/min）一定时间后静置冷藏（0～5℃ ）24h，抽滤，沉淀用少许石油醚洗涤 3 次 40℃下烘干 5h 即得成品。

3.

处方

成分	含量	作用
环孢菌素 A	100 mg	（主药）
无水乙醇	100 mg	（溶剂）

聚氧乙烯（40）氢化蓖麻油	380 mg	（乳化剂）
1,2-丙二醇	320 mg	（助乳化剂）
精制植物油	320 mg	（油相）

4.

处方

成分	含量	作用
洛伐他汀	适量	（主药）
PVPK30	适量	（载体材料）

制备方法：采用溶剂法，将洛伐他汀与 PVP K30 分别按一定比例混匀，加入丙酮，加热至 80℃，搅拌挥发溶剂，待溶液变黏稠时，倾倒于预冷至 4℃的玻板上，迅速冷却固化，于 -18℃放置 3h，取出后置干燥器中室温干燥 48h，取出粉碎。验证方法可用溶出速率法，固体分散体的溶出速率高于同重量比例的混合物。

5.

处方

成分	含量	作用
莪术油	适量	（主药）
油酸乙酯	适量	（油相）
聚氧乙烯蓖麻油	适量	（乳化剂）
PEG400	适量	（助乳化剂）

制备方法：根据纳米乳的制备原则，以溶解状况、乳化速度、乳化程度、分层沉淀等指标，对纳米乳系统中的油相、乳化剂及助乳化剂的组成、用量进行研究，绘制伪三元相图筛选最佳处方组成和组成比例，可得到纳米乳组成如莪术油、油酸乙酯、聚氧乙烯蓖麻油、PEG400 和水。

评价：主要有粒径测定、含量测定及稳定性测定等。

（沈　琦）

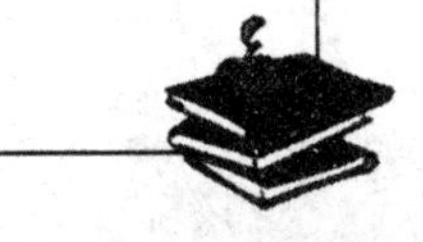

第四节　微囊与微球

项目		内容
概述	微囊	微囊（microcapsules）：利用天然的或合成的高分子材料（称为囊材）作为囊膜壁壳，将固态药物或液态药物（称为囊心物）包裹而成的直径在 1 ~ 250μm 的药库型微小胶囊，称为微型胶囊，简称为微囊。 微囊
	微球	微球（microspheres）：使药物溶解或分散在辅料中形成的骨架型微小球状实体，称为微球。粒径通常在 1 ~ 250μm 之间。 微球
	微囊化	微囊化（microencapsulation）：微囊和微球的制备过程称为微型包囊术，简称微囊化。
	药物微囊化后特点	• 掩盖药物的不良气味及口味。 • 提高药物的稳定性。 • 防止药物在胃肠道内失活，减少药物对胃肠道的刺激性。 • 使液态药物固态化。 • 减少药物的配伍变化。 • 缓释或控释药物。 • 使药物浓集于靶区。 • 相容性和稳定性：将活细胞或活性生物材料包囊，从而使其具有很好的生物相容性和稳定性。
	微囊的组成	微囊是由囊心物和囊材组成。
囊心物和囊材	囊心物	• 囊心物可以是固体，也可以是液体，囊心物主要是药物。 • 除主药外可以包括附加剂，如稳定剂、稀释剂以及控制释放速率的阻滞剂和促进剂、改善囊膜可塑性的增塑剂等。
	囊材	囊材：用于包囊的各种材料称为囊材。
		要求： • 性质稳定； • 有适宜的释药速度，或有定位释放的性能； • 无毒、无刺激性； • 能与药物配伍，不影响药物的药理作用和含量测定； • 有一定的强度和可塑性，包封率高； • 有适宜的黏度、渗透性、溶解性等。

续表

项目		内容
囊心物和囊材	囊材	分类 ● 天然高分子囊材：蛋白类、壳聚糖、海藻酸盐、阿拉伯胶、明胶。 ● 半合成高分子囊材：CMC、CAP、EC、HPMC、MC。 ● 合成高分子囊材： 非生物降解且不受 pH 影响的囊材：聚酰胺、硅橡胶。 非生物降解在一定 pH 下溶解的囊材：丙烯酸树脂、聚乙烯醇。 生物降解材料：聚酯、聚合酸酐、聚氨基酸、聚乳酸（PLA）、乙交酯丙交酯共聚物、聚乳酸 - 聚乙二醇嵌段共聚物（PLA - PEG）。
微囊的制备方法	物理化学法	● 本法是在囊心物与囊材的液相混合物中，加入另一种物质或溶剂或采用其他适当的手段使囊材的溶解度降低而凝聚在囊心物的周围，形成一个新相析出，故又称相分离法（phase separation）。物理化学法又可进一步分为单凝聚法、复凝聚法、溶剂 - 非溶剂法、复乳包囊法和改变温度法等。 主要步骤： 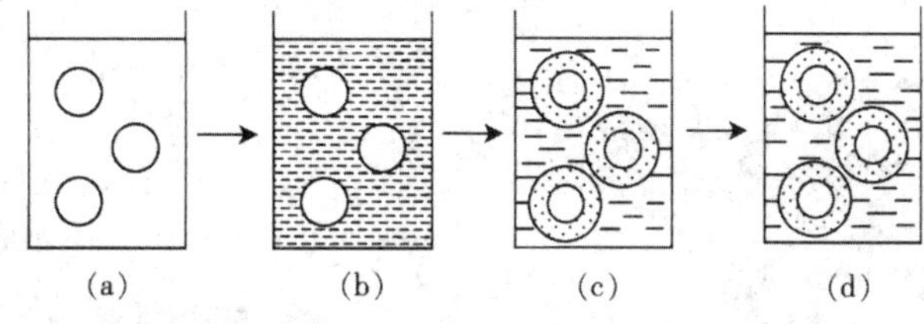 a. 囊心物分散在液体介质中；b. 加囊材；c. 囊材的沉积；d. 囊材的固化 ● 单凝聚法：（simple coacervation）是在一种高分子囊材溶液中加入凝聚剂，使囊材的溶解度降低并使囊心物凝聚成囊的方法，常用的凝聚剂有强亲水性电解质（如硫酸钠或硫酸铵的水溶液）和强亲水性的非电解质（如乙醇或丙酮）等。 以明胶为囊材时，单凝聚法的工艺流程如下： 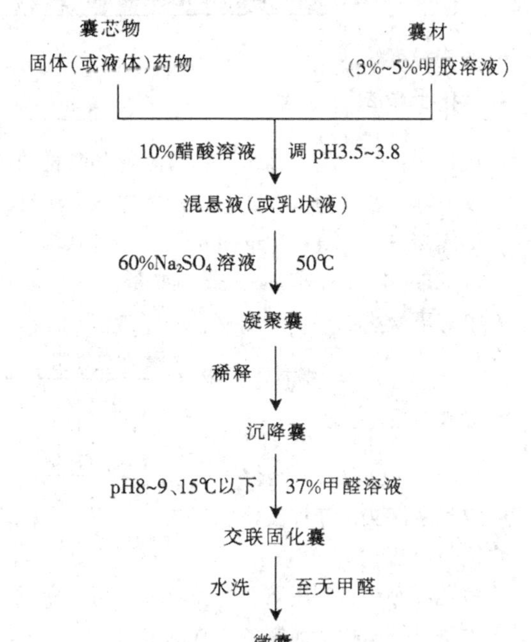

续表

<table>
<tr><th colspan="2">项　目</th><th>内　　容</th></tr>
<tr><td rowspan="2">微囊的制备方法</td><td>物理化学法</td><td>● 复凝聚法（complex coacervation）：指在一定条件下，使带有相反电荷的两种高分子囊材发生静电结合而凝聚成囊的方法。
以明胶与阿拉伯胶为例，复凝聚法的工艺流程如下：
囊芯物 固体(或液体)药物 + 囊材（2.5%~5%明胶）
↓ 2.5%~5%阿拉伯胶溶液
混悬液(或乳状液)
↓ 10%醋酸溶液 调 pH4.0~4.5
凝聚囊
↓ 30~50℃水 稀释至 1~3 倍
沉降囊
↓ pH8~9、10℃以下 37%甲醛溶液
交联固化囊
↓ 水洗 至无甲醛
微囊
● 溶剂-非溶剂法：
溶剂将囊材溶解 + 对囊材不溶的非溶剂 → 囊材析出包裹药物
● 改变温度法
● 液中干燥法</td></tr>
<tr><td>物理机械法</td><td>● 机械法：采用流化技术，将囊心物和囊材的混合液同时分散成雾滴并迅速蒸发或冻结成微囊的方法。常用的机械方法有：喷雾干燥法（spray drying）、喷雾冷凝法（spray congealing）、空气悬浮法（air suspension）、多孔离心法（multiorifice centrifugal process）等。
● 喷雾干燥法：
囊芯物 + 囊材 —惰性热气流→ —囊材收缩→ 微囊
● 喷雾冷凝法：
囊材 —熔融→ 囊芯物 —冷气流→ —凝聚→ 微囊
● 空气悬浮法：亦称流化包衣法。
● 锅包衣法。
● 多孔离心法：利用离心力使囊心物高速穿过囊材的液态膜，再采用各种固化方法进行固化从而制备微囊的方法。</td></tr>
</table>

<table>
<tr><th colspan="2">项 目</th><th>内 容</th></tr>
<tr><td>微囊的制备方法</td><td>化学法</td><td>利用溶液中单体高分子化合物的聚合反应（缩合反应）形成囊膜而制得微囊，分为界面缩聚法和辐射化学法。
● 界面缩聚法（interface-polycondensation） 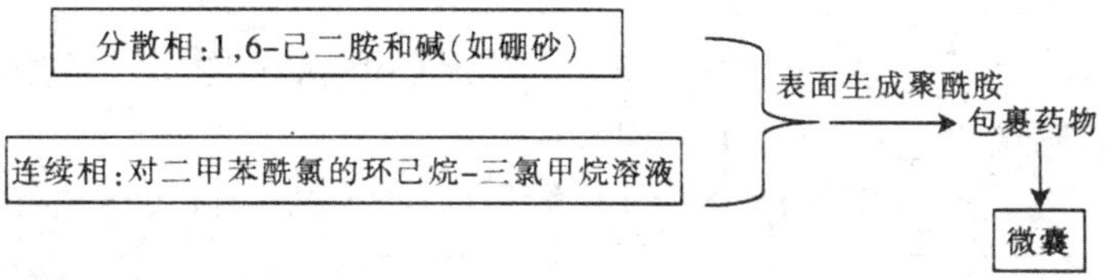
分散相：1，6-己二胺和碱（如硼砂）
连续相：对二甲苯酰氯的环己烷-三氯甲烷溶液
→ 表面生成聚酰胺 → 包裹药物 → 微囊
● 辐射化学法（chemical-radiation）
囊材溶液 $\xrightarrow{\gamma\text{射线}}$ $\xrightarrow{\text{囊材交联}}$ 微囊</td></tr>
<tr><td rowspan="6">影响微囊粒径的因素</td><td>囊心物大小</td><td>通常如果微囊的粒度在 10μm 左右时，囊心物细度应在 1～2μm 以下。</td></tr>
<tr><td>囊材的用量</td><td>一般囊材的用量应视药物粒子大小而定，药物粒子愈小其表面积愈大，所用囊材愈多。</td></tr>
<tr><td>制备方法</td><td>制备方法影响微囊大小，如相分离－凝聚法可制得小至 2μm 的微囊。</td></tr>
<tr><td>制备温度</td><td>温度不同，所得微粒的粒径不同。</td></tr>
<tr><td>附加剂浓度</td><td>表面活性剂的加入，有助于微滴的形成，还可以增溶、润湿药物和载体材料、阻止微粒间的凝聚，使系统稳定。</td></tr>
<tr><td>搅拌速度</td><td>搅拌速度快，微囊粒子则细；不同的制备方法需不同的速度。</td></tr>
<tr><td rowspan="4">微球的制备方法</td><td>乳化分散法</td><td>药物＋载体材料 ⟶ 乳剂 $\xrightarrow{\text{内相固化}}$ 微球
根据内相固化方法的不同分：
● 加热固化法：利用蛋白质受热凝固的性质，在 100～180℃ 的条件下加热使内相固化并分离制备微球的方法。常用载体材料为血清白蛋白，药物必须是水溶性的。
● 交联剂固化法：对于一些遇热易变质的药物可采用化学交联剂如甲醛、戊二醛、丁二酮等使内相固化而分离制备微球。
● 溶剂蒸发法：通常将载体材料用适量有机溶剂溶解，并加入药物混匀，并逐滴加入水相中，超声乳化制成 O/W 型初乳，继续搅拌至有机溶剂蒸发完为止。</td></tr>
<tr><td>凝聚法</td><td>凝聚法制备微球的方法原理与微囊制备中相分离—凝聚法基本一致。
药物＋载体材料 ⟶ 混合液 $\xrightarrow[\text{改变溶解}]{\text{物理化学因素}}$ 微球</td></tr>
<tr><td>聚合法</td><td>药物＋载体材料 $\xrightarrow{\text{聚合}}$ 包裹药物 ⟶ 微球
该方法多用于毫微球的制备，粒径小，易于控制。可分为乳化或增溶聚合法、盐析固化法、交联聚合法、辐射聚合法、界面聚合法等。</td></tr>
<tr><td>乳化超临界萃取法</td><td>将药物和载体的复乳溶液利用超临界萃取的方法制备成微球。</td></tr>
</table>

续表

项目		内容
影响微球粒径的因素	药物浓度	随着药物浓度的增加微球的粒径也随之增大，需要寻找一个最佳的药物/载体材料比，当比率高时，载体材料浓度相对较低，一方面会导致微球产率降低，另一方面导致药物晶体沉积而使药物突释。
	附加剂	● 表面活性剂的加入，有助于微滴的形成，还可以增溶、润湿药物和载体材料、阻止微粒间的凝聚，使系统稳定。 ● 乳化分散法中分散介质（油相）的不同对微球粒径影响较大。
	制备方法	● 加热固化法：研究发现不同的固化温度对蛋白微球的粒径影响较大，可能是由于水分子从内相中逸出的速度及程序不同所致。 ● 交联剂固化法：随着交联剂浓度的降低，微球粒径也随之减小。 ● 聚合法：所得微球粒径小，一般用于制备毫微球（粒径<500nm）。
	搅拌速度	制备过程中增加搅拌速度可以有效地阻止微粒间的凝聚，从而可以确保产生较小的粒径分布。
	乳化功率与时间	乳化水平的增高可以形成微细粒径的微球，且具有狭窄的粒径分布。
微囊和微球的质量评价		● 形态与粒径的测定：圆整球形或类似球形的封闭囊状物。 ● 药物的含量测定：首先要将囊膜破坏，然后将药物提取出来，再进行含量测定。 ● 药物的释放速率测定：释放度测定法中的桨法；或置于薄膜透析管内，按转篮法进行测定。 ● 载药量与包封率。 ● 有机溶剂残留量。

第五节 纳米囊与纳米球

项目	内容
定义	纳米粒（nanoparticles）：一类以天然或合成的高分子材料为载体的固态载药胶体微粒（10~100nm）称为纳米粒（nanoparticles），包括纳米囊与纳米球。
种类	纳米囊（膜壳药库型）：药物主要溶解或分散在膜壳药库型核中。 纳米球（骨架实体型）：药物吸附在其表面，或包裹、溶解在其内部。
载药机制	吸附、溶解、包裹。

续表

<table>
<tr><th colspan="2">项　目</th><th>内　　容</th></tr>
<tr><td colspan="2">特　点</td><td>● 物理稳定性好，便于加热灭菌和储存；
● 由于其属于胶体系统，临床上较混悬型的微球制剂易给药；
● 可制成骨架型缓释制剂；
● 表面易进行修饰，从而达到主动靶向分布的目的；
● 其粒径小，表面积大，从而可以提高药物的吸收和生物利用度；
● 可被 MPS 系统摄取，被动达到肝脏、脾脏和骨髓靶向给药的效果；
● 可改变药物对生物膜的透过性，利于药物透皮吸收和胞内靶向传输。</td></tr>
<tr><td colspan="2">载体材料</td><td>生物不降解材料：聚苯乙烯、聚丙烯酰胺、聚丙烯酸酯等。
生物可降解材料
● 合成：聚乳酸（PLA）、羟基乙酸与乳酸的嵌段共聚物（PLGA）、聚氰基丙烯酸烷酯（PACA）、聚氨基酸类、两亲性嵌段共聚物等。
● 天然：白蛋白、明胶、壳聚糖等。</td></tr>
<tr><td rowspan="5">处方组成</td><td>主　　药</td><td>水溶性与水不溶性药物。</td></tr>
<tr><td>载体材料</td><td>包裹和吸附药物。</td></tr>
<tr><td>乳 化 剂</td><td>在乳化聚合法制备纳米粒时常使用，可以防止纳米粒的聚集。</td></tr>
<tr><td>稳 定 剂</td><td>可防止生成的纳米粒粘连。</td></tr>
<tr><td>交 联 剂</td><td>使纳米粒固化，防止粘连。</td></tr>
<tr><td rowspan="2">制备方法</td><td>乳化聚合法</td><td>● 常用单体：氰基丙烯酸正丁酯、甲基丙烯酸甲酯、poly（N-isopropylacrylamide），丙烯酰胺，丙烯酸 N，N-二亚甲酯等。
● 外相：常用水相。
● 促发反应条件：引发剂分子（常为 OH^{-1}），或高能辐射；
● 制备工艺： 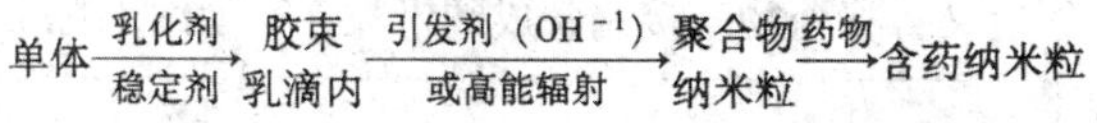
单体 —乳化剂/稳定剂→ 胶束/乳滴内 —引发剂（OH^{-1}）/或高能辐射→ 聚合物/纳米粒 —药物→ 含药纳米粒
● 药物加入顺序：药物也可以在聚合前加入，也可以在聚合后加入。</td></tr>
<tr><td>天然高分子凝聚法</td><td>固化方法：加热、胶凝、脱水、聚合等，有时需加入交联剂。
● 白蛋白变性法 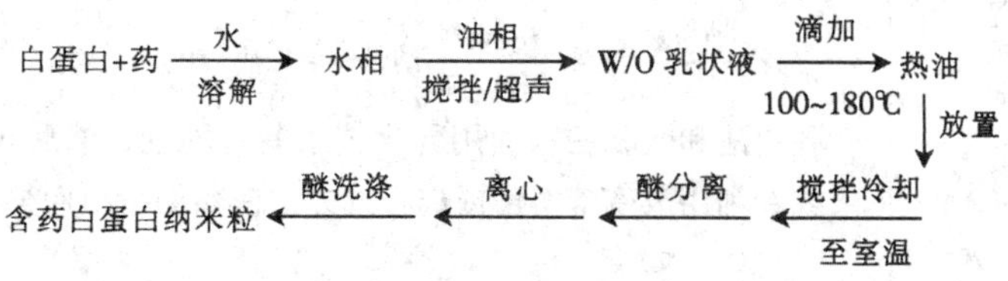
白蛋白+药 —水/溶解→ 水相 —油相/搅拌/超声→ W/O 乳状液 —滴加/100~180℃→ 热油 —放置→ —搅拌冷却/至室温→ —醚分离→ —离心→ —醚洗涤→ 含药白蛋白纳米粒
注：适用于热稳定性药物。</td></tr>
</table>

续表

项目		内容
制备方法	天然高分子凝聚法	● 乳化交联法 水相（明胶+药物）、油相（含乳化剂）—乳化→乳状—胶凝/冰浴→—交联→—洗涤/干燥→含药明胶纳米粒 注：适用于热敏药物。
		● 凝聚法 高分子材料—溶胀→—药物→—脱水/不良溶剂/盐析剂→含药高分子收缩成团—固化→含药纳米粒
		● 多糖聚合法 多糖、丙烯酸环氧丙酯—pH8.5 反应/离心分离→反应液—甲苯提取→丙烯酰基化多糖—药物/交联剂↓乳化→W/O 型乳状液—聚合剂→含药纳米粒 注：常用 N,N,N',N' -四甲基乙二胺作为聚合剂。
	聚合物分散法	● 溶剂蒸发法：将材料溶于可挥发且在水中可适当分散的有机溶剂中，将有机相加入到水相中乳化形成 W/O 型乳状液，减压挥发除去有机溶剂而得到纳米球。 ● 溶剂扩散法：药物及高分子材料溶于有一定亲水性或与水互溶的有机溶剂中，将有机相倾入到水溶液中，在外界作用下形成极细小的有机相乳滴，随着有机溶剂向水相的扩散以及水分子的渗入，导致乳滴中高分子材料溶解度的降低而析出成纳米粒。 ● 超临界流体快速膨胀法：将聚合物溶于一种超临界流体中，利用超临界技术制备纳米粒的方法。
	纳米粒混悬液	定义：将药物直接制备成纳米粒，称为纳米粒（晶体）混悬液。
		方法 ● 粉碎法：包括介质研磨法、高压匀质法。 药物—湿磨/高压乳匀/微流态化→纳米粒混悬液 ● 凝聚法：也称沉淀法。 药物—良溶液→溶液—不良溶剂/控制结晶→纳米粒混悬液 ● 乳化法和微乳法：利用乳化技术制备乳剂，然后再利用挥发去掉有机溶剂，或者利用改变溶解度或离心的方法使药物析出而得到纳米混悬剂。
		稳定剂：吸附于粒子表面，防止聚集。

项目		内容
固体脂质纳米粒	定义	固体脂质纳米粒（solid lipid nanoparticles，SLN）：固体脂质纳米粒是由生物相容、体内降解的天然材料如脂肪酸，脂肪醇及磷脂等作为载体形成的固体颗粒，可采用高压乳匀法等方法，将药物吸收或包裹于类脂核中制成的固体胶粒纳米给药系统。
	特点	● 聚合物纳米粒物理稳定性好，药物不易渗漏，具有缓释和靶向性，并可灭菌的特点； ● 具有脂质体毒性低，易于大规模生产的特点； ● 对亲脂性药物载药量高； ● 不使用有机溶剂。
	制备方法	● 熔融-匀化法： 脂质+磷脂+药物 —熔融（>70℃）→ 熔融混合物 —高速匀化→ 初乳 —高压匀化 3~5 次（50~150MPa）→ —冷却→ 固体脂质纳米粒
固体脂质纳米粒	制备方法	● 冷却-匀化法： 药物 —溶解/分散→ 熔融固体脂质 —迅速冷冻（液氮或干冰）→ 固态 —研磨→ 微球(50~100μm) —冷乳化剂溶液（T<脂质熔点）→ 混悬液 —高压乳匀→ 固体脂质纳米粒 注：适用于热不稳定药物。
		● 微乳法： 熔融脂质 乳 化 剂 助乳化剂 水 —混合搅拌（60~70℃）→ 纳米乳 —20~25 倍冰水→ 固体脂质纳米粒 ● 关键：选择适当的助乳化剂，常选药用短链醇或非离子型表面活性剂。
		● 乳化沉淀法 药物与脂质的混合物有机溶剂溶液 —乳化剂水溶液（乳化）→ 乳剂 —挥散溶剂→ 固体脂质纳米粒
		● 溶剂扩散法 药物与脂质的有机溶剂溶液 —机械搅拌→ —PVA 水溶液/表面活性剂水溶液→ 固体脂质纳米粒

续表

项目		内容
纳米结构脂质载体		纳米结构脂质载体（nanostructured lipid carrier，NLC）：是在固体脂质中混入形态相异的液体脂质作为混合类脂基质制备得到新一代的脂质纳米粒。
药物脂质结合物		药物脂质结合物（lipid drug composed，LDC）：是将药物与固体脂质通过成盐反应或形成共价键结合在一起，加入一定的乳化剂，高压乳匀形成纳米颗粒，可以超细小的囊状、胶束或聚集体存在，一般粒径范围在 10～200nm。
磁性纳米粒	定义	磁性纳米粒是在纳米粒中加入磁性物质，使之能响应体外磁场信号而导向至靶部位，也称为磁性靶向制剂。
	制备方法	（1）制备超细磁流体（$FeO \cdot Fe_2O_3$ 复合物） $FeCl_3$ 水溶液 —过滤→ 滤液；$FeCl_2$ 水溶液 —过滤→ 滤液 —混合，水稀释→ —搅匀，分散剂→ —超声，搅拌，加温(40℃)→ ↓滴 6mol/L NaOH 混悬液 —磁铁→ 磁性氧化铁粒子沉淀 —分散剂，搅匀，超声→ —过筛(1μm)→ 磁流体 （2）制备磁性纳米粒 ● 一步法 磁流体 —超声，溶解→ —过滤→ 磁流体溶液 —载体材料，药物溶液→ 磁性纳米粒 ● 两步法 载体材料＋药物 ——→ 含药纳米粒 —磁流体→ 磁性纳米粒
胶束型纳米粒	定义	胶束型纳米粒：同时具有亲水性基团及疏水性基团，在水中溶解后自发形成高分子胶束，并完成对药物的增溶和包裹。它可使药物能逃避单核巨噬细胞的吞噬，即具有“隐形”性。
	制备方法	● 物理法：包括透析法、油/水-液中干燥法。 ● 化学结合法：通过化学反应，在药物和胶束核心的疏水链之间形成化学键，然后用直接溶解法或透析法来制备。 ● 静电结合法：在分散相中分散后，本身带阳离子的聚合物胶束和带阴离子的 DNA 质粒、寡核苷酸、蛋白或多肽类药物通过静电结合作用制备载药胶束。
纳米粒的修饰	概述	修饰包括改变其表面性质，增大粒子黏附性及连接其他导向性配体或抗体。
	目的	● 促进纳米粒穿透吸收屏障。 ● 延长纳米粒在体内的血液循环中的保留时间。 ● 用于纳米粒的生物靶向。

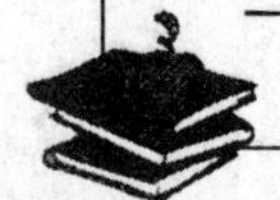

项目		内容
纳米粒的修饰	修饰方法	● 长循环纳米粒：在纳米粒的表面结合 PEG 或者其他亲水性分子，以便形成亲水表面，延长在血液中的循环时间，减少被巨噬细胞吞噬的可能性，成为长循环纳米粒。 ● 修饰的纳米粒：抗体或配体与纳米粒结合，达到主动靶向。 ■ 常用配体：叶酸、转铁蛋白、甘露糖、半乳糖等； ■ 常用抗体：单克隆抗体。
影响包封率及载药量的因素		● 工艺和附加剂； ● 纳米囊或纳米球表面的电性； ● 介质的 pH 和离子强度； ● 制备温度的影响； ● 溶液的 pH 及单体的浓度。
体内分布	注射给药	● 静脉注射：可被网状内皮系统摄取，主要分布于肝（60% ~90%）、肺（3% ~10%）、脾（2% ~10%），粒径小于 50nm 的纳米粒易进入骨髓。 ● 皮下或肌内注射给药：多认为以局部滞留形式为主，纳米材料在局部注射部位可生物降解。
	口服给药	需克服生物大分子药物口服给药的吸收屏障，可部分通过胃肠道淋巴结的 M 细胞完整进入血液循环。
	通过血脑屏障机理	● 聚合物纳米粒能使大脑内皮细胞连接处的缝隙张开，以便游离的药物或载有药物的纳米粒透过，进入大脑内部； ● 聚合物纳米粒具有表面活性剂效应，能增溶脑部内皮细胞膜，使药物透过聚合物纳米粒被脑部内皮细胞吞噬后释放药物。
质量评价		（1）形态、粒径及其分布：应为球形或类球形，无粘连；粒径分布范围应较窄且符合要求； （2）ζ 电位：ζ 电位的绝对值高的粒子因电斥力大而不易聚集； （3）再分散性； （4）包封率（entrapped efficiency）与渗漏率： 包封率 =（药物总量 - 介质中游离药物量）/药物总量 渗漏率 = 贮存后渗漏到介质中的药量/贮存前包封的药量 （5）突释效应：开始 0.5h 内释放量 <40%； （6）有机溶剂残留量； （7）贮存稳定性：物理稳定性和化学稳定性； （8）毒性和体内过程。

第六节 脂质体及泡囊

项目		内容
脂质体概述	定义	● 脂质体（liposomes）：将磷脂等类脂质分散于水中所形成的具有双分子层包裹水相结构的封闭小囊泡称之为脂质体（liposomes）。 ● 人工生物膜（artificial biological membrane）：脂质体的结构类似生物膜，故又称人工生物膜（artificial biological membrane）。
	组成与结构	● 脂质体由磷脂（phospholipids）和适当的附加剂组成。 ● 脂质体作为药物载体，其价值在于其能载带各种性质的药物。脂溶性药物可定位于双分子层脂质膜之间，极性部分可以伸展到脂质体的极性区域；两性药物可定位在水相与膜内部之交界磷脂上；水溶性药物可包裹在内水相中。 40~50Å　脂质双分子层　疏水性药物　亲水性药物　界面吸附药物　水相　DepoFoam SUV (<0.1μm) a　LUV (>0.1μm) b　MLV (>0.1μm) c　MLV d a. 小单室脂质体 SUV；b. 大单室脂质体 LUV； c. 多层脂质体 MLV；d. 多囊脂质体 MVV
	理化性质	● 相变温度：脂质体双分子层中的酰基侧链的排列方式与温度密切相关，当温度升高时，酰基侧链从有序排列变为无序排列，由此引起脂膜的物理性质发生变化，这种转变温度称为相转变温度（phase transition temperature，T_c）。 ● 荷电性：用含有磷脂酸、磷脂酰丝氨酸等酸性磷脂制备的脂质体一般荷负电，含碱基（胺基）脂质如硬脂酰胺等的脂质体荷正电荷，不含离子的脂质体显电中性。

续表

项目		内容
脂质体概述	特点	● 靶向性：普通脂质体具有肝、脾组织靶向性；经过单克隆抗体或其他特异性抗体修饰的脂质体具有特定靶向性。 ● 长效性：将药物包封成长循环脂质体（long-circulatory liposomes），可延长药物在血液中的曝露时间，有利于增强药物疗效。 ● 相容性：脂质体是类似生物膜结构的囊泡，有细胞亲和性与组织相容性，并可长时间吸附于靶细胞周围，使药物能充分向靶细胞靶组织渗透，还可通过融合进入细胞内，经溶酶体消化释放药物。 ● 降低药物毒性：药物被脂质体包封后，在心、肾中累积量比游离药物低得多，因此如将对心、肾有毒性的药物或对正常细胞有毒性的抗癌药包封成脂质体，可降低药物的毒性。 ● 提高药物稳定性：一些在特定环境中不稳定的药物受到脂质体双层膜的保护，可提高某些药物的稳定性。
	体内过程	吸附（adsorption）⟶脂交换（lipid exchange）⟶内吞（endocytosis）⟶融合（fusion） ● 吸附受粒子大小和表面电荷等因素影响； ● 脂交换是脂质体的脂类与细胞膜上脂类发生交换； ● 内吞作用是脂质体被单核/巨噬细胞系统，特别是巨噬细胞作为外来异物吞噬，通过内吞，脂质体能特异地将药物浓集于起作用的细胞内，也可使不能通过膜的药物进入细胞内； ● 融合指脂质体的膜与细胞膜融合进入细胞内，然后经溶酶体消化释放药物。
	给药途径	● 静脉注射：常见的给药途径。 ● 肌内和皮下注射：吸收进入淋巴管，最后进入血液循环并分布于肝、脾。 ● 口服给药：提高药物在胃肠道中的稳定性和吸收性。 ● 眼部给药：增强药物对角膜的穿透性。 ● 肺部给药：通常采用经肺吸入的脂质体喷雾剂，提高肺部有效浓度。 ● 经皮给药：使亲脂性、难渗透皮肤的大分子药物透入皮肤，也可起局部效应。
脂质体的膜材	中性磷脂	● 磷脂酰胆碱（phosphatidylcholine，PC）：最常见的中性磷脂（neutral phospholipids），为卵磷脂和大豆磷脂的主要组成成分。 ● 合成的磷脂酰胆碱：二棕榈酰胆碱（dipalmitoyl phosphatidyl choline，DPPC）、二硬脂酰胆碱（distearoyl phosphatidyl choline，DSPC）、二肉豆蔻酰磷脂酰胆碱（dimyristoyl phosphatidyl choline，DMPC）等。 ● 其他中性磷脂：鞘磷脂（sphingomyelin，SM）、烷基醚磷脂酰胆碱类似物和磷脂酰乙醇胺（phosphatidylethanolamine，PE）。 ● 天然和合成两种来源，价格低、电中性、化学惰性等性质。

项目		内容
脂质体的膜材	荷负电的磷脂	● 负电荷磷脂（negatively charged phospholipids）又称为酸性磷脂。 ● 常用：磷脂酸（phosphatidic acid，PA）、磷脂酰甘油（phosphatidyl glycerol，PG）、磷脂酰肌醇（phosphatidylinositol，PI）、磷脂酰丝氨酸（phosphatidyl serine，PS）、双鲸蜡磷脂酸（dicetylphosphate，DCP）等。
	正电荷的脂质	● 制备脂质体所用的正电荷脂质（positively charged lipids）均为人工合成产品。 ● 硬脂酰胺（stearylamine，SA）、胆固醇衍生物等。 ● 正电荷脂质制备的脂质体在基因的传递系统中应用非常普遍。
	胆固醇	● 胆固醇（cholesterol，Ch）是自然界膜中的另一类重要的组成成分。 ● 它是一种中性脂质，亦属于两亲性分子，但是亲油性大于亲水性。 ● 它能以高浓度方式掺入到磷脂膜。在天然膜中，胆固醇与磷脂的分子数比例0.1~1。
	长循环的膜材	● 长循环脂质体（长效脂质体）是指含有神经节苷脂GM1（ganglioside GM1）或聚乙二醇（Polyethylene glycol，PEG）衍生物的脂质体。 ● 神经节苷脂GM1脂质体：神经节苷脂GM1从天然材料中分离和人工合成上都存在困难，使神经节苷脂GM1脂质体在治疗应用中受到限制。 ● 二硬脂酰磷脂酰乙醇胺的聚乙二醇衍生物（PEG—DSPE）脂质体：PEG—DSPE易于大量人工合成，纯度高，是脂质体治疗应用中通常使用的物质。PEG—DSPE脂质体具有适于体内作为药物载体的药物动力学特性，既可作血管内药物的缓释系统。又可作体内特异性组织或器官的靶向药物载体。
脂质体的制备方法	被动载药法	被动载药（passive loading method）：是指脂质体的形成和药物的装载同步完成。 ● 薄膜分散法（thin-film dispersion method）：膜材溶于有机溶剂（脂溶性药物可加在有机溶剂中）——→减压除去溶剂（脂质在器壁形成薄膜）——→加入含有水溶性药物的缓冲液，振摇——→形成大多室脂质体（multilamellar vesicles，MLV）粒径范围约1~5μm。 ● 逆相蒸发法（reverse-phase evaporation method）：膜材溶于有机溶剂如三氯甲烷、乙醚 + 待包封药物的水溶液——→短时超声，直至形成稳定的W/O型乳剂——→减压蒸发有机溶剂，形成脂质体。适合于包封水溶性药物及大分子生物活性物质。 ● 二次乳化法（double emulsion method）：系指将少量水相与较大量的含有磷脂等脂质的有机溶液进行乳化，形成W/O的反相胶团，然后加入较大量的水相进行乳化，形成W/O/W复乳，减压蒸发除去有机溶剂，即得脂质体的方法。 ● 溶剂注入法（solvent injection method）：将磷脂等膜材成分溶解于有机溶剂中，然后注入到含待包封药物的水溶液中，搅拌挥尽有机溶剂后匀化或超声得到脂质体的方法。

<table>
<tr><th colspan="2">项 目</th><th>内 容</th></tr>
<tr><td rowspan="2">脂质体的制备方法</td><td>被动载药法</td><td>● 冷冻干燥法（freeze-drying method）：指将类脂质高度分散在水溶液中，冷冻干燥后，再分散到含药的水性介质中，形成脂质体的方法。
● 熔融法（fusion method）：熔融法是将磷脂和表面活性剂加入少量水分散，胆固醇熔融后与之混合，然后滴入水相溶液中制备脂质体的方法。
● 去污剂除去法（detergent removal method）：将磷脂与一些去污剂如胆盐、Trion－X 100 形成混合胶束，然后采用透析等手段除去去污剂，剩余的磷脂自发聚集形成单室脂质体的方法。</td></tr>
<tr><td>主动载药法</td><td>● 主动载药（active loading method）：也称为遥控包封装载（remote loading）技术，主动载药法是指先制备不含药物的空白脂质体，再借助特定药物装载动力（如 pH 梯度、硫酸铵梯度、离子梯度等）来实现药物的跨膜装载。对于弱碱性的药物可采用 pH 梯度法、硫酸铵梯度法等，对于弱酸性的药物可采用醋酸钙梯度法等。
● pH 梯度法（pH gradient method）：制备空白脂质体，使脂质体膜内外形成质子的梯度，如脂质体膜的内部为酸性（pH4. 0），外部为碱性（pH7. 8），再将药物用酸性或碱性缓冲液溶解孵育，然后把脂质体混悬液与药物溶液混合并轻摇孵育即可。
● 硫酸铵梯度法（ammonium sulfate gradient method）：在已建立硫酸铵梯度的空白脂质体膜外，加入水溶性药物，游离药物进入空白脂质体膜内内水相中，跨膜进入的药物在高浓度硫酸铵的存在的脂质体膜内形成了药物盐，从而在脂质体内水相形成胶态沉淀，不易穿透膜而被包裹。
● 醋酸钙梯度法（calcium acetate gradient method）：以醋酸钙液为水化介质制备空白脂质体后，逐步透析在脂质体内外水相间形成醋酸钙梯度，在内外水相间因大量的醋酸快速穿过脂质双分子层进入外水相产生 pH 梯度。弱酸性药物分子在环境温度高于脂质体相变温度时跨膜内转进入内水相。
● 离子载体（ion carrier）法：利用基于离子载体介导而产生的与单价和双价阳离子跨膜梯度相关的次级 pH 梯度而制备脂质体的方法。
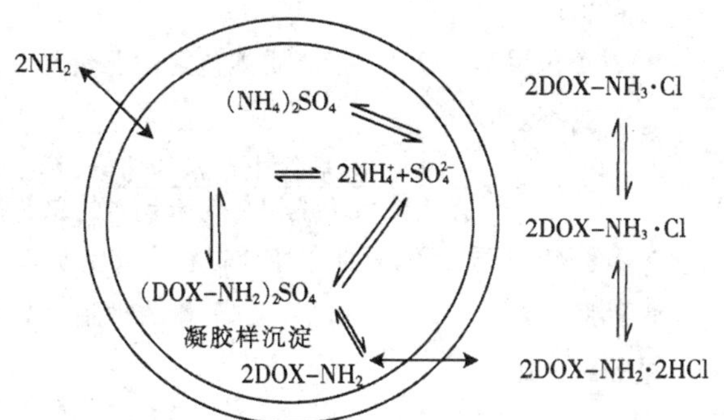

硫酸铵梯度法制备多柔比星脂质体示意图</td></tr>
</table>

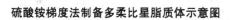

续表

项目		内容
脂质体的修饰	长循环脂质体	脂质体表面经适当修饰后，可避免单核－巨噬细胞系统吞噬，延长在体内循环系统的时间，称为长循环脂质体（long－circulating liposomes）。如脂质体用聚乙二醇修饰，增强了脂质体的亲水性，减低了被巨噬细胞吞噬的可能，延长了在循环系统的滞留时间。还可继续在 PEG 末端结合抗体或配体。
	免疫脂质体	脂质体表面接上某种抗体，具有对靶细胞分子水平上的识别能力，可提高脂质体的专一靶向性。 ● 交联法：氨基反应性功能基团交联剂 ＋ PE，衍生化──→衍生化的 PE ＋ 大量类脂混合形成衍生化 PE－脂质体──→抗体通过交联剂的另一反应性部位连接于脂质体。 ● 脂蛋白融合法：本法主要是解决亲水性抗体分子与脂质体双分子层亲和力较低的问题。抗体＋脂质通过化学键结合──→两亲性的衍生化抗体──→衍生物化抗体与脂质体混合──→融合为免疫脂质体。
	糖基修饰的脂质体	● 糖基修饰后的脂质体可在体内产生不同的分布。 ● 带半乳糖残基可被肝实质细胞摄取。
	热敏感脂质体	热敏脂质体在正常体温下，所包封的药物不易释放，加热靶区使靶区温度升高达脂质体膜相变温度以上，则脂质体循环至此处时而在靶区释放药物，产生靶向作用。
	pH 敏感脂质体	pH 敏感脂质体是能在 pH 低于正常组织的肿瘤间质液释放药物，在正常组织液 pH 条件下释药较少，从而提高脂质体对肿瘤组织的靶向性。
脂质体的质量评价	形态粒径及其分布	● 粒径大小：可用显微镜法测定，小于 2μm 时须用扫描电镜或透射电镜。 ● 电感应法（如 Coulter 计数器）、光感应法（如粒度分布光度测定仪）、激光散射法或激光粒度测定法测定脂质体粒径及其分布。
	包封率	● 包封率表示方法：重量包封率（Q_w）、体积包封率（Q_v）、药脂包封比（E_w）。 ● 包封率测定：一般采用适宜方法将脂质体与未包裹的游离药物分离，然后分别测定药量，计算包封率。常用的分离方法有：葡聚糖凝胶过滤法、超速离心法、透析法、超滤膜过滤法、离子交换树脂法等。也有不经分离直接测定的方法。 ● 重量包封率（Q_w）：指脂质体包封的药量与总药量的重量百分比。常简称为包封率。 $包封率=\frac{脂质体中包封的药量}{脂质体系统中包封与未包封的总药量}\times 100\%$ ● 容积包封率（Q_v）：摩尔脂质材料形成脂质体后所包封溶液的体积。 ● 药脂包封比（E_w）：是指一定重量的类脂（包括 PC、CH 等）所包封药物重量的百分比。 $E_w=\frac{W_{脂}}{W_{类脂}}\times 100\%$ 式中，$W_{类脂}$—处方类脂总量；$W_{脂}$—包封于脂质体中的药物量。

续表

项目		内容
脂质体的质量评价	主药含量	主药含量可采用适当的表面活性剂或有机溶剂溶解脂质体膜，释放出药物后进行测定。
	渗漏率	表示脂质体贮存期间包封率的变化情况，是评价脂质体稳定性的重要指标。定义为贮存期包封量的减少与刚制备脂质体的包封量之比。 $渗漏率=\frac{产品在贮藏一定时间后渗漏到介质中的药量}{产品在贮藏前包封的药量}\times 100\%$
	荷电性	测定方法有显微电泳法、动态激光散射法和荧光法。
	稳定性	● 常见的不稳定现象有：脂质体的聚集、融合、沉淀、粒径及其分布发生变化、包封药物的渗漏、脂质体膜材磷脂的氧化、降解等。 ● 脂质体含有磷脂容易氧化，氧化偶合后的磷脂在 230nm 处有最大紫外吸收峰而有别于未氧化的磷脂，故用氧化指数进行测定。 $氧化指数=A_{233nm}/A_{215nm}$
	体内分布	多以小鼠或大鼠为实验动物，将药物脂质体制剂按规定的给药途径给药，测定不同时间血液和各组织中的药物浓度，与同剂量的游离药物比较，评价脂质体制剂的体内药动学和组织分布特征。
泡囊	定义	泡囊（niosomes）：又称类脂质体，也称囊泡，由具有两亲性质的非离子型表面活性剂组成，具有类似脂质体封闭双分子层结构的球形或椭球形的单室或多室结构。 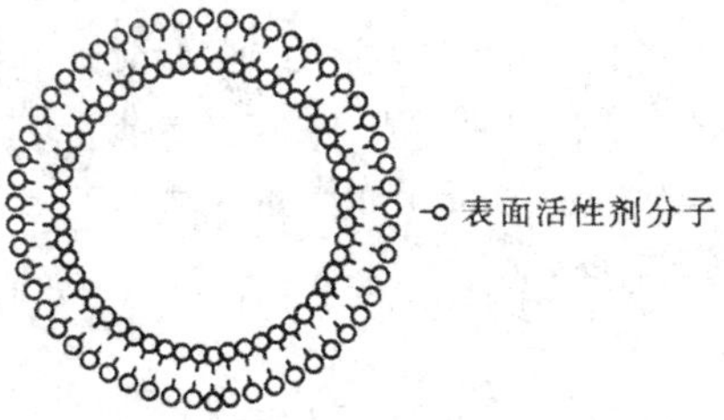 表面活性剂分子 **囊泡的结构示意图**
	特点	● 在囊泡的空腔部分包载大量水溶性药物，而夹杂在两层亲水基团中间的疏水基团间也可包载一些疏水药物； ● 泡囊可以吸附比胶束更多的药物； ● 由双层两亲性分子构成的泡囊膜，泡囊的双层膜具有很强的刚性，可以增溶大分子药物或酶； ● 泡囊表面电荷更多，电场更强。
	载体材料	● 膜材料：主要是非离子型表面活性剂，脂肪酸山梨坦类（Span 类）；聚山梨酯类（Tween 类）；聚氧乙烯脂肪醇醚类（Brij 类）及合成的嵌段共聚物。 ● 膜添加剂：常用的为胆固醇，胆固醇的加入能够破坏泡囊的双分子层有序排列，从而增强膜的刚性，减少泡囊内包封药物的泄漏，提高膜的稳定性。加入负电荷磷脂二鲸蜡基磷酸盐可以提高泡囊荷电量，增加泡囊的稳定性。
	制备方法	可以采用薄膜分散法、乙醇注入法和逆相蒸发法等脂质体制备方法制备泡囊。提高泡囊包封率的方法主要有 pH 梯度法和硫酸铵梯度法。

练 习 题

一、翻译并解释下列名词与术语

1. microsphere
2. microcapsules
3. microencapsulation
4. simple coacervation
5. complex coacervation
6. nanoparticles
7. solid lipid namoparticles
8. entrapped rate
9. liposomes
10. long-circulating liposomes

二、判断题

1. 脂质体的类脂双分子层一般是由磷脂和胆固醇构成的。(　　)
2. 根据脂质体所包含类脂质双分子层的层数分为单室脂质体和多室脂质体。(　　)
3. 大单室脂质体包封的药物量可比小单室脂质体少。(　　)
4. 脂质体具有靶向性和淋巴定向性、长效性，无细胞亲和性与组织相容性。(　　)
5. 脂质体渗漏率是贮藏一定时间后脂质体中的药量与原包封的药量的比值百分率。(　　)
6. 纳米粒静脉给药后，一般可被网状内皮系统（RES）的吞噬细胞摄取，主要集中在肝脏、脾脏、肺和淋巴组织等，150nm 以下纳米粒能部分避开肝、脾等，通过血管内皮间隙而进入骨髓。(　　)
7. 影响纳米粒包封率、收率及载药量的因素有：工艺和附加剂；纳米囊或纳米球表面的电性；介质的 pH 和离子强度。(　　)
8. 脂质体在体内与细胞的作用为吸附、融合、脂交换、内吞。(　　)
9. 常用制备脂质体的方法包括薄膜法、逆向蒸发法、界面缩聚法。(　　)
10. 脂质体用聚乙二醇修饰，增强了脂质体的亲水性、减低了被巨噬细胞吞噬的可能，延长了在循环系统的滞留时间。(　　)

三、单选题

1. 形成脂质体的双分子层膜材为（　　）
   A. 磷脂与胆固醇　B. 蛋白质　C. 多糖　D. HPMC　E. 聚氯乙烯
2. 下列性质中不是脂质体的特性的是（　　）
   A. 靶向性　B. 与细胞无亲合性　C. 可降低药物毒性
   D. 可延长药物的作用时间　E. 提高药物稳定性
3. 脂质体在体内与细胞的作用过程为（　　）
   A. 吸附、脂交换、内吞、融合　B. 融合、脂交换、吸附、内吞
   C. 吸附、融合、脂交换、内吞　D. 脂交换、内吞、融合、吸附
   E. 内吞、脂交换、吸附、融合
4. 下列方法中不能用于制备脂质体的是（　　）
   A. 注入法　B. 薄膜分散法　C. 加热固化法　D. 超声分散法　E. 冷冻干燥法
5. 纳米囊和纳米球的粒径范围为（　　）
   A. 1 ~ 5000μm　B. 10 ~ 1000nm　C. <3μm　D. 1 ~ 5μm　E. 1 ~ 100nm
6. 下列关于脂质体的叙述中错误的是（　　）
   A. 结构和表面活性剂形成的胶团相同　B. 膜材主要为磷脂类和胆固醇

C. 注入法制备的大多为单室脂质体　　D. 具有淋巴系统靶向性

E. 药物释放主要依赖吞噬细胞内吞作用或细胞膜融合作用

7. 下列方法中制备长循环脂质体的方法是（　　）

A. 表面用 PEG 修饰的脂质体　　B. 表面连接抗体的脂质体

C. 采用体外磁场响应的靶向制剂　　D. 利用相变温度控制释药部位的脂质体

E. 通过插入动脉的导管将栓塞药物输送至靶部位的靶向制剂

8. 脂质体最适宜的制备方法是（　　）

A. 乳化聚合法　B. 注入法　　C. 乳化－固化法　　D. 饱和水溶液法　　E. 熔融法

9. 纳米乳粒径范围为（　　）

A. <1nm　　B. 10～100nm　　C. 100～500nm　　D. 1～5000μm　　E. 10～250nm

10. 脂质体的骨架材料为（　　）

A. 磷脂　　B. 蛋白质　　C. 多糖　　D. 聚氯乙烯　　E. 环糊精

11. 下列方法中不是脂质体制备方法的是（　　）

A. 熔融法　　B. 逆相蒸发法　　C. 界面缩聚法　　D. 薄膜分散法　　E. 超声波分散法

12. 下列方法中属于制备微囊的物理化学法是（　　）

A. 喷雾干燥法B. 研磨法　　C. 单凝聚法　　D. 界面缩聚法　　E. 逆相蒸发法

13. 下列方法中属于制备微囊的化学法是（　　）

A. 喷雾干燥法B. 流化床包衣法　　C. 单凝聚法　　D. 界面缩聚法　　E. 逆相蒸发法

14. 下列关于微型胶囊的概念叙述中正确的是（　　）

A. 将固态药物或液态药物包裹在天然或合成的高分子材料中而形成微小囊状物的技术，称为微型胶囊

B. 将固态药物或液态药物包裹在天然的或合成的高分子材料中而形成微小囊状物的过程，称为微型胶囊

C. 将固态药物或液态药物包裹在天然或合成的高分子材料中而形成微小囊状物，称为微型胶囊

D. 将固态药物或液态药物包裹在环糊精材料中而形成微小囊状物，称为微型胶囊

E. 将固态药物或液态药物包裹在环糊精材料中而形成微小囊状物的过程，称为微型胶囊

15. 制备以“明胶-阿拉伯胶”为囊材的微囊的要点为（　　）

A. 明胶与阿拉伯胶溶液混合后调节 pH 至 4～4.5，使二者结合成不溶性复合物

B. 成囊过程系统温度应保持 50～55℃　C. 在 10℃以下，加入 37% 甲醛溶液使囊固化

D. 以上均是　　E. 以上均不是

16. 以一种高分子化合物为囊材，将囊心物分散在囊材中，然后加入凝聚剂，使囊材凝聚成囊，经进一步固化制备微囊的方法是（　　）

A. 单凝聚法　　B. 复凝聚法　　C. 溶剂－非溶剂法

D. 改变温度法　　E. 液中干燥法

17. 下列关于微型胶囊特点的叙述中错误的是（　　）

A. 微囊可掩盖药物的不良嗅味　　B. 微囊可提高药物的稳定性

C. 微囊可防止药物在胃内失活或减少对胃的刺激性

D. 微囊可使液态药物固态化便于应用与贮存　　E. 微囊可提高药物溶出速率

18. 下列方法中属于制备微囊的化学法方法是（　　）

A. 单凝聚法　　B. 复凝聚法　　C. 溶剂－非溶剂法

D. 辐射交联法　　E. 喷雾干燥法

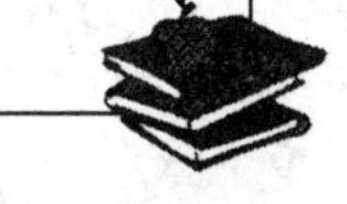

19. 以2.5% ~5%的明胶加2.5% ~5%的阿拉伯胶为囊材制备微囊一般采用（　　）
A. 单凝聚法　B. 复凝聚法　C. 喷雾凝结法　D. 空气悬浮法　E. 界面缩聚法
20. 将大蒜素制成微囊是为了（　　）
A. 提高药物的稳定性B. 掩盖药物的不良嗅味　C. 控制药物释放速率
D. 防止药物在胃内失活或减少对胃的刺激性　E. 使药物浓集于靶区
21. 制备以明胶为囊材的微囊时，固化微囊可以加入（　　）
A. 乙醇　B. 氢氧化钠　C. 甲醛　D. 丙二醇　E. 丙三醇
22. 不能用复凝聚法与明胶混合用于制备微囊的高分子化合物有（　　）
A. HPMC　B. 阿拉伯胶　C. CAP　D. CMC - Na　E. 甲基纤维素
23. 就微囊的释药机理而言，可能包括的有（　　）
A. 药物透过囊壁扩散B. 囊壁的溶解　C. 囊壁的消化与降解
D. 上述三项均是　E. 以上均不正确
24. 下列属于天然高分子囊材是（　　）
A. 明胶　B. 羧甲基纤维素　C. 乙基纤维素
D. 聚维酮　E. 聚乳酸
25. 下列属于合成高分子囊材是（　　）
A. 甲基纤维素　B. 明胶　C. 醋酸纤维素酞酸酯
D. 乙基纤维素　E. 聚乳酸
26. 下列关于物理化学法制备微型胶囊的叙述中错误的是（　　）
A. 物理化学法又称相分离法　B. 喷雾干燥法属于此方法的范畴
C. 单凝聚法、复凝聚法均属于此方法的范畴　D. 现已成为药物微囊化的主要方法之一
E. 微囊化在液相中进行，囊心物与囊材在一定条件下形成新相析出
27. 下列关于单凝聚法制备微型胶囊的叙述中错误的是（　　）
A. 可选择明胶 - 阿拉伯胶为囊材　B. 常用凝聚剂为强亲水性电解质
C. pH 和浓度均是成囊的主要因素　D. 如果囊材是明胶，制备中可加入甲醛为固化剂
E. 单凝聚法属于相分离法的范畴
28. 下列关于溶剂 - 非溶剂法制备微型胶囊的叙述中错误的是（　　）
A. 是在囊材溶液中加入一种对囊材不溶的溶剂，引起相分离，而将药物包裹成囊的方法
B. 药物可以是固体或液体，但溶剂和非溶剂均必须是高沸点的
C. 使用疏水囊材，要用有机溶剂溶解
D. 溶剂 - 非溶剂法属于相分离法的范畴
E. 药物是亲水的，不溶于有机溶剂，可混悬或乳化在囊材溶液中
29. 下列微囊的制备方法中属于相分离法范畴的是（　　）
A. 喷雾干燥法　B. 液中干燥法　C. 界面缩聚法
D. 喷雾冻结法　E. 空气悬浮法
30. 下列微囊的制备方法中属于物理机械法范畴的是（　　）
A. 凝聚法　B. 液中干燥法　C. 界面缩聚法
D. 溶剂 - 非溶剂法　E. 空气悬浮法
31. 下列微囊的制备方法中属于化学法范畴的是（　　）
A. 凝聚法　B. 液中干燥法　C. 界面缩聚法
D. 喷雾冻结法　E. 溶剂 - 非溶剂法

32. 微囊质量的评定不包括（　　）

A. 形态与粒径　B. 载药量　C. 包封率

D. 药物的释放速率　E. 含量均匀度

33. 微囊的制备方法不包括（　　）

A. 凝聚法　B. 液中干燥法　C. 界面缩聚法

D. 溶剂－非溶剂法　E. 薄膜分散法

34. 亚微型胶囊的直径范围为（　　）

A. 10～50 μm　B. 10～100 μm　C. 30～50 μm　D. 50～100 μm　E. 0.1～1 μm

35.《中国药典》规定微球、微囊和脂质体的包封率不得小于（　　）

A. 50%　B. 60%　C. 70%　D. 80%　E. 90%

36. 用单凝聚法制备微囊这一凝聚过程是可逆的，那是因为（　　）

A. 高分子溶液受外界条件作用发生的凝聚　B. 微囊本身不稳定

C. 微囊熔点低　D. 方法所致

E. 材料所致

37. 下列因素中不影响微囊中药物释放速度的是（　　）

A. 药物的性质　B. 囊壁的厚度　C. 介质的 pH　D. 大气压　E. 囊材种类

38. 除（　　）外均为对微球的叙述

A. 微球是一种新剂型　B. 微球可用白蛋白　C. 微球可作为靶向给药的载体

D. 抗癌药制成微球能改善在体内的吸收、分布　E. 可通过复凝聚法制备微球

39. 用单凝聚法制备微囊时，加入硫酸钠的目的是（　　）

A. 作凝聚剂　B. 作固化剂　C. 增加胶体的溶解度

D. 调节 pH　E. 降低微囊的黏性

40. 下列有关复凝聚法制备微囊的叙述中错误的是（　　）

A. 可选择明胶－阿拉伯胶为囊材　B. 不适用于对温度敏感的药物

C. pH 和浓度均是成囊的主要因素　D. 复凝聚法属于相分离法的范畴

E. 如果囊材是明胶，制备时加入甲醛作为交联固化剂

41. 制备磁性纳米粒或磁性微球时，首先制备的磁流体是（　　）

A. 顺磁性 Fe_3O_4　B. 顺磁性 $FeCl_3$　C. 顺磁性 $FeCl_2$　D. 顺磁性 Fe^{2+}　E. 顺磁性 Fe^{3+}

42. 固体脂质纳米粒是（　　）

A. 和脂质体结构类似的固体纳米粒

B. 以磷脂和石蜡为载体材料的纳米粒

C. 以生物相容性的高熔点脂质骨架材料制成的纳米粒

D. 药物最易泄漏的纳米粒

E. 进入体内就熔化的纳米粒

43. 长循环纳米粒是（　　）

A. 连接长链化合物的纳米粒　B. 进入体内后可以反复循环的纳米粒

C. 能明显延长在血液循环系统中滞留时间的纳米粒　D. 在体内不会代谢的纳米粒

E. 延长体内循环周期的纳米粒

44. 下列有关泡囊的叙述中错误的是（　　）

A. 泡囊由非离子表面活性剂组成　B. 泡囊比较容易泄漏

C. 泡囊具有类似脂质体封闭的双层结构　D. 泡囊比脂质体稳定

E. 泡囊具有一定的缓释作用

45. 泡囊与脂质体的主要区别是（　　）

A. 粒径较大　　B. 囊中含有空气　　C. 含有起泡剂

D. 不含磷脂　　E. 载药量较小

四、多选题

1. 脂质体的制备方法有（　　）

A. 注入法　　B. 薄膜分散法　　C. 超声波分散法

D. 逆相蒸发法　　E. 冷冻干燥法

2. 微球的特点包括（　　）

A. 栓塞性　　B. 缓释性　　C. 黏膜强黏附性

D. 被动靶向性　　E. 主动寻找靶位性

3. 脂质体的特点有（　　）

A. 靶向性和淋巴定向性　　B. 提高药物稳定性　　C. 与细胞膜的亲和性

D. 长效作用　　E. 降低药物的毒性

4. 可用液中干燥法制备的制剂是（　　）

A. 微球　　B. 纳米囊　　C. 脂质体　　D. 固体分散体　　E. 微囊

5. 纳米粒的特点包括（　　）

A. 属于混悬型的制剂

B. 可制成速释制剂

C. 表面易进行修饰，从而达到主动靶向分布的目的

D. 其粒径小，表面积大，从而可以提高药物的吸收和生物利用度

E. 可被 MPS 系统摄取，被动达到肝脏、脾脏和骨髓靶向给药的效果

6. 固体脂质体纳米粒的特点包括（　　）

A. 具有聚合物纳米粒物理稳定性好，药物不易渗漏，具有缓释和靶向性，并可灭菌的特点

B. 具有脂质体毒性低，易于大规模生产的特点

C. 对亲脂性药物载药量高

D. 不使用有机溶剂

E. 制备方法包括熔融－匀化法与界面缩聚法

7. 影响药物渗漏的因素正确的是（　　）

A. 疏水性药物较亲水性药物易与双分子膜结合不易渗漏

B. 大分子药物较小分子药物容易透过双分子膜，渗漏快

C. 双分子膜的流动性，在双分子膜中加入胆固醇分子可以显著降低双分子膜的流动性，降低药物的渗漏速度

D. Ca^{2+}可使膜的膜性增小，流动性减大，亦可降低渗漏速度

E. 在双分子膜中加入聚山梨酯类可显著地增加药物的渗漏速度

8. 药物微囊化后的特点有（　　）

A. 掩盖药物的不良气味及口味　　B. 使药物在胃肠道内失活，减少药物对胃肠道的刺激性

C. 使液态药物固态化　　D. 速释或控释药物

E. 使药物浓集于靶区

9. 微囊的物理化学制备法又可进一步分为（　　）

A. 凝聚法　　B. 复凝聚法　　C. 溶剂-非溶剂法

D. 改变温度法　　E. 薄膜分散法

10. 复凝聚法制备微囊同阿拉伯胶一样，都含有—COOH 及—COO^-，所以均可与明胶配对作为复合囊材而使用的物质有（　　）

A. 桃胶　　B. 果胶　　C. 海藻酸盐

D. 糊精　　E. 纤维素衍生物如 CMC－Na、CAP

11. 复凝聚法制备微囊时所用的材料有（　　）

A. 明胶与阿拉伯胶　　B. 明胶与 CMC　　C. 白蛋白与阿拉伯胶

D. 阿拉伯胶与西黄蓍胶　　E. 海藻酸盐与壳聚糖

12. 下列关于单凝聚法的叙述中正确的是（　　）

A. 硫酸钠主要作为凝聚剂　　B. 是相分离法中常用的一种方法

C. 在沉降囊中调 pH 到 8～9，加入 37% 甲醛溶液于 15℃以下固化微囊

D. 成囊还与明胶液浓度和温度有关　　E. 高分子物质的凝聚往往是不可逆的

13. 影响微囊和微球中药物释放速率的因素有（　　）

A. 粒径　　B. 制备时干燥条件　　C. 囊膜或骨架的厚度

D. 药物的性质　　E. 囊材或骨架材料的性质

14. 下列制备微囊的方法中不属于相分离法的是（　　）

A. 单凝聚法　　B. 辐射化学法　　C. 界面缩聚法　　D. 喷雾干燥法　　E. 喷雾冻结法

15. 下列材料中具有生物可降解性的有（　　）

A. 乙基纤维素　　B. 壳聚糖　　C. 聚乳酸　　D. 白蛋白　　E. 聚乙烯

16. 微囊的制备方法包括（　　）

A. 逆向蒸发法　B. 界面缩聚法　　C. 喷雾干燥法　　D. 液中干燥法　　E. 薄膜干燥法

17. 液态药物固体化的方法有（　　）

A. 制成微囊　　B. 制成微球　　C. 制成包合物

D. 制成固体分散体　E. 制成纳米乳

18. 下列关于微球的叙述中正确的是（　　）

A. 实现药物长效化　　B. 可用白蛋白作为成球材料　　C. 可作为靶向给药的载体

D. 核-壳型属于微球　　E. 可改变药物在体内的吸收和分布

19. 可用液中干燥法制备的药物载体有（　　）

A. 微球　　B. 纳米囊　　C. 脂质体　　D. 固体分散体　　E. 微囊

20. 下列载体中可作为抗癌药物载体的是（　　）

A. 脂质体　　B. 微球　　C. 磁性微球　　D. 聚合物胶束　　E. 纳米粒

五、问答题

1. 什么是微囊？微囊有哪几类制备方法？
2. 简述微囊中药物释放的机制。
3. 影响药物从微囊中释放的因素有哪些？
4. 什么是脂质体？脂质体有什么作用特点？
5. 简单说明脂质体有哪些制备方法。
6. 何谓 pH 敏感脂质体？
7. 何谓长循环脂质体？
8. 简述复凝聚法制备微囊原理并举例说明。
9. 脂质体的质量评价包括哪些？
10. 简述纳米粒的特点。

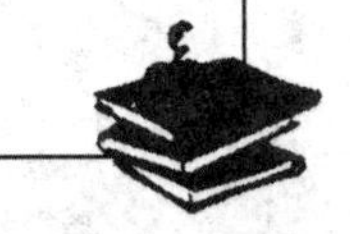

11. 简述影响微囊粒子大小的因素。

12. 简述胶束、脂质体、泡囊的异同点。

六、处方设计与制备工艺

1. 拟将肝素制备成脂质体，请设计处方，给出各组分的作用，并简述制备工艺。

2. 以纤维醋法酯（CAP）为囊材，请设计单凝聚法制备吲哚美辛（几乎不溶于水）微囊的处方和制备工艺。

3. 阿霉素为弱碱性抗肿瘤药物，其盐酸盐为红色针状结晶，水溶液较稳定，易溶于水，微溶于甲醇，几乎不溶于丙酮、乙醚或三氧甲烷，在碱性溶液中迅速分解。请设计阿霉素脂质体注射剂的处方及其制备工艺。

4. 氟尿嘧啶是一种略溶于水的时间效应性抗代谢、抗肿瘤药物，局部浓度维持时间与疗效呈正相关。但其血浆半衰期极短（10～30 min），需频繁给药，且副作用较大，不宜为患者接受。拟以液中干燥法制备生物可降解材料 PLA 微球给药系统，请设计处方、制备工艺和质量评价。

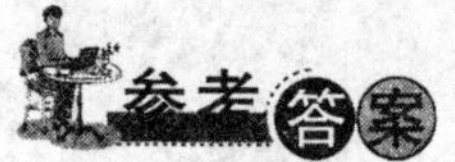

一、翻译并解释下列名词与术语

1. microsphere：微球，药物以溶解或分散的状态存在于高分子材料中，以适宜的技术制备而成的骨架型微小球体，称为微球。

2. microcapsules：微囊，利用天然或合成的高分子材料包裹固体或液体药物而形成的药库型微小囊体，称为微囊。

3. microencapsulation：微囊化，微型胶囊的制备过程称为微型包囊术，简称微囊化。

4. simple coacervation：单凝聚法，是在一种高分子囊材溶液中加入凝聚剂，使囊材的溶解度降低并使囊心物凝聚成囊的方法，主要用于水不溶性固体或液体药物的微囊化，常用的凝聚剂有强亲水性电解质（如硫酸钠或硫酸铵的水溶液）和强亲水性的非电解质（如乙醇或丙酮）等。

5. complex coacervation：复凝聚法，指在一定条件下，使带有相反电荷的两种高分子囊材发生静电结合而凝聚成囊的方法。

6. nanoparticles：纳米粒，一类以天然或合成的高分子材料为载体的固态载药胶体微粒（10～100nm）。

7. solid lipid namoparticles：固体脂质体纳米粒，以天然或合成的磷脂，如卵磷脂等为载体，将药物吸收或包裹于类脂核中制成的固体胶粒纳米给药系统。

8. entrapped efficiency：包封率，微粒或微囊中的药物量占微粒分散制剂中药物总量的百分比。

包封率 = 微粒中含药量/微粒和介质中的总药量 ×100%

9. liposomes：脂质体，由脂质双分子层组成，内部为水相的闭合囊泡称之为脂质体。

10. long－circulating liposomes：长循环脂质体，是指含有神经节苷脂 GM1（ganglioside GM1）或聚乙二醇（Polyethylene glycol，PEG）衍生物的脂质体，可明显减少网状内皮系统细胞对脂质体的摄取，延长了脂质体的体内循环时间。

二、判断题

1. ○　2. ○　3. ×　4. ×　5. ×　6. ×　7. ○　8. ×　9. ×　10. ○

三、单选题

1. A　2. B　3. A　4. C　5. E　6. A　7. A　8. B　9. E　10. A
11. C　12. C　13. D　14. C　15. D　16. A　17. E　18. D　19. B　20. B
21. C　22. E　23. D　24. A　25. E　26. B　27. A　28. B　29. B　30. E
31. C　32. E　33. E　34. E　35. D　36. A　37. D　38. A　39. A　40. B
41. A　42. C　43. C　44. B　45. D

四、多选题

1. ABCD　2. ACE　3. ACE　4. ABCD　5. ABCE　6. ABCD　7. ABD
8. ABCDE　9. ABCD　10. CDE　11. ABCE　12. ABCD　13. ABCDE　14. BCDE
15. BCD　16. BCD　17. ABCD　18. ABCE　19. ABE　20. ABCDE

五、问答题

1. 什么是微囊？微囊有哪几类制备方法？

答：利用天然的或合成的高分子材料（称为囊材）作为囊膜壁壳，将固态药物或液态药物（称为囊心物）包裹而成的直径在 1 ~ 250μm 的药库型微小胶囊，称为微型胶囊，简称为微囊（microcapsules）。

微囊的制备方法主要有物理化学法、机械法和化学法三大类。

2. 简述微囊中药物释放的机理。

答：微囊中药物释放的规律视微囊的种类和药物的性质而定，有的是零级释放，有的是一级释放，也有的符合 Higuchi 方程。通常有以下三种释药机制。

扩散：药物透过囊壁扩散，即微囊进入体内后，体液向微囊中渗透，使药物逐渐溶解，经囊壁而扩散到介质中，囊壁不溶解，这基本上是物理过程。而已溶解或黏附在囊壁表面的少量药物发生短暂的快速释放，被称为突释效应，然后囊心物才溶解形成饱和溶液而扩散出微囊。

囊壁溶解：囊壁溶解的速率主要取决于囊材的性质、体液的体积、组成、pH 以及温度等，不涉及酶的作用，亦属于物理化学过程。

囊壁材料的降解、水解或酶解：这是化学过程或生化过程。当微囊进入体内后，囊壁可受胃蛋白酶或其他酶的消化与降解成为体内代谢产物，而使药物释放出来，但仍需经溶解和扩散才能进入体液。

3. 影响药物从微囊中释放的因素有哪些？

答：①与药物有关的因素，如药物的解离常数、药物在聚合物相及水相的溶解度、扩散能力和分配系数、药物的粒径和多晶型等；②与囊材有关的因素，如聚合物的分子量或平均分子量、结晶度、交联度、多孔性、孔隙的弯曲度、膨胀特性及降解特性、囊壁的厚度、聚合物基质的几何形状及尺寸、水合界面厚度等；③其他因素，如载药量、增塑剂、填充剂、稀释剂、扩散剂、介质的 pH 等。

4. 什么是脂质体？脂质体有什么作用特点？

答：脂质体（liposomes）系指将药物包封于类脂质双分子层（厚度约 4 nm）内而形成的微型泡囊（vesicles），也有人称脂质体为类脂小球或液晶微囊。

脂质体作为药物载体有以下特点：①靶向性和淋巴定向性；②长效性；③细胞亲和性与组织相容性；④降低药物毒性；⑤提高药物稳定性。

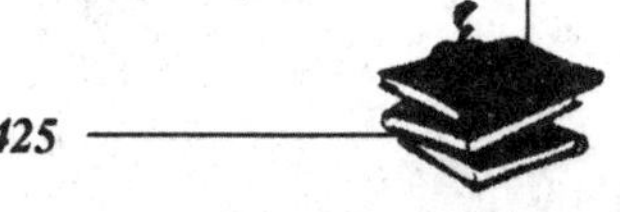

5. 简单说明脂质体有哪些制备方法。

答：①被动载药法：薄膜分散法、逆相蒸发法、二次乳化法、溶剂注入法、冷冻干燥法、熔融法、去污剂除去法

②主动载药法：pH 梯度法、硫酸铵梯度法、醋酸钙梯度法、离子载体法。

6. 何谓 pH 敏感脂质体？

答：pH 敏感脂质体是一种具有细胞内靶向和控制药物（如基因、核酸、肽、蛋白质）释放的功能性脂质体。其原理是 pH 低时，可导致脂肪酸的质子化，而引起六角晶相的形成，这是膜融合的主要机制。在酸性条件下（细胞浆 pH5.3～6.3），即在核内体形成后几分钟内，进入溶酶体之前，pH 敏感脂质体膜发生结构改变，促使脂质体膜与核内体/溶酶体膜的融合，将包封的物质导入胞浆及主动靶向病变组织，避免网状内皮系统的清除。

7. 何谓长循环脂质体？

答：长循环脂质体（长效脂质体）是指含有神经节苷脂 GM1（ganglioside GM1）或聚乙二醇（Polyethylene glycol，PEG）衍生物的脂质体，神经节苷脂 GM1 引入了唾液酸残基增强了膜的稳定性、大大地降低了血浆成分诱发的脂质体溶解的敏感度和其内容物的泄漏率，明显减少了网状内皮系统细胞对脂质体的摄取，延长了脂质体的体内循环时间；极性的聚乙二醇基则增强了脂质体膜的亲水性，减少了血浆蛋白与脂质体膜的相互作用，阻止了脂质体的凝集和融合，避免了网状内皮系统细胞对脂质体的摄取，从而延长了脂质体的体内循环时间。

8. 简述复凝聚法制备微囊原理并举例说明。

答：复凝聚法（complex coacervation）指在一定条件下，使带有相反电荷的两种高分子囊材发生静电结合而凝聚成囊的方法。

当使用明胶与阿拉伯胶为复合囊材时，其复凝聚成囊的基本原理如下：①明胶既可以荷正电，也可以荷负电，这是因为明胶分子结构中的氨基酸在水溶液中可离解形成$—NH_3^+$ 和$—COO^-$，pH 较低时，$—NH_3^+$ 的数目多于$—COO^-$，相反，pH 较高时，$—COO^-$ 的数目多于$—NH_3^+$，在两种电荷相等时的 pH 即为等电点。pH 调至明胶的等电点以下时，明胶带正电。②阿拉伯胶仅带负电。③当明胶溶液和阿拉伯胶溶液混合时，可将 pH 调节至 4～4.5，使明胶荷正电达到最高量，与荷负电的阿拉伯胶互相吸引结合成为不溶性的复合物，溶解度降低而凝聚成囊。④降低温度并加入甲醛使之固化，即得成品微囊。

9. 脂质体的质量评价包括哪些？

答：①形态、粒径及其分布；②包封率和载药量的测定；③渗漏率的测定；④药物体内分布的测定。

10. 简述纳米粒的特点。

答：纳米粒具有以下特点：与脂质体比较，其物理稳定性好，便于加热灭菌和储存；由于其粒径小，表面能大，有利于在黏膜、角膜等处滞留，因而有利于药物的吸收和提高药物的生物利用度；可被 MPS 系统摄取，被动到达肝脏、脾脏和骨髓靶向给药的效果；可对其表面进行修饰，达到主动靶向分布于其他器官的目的；可改变药物对生物膜的透过性，有利于药物透皮吸收和胞内靶向传输。

11. 简述影响微囊粒子大小的因素。

答：①囊心物的大小：固体药物微囊化后的粒子大小主要取决于囊心物的粒度。

②制备方法：不同制备方法制得的微囊大小范围有所不同。

③囊材的黏度：一般来说，囊材相对黏度越大，制得微囊的粒径也越大。

④制备温度。

⑤搅拌速度：一般制备过程中的搅拌速度越快，制得的微囊粒子越小，但搅拌速度也不宜过快，否则会产生大量气泡，影响微囊的产量和质量。

12. 简述胶束、脂质体、泡囊的异同点。

答：胶束、脂质体、泡囊均为表面活性剂在水溶液中所形成的分子有序体，其不同之处在于所形成的分子有序体的结构和形成条件不同。胶束是由单头单尾的表面活性剂所形成的单分子层分子有序组合体。而泡囊由单头双尾（即一个极性基团连接两个疏水基）或单头单尾中含有特殊结构（类似磷脂）的表面活性剂形成的双分子层分子有序组合体。由天然或合成磷脂所组成的泡囊称为脂质体。泡囊的形成与表面活性剂分子的几何因素关系较大。Kunitake 认为形成泡囊的表面活性剂分子应有衣架式结构（单头双尾）；对于单烃链表面活性剂，要求烃链之间有刚性部分，如双键、苯环等，这些刚性部分可促进双分子层的形成。

六、处方设计与制备工艺

1. 【处方】肝素　　　　（主药）
　　磷脂　　　　（膜材）
　　胆固醇　　　（膜材）
　　三氯甲烷　　（溶剂）
　　PBS　　　　（分散介质）

【制法】将肝素溶于磷酸盐缓冲液，加入到磷脂和胆固醇的三氯甲烷溶液中，蒸发除去三氯甲烷，残液经超声波分散后重新混悬于磷酸盐缓冲液中即得。

2. 【处方】吲哚美辛　　　　（主药）
　　CAP－Na（CAP，Na_2HPO_4）　　（囊材）
　　Span 20　　　　（润湿剂）
　　Na_2SO_4 溶液　　（凝聚剂）
　　稀醋酸　　　　（固化剂）

【制法】将吲哚美辛研磨成细分，加入少许 Span 20 润湿，分散在 CAP 溶于 Na_2HPO_4 溶液形成的 CAP－Na 溶液中，然后在搅拌下加热至 70～80℃，加入凝聚剂［60% Na_2SO_4（g/g）］使形成凝聚囊，加入 2～3 倍的稀醋酸使囊固化，用 pH 3～4 的水洗至无 SO_4^{2-}，即得吲哚美辛微囊。

3. 【处方】阿霉素　　　　（主药）
　　注射用磷脂　　（膜材）
　　胆固醇　　　　（膜材）
　　柠檬酸缓冲液　（内水相）

【制法】

①空白脂质体制备：以 pH 4.0 的柠檬酸缓冲液为介质，采用薄膜蒸发法制备空白脂质体（脂质体囊泡内部 pH 为 4.0）。

②用 1mol/L 的氢氧化钠溶液调节上述空白脂质体混悬液的 pH 至 7.8，使脂质体膜内外形成质子梯度，即得到脂质体膜内部为酸性外部位碱性的脂质体。

③将阿霉素用 pH 7.8 的 Hepes 缓冲药物溶解，60℃保温孵育。

④在 60℃孵育条件下，将脂质体混悬液与阿霉素溶液混合并轻摇，孵育 10min 即可。

4. 【处方】氟尿嘧啶　　　　（主药）
　　PLA　　　　（载体材料）
　　CH_2Cl_2 或醋酸乙酯　　（溶解材料的溶剂）
　　PVA　　　　（乳化剂）

【制法】PLG 有机溶液中加入氟尿嘧啶微晶，得混悬液，用注射针头将混悬液注入用氟尿嘧啶饱和的 PVA 水溶液中，搅拌乳化（加热），待有机溶剂除去后，得沉淀，过滤、水洗、抽干、真空干燥 48 h，得粉末状氟尿嘧啶微球。如用作制备注射剂，需灭菌或无菌操作。

【质量评价】

①外观：用显微镜观察形态，并提供照片，应圆整、光滑。

②粒径及其分布：口服粒径小于 200 μm 即无异物感。

③载药量：应达到设计要求。

④有机溶剂残留量：应符和相关规定。

⑤释放性能：应符合缓释要求，基本无突释（前 0.5 h 的释放量低于 40%）。

⑥流动性：休止角应小于 40°。

⑦无菌：供注射用时应符合无菌要求。

（尹宗宁）

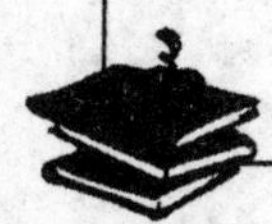

CHAPTER 第十九章

新剂型

第一节 概　述

项目		内容
定义	缓释制剂	缓释制剂（sustained-release preparations）：系指在规定释放介质中，按要求缓慢地非恒速释放药物，其与相应的普通制剂比较，给药频率比普通制剂减少一半或给药频率比普通制剂有所减少，且能显著增加患者的顺应性的制剂。
	控释制剂	控释制剂（controlled-release preparations）：系指在规定释放介质中，按要求缓慢地恒速或接近恒速释放药物，其与相应的普通制剂比较，给药频率比普通制剂减少一半或给药频率比普通制剂有所减少，血药浓度比缓释制剂更加平稳，且能显著增加患者的顺应性的制剂。
	迟释制剂	迟释制剂（delayed-release preparations）：系指在给药后不立即释放药物的制剂，包括肠溶制剂、结肠定位制剂和脉冲制剂等。
	肠溶制剂	肠溶制剂（enteric coated preparations）：系指在规定的酸性介质中不释放或几乎不释放，而在要求的时间内，于 pH6.8 磷酸盐缓冲液中大部分或全部释放的肠溶制剂。
	结肠定位制剂	结肠定位制剂（colon site-specific preparations）：系指在胃肠道上部基本不释放、在结肠内大部分或全部释放的制剂，即在规定的酸性介质与 pH6.8 磷酸盐缓冲液中不释放或几乎不释放，而在 pH7.5～8.0 磷酸盐缓冲液中并在要求的时间内，大部分或全部释放的制剂。
	脉冲制剂	脉冲制剂（pulsatile preparations）：系指不立即释放药物，而在某种条件下（如在体液中经过一定时间或一定 pH 或某些酶作用下）一次或多次突然释放药物的制剂。

续表

项目	内　容
特点	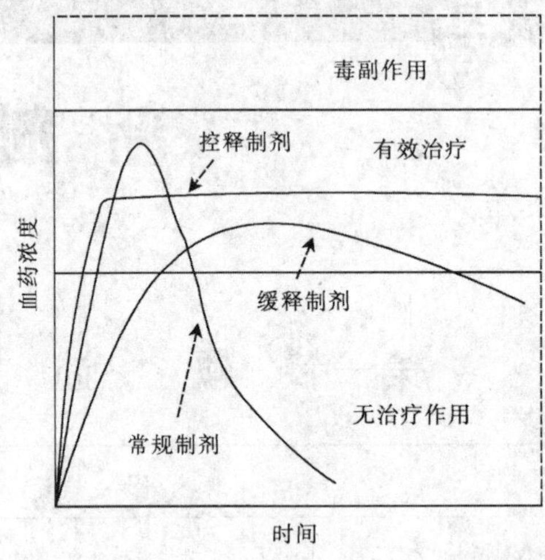 **不同制剂的释药速度对血药浓度和治疗的影响示意图** 优点： ● 对半衰期短的或需要频繁给药的药物，可减少服药次数，提高患者服药的顺应性，适用于需要长期服药的慢性疾病患者。 ● 使血药浓度平稳，避免峰谷现象，有利于降低药物的毒副作用，特别对于治疗指数较窄的药物，以保证药物的安全性和有效性。 ● 可减少用药的总剂量，以最小剂量达到最大药效。 缺点： ● 候选药物的局限性：剂量很大（>1g）、半衰期很短（<1 小时）、半衰期很长（>24 小时）、小肠下端不能有效吸收、有特定吸收部位和溶解度极差的药物，不宜制成口服缓释制剂。 ● 在临床应用中，剂量调节的灵活性降低。 ● 当药物在疾病状态的体内动力学特性有所改变时，不能灵活调节给药方案。 ● 制备所涉及的设备和工艺费用较常规制剂昂贵。

第二节　缓释、控释制剂

一、缓释、控释制剂的释药原理和方法

项　目		内　容
分类	骨架型	药物以分子或微晶、微粒的形式均匀分散在各种载体材料。
	贮库型	药物及其制剂被包裹在高分子聚合物膜内部。

项 目		内 容	
		原 理	方 法
原理与方法	溶出	溶出 Noyes-Whitney 方程 $$\frac{dC}{dt}=\frac{DS}{Vh}(C_s-C)$$ dC/dt—溶出速度；D—扩散系数；S—表面积；V—扩散介质的容积；h—扩散层的厚度；C_s—药物的饱和溶解度；C—药物的浓度。	降低药物的溶出速度： ● 制成溶解度小的盐或酯。 ● 与高分子化合物生成难溶性盐。 ● 增加难溶性药物微粒的直径。
	扩散	1. 水不溶性包衣膜 Fick's 第一定律 $$\frac{dM}{dt}=\frac{ADK\Delta C}{L}$$ dM/dt—释放速度；A—面积；D—扩散系数；K—药物在膜与囊心之间的分配系数；L—包衣层厚度；ΔC—膜内外药物的浓度差。	● 难溶性衣膜材料的包衣：适宜于药物小丸或片剂。 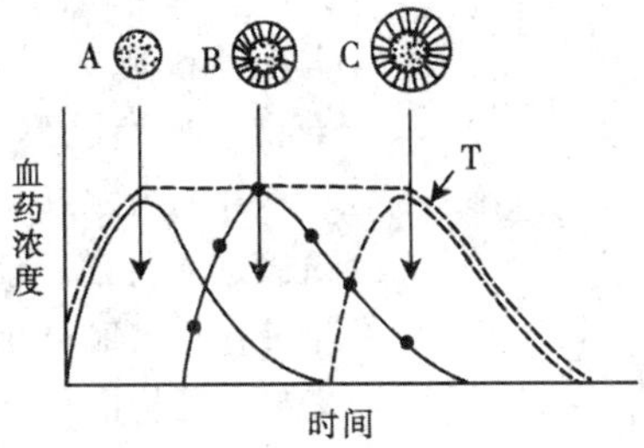 A B C T 血药浓度 时间 **不同包衣小丸血药浓度－时间曲线示意图** A. 不包衣小丸 B. 包较薄衣层的小丸 C. 包较厚衣层的小丸 T. A. B. C 相加的血药浓度－时间曲线示意图
		2. 含水性孔道的包衣膜 $$\frac{dM}{dt}=\frac{AD\Delta C}{L}$$ （同上）	
		3. 骨架型的药物扩散 Higuchi 方程 $$Q=\left[DS\left(\frac{P}{\lambda}\right)(2A-SP)t\right]^{\frac{1}{2}},\ Q=k\sqrt{t}$$ Q—单位面积在 t 时间的释放量；D—扩散系数；P—骨架中的孔隙率；S—药物在释放介质中的溶解度；λ—骨架中的弯曲因素；A—单位体积骨架中的药物含量；k—常数。	● 微囊化技术：囊膜具半透膜性质。 ● 制备不溶型骨架片剂：适宜于亲水性药物。 ● 增加黏度以减少扩散速度：应用于注射液或其他液体制剂。 ● 将水不溶性药物熔融后倒入模型中形成植入剂，外科手术埋藏于皮下，药效可长达数月甚至数年。 ● 水溶性药物制成 W/O 型乳剂。

续表

项目		内容	
原理与方法	溶蚀与扩散、溶出结合	(1) 药物从骨架中的释放结合自身扩散和骨架的溶蚀过程； (2) 药物通过水解或酶反应从聚合物骨架中释放； (3) 药物溶解于自膨胀型聚合物，通过膨胀速率、药物溶解度和骨架中可溶部分的大小控制释药速度。	● 生物溶蚀型骨架系统。 ● 亲水凝胶骨架系统。 ● 通过化学键将药物和聚合物直接结合制成的骨架系统。 ● 膨胀型控释骨架。
	渗透压	片芯为水溶性药物和水溶性聚合物或其他辅料制成，外面用水不溶性的聚合物（半渗透膜）；壳顶用激光开细孔；片剂与水接触后，水即通过半渗透膜进入片芯，使药物溶解成为饱和溶液；片芯和体液的渗透压存在较大差异，药物饱和溶液由细孔持续流出。接近零级释放，释药速率与 pH 无关。 优点：可传递体积较大，药物的释放与药物的性质无关。 缺点：生产工艺复杂，价格昂贵。	● 片芯含固体药物与电解质，遇水即溶解。 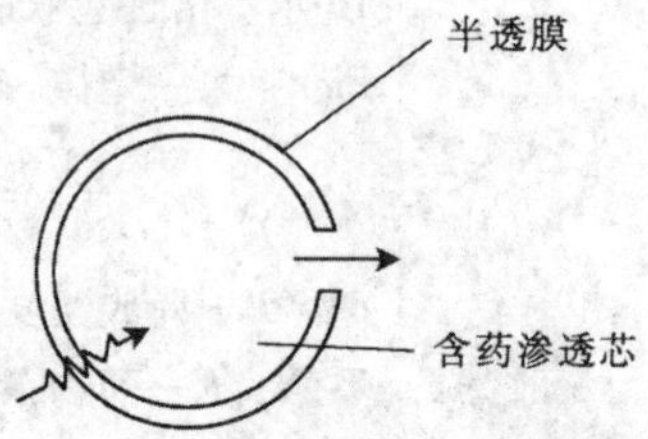 半透膜 含药渗透芯 ● 药物以溶液形式存在于不含药渗透芯的弹性囊内。 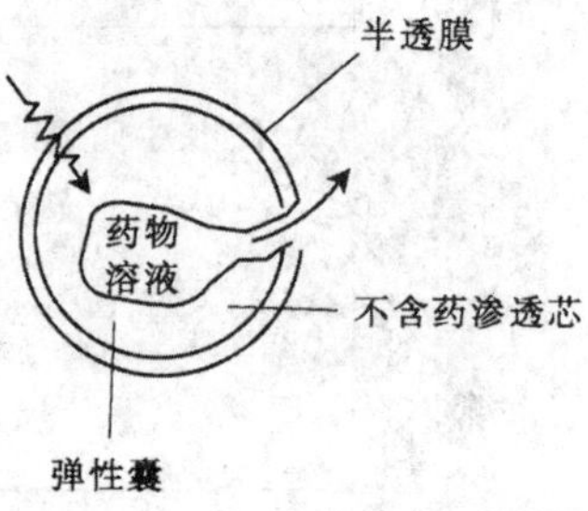 半透膜 药物溶液 不含药渗透芯 弹性囊
	离子交换	药物与水不溶性交联聚合物组成树脂的成盐基团结合后，当与环境中适当电荷的离子与离子交换基团接触时，通过交换将药物游离释放。 树脂$^+$—药物$^-$ + X^-→树脂$^+$—X^- + 药物$^-$ 树脂$^-$—药物$^+$ + Y^+→树脂$^-$—Y^+ + 药物$^+$ （X^-和Y^+—消化道中的离子。） 各种含药树脂、阿霉素酸甲基葡聚糖微球等。	

二、缓释、控释制剂的设计

项目		内容
影响因素	理化因素	pK_a 与解离度：非解离型药物易通过脂质生物膜。 Handerson-Hasselbach 方程 $$弱酸性药物：pK_a - pH = \lg \frac{C_u}{C_i}$$ $$弱碱性药物：pK_a - pH = \lg \frac{C_i}{C_u}$$ C_u 和 C_i 为未解离型和解离型药物浓度。 水溶性：药物溶解度≥ 0.1mg/ml。 分配系数：分配系数过大，药物与脂质膜产生强结合力而不易进入血液循环；分配系数过小，透过膜困难。 药物在胃肠道中吸收部位的稳定性：不同 pH 及酶条件。
	生物因素	生物半衰期：$t_{1/2}$ <1h 和 $t_{1/2}$ >12h 的药物不适宜制备缓释制剂。 吸收：药物的 $t_{1/2(吸收)}$ ≈3～4h 为宜；吸收部位特异性药物，延长滞留时间。 代谢：吸收前有代谢作用的药物制成缓释制剂，其生物利用度下降。
设计	药物	剂量大小：口服单剂量 <0.5～1.0g； 应考虑 $t_{1/2}$（2～8h 为宜）、吸收程度和临床需要等因素。
	要求	应考虑生物利用度、给药次数、峰浓度与谷浓度之比等因素。
	剂量	根据普通制剂的用法和剂量，也可采用药物动力学方法进行计算。
常用辅料	骨架材料	溶蚀性：蜂蜡、巴西棕榈蜡、氢化植物油、硬脂醇、单硬脂酸甘油酯等； 亲水性凝胶型：MC，CMC－Na，HPMC，PVP，卡波普等； 不溶性：EC，Eudragit RS，Eudragit RL 等。
	包衣材料	不溶性高分子：EC（乙基纤维素水分散体，商品名 Aquacoat，Surelease）。 肠溶性高分子：CAP，Eudragit L，Eudragit S，PVAP，HPMCP，HPMCAS。

续表

<table>
<tr><th colspan="3">项 目</th><th>内 容</th></tr>
<tr><td rowspan="10">制
备</td><td rowspan="5">骨
架
型</td><td>骨
架
片</td><td>亲水凝胶：直接压片或湿法制粒压片；
可完全溶解、药物全部释放。
蜡质类：溶剂蒸发技术、熔融技术，不溶于水，但可溶蚀。
不溶性：直接压片或湿法制粒压片，药物释放不完全，不适合于剂量大的药物。</td></tr>
<tr><td>颗粒
（微囊）
压制片</td><td>在胃中崩解后类似于胶囊剂，可同时具有缓释胶囊和片剂的优点。</td></tr>
<tr><td>胃内
滞留片</td><td>系指一类能滞留于胃液中，延长药物在消化道内的释放时间（5～6h），改善药物吸收和生物利用度的片剂。
组成：具有疏水性且相对密度小的酯类、脂肪醇类、脂肪酸类或蜡类。添加乳糖、甘露糖等以加快释药速率。</td></tr>
<tr><td>生物
黏附片</td><td>生物黏附性的聚合物作为辅料制备片剂，能黏附于生物黏膜，缓慢释放药物，并由黏膜吸收达到治疗目的。
组成：片芯（生物黏附性聚合物与药物）＋外周（聚合物）＋覆盖层。</td></tr>
<tr><td>骨架型
小丸</td><td>组成：骨架型材料＋药物＋辅料（PEG、表面活性剂等）。
制备：旋转滚动制丸、挤压－滚圆制丸、离心－流化制丸等。</td></tr>
<tr><td rowspan="5">膜
控
型</td><td>包衣液</td><td>包衣材料、增塑剂和溶剂组成，根据需要可加入致孔剂、着色剂、抗黏剂和遮光剂等。</td></tr>
<tr><td>微孔膜
包衣片</td><td>包衣液：胃肠道中不溶解的聚合物为衣膜材料＋少量致孔剂（PEG 类、PVP、PVA、SDS－Na、糖和盐等水溶性物质，或水不溶性的粉末如滑石粉、SiO_2 等）。</td></tr>
<tr><td>膜控释
小片</td><td>将药物与辅料按常规方法制粒，压制成小片，其直径约为 2～3mm，缓释膜包衣后装入硬胶囊使用。</td></tr>
<tr><td>肠溶膜
控释片</td><td>药物片芯外包肠溶衣，再包上含药的糖衣层而得。
含药糖衣层在胃液中释药→肠溶衣片芯进入肠道→衣膜溶解→片芯中的药物释放。</td></tr>
<tr><td>膜控释
小丸</td><td>组成：丸芯（药物和辅料）＋控释薄膜衣。</td></tr>
</table>

续表

项目		内容
制备	渗透泵片	组成：药物 + 半透膜材料（醋酸纤维素、乙基纤维素）+ 渗透压活性物质（乳糖、果糖、葡萄糖、甘露糖）+ 助推剂（聚羟甲基丙烯酸烷基酯 M_W 3万～500万；PVP，M_W 1万～36万）。 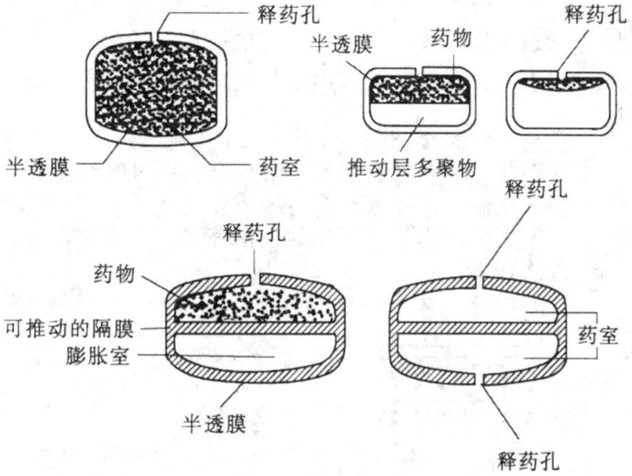 **渗透泵片的构造示意图**
	植入剂	皮下植入方式给药，易进入体循环；给药剂量小、释药和吸收慢，血药浓度平稳。主要用于计划生育药物等。

三、缓释控释制剂的体内外评价

项目		方法及试验要求
体外释放度试验	释放介质	去空气新鲜水、人工胃液（0.1mol/L HCl，pH 1.2）或人工肠液（PBS，pH 6.8）； 难溶性药物：加入少量表面活性剂（如 SDS - Na）； 体积：应满足漏槽条件，不少于形成药物饱和溶液量的3倍。
	取样点	释药过程时间：不应低于给药的时间间隔，累积释放率 ≥ 90%； 第一点：一般为0.5～2h，累积释放率约30%，考察药物是否有突释； 第二点：累积释放率≈50%，确定释药特性； 第三点：累积释放率 > 75%，考察释药量是否完全。 释药数据的数学模型拟合：零级方程、一级方程和 Higuchi 方程。
	体内生物利用度和生物等效性试验	生物利用度（bioavailability，BA）：指剂型中的药物吸收进入人体血液循环的速度和程度。 生物等效性（bioequivalence，BE）：指一种药物的不同制剂在相同实验条件下，给以相同的剂量，其吸收速度和程度没有明显差异。 缓释控释制剂的 BA 与 BE：应在单次给药与多次给药两种条件下进行。
	体内外相关性	体内吸收相的吸收曲线与体外释放曲线之间对应的各个时间点进行回归，得到直线回归的相关系数符合要求，即可。

第三节　口服脉冲和定时释药系统

项目		内容
口服定时释药制剂	定义	口服定时释药制剂：根据人体生物节律的变化特点，按照生理和治疗的需要而定时定量释药的一种新型给药系统，又称脉冲释药系统（pusatile release system）、时控－突释系统（time－controlled explosion system）等。
	分类	渗透泵定时释药系统：渗透泵技术制备。 包衣脉冲系统：常采用膜包衣技术和压制包衣技术。 柱塞型定时释药胶囊：由水不溶性胶囊壳体、药物贮库、定时塞、水溶性胶囊帽组成；柱塞有膨胀型、溶蚀型和酶可降解型等。 释药机制：当柱塞型定时释药胶囊与水性液体接触时，水溶性胶囊帽溶解，定时塞遇水即膨胀（或溶蚀、酶解），脱离胶囊体，贮库中药物快速释出（呈脉冲式释出）。 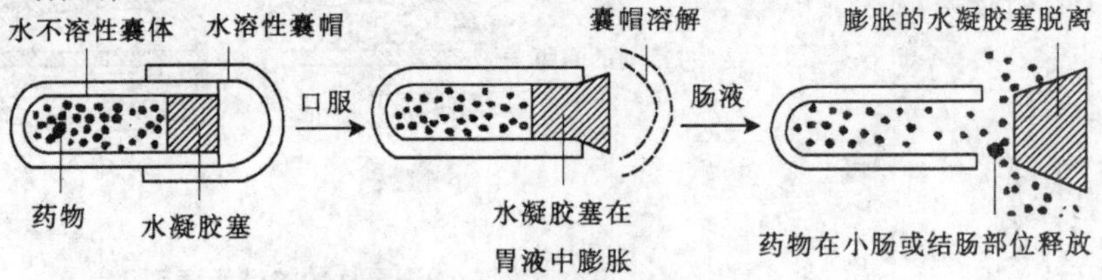 水不溶性囊体　水溶性囊帽　口服　囊帽溶解　肠液　膨胀的水凝胶塞脱离　药物　水凝胶塞　水凝胶塞在胃液中膨胀　药物在小肠或结肠部位释放 **柱塞型定时释药胶囊的释药示意图**
口服定位释药制剂	定义	口服定位释药制剂：系指口服后能将药物选择性地输送至消化道的特定部位的剂型。 目的：① 改善药物在胃肠道的吸收，避免其在胃肠生理环境下失活； ② 治疗胃肠道的局部疾病，提高疗效，减少剂量，降低全身性副作用； ③ 改善缓控释制剂因受胃肠运动影响而造成的药物吸收不完全、个体差异大等现象。
	分类	胃定位释药制剂：胃内滞留片和胃黏附微球等。 小肠释药制剂：肠溶衣释药系统。
	分类	结肠定位释药制剂（OCDDS）：采用适当方法，使药物口服后避免在胃、十二指肠、空肠和回肠前端释放药物，运送至回盲肠部后释放药物而发挥局部和全身治疗作用的给药系统。 特点：提高结肠局部药物浓度，有利于治疗结肠局部病变；可避免首过效应，有利于多肽和蛋白质等大分子药物的吸收；固体制剂在结肠中的转运时间很长，对日服一次制剂的开发具有重要意义。 释药机理：转运时间控制型、pH 依赖型、生物降解型及其复合型等。 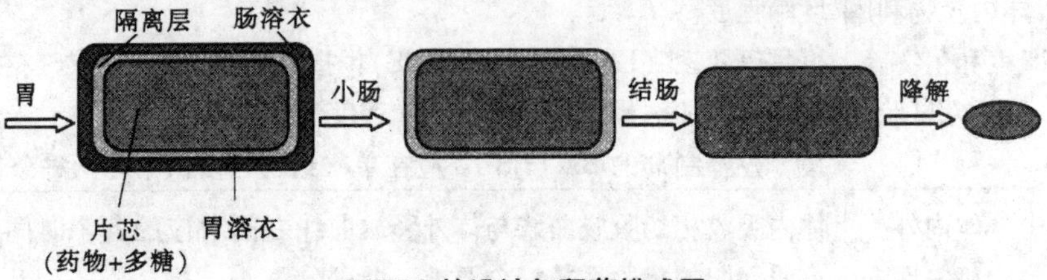 隔离层　肠溶衣　胃　小肠　结肠　降解　片芯（药物+多糖）　胃溶衣 **OCDDS 的设计与释药模式图**

练 习 题

一、翻译并解释下列名词与术语

1. sustained-release preparations
2. controlled-release preparations
3. delayed-release preparations
4. enteric-coated preparations
5. colon site-specific preparations
6. pulsatile preparations
7. Noyes-Whitney equation
8. Fick's first law
9. oral chronopharmacologic drug delivery system
10. oral site-specific drug delivery system
11. bioavailability
12. bioequivalence
13. gastroretentive delivery system
14. mucoadhesive delivery system

二、判断是非题（用○或×表示）

1. 口服缓控释制剂不仅可提高患者的顺应性，而且生物利用度均较高。(　　)
2. 制备缓控释制剂时，主要考虑该药物的适应证，而与其理化性质及体内药动学特征关系不大。(　　)
3. 缓控释制剂主要有骨架型和贮库型两种。(　　)
4. 缓控释制剂释药所涉及的释药原理主要有溶出、扩散、溶蚀和渗透压。(　　)
5. 根据溶出原理制备缓控释制剂可采用的方法有：控制药物的粒子大小、将药物制成溶解度小的盐或酯，以及将药物包藏于不溶性骨架和包衣等。(　　)
6. 口服后吸收不完全或吸收无规律的药物不适于制备缓控释制剂。(　　)
7. 缓控释制剂的血药浓度“峰谷”波动小，可降低毒副作用。(　　)
8. 缓控释制剂可通过降低用药的总剂量达到疗效最大化。(　　)
9. 设计缓控释制剂时，应主要考虑药物的剂量，而药物的消除半衰期影响不大。(　　)
10. 影响口服缓控释制剂设计的药物理化因素包括剂量、pK_a、解离度、水溶性、分配系数和稳定性。(　　)
11. 渗透泵片与普通包衣片相似，只是在普通包衣片的一端用激光开一细孔，药物由细孔流出。(　　)
12. 不溶性骨架片中药物释放可能不完全，大量药物残存于骨架中，不适宜剂量大的药物。(　　)
13. 渗透泵片半渗透膜的厚度、孔径、空隙率，片芯的处方是制备渗透泵片的关键。(　　)
14. 渗透泵片的释药速率与 pH 无关，在胃内与肠内的释药速率相等。(　　)
15. 渗透泵片片芯的吸水速度取决于膜的渗透性能和片芯的渗透压。(　　)
16. 胃内滞留片由药物和一种或多种亲水胶体及其他辅料制成。(　　)
17. 为提高胃内滞留片的漂浮能力，可在其中加密度较低的脂肪类物质。(　　)
18. 生物半衰期短的药物一定可以制备成缓控释制剂。(　　)
19. 与普通口服制剂相比，口服渗透泵片后的吸收受 pH 的影响较小。(　　)
20. 据 Higuchi 方程，通过减小药物的溶解度 C_s 或减小表面积 S，可降低药物的释放速率。(　　)
21. 当膜控缓释制剂的包衣膜中含有水性孔道时，药物释放可用 Fick's 第一定律描述。(　　)

22. 对于骨架型缓释制剂，骨架的孔隙越多，药物释放越快；曲率越大，释药量越小。( )
23. 亲水凝胶骨架片中，水溶性药物的释放以扩散为主，难溶性药物则以骨架溶蚀为主。( )
24. 口服膜控释制剂均可以零级速度释放药物。( )
25. 渗透泵片口服后，膜内药物溶液通过释药小孔的流出量与渗透进入膜内的水量相等。( )
26. 用离子交换技术制备缓控释制剂，仅适合于可解离药物的控释。( )
27. 缓控释制剂以静脉注射剂作为参比制剂，两者血中药物浓度不呈现明显差别时，即认为生物等效。( )
28. 通过主动转运吸收的药物，制成缓释制剂可促进药物吸收。( )
29. 设计口服缓控释制剂，需要考虑肠道酶系统对药物降解的影响。( )
30. 吸收前有代谢作用的药物不宜制成缓释制剂。( )
31. 缓控释制剂中药物的释放速度应比吸收速度慢。( )
32. 缓控释制剂可用最小剂量达到最大药效。( )
33. 药物以分子或微晶、微粒的形式均匀分散在各种载体材料中，形成贮库型缓控释制剂。( )
34. 脂肪、蜡类或酯类等物质可用于制备亲水凝胶型骨架片。( )
35. 抗生素类药物发挥作用主要依靠浓度大小，故通过缓释制剂来减少给药次数。( )
36. 核黄素口服后主要通过主动转运吸收，可通过制备胃滞留制剂提高生物利用度。( )
37. 治疗窗范围窄的药物，可通过制成缓控释制剂减少血药浓度“峰谷”现象。( )
38. 测定缓控释制剂的释放度时，至少应测定 11 ~ 13 个取样点。( )
39. 与单剂量缓控释片剂相比，缓控释胶囊剂的释放与吸收受食物和胃排空的影响较小。( )
40. 膜控型缓控释制剂主要适用于水不溶性药物。( )

三、单项选择题

1. 缓释制剂与控释制剂的主要区别在于( )
   A. 缓释制剂为一级速度释放，而控释制剂的血药浓度“峰谷”波动较小
   B. 缓释制剂为零级速度释放，而控释制剂的血药浓度“峰谷”波动较大
   C. 缓释制剂的血药浓度“峰谷”波动更小
   D. 控释制剂为恒速或接近恒速释放，而缓释制剂的血药浓度“峰谷”波动较小
   E. 缓释与控释制剂均为恒速或接近恒速释放，但控释制剂的血药浓度“峰谷”波动大
2. 下列属于缓释与控释给药制剂特点的是( )
   A. 给药次数多，患者的顺应性差
   B. 降低了口服给药时可能发生的“首过效应”
   C. 缓释给药系统特别适用于急性疾病患者
   D. 给药的总剂量有所增加
   E. 维持相对恒定的血药浓度或药理效应，增强了治疗效果，减少了副作用
3. 下列对缓释与控释制剂叙述中正确的是( )
   A. 缓释制剂可避免常规制剂给药时产生的“峰谷”现象，并按照恒速释药
   B. 所有药物都可以采用适当的方法制备成缓释、控释制剂
   C. 乙基纤维素包衣微丸为不溶性骨架片
   D. 生物半衰期小于 1h 的药物，可制备成缓释制剂达到减少给药次数的目的

E. 青霉素普鲁卡因的疗效比青霉素钾的疗效显著延长，是由于青霉素普鲁卡因的溶解度比青霉素钾的溶解度小

4. 下列描述中与缓释与控释制剂释药原理无关的为（　　）

A. 毛细管作用　　B. 渗透压原理　　C. 离子交换作用

D. Noyes-Whitney 方程　　E. 扩散原理

5. 下列对缓释与控释制剂的叙述中错误的是（　　）

A. 缓释与控释制剂的相对生物利用度应为普通制剂的 80% ~120%

B. 缓释与控释制剂中起缓释作用的辅料包括阻滞剂、骨架材料和增塑剂

C. 缓释与控释制剂的峰谷浓度比应小于等于普通制剂

D. 缓释与控释制剂的生物利用度应高于普通制剂

E. 虽然半衰期短，但是治疗指数窄的药物可 12h 口服用药一次

6. 下列不属于减少溶出速度为主要原理的缓释与控释制剂的制备工艺是(　　)

A. 超慢性胰岛素中所含胰岛素锌晶粒较大

B. 鞣酸与生物碱类药物形成难溶性盐　　C. 醇类药物的酯化

D. 乙基纤维素与甲基纤维素混合组成含水性孔道的包衣膜

E. 海藻酸与毛果芸香碱结合成盐

7. 下列适应证治疗药物中一般不适宜制成缓释与控释制剂的是（　　）

A. 抗精神病药　　B. 抗菌药　　C. 抗哮喘药

D. 抗心律失常药　　E. 降压药

8. 下列对缓释与控释制剂的叙述中错误的是（　　）

A. 缓控释制剂特别适用于需长期服药的慢性病病人

B. 可灵活调节给药方案　　C. 工艺较复杂，生产成本较高

D. 可避免或减小“峰谷”现象　　E. 用最小剂量达到最大药效

9. 下列对缓释与控释制剂叙述中错误的是（　　）

A. 具有吸收部位特异性药物一般可通过制备缓释制剂，提高生物利用度

B. 用 HPMC 制备亲水凝胶骨架片，可延长药物的释放时间

C. 半衰期很短和半衰期很长的药物，不宜制成口服缓释、控释制剂

D. 生物碱类药物与鞣酸形成难溶性盐，药效与母体药物比较显著延长

E. 鱼精蛋白锌胰岛素的药效可维持 18 ~24h

10. 下列属于控制溶出为原理的缓控释制剂的方法是(　　)

A. 控制粒子大小　　B. 水不溶性包衣膜　　C. 亲水凝胶骨架

D. 制成乳剂　　E. 制成植入剂

11. 下列不属于扩散原理制备的缓释制剂有（　　）

A. 水不溶性包衣膜　　B. 含水性孔道的包衣　　C. 骨架型缓释制剂

D. 制成溶解度小的酯　　E. 制成微囊

12. 下列属于可作为肠溶衣材料的组合是（　　）

A. EC，HPMCP　　B. MCC，HPC　　C. PVPP，HPMC

D. PEG，PVP　　E. CAP，Eudragit L

13. 将 PVP 加至胰岛素、肾上腺素或青霉素等制剂，其长效机理主要是（　　）

A. 增加黏度以减少扩散速度　　B. 形成亲水凝胶型骨架

C. 药物与高分子形成难溶性盐　　D. 离子交换作用

E. 渗透泵原理

14. 阿霉素酸甲基葡聚糖微球在水中不释药，而在生理盐水中释药的机理是(　　)
A. 水不溶性包衣膜　B. 含水性孔道的包衣膜
C. 不溶性骨架微球　D. 离子交换作用
E. 溶蚀与扩散、溶出结合作用

15. 下列不属于影响口服缓释与控释制剂设计的药物理化因素的是（　　）
A. 剂量大小　B. pK_a　C. 溶解度
D. 分配系数　E. 生物半衰期

16. 下列不属于影响口服缓释与控释制剂设计的生物因素的是（　　）
A. 排泄　B. 消除半衰期　C. 吸收部位及其机制
D. 稳定性　E. 代谢

17. 适于制备缓释与控释制剂的药物半衰期应为（　　）
A. $<2h$　B. $2h \sim 8h$　C. $>8h$　D. $>12h$　E. $<24h$

18. 如果药物在消化道各部位均有吸收，则可考虑制成(　　)口服一次的缓控释制剂
A. 8h　B. 12h　C. 24h　D. 36h　E. 48h

19. 设计缓释制剂时，对药物溶解度要求的下限一般为（　　）
A. 0. 01mg/ml　B. 0. 1mg/mL　C. 1. 0mg/ml
D. 10mg/ml　E. 无具体要求

20. 剂量小且本身为解离型药物，较适宜于制备哪种缓释与控释制剂（　　）
A. 亲水凝胶骨架片　B. 渗透泵片　C. 膜控片
D. 药树脂　E. 溶蚀型骨架片

21. 不溶性骨架片的常用材料为（　　）
A. PVA　B. CMC - Na　C. HEC
D. 硬脂酸　E. 聚氯乙烯

22. 下列辅料中不属于不溶性骨架片的材料是（　　）
A. 乙基纤维素　B. 聚乙烯
C. 甲基丙烯酸 - 丙烯酸甲酯共聚物　D. 海藻酸钠
E. 乙烯醋酸乙烯共聚物

23. 常用的可生物降解骨架材料是（　　）
A. MC　B. HMPC　C. 单硬脂酸甘油酯
D. 壳聚糖　E. 聚硅氧烷

24. 亲水凝胶型骨架片与微孔膜包衣常用的高分子材料的组合是（　　）
A. HPMC 与 MCC　B. MCC 与 EC　C. MCC 与 CAP
D. HPMC 与 EC　E. EC 与 CAP

25. 下列关于骨架片叙述中错误的是（　　）
A. 亲水性凝胶骨架片中药物的释放比较完全
B. 骨架型缓释片不会发生包衣片可能出现的药物突释现象
C. 骨架型缓释片剂应进行释放度检查，不进行崩解时限检查
D. 不溶性骨架片有时药物释放不完全
E. 不溶性骨架片适宜于制备溶解度较小、大剂量的药物

26. 不溶性骨架片适合于下列（　　）的缓释制剂
A. 青霉素　B. 局部麻醉药　C. 水溶性药物
D. 维生素 B_2　E. 吲哚美辛等剂量大的难溶性药物

27. 膜控释小丸包衣液中加入 PEG 6000 的目的是（　　）

A. 助悬剂　　B. 增塑剂　　C. 成膜剂

D. 乳化剂　　E. 致孔剂

28. 下列关于缓释与控释制剂叙述中错误的是（　　）

A. 缓释颗粒压制片在胃中崩解后类似于胶囊剂

B. 将不同释药速度的颗粒混合压片，可达到较好控制释药的目的

C. 微囊压制片特别适合于处方中药物含量高的情况

D. 甲基纤维素水分散体是常用的膜控释包衣材料

E. 溶蚀型骨架片是通过孔道扩散与溶蚀控制药物的释放

29. 下列对胃内滞留片的叙述中错误的是（　　）

A. 该类制剂可延长药物在消化道内的释放时间

B. 胃内滞留片有利于提高药物的生物利用度

C. 胃内滞留片一般由药物和亲水胶体及其他辅料制成

D. 制剂处方中添加疏水性且相对密度大的辅料，有利于胃滞留

E. 在十二指肠段等消化道上端具有特异性药物宜于制备胃滞留片剂

30. 下列属于蜡质类骨架片制备方法的是（　　）

A. 溶剂蒸发技术　　B. 湿法制颗粒压片　　C. 肠溶性包衣

D. 水分散体包衣　　E. 微囊压制片

31. 下列对渗透泵片的叙述中不正确的是（　　）

A. 药物在胃与肠中的释药速率相等

B. 助渗剂可吸水膨胀，并产生推动力将药物推出释药小孔

C. 当片芯中的药物未被全部溶解时，药物以一级速率释放

D. 渗透压活性物质的用量与零级释药时间的长短相关

E. 有些渗透泵片的持续释药可长达 20 小时

32. 常用作渗透泵片的渗透压活性物质的是（　　）

A. Eudragit LD30－55　　B. 蜂蜡　　C. 淀粉浆

D. 乳糖　　E. PVPP

33. 下列属于渗透泵片助推剂的是（　　）

A. 1 万～36 万的 PVP　　B. 硬脂酸　　C. 右旋糖酐

D. PEG 6000　　E. 壳聚糖

34. 渗透泵型片剂释药的机理是（　　）

A. 减慢扩散　　B. 减小溶出

C. 片外渗透压大于片内，将片内药物压出

D. 片剂外面包控释膜，使药物恒速释出

E. 片剂膜内渗压大于片剂膜外，将药物从细孔压出

35. 下列不属于渗透泵片剂的水不溶性聚合物的是（　　）

A. 醋酸纤维素　　B. 乙基纤维素　　C. 乙烯－醋酸乙烯共聚物

D. Poloxamer 188　　E. CA 或 EC

36. 聚羟甲基丙烯酸烷基酯和 PVP 在渗透泵片中起的作用为（　　）

A. 助推剂　　B. 渗透压活性物质　　C. 稳定剂

D. 半透膜　　E. 润滑剂

37. 关于骨架型小丸的叙述中错误的是（　　）

A. 骨架型辅料与药物混合制备

B. 添加 PEG 或表面活性剂，可调节释药速率

C. 口服后不受胃排空的影响，无时滞现象，生物利用度高

D. 在胃肠道的转运受食物输送规律的影响

E. 亲水凝胶型小丸，通过包衣获得更好的缓控释效果

38. 关于膜控型缓释与控释制剂的叙述中错误的是（　　）

A. 该类制剂主要由含药核芯和控制释放的包衣膜组成

B. EC 等水不溶性包衣材料可制成水分散体进行包衣

C. 包衣液中可添加水不溶性粉末或药物作为致孔剂

D. 膜控释小片释放具有很好的体内外相关性

E. 肠溶膜控释片主要用于消化道吸收具有部位特异性的药物

39. 测定缓释与控释制剂释放度时，至少应测定几个取样点（　　）

A. 2 个　　B. 3 个　　C. 5 个　　D. 8 个　　E. 11 个

40. 下列不属于缓控释制剂的体外释药数据常用的拟合方程是（　　）

A. 零级方程　　B. 一级速率方程　　C. Higuchi 方程

D. Stock's 定律　　E. Weibull 分布函数

41. 若骨架型缓控释制剂中药物释放符合 Higuchi 方程，则药物释放量（　　）

A. 与时间的平方根成反比　　B. 与时间成正比　　C. 与时间成反比

D. 与时间不成比例　　E. 与时间的平方根成正比

42. 下列对缓控释制剂体内外相关性的叙述中不正确的是（　　）

A. 在三种相关情况中，单点相关关系说明体内外相关关系好

B. 体内外相关试验反映整个体外释放曲线与整个血药浓度－时间曲线之间的关系

C. 体内外具有相关性时，可通过体外释放曲线预测体内情况

D. 可应用统计矩分析原理建立体外释放的平均时间与体内平均滞留时间之间的相关关系

E. 点点相关关系是体外释放曲线与体内吸收曲线上对应的各个时间点分别相关

43. 关于口服定时释药系统的叙述中错误的是（　　）

A. 口服定时释药系统设计是根据人体生物节律的变化特点

B. 脉冲释药系统属于口服定时释药系统

C. 通过薄膜包衣的方法可达到定时释药的目的

D. 膨胀性脉冲压制包衣片选用高黏度的 HPMC 和 HEC

E. 渗透泵技术很难应用于口服定时释药系统

44. 下列不属于口服定位释药系统的是（　　）

A. 胃滞留给药系统　　B. 口服小肠释药系统　　C. 渗透泵型控释制剂

D. 口服结肠定位释药制剂　　E. 多糖类释药系统

45. 下列不属于口服结肠定位释药机制的是（　　）

A. 时控型　　B. pH 敏感型　　C. 生物降解型

D. 前药　　E. 生物黏附型

四、多项选择题

1. 对缓控释制剂，叙述正确的是（　　）

A. 缓控释制剂中起缓释作用的辅料包括阻滞剂、骨架材料和增黏剂

B. 缓控释制剂的相对生物利用度应为普通制剂的 80% ~120%

C. 缓控释制剂的相对生物利用度应高于普通制剂

D. 缓控释制剂的峰谷浓度比应小于等于普通制剂

E. 半衰期短、治疗指数窄的药物可 12h 服用一次

2. 根据 Noyes-Whitney 方程，制备控释制剂可采用的方法有（　　）

A. 控制药物粒子大小　B. 将药物制成溶解度小的盐或酯

C. 将药物包藏在不溶性骨架中　D. 包衣　E. 增加制剂的黏度

3. 下列数学模型中，可作为拟合缓控释制剂的药物释放曲线的是（　　）

A. 零级速率方程　B. 一级速率方程　C. Higuchi 方程

D. 米氏方程　E. Weibull 分布函数

4. 适用于制备离子交换型缓控释制剂的药物包括（　　）

A. 解离型药物　B. 剂量大的药物　C. 水溶液中稳定的药物

D. 剂量小的药物　E. 口服吸收差的药物

5. 进行缓控释制剂设计时，需要考虑的药物理化因素包括（　　）

A. 分配系数　B. pK_a、解离度　C. 稳定性

D. 水溶性　E. 晶型

6. 下列属于缓控释制剂释药原理的有（　　）

A. 渗透压原理　B. 毛细管作用　C. Noyes-Whitney 方程

D. 扩散原理　E. 离子交换作用

7. 下列关于渗透泵片的叙述中正确的是（　　）

A. 释药不受胃肠道 pH 的影响

B. 当片芯中药物浓度低于饱和溶液浓度时，药物以非零级速率释放

C. 当片芯中的药物未被全部溶解时，药物以一级速率释放

D. 药物在胃与肠中释药速率相等

E. 药物的释放与半渗透性衣膜的厚度有关

8. 利用溶出原理制备缓控释制剂的方法有（　　）

A. 制成溶解度小的盐或酯　B. 与高分子化合物生成难溶性盐

C. 控制粒子大小　D. 药物包藏于溶蚀性骨架中

E. 药物包藏于亲水性高分子材料中

9. 下列关于胃内滞留片的叙述中正确的是（　　）

A. 胃内滞留片由药物和一种或多种亲水胶体及其他辅料组成

B. 为提高胃内滞留片的漂浮能力，可在其中添加密度较低的脂肪类物质

C. 一些在消化道上端有特异性吸收部位的药物适宜制成胃内滞留制剂

D. 胃内滞留片可延长药物在消化道内的释放时间

E. 胃内滞留片可改善药物的吸收

10. 下列关于缓控释制剂的表述中正确的是（　　）

A. 可以灵活调节给药方案　B. 可以避免或减小峰谷现象

C. 用最小剂量达到最大疗效　D. 缓控释制剂特别适用于需长期服药的慢性病患者

E. 工艺较复杂，生产成本较高

11. 下列关于骨架片的叙述中正确的是（　　）

A. 骨架片分为亲水凝胶骨架、不溶性骨架与溶蚀性骨架三种类型

B. 药物自骨架中的释放速度低于普通片

C. 骨架片要通过释放度检查，不需要通过崩解度检查

D. 大剂量药物不适宜制成不溶性骨架

E. 骨架片中药物均按零级速率方式释药

12. 可作为肠溶性包衣材料的有（　　）

A. EC　　B. CAP　　C. Eudragit L

D. HPMCP　　E. PVP

13. 能够增加溶液黏度以延长药物作用时间的辅料是（　　）

A. PVP　　B. CMC　　C. 鞣酸

D. 明胶　　E. PEG

14. 下列具有缓释作用的制剂是（　　）

A. 分散片　　B. 渗透泵片　　C. 微孔膜包衣片

D. 蜡制骨架片　　E. 胃内漂浮片

15. 以减少扩散速率为主要原理的缓控释制剂的制备工艺有（　　）

A. 制成包衣小丸或包衣片剂　　B. 控制粒子大小　　C. 药物与高分子化合物制成不溶盐

D. 增加制剂的黏度　　E. 制成乳剂

五、简述题

1. 简述缓控释制剂的优缺点。
2. 简述利用溶出原理实现缓释作用的具体方法。
3. 简述利用扩散原理实现缓释作用的具体方法。
4. 简述影响口服缓控释制剂设计的因素。
5. 缓控释制剂释药原理和方法有哪些？
6. 膜控型和骨架型缓控释制剂的区别在于何处？
7. 与骨架片比较，小丸剂在缓控释制剂上有哪些特点？
8. 不宜制成普通缓控释制剂的药物有哪些？
9. 如何设计复合型的结肠定位释药系统（OCDDS）？
10. 写出 Noyes-Whitney 溶出速度公式，并探讨影响药物释放的因素及缓释药物的方法。
11. 简述结肠定位释药系统的优点及类型。
12. 简述生物黏附片的特点、使用以及常用辅料。

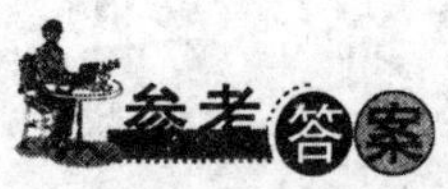

一、翻译并解释下列名词与术语

1. sustained-release preparations：缓释制剂，系指在规定释放介质中，按要求缓慢地非恒速释放药物，其与相应的普通制剂比较，给药频率比普通制剂减少一半或给药频率比普通制剂有所减少，且能显著增加患者的顺应性的制剂。

2. controlled-release preparations：控释制剂，系指在规定释放介质中，按要求缓慢地恒速释放药物，其与相应的普通制剂比较，给药频率比普通制剂减少一半或给药频率比普通制剂有所减少，血药浓度比缓释制剂更加平稳，且能显著增加患者的顺应性的制剂。

3. delayed-release preparations：迟释制剂，系指在给药后不立即释放药物的制剂，包括肠溶制剂、结肠定位制剂和脉冲制剂等。

4. enteric-coated preparations：肠溶制剂，系指在规定的酸性介质中不释放或几乎不释放，而在要求的时间内，于 pH6.8 磷酸盐缓冲液中大部分或全部释放的肠溶制剂。

5. colon site-specific preparations：结肠定位制剂，系指在胃肠道上部基本不释放、在结肠内大部分或全部释放的制剂，即在规定的酸性介质与 pH6.8 磷酸盐缓冲液中不释放或几乎不释放，而在要求的时间内，于 pH7.5～8.0 磷酸盐缓冲液中大部分或全部释放的制剂。

6. pulsatile preparations：脉冲制剂，系指给药后不立即释放药物，而在某种条件下（如在体液中经过一定时间或一定 pH 或某些酶作用下）一次或多次突然释放药物的制剂。

7. Noyes-Whitney equation：Noyes-Whitney 方程，$\frac{dC}{dt}=\frac{DS}{Vh}(C_s-C)$，$dC/dt$—溶出速度；$D$—扩散系数；$S$—表面积；$V$—扩散介质的容积；$h$—扩散层的厚度；$C_s$—药物的饱和溶解度；$C$—药物的浓度。

8. Fick's first law：Fick's 第一定律，$\frac{dM}{dt}=\frac{ADK\Delta C}{L}$，$dM/dt$—释放速度；$A$—面积；$D$—扩散系数；$K$—药物在膜与囊心之间的分配系数；$L$—包衣层厚度；$\Delta C$—膜内外药物的浓度差。

9. oral chronopharmacologic drug delivery system：口服定时释药制剂，根据人体生物节律的变化特点，按照生理和治疗的需要而定时定量释药的一种新型给药系统，又称脉冲释药、时控-突释系统等。

10. oral site-specific drug delivery system：口服定位释药制剂，系指口服后能将药物选择性地输送至消化道的特定部位的剂型。

11. bioavailability：生物利用度，系指剂型中的药物吸收进入人体血液循环的速度和程度。

12. bioequivalence：生物等效性，指一种药物的不同制剂在相同实验条件下，给以相同的剂量，其吸收速度和程度没有明显差异。

13. gastroretentive delivery system：胃内滞留给药系统，系指一类能滞留于胃液中，延长药物在消化道内的释放时间，改善药物吸收，有利于提高药物生物利用度的给药系统。

14. mucoadhesive delivery system：生物黏附给药系统，系采用生物黏附性的聚合物作为辅料制备的给药系统，能黏附于生物黏膜，缓慢释放药物并由黏膜吸收以达到治疗目的。

二、判断是非题（用○或×表示）

1. ×　2. ×　3. ○　4. ×　5. ×　6. ○　7. ○　8. ○　9. ×　10. ○
11. ×　12. ○　13. ○　14. ○　15. ○　16. ○　17. ○　18. ×　19. ○　20. ×
21. ×　22. ○　23. ○　24. ×　25. ○　26. ○　27. ×　28. ×　29. ○　30. ×
31. ○　32. ○　33. ×　34. ×　35. ×　36. ○　37. ○　38. ×　39. ○　40. ×

三、单项选择题

1. A　2. E　3. E　4. A　5. D　6. D　7. B　8. B　9. A　10. A
11. D　12. E　13. A　14. D　15. E　16. D　17. B　18. C　19. B　20. D
21. E　22. D　23. D　24. D　25. E　26. C　27. E　28. D　29. D　30. A
31. C　32. D　33. A　34. E　35. D　36. A　37. D　38. E　39. B　40. D
41. E　42. A　43. E　44. C　45. E

四、多项选择题

1. ABDE　2. AB　3. ABCE　4. ACD　5. ABCDE
6. ACDE　7. ADE　8. ABC　9. ABCDE　10. BCDE
11. ABCD　12. BCD　13. ABD　14. BCDE　15. ADE

五、简述题

1. 优点：①对半衰期短的或需要频繁给药的药物，可以减少服药次数，提高病人服药的顺应性。②使血药浓度平稳，避免峰谷现象，有利于降低药物的毒副作用。③可减少用药的总剂量，因此可用最小剂量达到最大药效。

缺点：①在临床应用中对剂量调节的灵活性降低；②当药物在疾病状态的体内动力学特性有所改变时，不能灵活调节给药方案；③制备所涉及的设备和工艺费用较常规制剂昂贵。

2. 制成溶解度小的盐或酯，与高分子化合物生成难溶性盐，控制粒子大小，将药物制成亲水性胶体骨架片。

3. 包衣、制成微囊、制成不溶性骨架片剂、增加黏度以减少扩散速度、制成植入剂、制成乳剂。

4. ①理化因素：pK_a，解离度，水溶性，分配系数，晶型，粒度；

②生物因素：生物半衰期，吸收特性，代谢性，在胃肠道中的稳定性。

5. 溶出、扩散、溶蚀、渗透压或离子交换作用。骨架型缓控释制剂，膜控型缓控释制剂，渗透泵片，植入剂。

6. 膜控型缓控释制剂常可获得零级释药，其释药速度可通过不同性质的聚合物膜加以控制。其缺点是贮库型制剂中所含药量比常规制剂大得多，因此，任何制备过程的差错或损伤都可使药物贮库破裂而导致毒副作用。骨架型结构中药物的释放特点是不呈零级释放，药物首先接触介质，溶解，然后从骨架中扩散出来，骨架中药物的溶出速度必须大于药物的扩散速度，这一类制剂的优点是制备容易，可用于释放大分子量的药物。

7. 口服可广泛均匀地分布在胃肠道，提高生物利用度，无时滞现象，并减少刺激性。小丸在胃肠道转运时不受食物输送规律的影响，其吸收一般不受胃排空影响，吸收重现性好。

8. 半衰期小于 1h 或大于 12h 的药物，一般不宜制成缓控释制剂。其他如剂量很大、药效很剧烈以及溶解吸收很差的药物，剂量需要精密调节的药物，一般也不宜制成缓释或控释制剂。对于抗菌效果依赖于峰浓度的抗生素类药物，不宜制成普通缓控释制剂。

9. 复合型 OCDDS 是根据不同的生理学基础，结合时间依赖型 OCDDS 和 pH 依赖型 OCDDS 或者时间依赖型 OCDDS 和生物降解型 OCDDS 的特点而制得。

10. Noyes-Whitney 溶出速度公式为：$dC/dt = K_D A\ (C_s - C_t)$，通过减小药物的溶解度，增大药物的粒径，以降低药物的溶出速度，达到长效作用。方法包括：制成溶解度小的盐或酯，与高分子化合物生成难溶性盐，控制药物粒子大小，减慢药物的溶出速度。

11. 优点：①提高结肠局部药物浓度，提高药效，有利于治疗结肠局部病变，如 Crohn 病、溃疡性结肠炎、结肠癌和便秘等；②结肠给药可避免肝首过效应；③有利于多肽、蛋白质类大分子药物的吸收；④固体制剂在结肠中的转运时间很长，对日服一次制剂的开发具有指导意义。主要类型：时控型、pH 敏感型和生物降解型。

12. 生物黏附片系采用生物黏附性的聚合物作为辅料制备片剂，这种片剂能黏附于生物黏膜，缓慢释放药物并由黏膜吸收以达到治疗目的。通常生物黏附性聚合物与药物混合组成片芯，然后由此聚合物围成外周，再加覆盖层而成。

生物黏附片可应用于口腔、鼻腔、眼眶、阴道及胃肠道的特定区段，通过该处上皮细胞黏膜输送药物。该剂型的特点是加强药物与黏膜接触的紧密性及持续性，因而有利于药物的吸收。生物黏附片既可安全有效地用于局部治疗，也可用于全身。口腔、鼻腔等局部给药可使药物直接进入体循环而避免肝首过效应。

生物黏附片常用辅料有卡波普、羟丙基纤维素、羧甲基纤维素钠等。

（崔京浩）

第四节　靶向给药制剂

项　目		内　　容
靶向给药制剂概况	定义	靶向给药系统（targeting drug delivery system，TDDS）：也称靶向给药制剂，是指用载体、配体或抗体将药物通过局部给药、胃肠道或全身血液循环而选择性地浓集于靶组织、靶器官、靶细胞或细胞内结构的制剂。
	特点	● 是对药物释放部位的一种控制。靶向特定的组织和器官，使靶部位的药物浓度较高，并维持较长的时间； ● 可避免全身分布所引起的毒性反应，减少药物用量； ● TDDS 的靶向可以达到组织或器官、细胞或细胞器，也可以是分子（如受体）或侵入人体的生物体（如病毒或细菌等）等。
	分类	● 按靶向给药的原理：被动靶向制剂（如微粒给药系统等）、主动靶向制剂（如抗体介导的靶向制剂等）和物理化学靶向制剂（如磁导向制剂等）。 ● 按给药途径：注射与非注射靶向制剂（如结肠靶向）。 ● 按功能：单功能与多功能的靶向制剂。 ● 按分布的程度分为三级：第一级指到达特定的器官或组织；第二级指到达器官或组织内的特定的细胞；第三级指到达靶细胞内的特定的细胞器。
	评价指标	● 相对摄取率：$R_e = (AUC_i)_p / (AUC_i)_s$ ● 靶向效率：$T_e = (AUC)_T / (AUC)_{NT}$ ● 综合靶向效率：$T\% = (AUC)_T / \sum_{i=1}^{n} (AUC)_{NT} \times 100$ ● 峰浓度比：$C_e = (C_{max})_p / (C_{max})_s$
	药物靶向性研究常用细胞生物学技术	● 激光扫描共聚焦显微镜（laser scanning confocal microscope，LSCM）：在传统荧光显微镜基础上加装了激光扫描装置作为光源，利用计算机进行数字图像处理，使用紫外或可见光激发荧光探针，从而得到细胞或组织内部微细结构的荧光图像，即进行所谓的断层扫描和成像，在亚细胞水平上观察诸如 Ca^{2+}、pH 值、膜电位等生理信号及细胞形态的变化。用于药物对细胞的作用进行定量的观察和检测。 ● 流式细胞术（flow cytometry，FCM）：一种在功能水平上对单细胞或其他生物粒子进行定量分析和分选的检测手段，它可以高速分析上万个细胞，并能同时从一个细胞中测得多个参数。 ● SDS 聚丙烯酰胺凝胶电泳（polyacrylamide gel electrophoresis）：是对蛋白质及小分子核酸进行量化、比较和特性鉴定的一种快速方法。在蛋白质样品中加入 SDS 后，所有的蛋白质分子都与 SDS 结合并带有负电荷，因此蛋白质在电场中的移动主要取决于蛋白质分子量的大小。 ● Western 印迹法（Western blot）：把电泳分离的组分从凝胶转移到一种固相支持体，并以针对特定氨基酸序列的特异性试剂作为探针的检测技术。 用以上技术研究药物是否达到靶部位。

续表

项目		内容
靶向给药制剂概况	药物动力学模型	● Stella-Himmelstein 模型 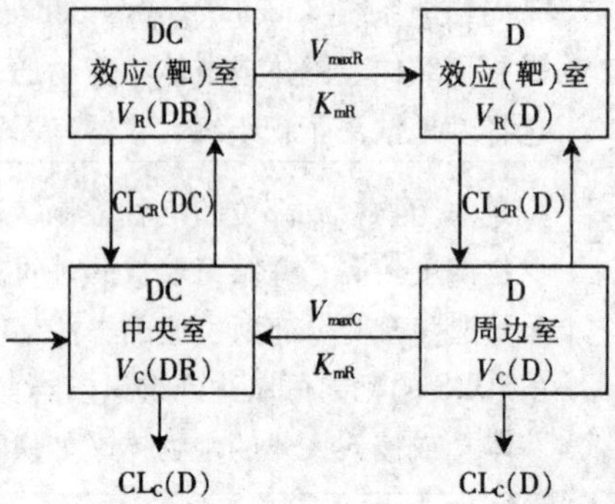 DC 效应(靶)室 V_R(DR) → V_{maxR} K_{mR} → D 效应(靶)室 V_R(D) CL_{CR}(DC)　CL_{CR}(D) DC 中央室 V_C(DR) ← V_{maxC} K_{mR} ← D 周边室 V_C(D) CL_C(D)　CL_C(D) ● Hunt 模型 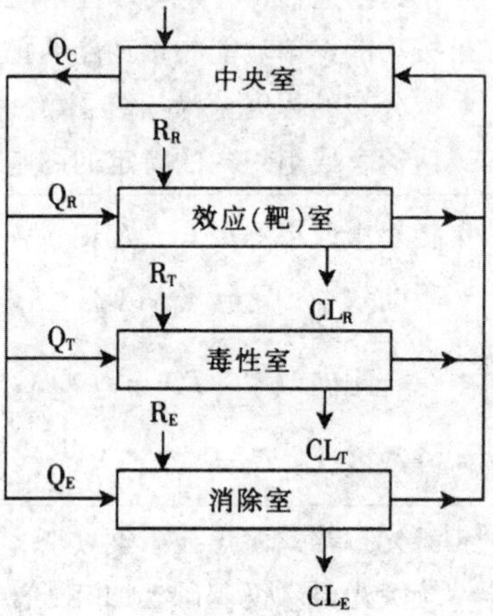 中央室　Q_C　R_R　Q_R　效应(靶)室　R_T　CL_R　Q_T　毒性室　R_E　CL_T　Q_E　消除室　CL_E ● Boddy 模型 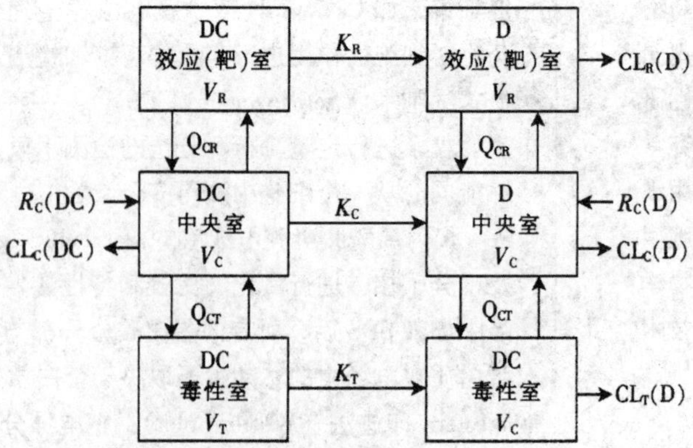 DC 效应(靶)室 V_R → K_R → D 效应(靶)室 V_R → CL_R(D) Q_{CR}　Q_{CR} R_C(DC) → DC 中央室 V_C → K_C → D 中央室 V_C ← R_C(D) CL_C(DC) ←　→ CL_C(D) Q_{CT}　Q_{CT} DC 毒性室 V_T → K_T → DC 毒性室 V_C → CL_T(D)

续表

项目		内容
被动靶向制剂	定义	被动靶向制剂（passive targeting preparations）：依据机体不同生理学特性的器官（组织、细胞）对不同大小的微粒具有不同的阻留性，将药物包裹或嵌入载体材料中制成的各种类型的，可被不同器官（组织、细胞）阻留或摄取的胶体或混悬微粒制剂。
	种类	● 脂质体。 ● 纳米粒：包括纳米粒，固体脂质纳米粒，树状大分子，聚合物胶束。 ● 纳米乳剂。 ● 微球。
	机制	网状内皮系统（RES）具有丰富的吞噬细胞，可将一定大小的微粒（0.1～3μm）作为异物摄取于肝、脾；较大的微粒（7～30μm）不能滤过毛细血管床，被机械截留于肺部；而小于50nm的微粒可通过毛细血管末梢进入骨髓。
	有效性评价	治疗有效性（therapy availability，TA）： $TA=\frac{AUCtarget（DC）}{AUCtarget（D）}$ $TA=\frac{C_{ss}target（DC）}{C_{ss}target（D）}$
主动靶向制剂	定义	主动靶向制剂（active targeting preparation）：一般是指具有主动寻靶功能的药物制剂，即通过应用受体的配体、单克隆抗体、对体内某些化学物质敏感的高分子物质等将药物定向地运送到靶区浓集的制剂。
	分类	● 经过修饰的药物微粒载体：用配体、单克隆抗体、对体内某些物质敏感的高分子物质修饰微粒载体 ● 前体药物（prodrugs）：活性药物通过化学修饰衍生而成的、在体外药理活性差、在体内经过化学反应或酶反应使活性的母体药物再生而发挥治疗作用的物质。
	前体药物	● 普通前体药物。 ● 器官亲和性化合物：一些化合物对某些组织或器官有特殊的亲合性，将其作为导向分子，可把药物靶向特定的部位。包括脑部靶向前体药物，结肠靶向前体药物，肾靶向前体药物，肝靶向前体药物等。 ● 药物－大分子共轭物：药物与水溶性大分子结合后，一般可以提高药物的溶解度，延长药物在循环中的半衰期（大分子不易被肾小球过滤），还可以改变药物在体内的分布。肿瘤和炎症组织血管丰富，毛细血管壁通透性亢进，大分子结合物比较容易进入，而肿瘤组织缺乏有效的淋巴排泄，结合物消除减慢，造成高分子化合物停留在肿瘤组织附近时间较长（EPR效应），这对肿瘤治疗十分有利。

续表

项目			内容
物理化学靶向制剂	定义		物理化学靶向制剂（physical and chemical targeted preparations）：用某些物理化学方法将药物输送到特定部位发挥药效。
物理化学靶向制剂	分类		● 磁性靶向制剂：将药物和铁磁性物质共同包裹于高分子聚合物载体中制成的磁靶向给药制剂，应用于体内后，利用体外磁场的效应引导药物在体内定向移动和定位集中，在磁场区释放药物，从而起到靶区局部浓集作用或靶区截流作用。 ● 动脉栓塞靶向制剂：阻断对靶区的供血和营养，使靶区的肿瘤细胞缺血坏死；如栓塞制剂含有抗肿瘤药物，则具有栓塞和靶向化疗的双重作用。 ● 热敏性脂质体：通过改变脂质双层的磷脂组成，使脂质体在某些特定的物理条件下不稳定，从而在特定的靶器官释放出所携带药物而达到靶向给药的目的。利用相转变温度不同可制成热敏脂质体。 ● pH 敏感脂质体：一种具有细胞内靶向和控制药物（如基因、核酸、肽、蛋白质）释放的功能性脂质体。其原理是 pH 低时可引起六方晶相的形成，致使脂质体膜融合而加速药物释放。
物理化学靶向制剂	磁性药物制剂	特点	● 磁性药物微球可以减少给药剂量，因磁性微球载体可以提高靶区药物浓度，使血液循环中的药物分布于磁靶区域； ● 磁性药物微球有缓慢释放作用，降低了对肝、脾、肾等脏器和正常组织的损害； ● 显效快，疗效高； ● 磁性药物微囊对靶器官有动脉栓塞作用，将其周边动脉血管阻塞，使癌组织得不到营养，使之“饿死”。
物理化学靶向制剂	磁性药物制剂	应用	● 动脉栓塞治疗和靶向治疗。 ● 体外净化骨髓移植物。 ● 清除神经母细胞瘤细胞。 ● 分离其他真核细胞。
物理化学靶向制剂	磁性药物制剂	制备	● 磁性材料：纯铁粉、羰基铁、磁铁矿、正铁酸盐、铁钴合金等。 ● 骨架材料：氨基酸聚合物类、聚多糖类、其他骨架材料等。
物理化学靶向制剂	动脉栓塞靶向制剂		● 非生物降解型动脉栓塞微球：聚乙烯醇微球；乙基纤维素微球。 ● 可生物降解的肝动脉栓塞微球：白蛋白栓塞微球；淀粉微球。

练 习 题

一、翻译并解释下列名词与术语

1. targeting drug delivery system (TDDS)
2. therapy availability (TA)
3. passive targeting preparations
4. active targeting preparations
5. physical chemical target-oriented preparations

二、判断是非题（用○或×表示）

1. 用某些物理化学方法将药物传输到特定部位发挥药效的制剂为被动靶向制剂。(　　)
2. 相对摄取率 r_e 愈小靶向效果愈好，$r_e \leq 1$ 表示有靶向性。(　　)
3. 表示某制剂相对于所有非靶组织对靶组织的选择性的是靶向效率。(　　)
4. 大于 7μm 时一般被肝、脾中的巨噬细胞摄取。(　　)
5. 脂质体与微乳都具有淋巴靶向性。(　　)
6. 主动靶向制剂一般是指具有主动寻靶功能的药物制剂，包括经过修饰的药物微粒载体及前体药物两大类。(　　)
7. 前体药物是活性药物经化学修饰衍生而成的、在体外药理惰性、在体内能经化学反应或酶反应使活性的母体药物再生而发挥其治疗作用的物质。(　　)
8. 表面化学修饰改变微粒载体体内靶向性的机制，可能包括改变了微粒表面的疏水或亲水性、电学性质、修饰上单抗等几个方面。(　　)
9. 表面长链的化学物质具有明显的空间位阻和柔性，使吞噬细胞难以识别和摄取的靶向方式属于被动靶向。(　　)
10. 靶向制剂不能减少给药剂量。(　　)

三、单项选择题

1. 小于 50 nm 的纳米囊和纳米球可缓慢浓集于(　　)
   A. 肝脏　　B. 脾脏　　C. 肺
   D. 淋巴系统　　E. 骨髓
2. 大于 7μm 的微粒能够被动靶向(　　)
   A. 肝脏　　B. 脾脏　　C. 肺
   D. 淋巴系统　　E. 骨髓
3. 磁性药物微球中含有(　　)物质，使其在体外磁场引导下，到达靶位
   A. 单克隆抗体　　B. 白蛋白　　C. 脱氧核糖核酸
   D. 铁磁性物质　　E. 聚丙烯酰胺
4. 用抗体修饰的靶向制剂为(　　)
   A. 被动靶向制剂　　B. 主动靶向制剂　　C. 物理靶向制剂
   D. 化学靶向制剂　　E. 物理化学靶向制剂
5. 乳剂的靶向性特点在于其对(　　)有亲和性
   A. 肝脏　　B. 脾脏　　C. 骨髓
   D. 肺　　E. 淋巴系统

6. 同时具有物理化学靶向和主动靶向的双重作用是(　　)

A. 被动靶向制剂　　B. 主动靶向制剂

C. 物理化学靶向制剂　　D. 前体药物

E. 热敏免疫脂质体

7. 下列制剂中属于靶向制剂类的有(　　)

A. 阿霉素脂质体注射液　　B. 肾上腺素气雾剂

C. 聚苯乙烯磁性微球　　D. 普萘洛尔黏附片

E. 芬太尼贴剂

8. 下列制剂中不是物理化学靶向制剂的为(　　)

A. 磁性靶向制剂　　B. 栓塞靶向制剂

C. 单克隆修饰靶向制剂　　D. 热敏靶向制剂

E. pH 敏感脂质体

9. 下列制剂中不作为靶向给药的是(　　)

A. 纳米囊　　B. 脂质体　　C. β-环糊精包合物

D. 微球　　E. 前体药物

10. 下列制剂中属于被动靶向给药系统的是(　　)

A. DNA-柔红霉素结合物　　B. 药物-抗体结合物

C. 氨苄西林毫微粒　　D. 抗体-药物载体复合物

E. 磁性微球

11. 不是脂质体特点的是(　　)

A. 靶向性　　B. 组织相容性　　C. 细胞亲和性

D. 提高药物释放速度　　E. 提高药物稳定性

12. 脂质体用聚乙二醇（PEG）修饰，增强其靶向性的原因在于(　　)

A. 使脂质体表面柔顺　　B. 使脂质体的亲水性增强

C. 有利于药物缓释　　D. 易被网状内皮系统吞噬

E. 被巨噬细胞系统识别和吞噬的可能性降低

13. 下列有关靶向制剂的靶向效率 T_e 的表述中正确的是(　　)

A. T_e 值表示药物制剂或药物对所有器官的选择性

B. T_e 值愈小，选择性愈强

C. T_e 值 <1，表示药物制剂对靶器官的选择性比某非靶器官强

D. $T_e = (AUC)_{NT}/(AUC)_T$

E. T_e 值 >1，表示药物制剂对靶器官的选择性比某非靶器官强

14. 下列制剂中属于主动靶向制剂的是(　　)

A. 动脉栓塞制剂　　B. 微囊制剂　　C. 前体药物

D. 固体分散体制剂　　E. 环糊精包合物制剂

15. 下列制剂中属于被动靶向制剂的是(　　)

A. 丝裂霉素栓塞微球　　B. 阿昔洛韦免疫脂质体

C. 氟尿嘧啶 O/W 型乳剂　　D. 甲氨蝶呤热敏脂质体

E. 5-氨基水杨酸结肠靶向制剂

16. 利用肿瘤细胞上过度表达某种蛋白的性质，可设计的靶向制剂为(　　)

A. 免疫脂质体　　B. 长循环脂质体　　C. PEG 修饰脂质体

D. 糖基修饰脂质体　　E. 磁性微球

四、多项选择题

1. 下列制剂中属于靶向制剂的有(　　)
   A. 固体分散体　B. β－CD 包合物　C. 前体药物
   D. 肌肉注射用微球剂　E. 注射用脂质体
2. 下列制剂中属于主动靶向制剂的有(　　)
   A. 免疫纳米囊　B. 微囊　C. 微球
   D. 单抗修饰的微乳　E. 结肠靶向制剂
3. 靶向制剂可分成(　　)等三大类
   A. 被动靶向制剂　B. 主动靶向制剂　C. 结肠靶向制剂
   D. 物理化学靶向制剂　E. 前体靶向药物
4. 下列有关靶向制剂的叙述中，错误的是(　　)
   A. 口服微球剂可被动靶向于肝
   B. 常用超声分散法制备微球
   C. 药物包封于脂质体后，可在体内延缓释放
   D. 白蛋白是制备脂质体的主要材料之一
   E. 药物包封于脂质体中，可增加稳定性
5. 靶向制剂应具备的是(　　)
   A. 无毒可生物降解　B. 定位性能　C. 带电性能
   D. 长效性能　E. 浓集性能
6. 可以作为抗癌药物载体制剂，增加药物对癌细胞亲和性或靶向性的是(　　)
   A. 包合物　B. 磁性微球剂　C. 脂质体
   D. 固体分散体　E. 毫微粒剂
7. 可制成靶向制剂的有(　　)
   A. 固体分散体　B. β－CYD 包合物　C. 前体药物
   D. 微球剂　E. 散剂
8. 靶向制剂靶向性的评价指标有(　　)
   A. 相对生物利用度　B. 体内滞留时间　C. 相对摄取率
   D. 靶向效率　E. 峰浓度比
9. 将被动靶向制剂修饰为主动靶向制剂的方法是(　　)
   A. 糖基修饰　B. 长循环修饰　C. 免疫修饰
   D. 磁性修饰　E. 前体药物
10. 下列有关靶向制剂的叙述中正确的为(　　)
    A. 减少用药剂量　B. 提高疗效、降低毒副性
    C. 可定时释放药物　D. 增强药物对靶组织的特异性
    E. 靶区内药物浓度高于正常组织
11. 下列制剂中属于被动靶向制剂的是(　　)
    A. 乳剂　B. 长循环脂质体　C. 纳米球
    D. 磁性微球　E. 纳米囊
12. 下列制剂中属于物理化学靶向制剂的是(　　)
    A. 热敏靶向制剂　B. 栓塞靶向制剂　C. 磁性靶向制剂
    D. pH 敏感靶向制剂　E. 靶向乳剂

13. 下列制剂中不具有靶向性的制剂有(　　)

A. 混悬型注射剂　　B. 纳米粒注射剂　　C. 口服乳剂

D. 脂质体注射剂　　E. 静脉乳剂

14. 阿霉素 - PEG - 抗体结合后，抗肿瘤活性大幅度提高，其可能的原理为(　　)

A. 主动靶向　　B. 被动靶向　　C. EPR 效应

D. 延长在血液中的滞留时间　　E. 抗体和配体的结合

15. 将抗体或配体结合在 PEG 的末端，其可能的作用为(　　)

A. 提高对靶体的识别能力　　B. 保持长循环　　C. EPR 效应

D. 规避巨噬细胞吞噬　　E. 减少在肝、脾、肺部中的分布

五、简述题

1. 请简述药物的靶向传输从到达的部位讲可以分为几级？
2. 试述 TDS 的含义、分类、特点及基本要求。
3. 何谓靶向制剂？从靶向传递机制上靶向制剂可分为哪几类？
4. 评价制剂的靶向性有哪些参数？并简要说明之。
5. 被动靶向制剂的粒径是如何影响药物的分布的？
6. 主动靶向制剂包括哪些类？并请简要说明。

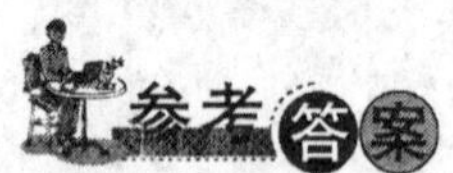

一、翻译并解释下列名词与术语

1. targeting drug delivery system，TDDS：靶向给药系统，也称靶向制剂，一般是指经某种途径给药后，药物通过特殊载体的作用特异性地浓集于靶部位的给药系统。

2. therapy availability，TA：治疗有效性，以药物 - 载体结合物（DC）的形式给药时到达靶部位的药物，与静脉注射同剂量的活性药物时到达靶部位的药物的比值。

3. passive targeting preparations：被动靶向制剂依据机体不同生理学特性的器官（组织、细胞）对不同大小的微粒具有不同的阻留性，将药物包裹或嵌入载体材料中制成的各种类型的，可被不同器官（组织、细胞）阻留或摄取的胶体或混悬微粒制剂。

4. active targeting preparations：主动靶向制剂，通过应用受体的配体、单克隆抗体、对体内某些化学物质敏感的高分子物质等药物定向地运送到靶区浓集的制剂。

5. physical chemical target-oriented preparations：物理化学靶向制剂，用某些物理化学方法将药物输送到特定部位发挥药效。

二、判断是非题（用○或×表示）

1. ×　2. ×　3. ×　4. ×　5. ○　6. ○　7. ○　8. ○　9. ×　10. ×

三、单项选择题

1. E　2. C　3. D　4. B　5. E　6. E　7. A　8. C　9. C　10. C

11. D　12. E　13. E　14. C　15. C　16. A

四、多项选择题

1. CE	2. AD	3. ABD	4. ABD	5. ABE
6. BCE	7. CD	8. CDE	9. ABCD	10. ABDE
11. ACE	12. ABCD	13. AC	14. ACDE	15. ABCDE

五、简述题

1. 药物的靶向传输从到达的部位讲可以分为三级：第一级指到达特定的器官或组织；第二级指到达器官或组织内的特定的细胞（如肿瘤细胞而不是正常细胞，肝细胞而不是 Kupffer 细胞）；第三级指到达靶细胞内的特定的细胞器（例如溶酶体）。

2. TDS，targeting drug system：靶向给药系统是指载体将药物选择性地浓集于靶器官、靶组织、靶细胞，提高疗效，降低药物对全身的毒副作用的一类制剂。

靶向给药制剂的分类：①按给药途径分：全身靶向给药制剂，即通过口服或注射等方式给药后，能使药物导向所需发挥作用的部位；局部靶向给药制剂，即局部用药后，药物就在该部位发挥治疗作用。②按作用方式分：主动靶向（active targeting）给药制剂具有识别靶组织或靶细胞的大分子；被动靶向（passive targeting）给药制剂，像脂质体、微球、毫微粒、乳剂或复乳等微粒载体制剂，对靶细胞并无识别能力，但可经生理和物理的机械截留到达特定部位释药；物理化学靶向，通过外加能量，如 pH、温度、电磁等作用，使得药物载体在特定的靶区释药。③按药物作用水平分：一级靶向，如微粒载体制剂只能将药物输送至特定的器官；二级靶向，系指能将药物输送至某器官的特定部位；三级靶向，系指能将药物输送至特定部位的病变细胞内。如若能将药物制成三级靶向制剂，则可使药物在细胞水平上发挥作用，药物可专门攻击病变细胞，对正常细胞没有或几乎没有不良的影响，可使药物的疗效达到最理想的程度。④按物理形态分：水不溶性制剂指脂质体、微球、毫微粒、乳剂或复乳等水不溶性微粒载体制剂；另一类是水溶性的特异或非特异性大分子载体制剂，包括合成大分子与天然的生物大分子（如聚多糖、抗体、核糖、核酸等）载体制剂，药物的靶向主要凭借载体系统来实现，故又可称为药物载体系统（drug-carrier systems）。

靶向给药系统特点：能将药物定向输送到靶器官，减少药物在正常组织中的分布，提高疗效，减少药物用量，减轻毒副作用，提高生物利用度。

3. 靶向制剂又称靶向给药系统（targeted drug delivery systems，TDDS），是指用载体、配体或抗体将药物通过局部给药、胃肠道或全身血液循环而选择性地浓集于靶组织、靶器官、靶细胞或细胞内结构的制剂。

从靶向传递机制上靶向制剂可分为被动靶向制剂、主动靶向制剂、物理化学靶向制剂。

4. （1）相对摄取率

相对摄取率（r_e）定义如下：

$$r_e = (AUC_i)_p / (AUC_i)_s$$

式中，AUC_i 是由浓度－时间曲线求得的第 i 个器官或组织的药时曲线下面积，脚标 p 和 s 分别表示药物制剂及药物溶液。$R_e > 1$ 表示药物制剂在该器官或组织有靶向性，r_e 愈大靶向效果愈好，$r_e \leqslant 1$ 表示无靶向性。

（2）靶向效率

靶向效率（t_e）定义如下：$t_e = (AUC)_{靶} / (AUC)_{非靶}$

式中 t_e 值表示药物制剂或药物溶液对靶器官的选择性。T_e 值大于 1 表示药物制剂对靶器官比某非靶器官有选择性；t_e 值愈大，选择性愈强；药物制剂 t_e 值与药物溶液的 t_e 值相比，说明药物制剂

靶向性增强的倍数。

(3) 综合靶向效率 $T\% = (AUC)_T / \sum_{i=1}^{n} (AUC)_{NT}$

综合靶向效率 $T\%$ 表示某制剂相对于所有非靶组织对靶组织的选择性。AUC 代表组织或器官的药量－时间曲线下面积，T 代表靶组织或器官，NT 代表非靶组织或器官。同样，$T\%$ 越大，表示制剂对靶组织或器官的靶向性越强。

(4) 峰浓度比

峰浓度比（C_e）定义如下：$C_e = (C_{max})_p / (C_{max})_s$

式中，C_{max} 为峰浓度，每个组织或器官中的 C_e 值表明药物制剂改变药物分布的效果，C_e 值愈大，表明改变药物分布的效果愈明显。

5. 被动靶向制剂是依据机体不同生理学特性的器官（组织、细胞）对不同大小的微粒具有不同的阻留性，采用各种载体材料制成各种类型的可被不同器官（组织、细胞）阻留或摄取的胶体或混悬微粒制剂。这类给药制剂经静脉注射后，在体内的分布首先取决于微粒的粒径大小。通常小于 50nm 的纳米囊与纳米球则缓慢积集于骨髓；小于 7μm 时一般被肝、脾中的巨噬细胞摄取，200～400nm 的纳米囊与纳米球集中于肝后迅速被肝清除；大于 7μm 的微粒通常被肺的最小毛细血管床以机械滤过的方式截留，被单核白细胞摄取进入肺组织或肺气泡。

6. 主动靶向制剂一般是指具有主动寻靶功能的药物制剂，包括经过修饰的药物微粒载体及前体药物两大类。

前体药物（prodrugs）是活性药物经化学修饰衍生而成的、在体外药理惰性、在体内能经化学反应或酶反应使活性的母体药物再生而发挥其治疗作用的物质。前体药物主要通过以下手段实现靶向给药：①利用靶部位特有的酶系统，使前体药物在靶部位转化为母体药物而发挥作用；②在药物分子中引入特殊基团，改变药物的极性，随之改变其体内分布特征，使药物进入母体药物难以进入的靶部位。

修饰的微粒载体系统包括：①微粒载体的表面处理，表面处理的方式可以是在制备载体时掺入特殊的化学物质，或将制备好的微粒载体进行包衣处理等。②抗体介导的微粒载体系统，利用高度特异性的抗原抗体反应，可使携带抗体的微粒载体在体内寻找和识别作为抗原的病灶组织，从而达到主动靶向的目的。抗体一般为单克隆抗体。③受体介导的微粒载体系统，利用某些器官和组织上特殊的受体可与其特异性的配体发生专一性结合的特点，将微粒载体与配体结合，从而将药物导向特定的靶组织。

（尹宗宁）

第五节 经皮给药系统

1. 概述

项 目		内 容
概念		经皮给药系统（transdermal drug delivery system，TDDS）或经皮治疗系统（transdermal therapeutic system，TTS）是指药物以一定的速率通过皮肤经毛细血管吸收进入体循环产生药效的一类制剂。TDDS 一般指经皮给药新剂型，即经皮贴剂（transdermal patches），而广义的经皮给药制剂包括软膏剂、硬膏剂、巴布剂和贴片，还有涂剂和气雾剂等。
特点	优点	● 避免肝脏的首过效应和胃肠因素的干扰； ● 避免药物对胃肠道的副作用长时间维持恒定的血药浓度，避免峰谷现象，降低毒副反应； ● 减少给药次数，提高患者用药依从性； ● 特别适合于婴儿、老人或不宜口服的患者使用方便； ● 患者可以自主用药； ● 发现副作用时，随时可中断给药。
	局限性	● 不适合剂量大或对皮肤产生刺激的药物； ● 起效较慢，不适合要求起效快的药物； ● 药物吸收个体和部位差异较大。

2. 药物经皮转运

<table>
<tr><th>项 目</th><th>内 容</th></tr>
<tr><td>皮肤的基本构造</td><td>
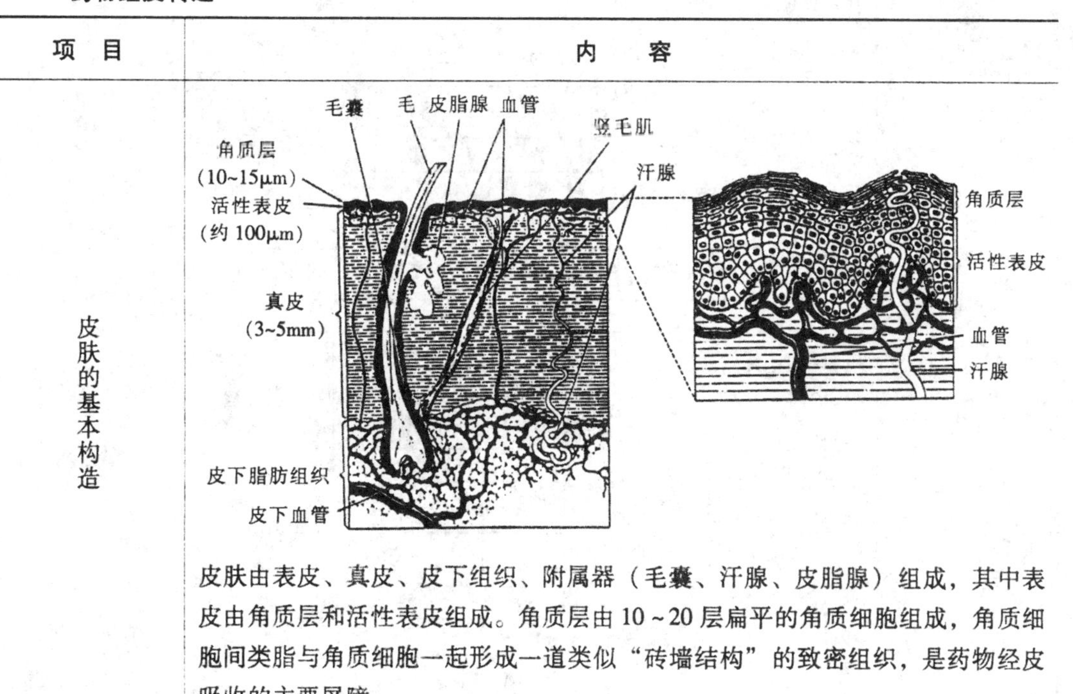

皮肤由表皮、真皮、皮下组织、附属器（毛囊、汗腺、皮脂腺）组成，其中表皮由角质层和活性表皮组成。角质层由 10～20 层扁平的角质细胞组成，角质细胞间类脂与角质细胞一起形成一道类似“砖墙结构”的致密组织，是药物经皮吸收的主要屏障。
</td></tr>
</table>

续表

<table>
<tr><th>项　目</th><th>内　　容</th></tr>
<tr><td rowspan="3">药物经皮吸收途径</td><td>经表皮途径
● 经表皮途径是指药物透过表皮角质层进入活性表皮，扩散至真皮被毛细血管吸收进入体循环的途径，它是药物经皮吸收的主要途径。
● 经表皮途径又分为跨角质细胞途径和角质细胞间质途径，前者药物穿过角质细胞达到活性表皮，后者药物通过角质层细胞间类脂双分子层到活性表皮。
● 由于角质层细胞渗透性低，且药物通过跨细胞途径时需经多次亲水/亲脂环境分配过程，所以跨细胞途径在表皮途径中占极小的一部分。药物分子主要通过细胞间途径进入活性表皮，继而被吸收进入体循环。</td></tr>
<tr><td>经附属器途径
● 经附属器途径是指药物通过毛囊、皮脂腺和汗腺吸收。不是药物经皮吸收的主要途径。
● 对于一些离子型药物或极性较强的大分子药物，皮肤附属器途径很重要。离子导入过程中，皮肤附属器是离子型药物经皮吸收的主要途径。</td></tr>
<tr><td>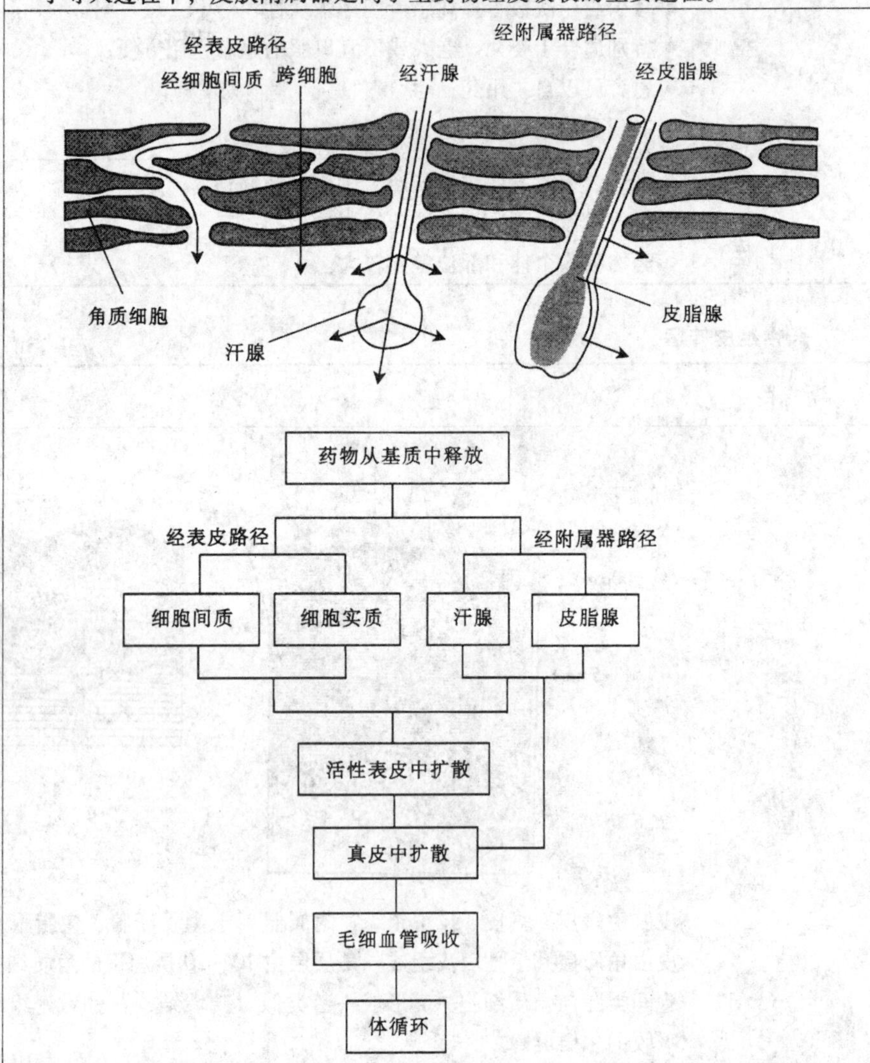
</td></tr>
</table>

续表

项目		内容
影响药物经皮吸收的因素	生理因素	●种属：由于种属不同，皮肤的角质层或全皮厚度、毛孔数、汗腺数以及构成角质层脂质的种类不同，从而导致药物通透性的很大差异。 ●年龄：新生儿皮肤薄，真皮结缔组织的纤维较细并较稀疏，毛细血管网丰富。随着年龄增长，表皮细胞层数增多，角质层也变厚，真皮纤维增多，由细弱变为致密。 ●部位：人体不同部位的角质层的厚度和细胞个数、皮肤附属器数量脂质组成以及皮肤血流不同，从而药物的通透性也不同。 ●皮肤状态：皮肤由于受机械、物理、化学以及创伤等损伤，不同程度地降低角质层的屏障作用，致使药物通透性明显增大。 ●皮肤温度：随着皮肤温度的升高，使药物的透过速度升高。 ●皮肤结合作用：结合作用可延长药物透过的时间，也可能在皮肤内形成药物贮库。 ●代谢作用：皮肤内酶含量很低，血流量也小，而且经皮吸收制剂的面积很小，所以酶代谢对多数药物的皮肤吸收不产生明显的首过效应。
	药物的理化性质	●溶解度与分配系数：脂溶性大的药物易通过角质层，但脂溶性太大的药物难以分配进入水性活性表皮，所以药物最好在水相及油相中均有较大溶解度。 ●分子大小与形状：分子量 >500 的物质较难通过角质层。线性分子通过角质细胞间类脂双分子层结构的内力要明显强于非线性分子。 ●pK_a：根据药物的 pK_a 调节介质的 pH，增加分子型药物的比例，有利于提高药物渗透性。 ●熔点：低熔点药物易于渗透通过皮肤。一般要求药物熔点 <200℃。 ●分子结构：一般要求药物分子内氢键供体或受体 <2 个。酯化既能减少极性基团间的相互作用，又能提高脂溶性，因而使通透量增大。
	剂型因素	●剂型：一般凝胶剂、乳膏中药物的释放较快，骨架型贴剂中药物的释放较慢。 ●基质：基质和药物亲和力不应太大，否则药物难以从基质中释放并转移到皮肤。亲和力也不能太弱，否则载药量无法达到要求。 ●pH：给药系统内的 pH 能影响有机酸或有机碱类药物的解离程度，因为离子型药物的通透系数小，因而影响药物的经皮吸收。 ●药物浓度与给药面积：基质中药物浓度越大，药物经皮吸收量增大。但当浓度超过一定范围，吸收量不再增加。给药面积越大，经皮吸收的量越大。 ●吸收促进剂：一般制剂中含有经皮吸收促进剂，提高经皮吸收速率，这也有利于减少给药面积，而且减小时滞。

<table>
<tr><th colspan="3">项 目</th><th>内 容</th></tr>
<tr><td rowspan="4">药物经皮吸收促进方法</td><td rowspan="3">化学方法</td><td>穿透促进剂</td><td>

● 定义：经皮通透促进剂（percutaneous penetration enhancers）是渗透到皮肤降低药物经皮通透阻力和皮肤屏障功能，增大药物经皮通透性的一类物质。
● 作用机制：①极性促进剂与细胞间脂质的极性头部相互作用，打乱脂质的有顺序排列，结果增强亲水性药物的扩散。②亲脂性促进剂与脂质双分子层的烃链相互作用，打乱烃链的有顺序排列，而增强了亲脂性药物的透过性。这些改变也影响极性头部的排列顺序，使用亲水渗透促进剂也能促进亲水药物透过。
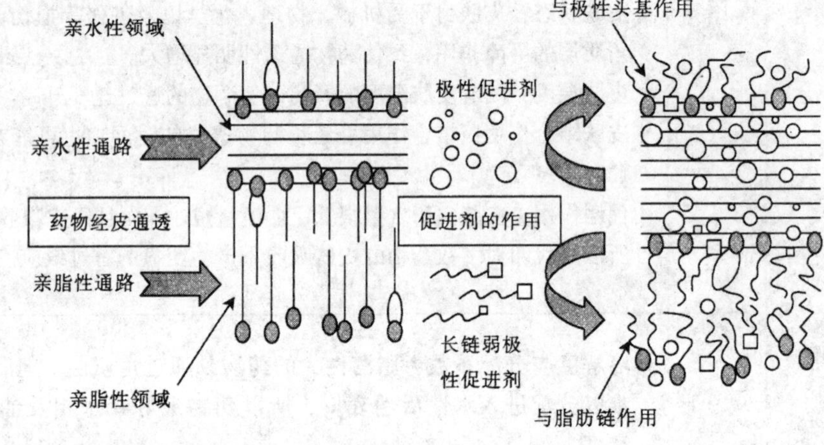

● 种类：水、醇类（乙醇、丙二醇）、亚砜类（二甲基亚砜）、氮酮及其同系物（月桂氮烷酮）、吡咯酮类（N－甲基吡咯烷酮）、脂肪酸及酯类（油酸、肉豆蔻酸异丙酯）、表面活性剂（蔗糖脂肪酸酯类、聚氧乙烯脂肪醇醚类和失水山梨醇脂肪酸酯类）、萜类（薄荷醇）、环糊精类。</td></tr>
<tr><td>离子对</td><td>离子型药物难以透过角质层，通过加入与药物带有相反电荷的物质，形成离子对（ion pair），使之容易分配进入角质层类脂，当它们扩散到水性的活性表皮内，解离成带电荷的分子继续扩散到真皮。</td></tr>
<tr><td>前药</td><td>前药（prodrugs）是指将某些药物进行结构改造，形成适宜衍生物，该衍生物具有很好的经皮吸收特性，且透皮吸收后，经生物转化能生成原来的活性药物。</td></tr>
<tr><td colspan="2">物理方法</td><td>

● 离子导入（iontophoresis）是在利用电流将离子型药物经由电极定位导入皮肤，进入局部组织或血液循环的一种生物物理方法。
● 超声导入（sonophoresis）是利用具有高能量和高穿透率的超声波促进药物经皮吸收的方法。
● 微针（microneedels）为高 10～2000μm、宽 10～50μm 的针。使用时直接刺透角质层，在皮肤上形成数十微米至数百微米深的孔道，它对药物分子具有显著的促透作用。</td></tr>
</table>

续表

项 目		内 容
药物经皮吸收促进方法	药剂学方法	● 微乳：增加药物溶解度提高通透浓度梯度；增加角质层脂质双分子层流动性；破坏角质层中的水性通道；微乳以完整结构经由毛囊通透皮肤。 ● 脂质体、传质体、醇质体：①脂质体：与皮肤角质层脂质有高度的相容性，黏附在皮肤表面，增加药物在皮肤局部的积累；与皮肤脂质相互作用，增加皮肤脂质的流动性。② 传质体（ transfersomes)：由磷脂成分和表面活性剂组成。传递体具有整体透皮及高度变形性等优点。③ 醇质体（ ethosomes)：由磷脂、乙醇和水组成。 ● 泡囊（niosomes)：是用非离子表面活性剂构成与脂质体类似的单室或多室双分子层囊泡，可包裹亲水或亲脂药物。 ● 纳米粒（nanoparticels)：使分子量较大的，原来被认为不能够经皮吸收的多肽类、蛋白质等药物的经皮给药成为可能，极大地促进药物的吸收，提高药物的生物利用度。

3. 贴剂设计与制备工艺

项 目	内 容
选择药物原则	● 药物剂量：剂量要小、药理作用强，日剂量最好 <10mg。 ● 物理化学性质：分子量小于 500；油水分配系数对数 1 - 2；熔点小于 200℃；药物在液状石蜡与水中的溶解度均应大于 1mg/ml；饱和水溶液的 pH 5 ~ 9；分子中的氢键受体或供体小于 2 个等。 ● 药理学性质：生物半衰期短，对皮肤无刺激，不发生过敏反应的药物。
分 类	● 黏胶分散型（drug in adhesive)：是将药物分散在压敏胶中，铺于背衬材料上，加防粘层而成，与皮肤接触的表面都可输出药物。 ● 骨架型（drug in matrix)：骨架型是将药物溶解或分散在聚合物骨架中，由聚合物骨架控制药物的释放，可分别设计成零级、一级或 Higuchi 模式释放。含药的骨架粘贴在背衬材料上，在骨架层上涂压敏胶，加防粘层即成。 ● 储库型（drug in reservoir)：储库型是利用高分子包裹材料将药物或透皮吸收促进剂包裹成储库，并主要利用包裹材料的性质控制药物的释放速率。一般由背衬膜、药物储库、控释膜、胶粘层、保护膜组成。 ● 周边黏胶型（peripheral adhesive)：在含药的骨架周围涂上压敏胶，贴在背衬材料上，加防粘层即成。亲水性骨架能与皮肤紧密贴合，通过润湿皮肤促进药物吸收。 背衬层 黏胶层 防粘层 黏胶分散型贴剂 背衬层 聚合物骨架 黏胶层 防粘层 骨架型贴剂 背衬层 药物储库 控释膜 黏胶层 防粘层 储库型贴剂 背衬层 黏胶层 药物储库 控释膜 防粘层 周边黏胶型贴剂

续表

项目		内容
辅料	压敏胶	压敏胶（pressure sensitive adhesive，PSA）是对压力敏感的胶黏剂，它是一类无需借助溶剂、热或其他手段，只需施加轻度指压，即可与被粘物牢固粘合的胶黏剂。压敏胶在经皮药物传递系统中的作用是与皮肤紧密贴合，有时又作为药物贮库或载体材料，可调节药物的释放速度。常用的压敏胶有聚丙烯酸酯压敏胶、聚异丁烯压敏胶、硅酮压敏胶、热熔压敏胶、水凝胶型压敏胶等。
	系统组件材料	● 背衬材料：着色铝－聚酯膜、聚乙烯、聚酯－聚乙烯复合膜、着色的聚乙烯－铝－聚酯/乙烯－乙酸乙烯复合膜、多层聚酯膜、聚酯－EVA 复合膜、无纺布、弹力布等。 ● 控释膜：多孔聚丙烯膜、EVA 复合膜、聚乙烯膜、多孔聚乙烯膜等。 ● 骨架和储库材料：压敏胶、EVA、胶态二氧化硅、肉豆蔻酸异丙酯、月桂酸甘油酯、月桂酸甲酯、油酸乙酯、羟丙甲纤维素、轻质液状石蜡、乙醇、乳糖、硅油、聚乙二醇、卡波姆、甘油等。 ● 防粘层材料：一般硅化聚酯薄膜、氟聚合物涂覆聚酯薄膜、铝箔－硅纸复合物、硅化铝箔、硅纸等。
制备工艺	黏胶分散型	原料药、压敏胶 →（混匀）→ 含药胶液 → 涂布（←背衬层）→ 烘干 → 冲切（←防粘层）→ 包装 → 成品
	储库型	原料药、混悬介质 →（混匀）→ 含药混悬液 → 注入 → 成型（←控释膜、背衬层）→ 包装（←压敏胶、防粘层）→ 成品

4. **贴剂的质量控制**

项目		内容
体外评价	试验装置	● 种类：一般采用扩散池，常用的扩散池由供给池（donor cell）和接受池（receptor cell）组成，分为卧式和立式两种。流通扩散池适合于溶解度小的药物的经皮吸收研究。 ● 搅拌：避免在皮肤表面存在扩散边界层，一般采用星型搅拌子和磁力搅拌。

续表

项目		内容
体外评价	皮肤	● 通透屏障：最好用取自临床上给药部位的离体人皮。一般采用动物皮肤，一般认为兔、大鼠和豚鼠等皮肤通透性大于人体皮肤，而乳猪和猴的皮肤与人体皮肤的通透性相近。 ● 去毛方法：一般采用宠物剪毛器和电剃须刀剪去毛发。 ● 保存方法：最好采用新鲜皮肤，一般真空封闭包装后在 -20℃下保存，在一个月内使用。
	接受液	● 选择：常用的接受液有生理盐水、等渗磷酸盐缓冲液等。对于一些脂溶性强的药物，为了满足漏槽条件，接受液中通常加入 20% ~40% 聚乙二醇 400 生理盐水。 ● 处理：接受液预先需要脱气处理。
	温度	一般扩散池夹层水浴温度应使皮肤表面温度接近于皮肤表面温度 32℃。
	数据处理	● 常用的参数：药物稳态通透速率（flux，J_s）扩散系数（diffusion coefficient，D）、经皮通透系数（permeation coefficient，P）与时滞（lag time，t_L）。 ● 一般认为药物通透是一个被动扩散过程，常用 Fick 扩散定律来描述。 $J=\frac{dM}{dt}=\frac{DKC_0}{h}$；$J=PC_0$；$t_L=\frac{h^2}{6D}$ D 为药物在皮肤中的扩散系数；K 为药物在介质与皮肤间分配系数。 ● 通透曲线： 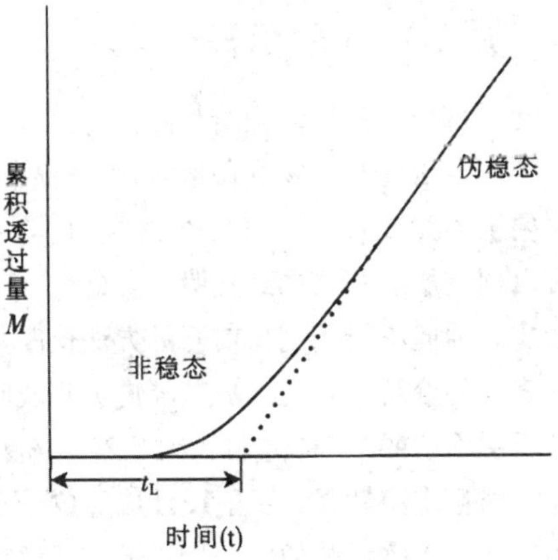 累积透过量 M 伪稳态 非稳态 t_L 时间(t)
体内评价		● 经皮给药制剂的生物利用度 F 测定有血药法、尿药法和血药加尿药法。 ● 血药法：$F=\frac{吸收量}{剂量}=\frac{CL\times AUC_{TDDS}}{D_{TDDS}}=\frac{AUC_{TDDS}}{D_{TDDS}}\times\frac{D_{iv}}{AUC_{iv}}$ ● 尿药法：$F=\frac{X^{\infty}_{uTDDS}}{D_{TDDS}}\times\frac{D_{iv}}{X^{\infty}_{u\,iv}}$

续表

<table>
<tr><th colspan="2">项　目</th><th>内　　容</th></tr>
<tr><td rowspan="3">质量控制</td><td>黏附力</td><td>● 通常贴剂的压敏胶与皮肤作用的黏附力可用三个指标来衡量，即初黏力，持黏力及剥离强度。
● 初黏力表示压敏胶与皮肤轻轻地快速接触时表现出对皮肤的粘接能力；持黏力表示压敏胶内聚力的大小，即压敏胶抵抗持久性剪切外力所引起蠕变破坏的能力；剥离强度表示压敏胶粘结力的大小。
●《中国药典》2010 年版收载了经皮贴剂的黏附力测定方法（附录Ⅹ J）。</td></tr>
<tr><td>释放度</td><td>经皮给药贴剂照释放度测定方法（附录Ⅹ D 第三法）测定，应符合规定。</td></tr>
<tr><td>含量均匀度</td><td>经皮给药贴剂照含量均匀度测定方法（附录Ⅹ E）测定，应符合规定。</td></tr>
</table>

练　习　题

一、翻译并解释下列名词与术语

1. TDDS
2. penetration enhancers
3. pressure sensitive adhesive
4. iontophoresis
5. sonophoresis
6. microneedels

二、判断是非题（用○或×表示）

1. 药物经皮给药既能起局部作用又能起全身作用。(　　)
2. 经皮给药无肝首过效应，因此其生物利用度可达 100%。(　　)
3. 药物经皮吸收的主要屏障为皮肤最外部的角质层。(　　)
4. 经皮穿透促进剂可以促进所有药物的经皮吸收。(　　)
5. 皮肤中不存在代谢酶，因此不能用制备前药的方法提高生物利用度。(　　)
6. 水溶性药物在皮肤表面的溶解度较大，故其经皮吸收较脂溶性药物容易。(　　)
7. 皮肤附属器仅占角质层面积的 0.1% 左右，因此不是药物经皮吸收的主要途径。(　　)
8. 胰岛素不仅分子量大而且水溶性强，不能设计成经皮给药系统。(　　)
9. 乳猪和无毛大鼠的皮肤与人体皮肤的通透性相近，是理想的经皮吸收试验通透屏障。(　　)
10. 一般情况下，低熔点药物易于通透皮肤，这是因为低熔点的药物晶格能较小，溶解度较大。(　　)

三、单项选择题

1. 药物经皮吸收过程是指(　　)
   A. 药物通过表皮到达深层组织
   B. 药物进入毛囊和皮脂腺
   C. 药物通过角质层进入活性表皮
   D. 药物通过皮肤进入淋巴系统

E. 药物通过表皮进入真皮，被毛细血管吸收进入血液循环

2. 药物在经皮吸收过程中可能会皮内蓄积，主要蓄积的部位是（　　）

A. 角质层　　B. 活性表皮　　C. 真皮

D. 皮脂腺　　E. 毛囊

3. 下列因素中不影响药物经皮吸收的是（　　）

A. 皮肤给药部位　　B. 基质的 pH　　C. 药物的结构

D. 吸收促进剂的浓度　　E. 背衬层的厚度

4. 下列物质中一般不能作为经皮吸收促进剂的是(　　)

A. 液状石蜡　　B. 聚山梨酯 80　　C. 乙醇

D. 二甲基亚砜　　E. 薄荷醇

5. 适合于制成经皮吸收贴剂的药物应具备的叙述中正确的是(　　)

A. 离子型药物　　B. 在水和油中溶解度接近的药物

C. 熔点较高的药物　　D. 日剂量大于 20 mg 的药物

E. 药物分子中能够形成氢键的基团少于 2 个

6. 下列物质中常作为经皮吸收制剂中用的胶粘层的是(　　)

A. EVA　　B. PSA　　C. PVC

D. PVP　　E. PEG

7. 药物制剂中 TDDS 的含义为(　　)

A. 缓控释制剂　　B. 多单元给药系统　　C. 智能给药系统

D. 经皮给药系统　　E. 调释制剂

8. 下列促进药物吸收的方法中属于药剂学方法的是(　　)

A. 利用离子对　　B. 利用离子导入技术

C. 利用超声导入技术　　D. 药物制成传脂体

E. 利用微针技术

9. 经皮吸收制剂贴剂中添加肉豆蔻酸异丙酯的目的是(　　)

A. 增加贴剂黏附性　　B. 提高药物稳定性　　C. 防止微生物生长

D. 增加药物经皮吸收　　E. 提高保湿性

10. 下列经皮给药制剂的叙述中错误的是（　　）

A. 避免肝脏的首过效应和胃肠因素的干扰

B. 减少给药次数，提高患者用药依从性

C. 长时间维持恒定的血药浓度，避免峰谷现象，降低毒副反应

D. 发现副作用时，随时可中断给药

E. 起效快，适合于急救治疗

四、多项选择题

1. 下列关于药物经皮吸收的正确表述是(　　)

A. 药物分子量小，有利于经皮吸收　　B. 可以避免胃肠道首过效应

C. 因为吸收较慢，必须频繁给药　　D. 药物油水分配系数愈大，越易于经皮吸收

E. 通过增大给药面积，可以实现大剂量药物的经皮给药

2. 可以提高药物经皮吸收的方法有（　　）

A. 经皮吸收促进剂　　B. 离子导入技术　　C. 超声波导入技术

D. 微针阵列　　E. 微囊化技术

3. 下列物质中可作为经皮吸收促进剂的是(　　)

A. 乙醇　　B. 肉豆蔻酸异丙酯　　C. HPMC

D. 月桂氮䓬酮　　E. 薄荷醇

4. 贴剂中常用的压敏胶有(　　)

A. 硅酮类　　B. 聚丙烯酸酯类　　C. 聚异丁烯类

D. PVP　　E. HPC

5. 关于经皮吸收制剂的概念和特点的叙述中正确的是(　　)

A. 是指药物从特殊设计的装置释放，通过角质层，产生全身治疗作用的控释给药剂型

B. 能保持血药水平较长时间稳定在治疗有效浓度范围内

C. 能避免胃肠道及肝的首过作用

D. 不必频繁给药，可改善病人的顺应性

E. 使用方便，可随时给药或中断给药

6. 经皮吸收制剂的基本组成中包括(　　)

A. 吸水层　　B. 背衬层　　C. 控释膜

D. 黏附层　　E. 药物贮库

7. 经皮吸收贴剂可分为 (　　)

A. 黏胶分散型　　B. 骨架型　　C. 储库型

D. 膜控型　　E. 周边黏胶型

8. 影响药物经皮吸收的因素有(　　)

A. 药物的分子量　　B. 药物的油水分配系数

C. 皮肤的水合作用

D. 基质　　E. 透皮吸收促进剂

9. 经皮吸收制剂的质量评价指标包括(　　)

A. 黏附力　　B. 面积差异　　C. 含量均匀度

D. 释放度　　E. 溶出度

10. 有关经皮吸收的叙述中，正确的为(　　)

A. 溶解态药物的穿透能力高于微粉混悬型药物

B. 药物的分子型愈多，越不易吸收

C. 药物的油水分配系数是影响吸收的重要因素

D. 皮肤用有机溶剂擦洗后可增加药物的吸收

E. 脂溶性药物的穿透能力比水溶性药物穿透能力强

11. 影响药物经皮吸收的基质因素有(　　)

A. 基质的 pH　　B. 基质的亲和力　　C. 药物溶解性

D. 药物在基质中的状态　　E. 基质对皮肤水和作用

12. 影响经皮吸收的药物性质有(　　)

A. 熔点　　B. 分子量　　C. 油水分配系数

D. pK_a　　E. 分子结构

13. 影响经皮吸收的生理因素有 (　　)

A. 种属　　B. 年龄　　C. 部位

D. 皮肤状态　　E. 促进剂

14. 促进药物经皮吸收的物理方法有(　　)

A. 电致孔技术　　B. 离子导入技术　　C. 超声波导入技术

D. 微针阵列　　E. 吸收促进剂

15. 促进药物经皮吸收的药剂学方法有(　　)

A. 微乳　　B. 传质体　　C. 泡囊

D. 微囊　　E. 纳米粒

五、简答题

1. 简述经皮给药制剂的特点。
2. 简述影响经皮吸收的生理因素。
3. 简述影响经皮吸收的剂型因素。
4. 简述经皮给药贴剂设计时选择药物的原则。
5. 简述促进剂促进药物经皮吸收的原理。
6. 简述经皮给药贴剂的质量要求。

六、处方分析与设计

1. 分析睾酮贴剂的处方并写出制法

处方	用量	处方分析
睾酮	2.50%	(　　)
氢化树脂（Foral 105 - E）	10.0%	(　　)
油酸	6.25%	(　　)
聚丙烯酸压敏胶（Duro Tak 87 - 2852）	89.0%	(　　)
叔丁基对羟基茴香醚（BHA）	0.25%	(　　)

2. 某药物为临床上常用的 β_2 受体激动剂，用于缓解支气管哮喘、急性支气管炎、肺气肿等呼吸道阻塞性症状，有心悸、心动过速、头晕等不良反应。其化学结构如右：

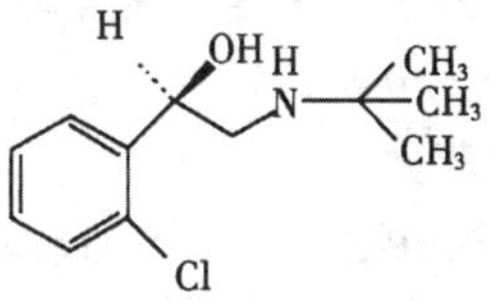

本品为白色结晶性粉末，在甲醇中极易溶解，在水 - 乙醇(95%)、醋酸（100%）、乙醚中易溶，己烷中微溶，水中几乎不溶。本品熔点为92℃，油水分配系数的对数值为0.82，分子量为227.73，临床常用剂量为0.5 ~ 2 mg。

现欲制成经皮给药贴剂，请拟定一个合理的处方，并写出制备工艺及注意事项。

一、翻译并解释下列名词与术语

1. TDDS（transdermal drug delivery system）：经皮给药系统，是指药物以一定的速率通过皮肤经毛细血管吸收进入体循环产生药效的一类制剂。TDDS 一般指经皮给药新剂型，即经皮贴剂，而广义的经皮给药制剂包括软膏剂、硬膏剂、巴布剂和贴片，还有涂剂和气雾剂等。

2. penetration enhancers：吸收促进剂，是渗透到皮肤降低药物经皮通透阻力和皮肤屏障功能，增大药物经皮通透性的一类物质。

3. pressure sensitive adhesive：压敏胶，是一类无需借助溶剂、热或其他手段，只需施加轻度指压，即可与被粘物牢固粘合的胶黏剂。压敏胶在经皮药物传递系统中的作用是与皮肤紧密贴合，有时又作为药物贮库或载体材料，可调节药物的释放速度。

4. iontophoresis：离子导入，在利用电流将离子型药物经由电极定位导入皮肤，进入局部组织或血液循环的一种生物物理方法。特别适用于离子型和大分子药物多肽类药物的透皮给药。

5. sonophoresis：超声导入，是利用具有高能量和高穿透力的超声波促进药物经皮吸收的方法。最大特点是可在短时间内增加药物吸收，适合于生物大分子药物。

6. microneedels：微针，定义为高 10～2000μm、宽 10～50μm 的针。使用时直接刺透角质层，在皮肤上形成数十微米至数百微米深的孔道，它对药物分子具有显著的促透作用。

二、判断是非题（用○或×表示）

1. ○　2. ×　3. ○　4. ×　5. ×
6. ×　7. ○　8. ×　9. ×　10. ○

三、单项选择题

1. E　2. A　3. E　4. A　5. E
6. B　7. D　8. D　9. D　10. E

四、多项选择题

1. AB　2. ABCD　3. ABDE　4. ABC　5. BCDE
6. BCDE　7. ABCE　8. ABCDE　9. ACD　10. ACDE
11. ABE　12. ABCDE　13. ABCD　14. ABCD　15. ABCE

五、简述题

1. 简述经皮给药制剂的特点。

优点：避免肝脏的首过效应和胃肠因素的干扰；避免药物对胃肠道的副作用长时间维持恒定的血药浓度，避免峰谷现象，降低毒副反应；减少给药次数，提高患者用药依从性；特别适合于婴儿、老人或不宜口服的患者使用；患者可以自主用药；发现副作用时，可随时中断给药。

局限性：不适合剂量大或对皮肤产生刺激的药物；起效较慢，不适合要求起效快的药物；药物吸收个体和部位差异较大。

2. 简述影响经皮吸收的生理因素。

①种属：由于种属不同，皮肤的角质层或全皮厚度、毛孔数、汗腺数以及构成角质层脂质的种类不同，从而导致药物通透性的很大差异。另外，皮肤代谢功能也存在种属差异。

②年龄：新生儿皮肤薄，真皮结缔组织的纤维较细并较稀疏，毛细血管网丰富。随着年龄增长，表皮细胞层数增多，角质层也变厚，真皮纤维增多，由细弱变为致密。

③部位：人体不同部位的角质层的厚度和细胞个数、皮肤附属器数量，脂质组成以及皮肤血流不同，从而药物的通透性也不同。

④皮肤状态：皮肤由于受机械、物理、化学以及创伤等损伤，皮肤结构被破坏，不同程度地降低角质层的屏障作用，致使药物通透性明显增大。烫伤、有机溶剂的接触、皮肤水化作用皮肤病变

（牛皮癣、湿疹与炎症）使药物通透变得更加容易。

⑤皮肤温度：随着皮肤温度的升高，使药物的透过速度升高。

⑥皮肤结合作用：皮肤结合作用是指药物与皮肤蛋白质或者脂质等的结合，而且是可逆性结合。结合作用可延长药物透过的时间，也可能在皮肤内形成药物贮库。药物与组织结合力愈强，时滞与贮库的维持时间也愈长。

⑦代谢作用：药物可在皮肤内酶的作用下发生氧化作用、水解作用、结合作用与还原作用等，但是皮肤内酶含量很低，血流量也仅为肝脏的7%，而且经皮吸收制剂的面积很小，所以酶代谢对多数药物的皮肤吸收不产生明显的首过效应。

3. 简述影响经皮吸收的剂型因素。

①剂型：剂型影响药物的释放性能，进而影响药物的经皮吸收。药物从剂型中释放越快，越有利于经皮吸收。一般凝胶剂、乳膏中药物的释放较快，骨架型贴剂中药物的释放较慢。同一剂型的不同处方组成，药物的经皮吸收亦可能很大差异。

②基质：药物与基质的亲和力不同，影响药物在基质和皮肤间的分配。一般基质和药物亲和力不应太大，否则药物难以从基质中释放并转移到皮肤，影响药物的释放。基质和药物亲和力也不能太弱，否则载药量无法达到要求。

③pH：给药系统内的pH能影响有机酸或有机碱类药物的解离程度，因为离子型药物的通透系数小，因而影响药物的经皮吸收。

④药物浓度与给药面积：基质中药物浓度越大，药物经皮吸收量增大。但当浓度超过一定范围，吸收量不再增加。给药面积越大，经皮吸收的量越大。

⑤吸收促进剂：一般制剂中含有经皮吸收促进剂，提高经皮吸收速率，这也有利于减少给药面积，而且减小时滞。经皮吸收促进剂的添加量对促透效果也有影响，添加量过小，则不起作用，添加量过多，则对皮肤会产生刺激性。

4. 简述经皮给药贴剂设计时选择药物的原则。

①药物剂量：剂量小、药理作用强，日剂量最好 $<10mg$。

②物理化学性质：分子量小于500；油水分配系数对数1～2；熔点小于200℃；药物在液状石蜡与水中的溶解度均应大于1mg/ml；饱和水溶液的pH 5～9；分子中的氢键受体或供体小于2个等。

③药理学性质：生物半衰期短，对皮肤无刺激，不发生过敏反应的药物。

5. 简述促透剂促进药物经皮吸收的原理。

一种可能是促进剂与细胞间脂质的极性头部相互作用，打乱脂质的有序排列，结果增强亲水性药物的扩散。极性促进剂打乱脂质的极性头部后，也致使脂质双分子层发生重排。这也可以解释为什么使用亲水渗透促进剂，打乱脂质极性头部，致使增加亲脂性药物通透。另一种可能是亲脂性促进剂与脂质双分子层的烃链相互作用。由于打乱烃链的有顺序排列，而增强了亲脂性药物的透过性。这些改变也影响极性头部的排列顺序，这也可以解释为什么使用亲水渗透促进剂也能促进亲水药物透过。

6. 简述经皮给药贴剂的质量要求。

①通常贴剂的压敏胶与皮肤作用的黏附力可用三个指标来衡量，即初黏力，持黏力和剥离强度。《中国药典》2010年版收载了经皮贴剂的黏附力测定方法。初黏力表示压敏胶与皮肤轻轻地快速接触时表现出对皮肤的黏接能力，即通常所谓的手感粘性；持黏力表示压敏胶内聚力的大小，即压敏胶抵抗持久性剪切外力所引起蠕变破坏的能力；剥离强度表示压敏胶黏结力的大小。

②释放度：经皮给药贴剂照释放度测定方法测定，应符合规定。

③含量均匀度：经皮给药贴剂照含量均匀度测定方法测定，应符合规定。

六、处方分析与设计

1.

处方	用量	处方分析
睾酮	2.50%	（主药）
氢化树脂（Foral 105－E）	10.0%	（增黏剂）
油酸	6.25%	（吸收促进剂）
聚丙烯酸压敏胶（Duro Tak 87－2852）	89.0%	（压敏胶）
叔丁基对羟基茴香醚（BHA）	0.25%	（防腐剂）

制法：将原料按处方量混匀（药物直接与压敏胶混合）得黏性基质，使用涂布机将黏性基质均匀涂布于不具透过性的背衬上，制成一定厚度的膜，逐渐升温，或使用风扇加速，蒸发除去溶剂，贴上保护层即得。

2.

处方	用量	处方分析
药物	10.0%	（主药）
肉豆蔻酸异丙酯	5.0%	（吸收促进剂）
聚丙烯酸压敏胶	85.0%	（压敏胶）

制法：将原料药用适量乙醇溶解，并与处方量压敏胶混匀，得黏性基质，使用涂布机将黏性基质均匀涂布于不具透过性的背衬上，制成一定厚度的膜，逐渐升温至80℃，蒸发除去溶剂，贴上保护层，冲切成2cm^2 方形，即得。

（方　亮）

第六节　黏膜给药新剂型

<table>
<tr><th colspan="2">项　目</th><th>内　容</th></tr>
<tr><td colspan="2">定义</td><td>黏膜给药（mucosal drug delivery）：是指使用适当的载体使药物透过人体的一些黏膜部位，转运至体循环而起全身作用的给药方式。</td></tr>
<tr><td colspan="2">分类</td><td>鼻黏膜、口腔黏膜、眼黏膜、直肠黏膜、子宫及阴道黏膜等。</td></tr>
<tr><td rowspan="2">鼻腔黏膜制剂</td><td>定义</td><td>鼻腔黏膜制剂：指直接用于鼻腔发挥局部或全身治疗作用的制剂。</td></tr>
<tr><td>特点</td><td>● 血流丰富，鼻腔黏膜薄，药物吸收迅速。
● 避免胃肠道中酶的破坏。
● 避免肝脏首过作用。
● 可绕过血脑屏障向脑部输送药物。</td></tr>
</table>

续表

项目		内容
鼻腔黏膜制剂	适用药物	● 口服难以吸收的极性药物。 ● 在胃肠道中不稳定的药物。 ● 肝脏首过作用强的药物。 ● 蛋白及多肽类药物。 ● 疫苗类。
	处方组成	pH 调节剂、增稠剂、增溶剂、稳定剂、吸收促进剂、抑菌剂等。
	质量要求	● 鼻用溶液剂应澄清，不得有沉淀和异物；鼻用混悬液可能含沉淀物，但经振摇应易分散；鼻用乳液有可能油相与水相分离，但经振摇应易恢复成乳液。 ● 鼻用粉雾剂中药物及所用附加剂的粉末粒径大多应在 30～150μm 之间。 ● 鼻用制剂应无刺激性，对鼻黏膜及其纤毛不应产生副作用。如为水性介质的鼻用制剂应等渗。 ● pH：5.0～7.5。 ● 装量：鼻用半固体或液体制剂，照最低装量检查法（附录Ⅹ F）检查。 ● 无菌：用于手术或创伤的鼻用制剂必须满足无菌要求。 ● 微生物限度：符合要求。
	给药剂型	滴鼻剂：系指由药物与适宜辅料制成的澄明溶液、混悬液或乳状液，供滴入鼻腔用的鼻用液体制剂，也可将药物以粉末、颗粒、块状或片状形式包装，另备溶剂，在临用前配成澄明溶液或混悬液。 洗鼻剂：系指由药物制成符合生理 pH 范围的等张水溶液，用于清洗鼻腔用的鼻用液体制剂，用于伤口或手术前使用者应无菌。 鼻用喷雾剂：系指由药物与适宜辅料制成的澄明溶液、混悬液或乳状液，供喷雾器雾化的鼻用液体制剂。制备时应控制药物粒子大小在 10μm 左右。 鼻用软膏剂：系指由药物与适宜基质均匀混合，制成乳膏状的鼻用半固体制剂。 鼻用凝胶剂：系指由药物与适宜辅料制成凝胶状的鼻用半固体制剂。 鼻用散剂：系指由药物与适宜辅料制成的粉末鼻用固体制剂。 鼻用粉雾剂：系指由药物与适宜辅料制成的粉末，用适当的阀门系统喷出粉末的鼻用固体制剂。 鼻用棒剂：系指由药物与适宜基质制成棒状或类棒状，供插入鼻腔用的鼻用固体制剂。 鼻用微球（nasal microspheres）：可延长其与鼻黏膜的接触时间，缓慢释药与吸收。微球粒径一般应控制在 40～60μm 范围内。

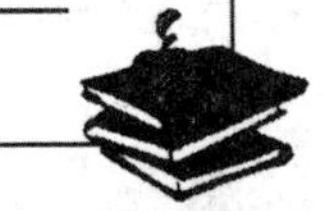

续表

项目		内容
肺部给药制剂	特点	● 由于巨大的肺泡表面积、丰富的毛细血管和极小的转运距离，肺部给药后吸收迅速。 ● 被吸收的药物可直接进入血液循环，不受肝首过效应的影响。 ● 可用于肺部疾病的治疗，也可以经肺泡吸收发挥全身治疗作用。
	给药剂型	气雾剂（aerosol）：为目前广泛使用的吸入给药剂型。关键是抛射剂的选择和给药装置的改进。
		粉雾剂（dry powder inhalation）：系将微粉化药物与载体（或无）以胶囊、泡囊或多剂量储库形式，采用特殊的干粉吸入装置，由患者主动吸入雾化药物的制剂。
		喷雾剂（spray）：常用的有两种，即喷射喷雾剂和超声喷雾剂。
口腔黏膜制剂	特点	较鼻黏膜厚，颊黏膜和舌下黏膜上皮均未角质化，血管丰富，药物吸收后可经颈静脉、上腔静脉直接进入全身循环，避免胃肠消化液及肝的首过作用，有利于药物全身吸收。
	给药剂型	常用具有黏性的片剂、贴剂和水凝胶。
眼部给药制剂	特点	既可发挥局部作用，也可发挥全身作用。结膜内血管和淋巴管分布丰富，药物通过结膜吸收可直接进入全身循环，避免消化液及肝的首过作用。
	给药剂型	眼用凝胶剂 ● 生物黏附性凝胶（Bio-adhesive gel）：以亲水性高分子材料为载体。 ● 原位凝胶（in situ gel）：在用药前制剂状态通常为液体，滴入眼穹隆后，当达到相应的转变条件时，制剂就转变为黏弹性胶体。 眼用脂质体：跨角膜转运效率高。 眼用微球：制备微球要求所用的聚合物应具备生物可降解、生物黏附和生物相容等特性，常用的有海藻酸、明胶、白蛋白等。

练 习 题

一、翻译并解释下列名词与术语

1. nasal preparations
2. pulmonary preparations
3. buccal preparations
4. ophthalmic preparations

二、判断是非题（用○或×表示）

1. 若药物的分子量小于1000，具有一定的脂溶性，可直接制成鼻腔给药制剂。（　　）

2. 鼻腔给药时，药物在鼻腔的分布不受给药剂型的影响。(　　)
3. 肺部给药既可以发挥局部作用，也可以发挥全身作用。(　　)
4. 眼部给药只发挥局部作用，不能发挥全身作用。(　　)
5. 口腔黏膜给药可使部分药物避免胃肠消化液及肝的首过作用，有利于药物全身吸收。(　　)

三、单项选择题

1. 下列有关鼻腔给药系统的叙述中不正确的是(　　)
   A. 鼻腔黏膜血管丰富　B. 鼻腔黏膜的吸收面积大于肺部给药
   C. 鼻腔黏膜的透过性较高　D. 药物经鼻腔黏膜吸收可直接进入全身血液循环
   E. 通过鼻腔给药可增加药物在脑组织的分布
2. 正常成人鼻腔黏液的 pH 为(　　)
   A. 5.5～6.5　B. 4.5～6.5　C. 5.5～7.5
   D. 6.5～7.5　E. 6～7
3. 下列有关口腔黏膜给药系统的叙述中不正确的是(　　)
   A. 口腔黏膜无角质层　B. 口腔黏膜的透过性较高
   C. 口腔黏膜给药可避免肝脏的首过作用　D. 口腔黏膜较鼻黏膜薄
   E. 药物经口腔黏膜吸收可直接进入全身血液循环
4. 下列药物中不适合于鼻腔给药的是(　　)
   A. 口服难以吸收的极性药物　B. 在胃肠道中不稳定的药物
   C. 疫苗类　D. 黏膜刺激性大的药物
   E. 肝脏首过作用强的药物
5. 下列有关肺部给药特点的叙述中不正确的是(　　)
   A. 由于巨大的肺泡表面积、丰富的毛细血管和极小的转运距离，肺部给药后吸收迅速
   B. 肺部给药后药物可通过门肝系统进入全身血液循环
   C. 适用于蛋白和多肽类药物
   D. 被吸收的药物可直接进入血液循环，不受肝首过效应的影响
   E. 可用于肺部疾病的治疗，也可以经肺泡吸收起全身治疗作用。

四、多项选择题

1. 蛋白质和多肽类药物的非注射给药途径包括(　　)
   A. 鼻腔给药　B. 肺部给药　C. 口服给药
   D. 透皮给药　E. 直肠给药
2. 蛋白质类药物非注射给药系统存在的主要问题是(　　)
   A. 药物透过黏膜的能力差　B. 染菌　C. 药物易受酶的降解
   D. 热原问题　E. 生物利用度太低
3. 为提高蛋白质多肽类药物通过非注射给药途径的吸收，可采取的措施包括(　　)
   A. 对药物进行化学修饰或制成前体药物　B. 应用吸收促进剂
   C. 使用酶抑制剂　D. 设计适宜的给药剂型
   E. 采用离子电渗法皮肤给药
4. 蛋白质类药物口服给药存在的主要问题包括(　　)
   A. 胃酸对药物的降解　B. 胃肠道内酶的降解
   C. 肝脏的首过作用　D. 药物制剂的贮存稳定性差

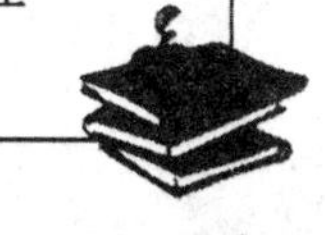

E. 胃肠道黏膜的透过性差

5. 蛋白质肺部给药系统存在的问题包括(　　)

A. 长期给药后的安全性评价　B. 用药的个体差异大　C. 肺黏膜的吸收面积小　D. 肺黏膜对大分子药物的透过性低　E. 缺乏安全有效的吸收促进措施

6. 影响鼻黏膜吸收的因素包括(　　)

A. 药物的脂溶性　B. 药物的分子量　C. 药液的 pH　D. 药物所带电荷　E. 给药剂型

五、简述题

1. 请说明鼻腔给药的特点。
2. 请说明肺部给药的特点。
3. 请说明口腔给药的特点。
4. 请说明眼部给药的特点。

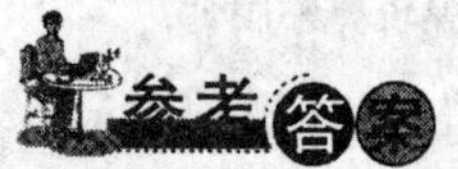

一、名词解释

1. nasal preparations：鼻用制剂，指直接用于鼻腔发挥局部或全身治疗作用的制剂。

2. pulmonary preparations：肺用制剂，指通过肺部吸入给药发挥局部或全身治疗作用的制剂。

3. buccal preparations：口腔黏膜制剂，指通过口腔黏膜给药发挥局部或全身治疗作用的制剂，可避免胃肠消化液及肝的首过作用，有利于药物全身吸收。

4. ophthalmic preparations：眼黏膜制剂，指通过眼黏膜给药发挥局部或全身治疗作用的制剂。药物通过结膜吸收可直接进入全身循环，避免胃肠消化液及肝的首过作用。

二、判断是非题

1. ○　2. ×　3. ○　4. ×　5. ○

三、单项选择题

1. B　2. A　3. D　4. D　5. B

四、多项选择题

1. ABCDE　2. ACE　3. ABCDE　4. ABCE　5. ABDE　6. ABCDE

五、简述题

1. 要点：

①血流丰富，鼻腔黏膜薄，药物吸收迅速。

②避免胃肠道中酶的破坏。

③避免肝脏首过作用。

④可绕过血脑屏障向脑部输送药物。

2. 要点：吸收面积很大，血流丰富，药物吸收迅速，药物吸收后可直接进入全身循环，避免胃肠消化液及肝的首过作用。

3. 要点：较鼻黏膜厚，颊黏膜和舌下黏膜上皮均未角质化，血管丰富，药物吸收后可经颈静脉、上腔静脉直接进入全身循环，避免胃肠消化液及肝的首过作用，有利于药物全身吸收。

4. 要点：既可发挥局部作用，也可发挥全身作用。结膜内血管和淋巴管分布丰富，药物通过结膜吸收可直接进入全身循环，避免胃肠消化液及肝的首过作用。

（毛世瑞）

CHAPTER 第二十章

生物技术药物制剂

第一节 概 述

项目		内容
生物技术	定义	生物技术（biotechnology）：对有机体的操作技术。现代生物技术包括基因工程、细胞工程、发酵工程和酶工程，其核心技术是基因工程技术。
生物技术药物	定义	生物技术药物（biotechnology drugs）：即是通过生物技术获得的药物，是采用现代生物技术人为创造条件，借助微生物、植物或动物来生产所需要的医药产品。
	分类	分为四类：重组细胞因子类、单克隆抗体类、基因治疗产品和疫苗。 亦可分为两大类：生理肽和非生理肽。 生理肽包括凝血因子、胰岛素、人生长激素和促红细胞生成素等。 非生理肽包括生理肽的突变型、疫苗、溶栓剂等。
	特点	● 药理活性强，给药剂量小，副作用少。 ● 分子结构中一般具有特殊的活性部位，以严格的空间构象维持其生物活性。 ● 提取纯化工艺复杂，药物稳定性差，在酸、碱环境或体内酶系统存在下极易降解、失活。 ● 体内快速清除，生物半衰期短。 ● 分子量较大，生物膜透过性差，口服给药不易吸收；注射给药是其主要的给药途径，但普遍需长期频繁注射给药。

第二节 蛋白质类药物的结构与稳定性

项目	内容
组成	● 蛋白质的基本结构单元是氨基酸，是由 20 多种氨基酸按排列顺序通过肽键相连接而成。不同种类的蛋白质氨基酸在肽链上的序列不同，蛋白质的生理功能常取决于氨基酸在肽链中的序列。 ● 蛋白质结构中的化学键包括共价键和非共价键，共价键包括肽键和二硫键，非共价键包括氢键、疏水键、离子键、范德华力和配位键等。

续表

项目			内容
结构			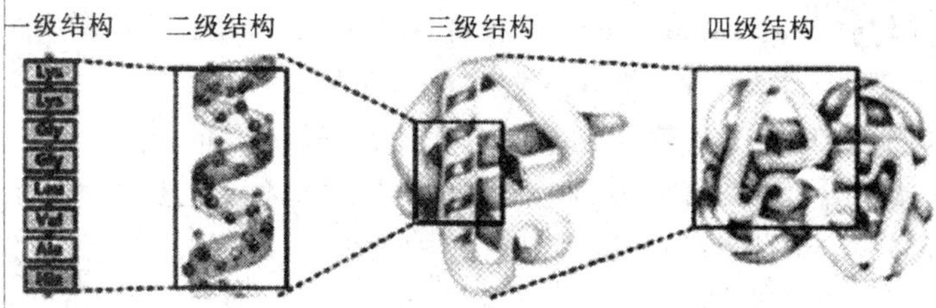 一级结构　二级结构　三级结构　四级结构 蛋白质的结构示意图 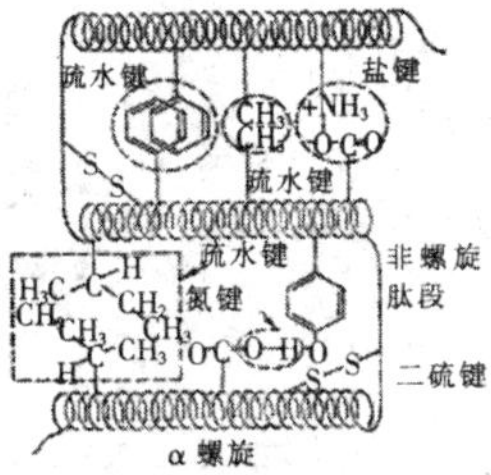 稳定蛋白质构象的作用力 ● 一级结构：指蛋白质多肽链中的氨基酸排列顺序，包括肽链数目和二硫键的位置。 ● 二级结构：指蛋白质多肽链骨架的折叠（folding）方式，有α螺旋结构与β折叠方式。折叠中的主要作用力有：氢键、疏水作用力、离子键和范德华力。 ● 三级结构：指一条多肽链中所有原子的空间排布，其控制着蛋白质的生物功能。 ● 四级结构：指多亚基蛋白质中各个亚基的空间排布、亚基间的相互作用与其接触部位的布局。 ● 空间构象（conformation）：又称空间结构，高级结构，立体结构，是指蛋白质分子中所有原子在三维空间中的排布。蛋白质只有在立体结构是特定构象时才具有生物活性。稳定蛋白质构象的作用力有氢键、疏水键、离子键、二硫键与配位键等。
不稳定性	化学不稳定性	定义	化学不稳定（chemical instability）：主要指蛋白质分子通过共价键的形成和断裂形成了新的化学实体（chemical entity）。
		水解	● 水解（hydrolysis）类型：主要有肽链的断裂；天冬酰胺和谷氨酰胺的去酰胺反应；分子内的氨基分解反应形成二酮哌嗪；天冬酰胺酶催化的肽基转移作用。 ● 水解条件：极端的 pH、高温、蛋白质水解酶。
		氧化	● 含有组氨酸、甲硫氨酸、半胱氨酸和酪氨酸侧链的蛋白质易于发生氧化（oxidation）降解，其中甲硫氨酸尤其敏感。 ● 氧化反应速率影响因素：pH、温度、金属离子、缓冲液等。
		外消旋化	● 蛋白质碱性水解时往往会使某些氨基酸产生消旋作用（racemization）。 ● 影响消旋作用因素：温度、pH、离子强度和金属离子螯合作用。
		二硫键的交换	二硫键交换（exchange disulfide bond）能导致蛋白质不正确的配合，而导致活性快速丧失。
		β－消除	β－消除（beta-elimination）：是指氨基酸残基中β－碳原子上的基团的消除。含有半胱氨酸、丝氨酸、苏氨酸、赖氨酸的蛋白质，在碱性下易产生β－消除。

续表

项目			内容
不稳定性	物理不稳定性	定义	● 物理不稳定（physical instability）：指蛋白质分子的高级结构的物理转变，无共价键转变，包括变性、聚集、沉淀和表面吸附等。 ● 发生原因：蛋白质具有聚合物的性质及其选定高级结构的能力。 ● 变化过程：蛋白质发生伸展、非天然的重新折叠、氢键的变化和疏水相互作用力的改变，而使蛋白质的三维结构发生变化。
		变性	● 变性（denaturation）：指天然分子球状折叠的改变（三级、二级）。 ● 影响因素：温度、pH 值和有机溶质（尿素、胍盐、乙酰胺、甲酰胺）或有机溶剂（乙醇、丙酮）的加入。
		表面吸附	● 表面吸附（surface adsorption）：在很多情况下，蛋白质容易吸附于粗糙的表面，表面相互作用可导致构象的改变，外加作用力可加速这种构象的改变。 ● 一般材料（如玻璃、塑料）可能对蛋白质有较大的吸附性，而聚乙烯尤其是聚四氟乙烯有较低的吸附。
		聚集	聚集（aggregation）：与溶剂组成、pH 值、离子强度和溶剂的介电性有关。
		沉淀	沉淀（precipitation）：通常与变性同时发生。

第三节　蛋白质与多肽类药物注射给药剂型的设计

项目		内容
分类		分为液体剂型和冻干粉针剂。
液体制剂	稳定化	稳定化方法（stabilisation）：①改造其结构；②加入稳定剂，其稳定化的机制是加强蛋白质稳定作用力；使其变性状态不稳定。 常用稳定剂：缓冲液、糖和多元醇、表面活性剂、盐类、聚乙二醇类、大分子化合物、金属离子、氨基酸等。

续表

项目		内容
液体制剂	稳定化	**蛋白质制剂中常用的稳定剂及作用** 见下表

蛋白质制剂中常用的稳定剂及作用

稳定剂		作用或用途
蛋白质：		抑制表面吸附
	人血清白蛋白	结合稳定剂、络合剂、冷冻保护剂
氨基酸	甘氨酸	稳定剂
	丙氨酸	增溶剂
	精氨酸	缓冲剂、增溶剂
	亮氨酸	抑制聚集
	谷氨酸	热稳定剂
	天冬氨酸	异构抑制剂
表面活性剂：		
	聚山梨酯 20 或 80	阻止聚集
	泊洛沙姆 407	防止变性，澄明度稳定剂
脂肪酸		
聚合物	磷脂酰胆碱、磷脂酰乙醇胺	稳定剂
	PEG	稳定剂
	PVP10、24、40	防止聚集
多元醇：		防止变性、聚集
	山梨醇	冷冻干燥剂
	甘露醇	可作为抗氧剂
	甘油	
	蔗糖	稳定构象
	葡萄糖	防止聚集
	丙二醇	
	乙二醇	
	乳糖	
	海藻糖	
抗氧剂：		
	维生素 C	防止氧化
	盐酸半胱氨酸	
	单巯基甘油醇	
	单巯基乙醇酸	
	单巯基山梨醇	
	谷胱甘肽	
还原剂：		
	硫醇类	
络合物：		抑制二硫键形成、阻止聚集
	EDTA 盐	
	谷氨酸	除去金属离子、抑制氧化
金属离子：	Ca^{2+}，Ni^{2+}，Mn^{2+}	稳定蛋白质构象

续表

<table>
<tr><th colspan="3">项 目</th><th>内 容</th></tr>
<tr><td rowspan="16">液体制剂</td><td rowspan="9">稳定化</td><td>缓冲液</td><td>常用的缓冲盐有磷酸盐、醋酸盐、枸橼酸盐缓冲液。</td></tr>
<tr><td>糖和多元醇</td><td>糖类有蔗糖和海藻糖，多元醇有甘油，甘露醇，山梨醇。</td></tr>
<tr><td>表面活性剂</td><td>非离子型表面活性剂（如聚山梨酯类、泊洛沙姆）和阴离子型表面活性剂（十二烷基硫酸钠）。</td></tr>
<tr><td>盐类</td><td>盐可以起到稳定蛋白质的作用，也可以破坏蛋白质的稳定性，还有可能毫无影响。主要取决于盐的种类、浓度、离子相互作用的性质及蛋白质的电荷。</td></tr>
<tr><td>聚乙二醇类</td><td>高浓度的 PEG 类，常作为蛋白质的低温保护剂和沉淀/结晶剂。</td></tr>
<tr><td>大分子化合物</td><td>很多大分子化合物具有稳定蛋白质的作用，如 HAS、羟丙基 β－环糊精、右旋糖酐、肝素、羟乙基淀粉和聚乙烯吡咯烷酮等。</td></tr>
<tr><td>金属离子</td><td>钙、镁、锌等金属离子与蛋白质结合，使整个蛋白质结构更加紧密、结实、稳定，从而使蛋白质稳定。</td></tr>
<tr><td>氨基酸</td><td>一些氨基酸单独或与其他辅料并用稳定蛋白质。如组氨酸、甘氨酸、天冬氨酸钠、谷氨酸及赖氨酸盐酸盐。</td></tr>
<tr><td colspan="2"></td></tr>
<tr><td rowspan="7">处方组成</td><td colspan="2">包括活性组分、增溶剂、抗吸附、抗聚集剂、缓冲液、防腐剂（多剂量）、抗氧剂、等渗调节剂和剂型载体材料。</td></tr>
<tr><td>增溶剂</td><td>表面活性剂如十二烷基硫酸钠增溶 IL－2。</td></tr>
<tr><td>抗吸附、聚集剂</td><td>抗吸附、聚集剂：聚山梨酯 80 和白蛋白（1%）。</td></tr>
<tr><td>缓冲液</td><td>常用磷酸盐 、枸橼酸盐、醋酸盐缓冲液等。</td></tr>
<tr><td>抗氧剂</td><td>常用维生素 C、亚硫酸氢钠、单巯基甘油、半胱氨酸和 α－生育酚或容器内填充惰性气体。</td></tr>
<tr><td>防腐剂</td><td>常用苯酚、苯甲醇、氯丁醇、间甲酚、尼泊金类等。</td></tr>
<tr><td>等渗调节剂</td><td>常用葡萄糖、氯化钠、氯化钾。</td></tr>
</table>

续表

<table>
<tr><th colspan="3">项 目</th><th>内 容</th></tr>
<tr><td rowspan="4">液体制剂</td><td rowspan="4">制备工艺的特殊性</td><td colspan="2">在蛋白质液体制剂的过程中，若进行搅拌、震荡、过滤、填充等操作则会产生作用力而影响蛋白质的稳定性，如产生变性、吸附、聚集等现象。</td></tr>
<tr><td>膜过滤</td><td>膜材吸附蛋白质的强弱顺序是：硝酸纤维素和尼龙膜吸附蛋白质最高，以后依次为聚砜、二醋酸纤维素和聚偏氟乙烯。</td></tr>
<tr><td>吸附性</td><td>蛋白质药物易吸附于容器、输液器材料表面，应选择吸附性较小的容器作为包装容器和配液容器。</td></tr>
<tr><td>稳定性试验</td><td>蛋白质的降解过程往往不符合 Arrhenius 动力学方程，因此，通过加速试验来预测该类药物的有效期并不十分可靠，必须在实际条件下长期观测稳定性。</td></tr>
<tr><td rowspan="3" colspan="2">固体剂型</td><td>概述</td><td>● 液体蛋白质药物制剂虽然有很多优点，但因其稳定性较差，特别是物理稳定性难以控制，往往还需低温保存。
● 常用蛋白质类药物的干燥方法有冷冻干燥与喷雾干燥，这两种工艺可用于热敏感药物的脱水，以延缓溶液中常见的分解作用。</td></tr>
<tr><td>冷冻干燥</td><td>● 选择适宜的辅料，提高蛋白质类药物在干燥过程和贮藏中的稳定性。
● 工艺参数优化，如最低、最高干燥温度，干燥时间、真空度等。
● 冷冻干燥中蛋白质失活的原因：①从液态到固体的相变过程中，蛋白质由于失去周围的水分而失活，②高浓度的盐、缓冲组分的结晶或缓冲液 pH 的改变、蛋白质浓缩溶解度有限等原因均能导致蛋白质药物的失活。

冷冻干燥蛋白质制剂中典型的添加剂
<table>
<tr><th>种类</th><th>作用</th></tr>
<tr><td>填充剂</td><td>改善外观/防止组分损失</td></tr>
<tr><td>甘露醇</td><td></td></tr>
<tr><td>甘氨酸</td><td></td></tr>
<tr><td>含坍塌温度改善剂</td><td>提高坍塌温度</td></tr>
<tr><td>右旋糖酐</td><td></td></tr>
<tr><td>白蛋白</td><td></td></tr>
<tr><td>明胶</td><td></td></tr>
<tr><td>冷冻保护剂</td><td>保护蛋白质的物理结构</td></tr>
<tr><td>糖类</td><td></td></tr>
<tr><td>白蛋白</td><td></td></tr>
</table></td></tr>
<tr><td>喷雾干燥</td><td>优点：干燥时间短，所得产品粒子大小可控制且流动性较好。
缺点：损失大，回收率不高，水分含量高。</td></tr>
</table>

第四节 蛋白质类药物的新型给药系统

<table>
<tr><th colspan="2">项 目</th><th colspan="2">内 容</th></tr>
<tr><td rowspan="7">注射给药途径</td><td rowspan="4">控释微球剂</td><td colspan="2">● 微球作为蛋白缓释的载体应用：作为系统传递、局部传递、有屏障保护部位的传递（如脑、眼）和疫苗传递的载体。
● 影响药物从微球中的释放速度因素：骨架材料的种类和比例、制备工艺、微球的性质（形态、粒径及粒度分布、包封率、载药量和药物分散状态等）。</td></tr>
<tr><td colspan="2">制备技术：复乳－液中干燥法、低温喷雾提取法、乳化蒸发法、相分离凝聚法、喷雾干燥法和超临界萃取法等。</td></tr>
<tr><td>复乳－液中干燥法</td><td>● 特点：在乳化过程和溶剂萃取过程中形成水－有机溶剂界面，使两亲性的蛋白吸附在界面变性。
● 制备工艺：醋酸亮丙瑞林缓释微球的制备。 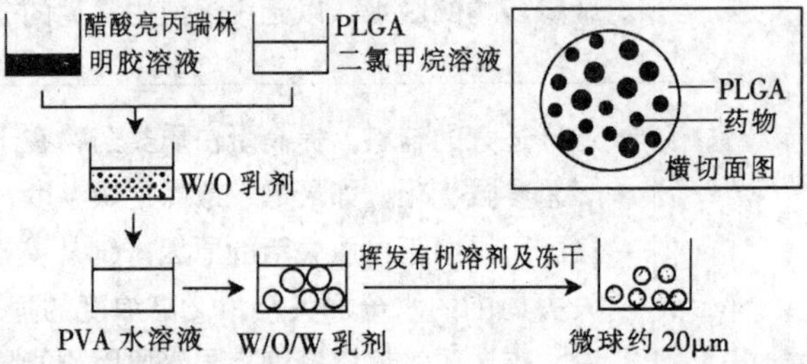
醋酸亮丙瑞林明胶溶液 + PLGA二氯甲烷溶液 → W/O乳剂 → PVA水溶液 → W/O/W乳剂 →（挥发有机溶剂及冻干）→ 微球约20μm
横切面图：PLGA；药物</td></tr>
<tr><td>低温喷雾提取法</td><td>● 特点：减少喷雾过程中蛋白的界面变性和凝聚；有利于稳定性的提高；包封率较高。
● 制备工艺：
药物粉末或冻干颗粒 + 聚合物骨架有机溶液 → 混悬液 → 液氮层下方冰冻乙醇层 → 冻结为微球 →（去除液氮）→ 形成微球 → 过滤 → 干燥 → 成品微球</td></tr>
<tr><td>疫苗给药系统</td><td colspan="2">● 疫苗抗原蛋白特性：单剂量或多剂量给药后可诱发长期的免疫应答；对于多剂量接种的疫苗，需多次接种，且每次接种间隔时间较长。
● 脉冲式给药系统在免疫类抗原蛋白的传递给药中有明显优势。
● 疫苗微球的制备常采用乳化工艺，可耐受较大程度的变性。</td></tr>
<tr><td>植入剂</td><td colspan="2">分类：非注射植入剂、可注射植入剂。</td></tr>
<tr><td>输液泵给药系统</td><td colspan="2">● 优点：根据需要调节输入速度，输入量。
● 缺点：蛋白质药物长期放置的不稳定；需不断从病人身体上取样，监测，计算后调整输入速度。
● 输入系统组成：输入泵、剂量调节装置、药物贮存器、输注导管。</td></tr>
</table>

续表

<table>
<tr><th colspan="2">项　目</th><th>内　　容</th></tr>
<tr><td rowspan="2">注射给药途径</td><td>PEG化修饰的蛋白质注射给药系统</td><td>● PEG化修饰：是指活性聚乙二醇与蛋白质、多肽分子的非必需基团的共价结合而修饰药物。
● 优点：①免疫原性大大降低，难以激发抗体产生，不会通过免疫反应被清除，体内半衰期延长；
②修饰后蛋白分子量增加，使其不被肾脏代谢，血液循环时间延长，药物半衰期延长。
● 影响产物生物活性的因素：修饰PEG分子的大小、结构（直链或支化结构）、连接方式与连接部位。
● 缺点：① PEG修饰后的蛋白活性降低。② PEG修饰后分子量变大，体内扩散速度降低，可能影响药物向组织的转运，影响药效。③目标修饰产物不纯，副产物不易分离。

未修饰　　修饰后</td></tr>
<tr><td>其他注射给药系统</td><td>脂质体、纳米粒、乳剂、微乳、原位凝胶、自调式给药系统等。</td></tr>
<tr><td colspan="2">口服给药系统</td><td>● 优点：方便、简单、易于被患者接受。
● 缺点：①蛋白质类药物的胃肠道降解；②分子量大，胃肠黏膜的穿透性差；③形成多聚体；④肝脏的首过作用。
● 提高生物利用度的方法：①提高吸收屏障的通透性；②降低吸收部位和吸收途径肽酶的活性；③分子结构修饰防止降解；④延长作用时间。</td></tr>
<tr><td colspan="2">其他给药途径释药系统</td><td><table>
<tr><th>给药途径</th><th>优　点</th><th>缺　点</th></tr>
<tr><td>鼻黏膜</td><td>容易接受，见效快，低蛋白酶活性，避免肝首过作用</td><td>重复性差，安全性差，生物利用度低</td></tr>
<tr><td>肺黏膜</td><td>相对易于接受，见效快，低蛋白活性</td><td>重复性差，安全性差，可被巨噬细胞吞噬</td></tr>
<tr><td>直肠黏膜</td><td>易于接受，部分避免肝首过效应，可能低的蛋白水解酶活性</td><td>生物利用度低</td></tr>
<tr><td>颊黏膜</td><td>易于接受，部分避免肝首过效应，可能低的蛋白水解酶活性，可随时终止给药</td><td>生物利用度低</td></tr>
<tr><td>皮肤</td><td>易于接受，部分避免肝首过效应，可随时终止给药，缓、控释放药物</td><td>生物利用度低</td></tr>
</table></td></tr>
</table>

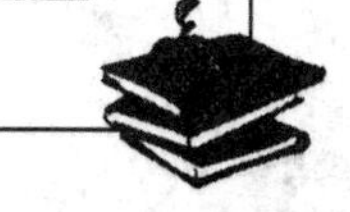

第五节　蛋白质类药物制剂质量评价的方法

项　目	内　容
原液检定	● 生物活性测定：细胞病变抑制法。 ● 蛋白含量测定：Lowry 法。 ● 比活性：生物活性与蛋白含量之比。 ● 纯度测定：电泳法、HPLC 法。 ● 分子量测定：电泳法。 ● 外源性 DNA 残留量测定：固相斑点杂交法。 ● 鼠 IgG 残留量测定：酶联免疫吸附法。 ● 残余抗生素活性测定：抑菌圈法。 ● 宿主菌蛋白残留量测定：酶联免疫吸附法。 ● 紫外吸收光谱测定。 ● 肽图测定：RP－HPLC 法。 ● 等电点测定：聚焦电泳法。 ● 细菌内毒素检查：鲎试剂法。 ● *N*－末端氨基酸序列测定：氨基酸序列分析仪。
半成品检定	● 细菌内毒素检查：鲎试剂法。 ● 无菌检查：直接接种法。
成品检定	● 鉴别试验：免疫印迹法、免疫斑点法。 ● 物理检查：外观、可见异物、装量差异。 ● 化学检查：水分、pH。 ● 生物检定：生物活性、无菌试验、细菌内毒素检查、异常毒性检查。

练　习　题

一、翻译并解释下列名词与术语

1. biotechnology drugs
2. conformation
3. primary structure of protein
4. secondary structure of protein
5. quaternary structure of protein

二、判断是非题（用○或×表示）

1. 蛋白质的二级结构又称为亚基。（　　）
2. 胰岛素长期放于输液袋装置或容器中时，可在装置或容器壁上沉淀，是胰岛素空气/水界面发生变性，继而加速沉淀。（　　）
3. 蛋白质化学不稳定主要指分子通过氢键的形成和断裂形成了新的化学实体。（　　）

4. α 螺旋和 β 折叠是蛋白质的三级结构。(　　)
5. 蛋白质的变性是不可逆的变化。(　　)
6. 蛋白质的功能取决于以一级结构为基础的蛋白质的空间构象。(　　)
7. 蛋白质的空间结构就是指蛋白质的三级和四级结构。(　　)
8. 蛋白质一级结构的主要化学键是肽键，也有少量的二硫键，它们均为共价键。(　　)
9. 各种膜材吸附蛋白质的强弱顺序是：硝酸纤维素和尼龙膜吸附蛋白质最高，以后依次为聚砜、二醋酸纤维素和聚偏氟乙烯。(　　)
10. 鼻黏膜给药常会产生肝脏首过效应。(　　)

三、单项选择题

1. 维系蛋白质一级结构的化学键为(　　)
   A. 氢键　B. 疏水键　C. 离子键
   D. 配位键　E. 肽键
2. 蛋白质分子的物理不稳定不包括(　　)
   A. 变性　B. 聚集　C. 沉淀
   D. 水解　E. 表面吸附
3. 多肽链中氨基酸的排列顺序为(　　)
   A. 一级结构　B. 二级结构　C. 三级结构
   D. 四级结构　E. 多聚体
4. 蛋白质是由许多氨基酸按一定顺序排列，通过(　　)相连而成的多肽链.
   A. 肽键　B. 氢键　C. 范德华力
   D. 疏水键　E. 离子键
5. 关于冷冻干燥正确的工艺流程为(　　)
   A. 测共熔点→预冻→升华→干燥　B. 测共熔点→预冻→干燥→升华
   C. 预冻→测共熔点→升华→干燥　D. 预冻→测共熔点→干燥→升华
   E. 预冻→干燥→测共熔点→升华
6. 影响氨基酸消旋作用的因素不包括(　　)
   A. 温度　B. pH　C. 离子强度
   D. 搅拌　E. 金属离子螯合
7. 冷冻干燥蛋白质制剂中，糖类可以作为(　　)
   A. 冷冻保护剂　B. 稀释剂　C. 坍塌温度改善剂
   D. 分散剂　E. 填充剂
8. 可采用自调式给药系统的药物是(　　)
   A. 胰岛素　B. 组氨酸　C. PLGA
   D. PLA　E. 白蛋白
9. 蛋白质药物的冷冻干燥注射剂中最常用的填充剂是(　　)
   A. 甘露醇　B. 氨基酸　C. 十二烷基硫酸钠
   D. 氯化钠　E. 麦芽糖
10. 下列含有哪个侧链的蛋白质不易于发生氧化降解(　　)
    A. 组氨酸　B. 甲硫氨酸　C. 半胱氨酸
    D. 谷氨酸　E. 酪氨酸
11. 制备蛋白多肽药物缓释微球的骨架材料最常用(　　)

A. PLA　　B. PLGA　　C. PVP

D. PEG3000　　E. PVC

12. 鼻黏膜给药的优点错误的是（　　）

A. 容易接收　　B. 吸收快　　C. 低蛋白酶的活性

D. 重复性好　　E. 避免肝首过效应

13. 蛋白质药物的冻干型注射剂中常用的填充剂不包括（　　）

A. 山梨醇　　B. 蔗糖　　C. 葡萄糖

D. 右旋糖酐　　E. 聚山梨酯

14. 蛋白质类控释微球制剂可采用(　　)制备

A. 研磨法　　B. 注入法　　C. 熔融法

D. 复乳液中干燥法　　E. 薄膜分散法

15. 下列蛋白多肽药物制剂中无吸收过程的是（　　）

A. 鼻腔制剂　　B. 肺部制剂　　C. 静脉注射剂

D. 口腔制剂　　E. 经皮制剂

四、多项选择题

1. 生物技术药物可分为（　　）

A. 重组细胞因子类　　B. 单克隆抗体类　　C. 基因治疗产品

D. 疫苗　　E. 糖苷

2. 蛋白质结构中的化学键包括（　　）

A. 肽键　　B. 二硫键　　C. 氢键

D. 疏水键　　E. 范德华力

3. 影响蛋白质氧化反应速率的因素有（　　）

A. pH　　B. 温度　　C. 湿度

D. 金属离子　　E. 缓冲液

4. 影响蛋白质变性的因素包括（　　）

A. 温度　　B. pH 值　　C. 有机溶剂的加入

D. 离子强度　　E. 缓冲液

5. 蛋白质氧化的主要部位是（　　）

A. 组氨酸（His）链　　B. 蛋氨酸（Met）链　　C. 半胱氨酸（Cys）链

D. 色氨酸（Trp）链　　E. 酪氨酸（Tyr）链

6. 变性蛋白质和天然蛋白质的区别在于（　　）

A. 溶解度降低　　B. 蛋白质的黏度增加　　C. 结晶性破坏

D. 生物学活性丧失　　E. 易被蛋白酶分解

7. 下列关于蛋白质变性的叙述正确的是（　　）

A. 变性蛋白质只有空间构象的破坏

B. 蛋白质的变性也可以认为是从肽链的折叠状态变为伸展状态

C. 变性是不可逆变化

D. 蛋白质变性本质是次级键的破坏

E. 蛋白质的变性与外界条件关系不大

8. 蛋白多肽类药物的给药途径包括（　　）

A. 胃肠道　　B. 直肠　　C. 皮肤

D. 鼻腔　　E. 肺部

9. 蛋白质药物的质量控制方法有（　　）

A. 光谱法　　B. 液相色谱法　　C. 电泳法

D. 生物活性测定法　　E. 免疫法

10. 维系蛋白药物高级结构的化学键包括（　　）

A. 氢键和范德华力　　B. 离子键　　C. 疏水键

D. 二硫键　　E. 配位键

11. 多肽和蛋白质类药物的稳定剂有（　　）

A. 血清蛋白　　B. 糖　　C. 多元醇

D. 氨基酸　　E. 缓冲剂

12. 增加蛋白多肽药物经皮吸收的方法有（　　）

A. 超声波导入　　B. 离子导入　　C. 电致孔

D. 高速微粉给药　　E. 微针

13. 与蛋白质的化学降解有关的因素有（　　）

A. 温度　　B. pH　　C. 离子强度

D. 氧化剂　　E. 蛋白质的结构与性质

14. 药物制剂稳定性研究的范围包括(　　）等方面

A. 化学稳定性　　B. 物理稳定性　　C. 生物稳定性

D. 体内稳定性　　E. 体外稳定性

15. 蛋白质分子置于水溶液中，与其自缔合相关的因素有(　　)

A. pH 值　　B. 溶剂组成　　C. 离子强度

D. 溶剂的介电性　　E. 本身分子结构

五、处方分析题

1. 处方

OKT_3 单抗（0.015～0.24mg/ml）

辅料：含 Na_2HPO_4 2.3 mg，NaH_2PO_4 0.55 mg，HAS 1 mg，甘氨酸 20 mg

2. 处方

胃蛋白酶	25g
稀盐酸	10ml
单糖浆	100ml
橙皮酊	10ml
5%尼泊金	3ml
蒸馏水	加至 1000ml

3. 处方

辅酶 A	56.1 单位
甘露醇	10mg
水解蛋白	5mg
葡萄糖酸钙	1mg
半胱氨酸	0.5mg

六、简答题

1. 基因工程技术在生物制药中应用的最大成就是什么？

2. 简述生物技术药物的特征。

3. 用喷雾干燥法制得蛋白质干燥粉末有何优点？

4. 蛋白多肽类药物微球的制备技术有哪些？常用哪两种？

5. 简述影响 PLGA 蛋白微球药物释放速度的因素。

6. 与乳化过程相比，低温喷雾提取法有何特点？

7. 简述 PEG 修饰蛋白质的优点及存在的问题。

8. 蛋白质类药物的口服给药存在哪些限制？

9. 对蛋白多肽的口服制剂促进吸收、提高生物利用度的常用方法有哪些？

10. 简述液体制剂中蛋白质类药物稳定化的方法。

11. 简述冷冻干燥过程中使蛋白质类药物失活的主要原因。

12. 简述生物技术药物稳定性研究内容。

七、设计题

胰岛素是糖尿病患者需终身使用的降血糖药物，其注射剂疗效明确，但使用不方便。请根据药剂学原理和胰岛素自身特点，从改变给药途径或剂型入手，设计一种新制剂，在保证疗效的基础上，解决注射剂给药不便的缺点。

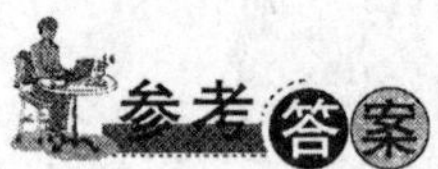

一、翻译并解释下列名词与术语

1. biotechnology drugs：生物技术药物，即是通过生物技术获得的药物，是采用现代生物技术人为创造条件，借助微生物、植物或动物来生产所需要的医药产品。

2. conformation：蛋白质的空间构象，又称空间结构、高级结构、立体结构等，是指蛋白质分子中所有原子在三维空间中的排布。

3. primary structure of protein：蛋白质的一级结构，一级结构为初级结构，指蛋白质多肽链中的氨基酸排列顺序，包括肽链数目和二硫键的位置。

4. secondary structure of protein：蛋白质的二级结构，指蛋白质多肽链骨架的折叠（folding）方式，即肽链主链有规律的空间排布，一般有 α 螺旋结构与 β 折叠方式。

5. quaternary structure of protein：蛋白质的四级结构，是指多亚基蛋白质中各个亚基的空间排布、亚基间的相互作用与基接触部位的布局。

二、判断是非题（用○或×表示）

1. × 2. ○ 3. × 4. × 5. × 6. ○ 7. × 8. ○ 9. ○ 10. ×

三、单项选择题

1. E 2. D 3. A 4. A 5. A 6. D 7. A 8. A 9. A 10. D

11. B 12. D 13. E 14. D 15. C

四、多项选择题

1. ABCD 2. ABCDE 3. ABDE 4. ABC 5. ABCDE

6. ABCDE	7. ABD	8. ABCDE	9. ABCDE	10. ABCDE
11. ABCDE	12. ABCDE	13. ABCDE	14. ABC	15. ABCD

五、处方分析题

1. OKT_3 单抗

成　分	含　量	作　用
OKT_3 单抗	0.015~0.24mg/ml	（主药）
Na_2HPO_4	适量	（pH 调节剂）
NaH_2PO_4	适量	（pH 调节剂）
HAS（人血清白蛋白）	适量	（稳定剂）
甘氨酸	适量	（稳定剂）

2. 名称：胃蛋白酶合剂

成　分	含　量	作　用
胃蛋白酶	25 g	（主药）
稀盐酸	10 ml	（蛋白酶激活剂）
单糖浆	100 ml	（矫味剂）
橙皮酊	10 ml	（矫味剂）
5%尼泊金	3 ml	（防腐剂）
蒸馏水	加至 1000 ml	（溶剂）

3. 名称：辅酶 A 冻干注射粉针

成　分	含　量	作　用
辅酶 A	56.1 单位	（主药）
甘露醇	10 mg	（冻干保护剂）
水解蛋白	5 mg	（冻干保护剂）
葡萄糖酸钙	1 mg	（稳定剂）
半胱氨酸	0.5 mg	（稳定剂）

六、简答题

1. 答：基因工程技术在生物制药中应用的最大成就是利用基因工程技术可以十分方便有效大量的生产许多难以从自然界获得或不可能获得的生物活性蛋白和多肽，如免疫性蛋白（各种抗原和单克隆抗体）、细胞因子（如干扰素和白介素等）、激素（如胰岛素和生长激素等）和酶类（尿激酶、链激酶等）等。这些内源性的生理活性物质作为药物应用已有多年的历史，但由于材料来源困难、制造技术问题、造价太高、免疫抗原和纯度低等缘故，使它们的临床应用受到限制。基因工程技术的应用，从根本上解决了上述问题。

2. 答：① 药理活性强，给药剂量小，副作用少；

② 提取纯化工艺复杂，药物稳定差，分子结构中一般具有特殊的活性部位，以严格的空间构象维持其生物活性，在酸、碱环境或体内酶系统存在下极易降解失活；

③ 体内快速清除，生物半衰期短；

④ 分子量较大，很难透过胃肠道的上皮细胞层，故口服给药不易吸收。

3. 答：将液体经雾化后，与热空气接触，由于表面积很大，水分迅速汽化，干燥时间短，所得产品粒子大小可控制且流动性较好。制得的蛋白质粉末已广泛用于吸入途径给药的蛋白制剂中。

4. 答：有复乳－液中干燥法、低温喷雾提取法、乳化蒸发法、相分离凝聚法、喷雾干燥法和超临界萃取法等。最常用的是复乳－液中干燥法、低温喷雾提取法。

5. 答：影响微球中药物释放速度的因素：骨架材料的种类和比例、制备工艺、微球的性质（形态、粒径及粒度分布、包封率、载药量和药物分散状态等）；以聚乳酸类生物降解材料为骨架制备的微球，体内生物降解后可生成乳酸等酸性物质，可改变注射部位微环境的 pH，还可能会影响到蛋白质多肽类药物的稳定性和产生注射部位的刺激性等。

6. 答：该法的特点是由于没有游离水分的存在，不存在水－有机溶剂界面，可减少喷雾过程中蛋白的界面变性和凝聚，在溶剂的挥发过程中，蛋白保持较低的温度有利于稳定性的提高，由于没有不相混溶的相，因此不需要表面活性剂，蛋白不溶于挥发溶剂中，故包封率较高。

7. 答：优点：PEG 修饰蛋白，免疫原性大大降低，难以激发抗体产生，不会通过免疫反应被清除，体内半衰期延长；修饰后蛋白分子量增加，使其不被肾脏代谢，血液循环时间延长，药物半衰期延长。

存在的问题：①PEG 修饰后的蛋白活性降低。PEG 为长链大分子，与蛋白修饰结合后，破坏了蛋白多肽药物的活性位点，或引起空间结构的变化，影响蛋白质与受体的结合。

②PEG 修饰后，蛋白、多肽药物的分子量变大，体内扩散速度降低，可能影响药物向组织的转运，影响药效。

③目标修饰产物不纯，副产物不易分离等。

8. 答：① 蛋白质类药物的胃肠道降解；② 分子量大，胃肠黏膜的穿透性差；③ 形成多聚体；④ 肝脏的首过代谢作用。

9. 答：①提高吸收屏障的通透性：加入吸收促进剂：脂肪酸、磷脂、胆盐；使用脂质体、微球、微乳和纳米粒等载体；环孢菌素即是使用自乳化给药系统。

②降低吸收部位和吸收途径肽酶的活性。

③分子结构修饰防止降解。

④延长作用时间，采用生物黏附技术延长给药制剂在吸收部位的滞留。

10. 答：在液体制剂中蛋白质类药物稳定化方法有两类。

一是改造蛋白类药物的结构，如改变蛋白质一级序列，改变取代反应官能团和化学修饰方法，以提高蛋白质空间伸展自由能，改变与溶剂接触的性质，从而提高药物稳定性。

二是在液体制剂中加入适宜的稳定剂，提高蛋白质类药物稳定性的附加剂有：缓冲液、表面活性剂、糖和多元醇、盐类、聚乙二醇、大分子化合物、氨基酸（组氨酸、甘氨酸、谷氨酸和赖氨酸的盐酸盐）、金属离子等。

11. 答：蛋白质类药物在冷冻干燥过程中有时会失活的主要原因有两个。

一是从液态到固态的相变过程中，包在蛋白质周围的水分子被除去而失活。

二是高浓度的盐和缓冲组分的结晶或缓冲剂 pK_a 对温度敏感而导致 pH 的变化，浓缩时蛋白质有限的溶解度等均能导致蛋白类药物的失活。

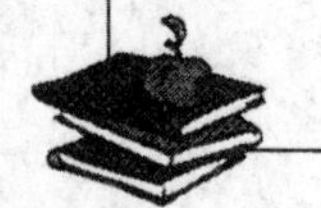

12. 生物技术药物制剂稳定性研究内容包括：

①物理稳定性：药物的溶解度；释放速率以及药典规定的制剂常规指标测定。

②化学稳定性：药物的聚集稳定性；降解稳定性。

③生物活性测定。

七、设计题

胰岛素是糖尿病患者需终身使用的降血糖药物。由于该药物为多肽类药物，一方面稳定性较差，易受酸碱、生物酶等破坏，另一方面黏膜渗透性较差，因此，临床上只能注射给药，这给患者造成痛苦和不便，鼻黏膜上有很多绒毛，可以显著增加药物吸收表面积：鼻黏膜血管丰富、膜壁薄、细胞间隙大，同时易于黏附药液和药物颗粒，因此，有利于药物的吸收，对于胰岛素这样剂量小，而活性大并且易受胃肠道蛋白水解酶破坏的多肽类药物，鼻腔给药是一种很有发展前途的给药途径。

胰岛素滴鼻剂

处方：聚乙二醇1000 35%，丙二醇15%，甘油10%，氮酮1%，油酸0.5%，薄荷脑0.2%，胰岛素10%~15%。

配制方法：将聚乙二醇加热熔化，将其他辅料依次加入，混匀放冷后用磷酸调pH4.0备用，用时将胰岛素先用少量0.01mol/L盐酸溶解后再加入到上述基质中充分混匀，现用现配。处方说明：聚乙二醇作为基质，同时起到稳定作用；氮酮、油酸和丙二醇作为吸收促进剂，甘油作为保湿剂；薄荷脑降低刺激性。

（尹寿玉）

第二部分

模拟试题

模拟试题－1

（沈阳药科大学提供）

一、翻译并解释下列各词与术语（每题1分，共10分）

1. good manufacturing practice
2. cosolvency
3. iso－osmotic solution
4. active targeting preparation
5. displacement value
6. angle of repose
7. thixlotropy
8. propellents
9. percolation
10. oral chronopharmacologic drug delivery system

二、判断是非题（正确○，错误 ×，每题0.5分，共10分）

1. 用无菌操作法制备的注射剂，大多需加入抑菌剂。（　　）
2. 洁净空气进入洁净室后，气流流向形式主要分为层流和乱流两种，其中乱流常用于100级洁净区。（　　）
3. 渗漉法适合于对新鲜及易膨胀药材，以及无组织结构药材的浸出。（　　）
4. 弱酸性药物在碱性溶液中的表观溶解度大于该药物的特性溶解度。（　　）
5. 卵磷脂中磷脂酰胆碱含量较高时可作为水包油型乳化剂，肌醇含量较高时为油包水型乳化剂。（　　）
6. 微粒的物理稳定性取决于总势能曲线上势垒大小，当势垒为零时，微粒会发生聚结。（　　）
7. Heckel方程的斜率越大，空隙率的变化越大，该物料的弹性越强。（　　）
8. 搅拌某种软膏时黏度下降，但停止搅拌后，黏度缓慢恢复，这一现象称为触变性。（　　）
9. 多晶型药物的化学成分相同，晶型结构不同，某些物理性质，如密度、熔点、溶解度、溶出速度等不同。（　　）
10. 亚微乳可提高药物的稳定性，降低毒副作用，促进体内及经皮吸收，但不能使药物缓释或具有靶向性。（　　）
11. 缓释、控释制剂的生物利用度应为普通制剂的80%～120%。（　　）
12. 渗透泵片控释基本原理是片外渗透压大于片内，将片内药物压出。（　　）
13. 主动靶向制剂进入体内的命运由机体本身的性质决定。（　　）
14. 药物经皮吸收的主要屏障为活性表皮。（　　）
15. 鼻黏膜给药和直肠给药常会产生肝脏首过作用。（　　）
16. 对于骨架型缓释制剂，骨架的孔隙越多，药物释放越快；曲率越大，释药量越小。（　　）
17. 表示某制剂相对于所有非靶组织对靶组织的选择性的是靶向效率。（　　）
18. 药物胃肠道给药时易被代谢，但经皮或经肺给药时不会发生代谢。（　　）
19. 弱酸性或弱碱性药物在胃肠道的吸收程度只取决于药物脂溶性的大小。（　　）
20. 同一药物同一剂型两种制剂其吸收速度没有明显的差别，就可认为是生物等效产品。（　　）

三、单项选择题（每题 1 分，共 20 分）

1. 关于剂型重要性的错误叙述是（　　）

A. 剂型可改变药物的作用性质　　B. 剂型可改变药物的作用速度

C. 剂型可降低药物的毒副作用　　D. 剂型可产生靶向作用

E. 改变药物在体内的生物半衰期

2. 关于乳剂的叙述中错误的是（　　）

A. 液滴分散度高，吸收快，生物利用度高

B. 油性药物的乳剂剂量准确，服用方便

C. O/W 型乳剂可掩盖不良味道

D. 静脉注射用乳剂在体内分布慢，具有缓释作用

E. 外用乳剂可以改善皮肤、黏膜的通透性，减少刺激性

3. 易溶于水且在水溶液中不稳定的药物，可制成哪种类型注射剂（　　）

A. 注射用无菌粉末　　B. 溶液性注射剂　　C. 混悬型注射剂

D. 乳剂型注射剂　　E. 溶胶型注射剂

4. 说明注射用油中不饱和键的多少的是（　　）

A. 碘值　　B. 酸值　　C. 皂化值　　D. 水值　　E. 碱值

5. 微孔滤膜孔径大小测定一般用（　　）

A. 气泡法　　B. 显微镜法　　C. 吸附法　　D. 沉降法　　E. 滤过法

6. 关于冷冻干燥法的叙述中错误的是（　　）

A. 预冻温度应在低共融点以下 10～20°C

B. 速冻法制得结晶细微，产品疏松易溶

C. 速冻引起蛋白质变性的几率小，对于酶类和活菌保存有利

D. 慢冻法制得结晶粗，但有利于提高冻干效率

E. 黏稠、熔点低的药物宜采用一次升华法

7. 作为热压灭菌法灭菌可靠性的控制指标是（　　）

A. D 值　　B. F_0 值　　C. F 值　　D. Z 值　　E. N_t 值

8. 下列片剂中可避免肝脏的首过作用的是（　　）

A. 泡腾片　　B. 分散片　　C. 舌下片　　D. 溶液片　　E. 咀嚼片

9. 关于片剂成型的影响因素的叙述中错误的是（　　）

A. 塑性较强的药物受压易产生塑性变形，结合力较强，一般可压性较好

B. 一般物料粒度小，比表面积大，结合力小，压出片剂硬度小

C. 原料疏水性大，水不易渗入到片剂内部，崩解和溶出减慢

D. 弹性大的药物，一般可压性较差

E. 用熔点低的药物，压出的片剂一般硬度较大

10. 栓剂质量评价中与生物利用度关系最密切的是（　　）

A. 融变时限　　B. 体外溶出速度　　C. 重量差异

D. 药物含量　　E. 体内吸收试验

11. 关于表面活性剂的 HLB 值表述中正确的是（　　）

A. 表面活性剂的亲油性越强，其 HLB 值越大

B. 表面活性剂的亲水性越强，其 HLB 值越大

C. 表面活性剂的 HLB 值反映在油相或水相中的溶解能力

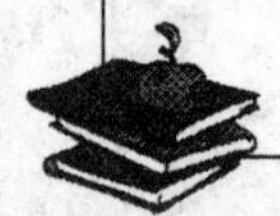

D. 表面活性剂的 CMC 越大，HLB 值越小

E. 离子型表面活性剂的 HLB 值具有加和性

12. 微粒的双电层因重叠而产生排斥作用导致微粒分散系统稳定是（　　）理论的核心内容

A. 空间稳定理论　B. 空缺稳定理论　C. 体积限制效应理论

D. 混合效应理论　E. DLVO 理论

13. 下列关于药物稳定性的正确叙述为（　　）

A. 酯类和酰胺类药物易发生氧化反应

B. 一般来说药物的化学降解途径是脱羧

C. 药物的水解速度常数与溶剂的介电常数无关

D. HPO_4^{2-} 对青霉素 G 钾盐的水解有催化作用

E. pH_m 表示药物溶液的最不稳定 pH 值

14. 采用 BET 法可测到粉体的（　　）

A. 松密度　B. 空隙率　C. 流动性　D. 休止角　E. 比表面积

15. 单纯改变剂型的制剂，要求进行（　　）

A. 临床试验　B. 生物等效性试验　C. 药效学评价

D. 药理学评价　E. 毒理学评价

16. 最适合于制备水溶性或大分子生物活性药物脂质体的方法是（　　）

A. 超声分散法　B. 薄膜分散法　C. 注入法

D. 逆相蒸发法　E. 冷冻干燥法

17. 口服迟释制剂的制备目的是（　　）

A. 改善药物在胃肠道的吸收　B. 治疗胃肠道局部疾病

C. 提高药物生物利用度　D. 避免肝脏的首过作用

E. 避免缓释制剂在胃肠道吸收不完全，个体差异大的不足

18. PVP 在渗透泵片中作为（　　）

A. 助渗剂　B. 渗透压活性物质　C. 助悬剂

D. 黏合剂　E. 润湿剂

19. 下列制剂中属于主动靶向制剂的是（　　）

A. 长循环脂质体　B. 前体药物　C. 免疫纳米粒

D. 阿霉素微球　E. 结肠定位释药系统

20. 人生长激素注射用冻干制品中加入甘露醇是作（　　）

A. 保湿剂　B. 稳定剂　C. 填充剂　D. 助溶剂　E. 促进剂

四、多项选择题（每题 1 分，共 20 分）

1. 注射液除去热原可采用（　　）

A. 高温法　B. 酸碱法　C. 吸附法　D. 超滤法　E. 离子交换法

2. 注射用脂肪乳剂常用的乳化剂有（　　）

A. 豆磷脂　B. 卵磷脂　C. 吐温 80　D. Pluronic F68　E. 司盘 80

3. 滴眼剂常用的渗透压调节剂是（　　）

A. 氯化钠　B. 硼酸　C. 硼砂　D. 硫酸钠　E. 葡萄糖

4. 可用于粉末直接压片的辅料有（　　）

A. 乙基纤维素　B. 喷雾干燥乳糖　C. 微晶纤维素

D. 预胶化淀粉　E. 磷酸氢钙二水物

5. 下列药用辅料中，不具有崩解作用的辅料有（　　）

A. PVP　　B. PVPP　　C. L－HPC　　D. CMC－Na　　E. PEG

6. 可以不做崩解时限检查的片剂剂型有（　　）

A. 肠溶衣片　　B. 咀嚼片　　C. 舌下片　　D. 控释片　　E. 口含片

7. 下列关于 Cabopol 934 凝胶剂正确的叙述是（　　）

A. 它是典型的油性基质　　B. 它可用于乳剂型基质

C. 它可溶于水形成酸性溶液　　D. 在 pH 大于 11 时黏度和稠度最大

E. 用碱中和时，在低黏度时形成澄明溶液，高浓度时形成半透明的凝胶

8. 溶液型气雾剂的组成部分包括（　　）

A. 抛射剂　　B. 潜溶剂　　C. 耐压容器　　D. 阀门系统　　E. 润湿剂

9. 影响溶解度的因素有（　　）

A. 温度　　B. 溶剂的极性　　C. 溶剂量　　D. 药物的晶型　　E. 药物的分子质量

10. 影响制剂稳定性的处方因素包括（　　）

A. 辅料或附加剂　　B. 缓冲体系的种类　　C. 温度

D. 药物溶液的离子强度　E. 环境湿度

11. 与粉体流动性有关的参数有（　　）

A. 休止角　　B. 比表面积　　C. 摩擦力　　D. 空隙率　　E. 流出速度

12. 对热不稳定的某一药物，预选择 PVP 为载体制成固体分散体，以下可选用的方法有（　　）

A. 熔融法　　B. 溶剂法　　C. 溶剂-熔融法

D. 溶剂-喷雾干燥法　　E. 研磨法

13. 可用液中干燥法制备的药物载体有（　　）

A. 微球　　B. 纳米粒　　C. 脂质体　　D. 固体分散体　　E. 微囊

14. 口服膜控型缓释、控释制剂的包衣材料有（　　）

A. EC　　B. 醋酸纤维素　　C. HPMC　　D. Eudragit E　　E. 微晶纤维素

15. 评价制剂靶向性参数有（　　）

A. 相对摄取率　　B. 靶向效率　　C. 峰浓度比　　D. 达峰时间　　E. 半衰期

16. 包合物的验证方法有（　　）

A. X 射线衍射法　　B. 圆二色谱法　　C. 透射电镜法

D. DSC　　E. 溶出速率法

17. 有关药物传递系统的叙述中正确的是（　　）

A. 用大豆油和磷脂制成的脂肪乳剂可作为炎症部位的靶向药物载体

B. 硝酸甘油贴剂是用可生物降解的乳酸－乙醇酸共聚物膜制成的制剂，24 小时内恒速释放药物，用于心绞痛的预防

C. 脂质体是由脂质双分子膜组成的封闭泡囊，由于具有脂质相和水相，既可以包封脂溶性药物也可以包封水溶性药物

D. 微囊的直径在 1～250μm，将药物用囊材包裹而成，可以提高药物的稳定性以及控制药物的释放速度

E. 透皮给药制剂是药物经皮肤表面吸收，以恒速或接近恒速通过皮肤各层，进入体循环而产生全身或局部治疗作用的给药系统

18. 可以提高药物经皮吸收的方法有（　　）

A. 经皮吸收促进剂　　B. 离子导入技术　　C. 超声波导入技术

D. 微针阵列　　E. 微囊化技术

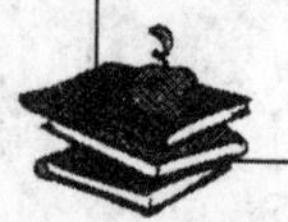

19. 将被动靶向制剂修饰为主动靶向制剂的方法是（　　）

A. 糖基修饰　B. 长循环修饰　C. 免疫修饰　D. 磁性修饰　E. 前体药物

20. 多肽和蛋白质类药物的稳定剂有（　　）

A. 血清蛋白　B. 糖　C. 多元醇　D. 氨基酸　E. 缓冲剂

五、问答题（20 分，每题 5 分）

1. 简述影响粉体流动性的因素与改善方法。
2. 人重组肿瘤坏死因子与 PEG 结合后，抑瘤效果明显大于原药，试叙述其原因。
3. 简述采用哪些制剂技术可以制备口服定时给药系统。
4. 简述经皮给药贴剂设计时选择药物的原则。

六、计算题（5 分）

复方 ABC 片剂中主药含量的标示量、标示量范围和压片前的颗粒中药物含量的实测值如下表，试求压片时的理论片重。

ABC 片组分	A	B	C
标示含量（mg）	58	136	33.4
含量标示范围（%）	95 ~ 105	95 ~ 105	90 ~ 110
颗粒中实测值（%）	14.3	34.7	8.2

七、设计题（5 分）

胰岛素为多肽类药物降血糖药物，通常为注射剂，但使用不便。请根据药剂学的原理和胰岛素自身的特点，从改变给药途径或剂型入手，设计一种新制剂，在保证疗效的基础上，解决注射给药不便的缺点。请写出处方组成和制备方法以及处方分析。

一、翻译并解释下列各词与术语（每词 1 分，共 10 分）

1. good manufacturing practice：药品生产质量管理规范，药品生产过程中，用科学、合理、规范化的条件和方法来保证生产优良药品的一整套系统的、科学的管理规范，是药品生产和管理的基本准则。

2. cosolvency：潜溶，为了增加难溶性药物的溶解度，常常应用混合溶剂，当混合溶剂中各溶剂在某一比例时，药物的溶解度与在各单纯溶剂中的溶解度相比，出现极大值，这种现象称为潜溶。

3. iso－osmotic solution：等渗溶液，临床上指药液的渗透压与血浆的渗透压相等的溶液。

4. active targeting preparation：主动靶向制剂，一般是指具有主动寻靶功能的药物制剂，即通过应用受体的配体、单克隆抗体、对体内某些化学物质敏感的高分子物质等将药物定向地运送到靶区浓集的制剂。

5. displacement value：置换价，药物的重量与同体积栓剂基质重量的比值称为该药对基质的置换价。

6. angle of repose：休止角，是粉体堆积层的自由斜面与水平面形成的最大角。

7. thixlotropy：触变性，施加应力使流体产生流动时，流体的黏性增加，而停止流动时其状态恢复到原来性质的现象。

8. propellents：抛射剂，是气雾剂的动力系统，喷射压力的来源，同时可兼作药物的溶剂或稀释剂。

9. percolation：渗漉法，将药材粉末置于渗漉器内，从渗漉器上部添加的浸出溶剂在渗过药材层向下流动的过程中将有效成分浸出，此法称为渗漉法，所得的浸出液称为“渗漉液”。

10. oral chronopharmacologic drug delivery system：口服定时释药制剂，根据人体生物节律的变化特点，按照生理和治疗的需要而定时定量释药的一种新型给药系统，又称脉冲释药、时控-突释系统等。

二、判断是非题（正确○，错误×，每题0.5分，共10分）

1. ○　2. ×　3. ×　4. ○　5. ○　6. ○　7. ×　8. ○　9. ○　10. ×
11. ○　12. ×　13. ×　14. ×　15. ×　16. ○　17. ×　18. ×　19. ×　20. ×

三、单项选择题（每题1分，共20分）

1. E　2. D　3. A　4. A　5. A　6. E　7. B　8. C　9. B　10. E
11. B　12. E　13. D　14. E　15. B　16. D　17. C　18. A　19. C　20. B

四、多项选择题（每题1分，20分）

1. ACDE　2. ABD　3. ABCE　4. BCDE　5. ADE　6. BCDE　7. BCE
8. ABCD　9. ABD　10. ABD　11. ACE　12. BDE　13. ABE　14. ABD
15. ABC　16. ABDE　17. ACDE　18. ABCD　19. ABCD　20. ABCDE

五、问答题（每题5分，共20分）

1. 答：

粒子间的粘着力、摩擦力、范德华力、静电力等作用阻碍粒子的自由流动，影响粉体的流动性。为了减弱这些力的作用应采取以下措施。

① 增大粒子大小　对于黏附大的粉末进行制粒，以减少粒子间的接触点，降低粒子间的附着力和凝聚力。

② 粒子形态及表面粗糙　制成球形粒子，使粒子表面光滑，减少粒子间的接触点，减少摩擦力。

③ 含湿量　由于粉体的吸湿作用，粒子表面吸附的水分增加粒子间的粘着力，因此适当干燥有利于减弱粒子间的作用力。

④ 助流剂　在粉体中加入适量的滑石粉、微粉硅胶等助流剂便大大改善粉体的流动性。这主要是由于助流剂微粉粒填平粗糙粒子表面使其光滑，减少阻力，减少静电力等。

2. 答：

① 长循环作用：人重组肿瘤坏死因子与PEG结合后，可避免单核-巨噬细胞系统吞噬，延长在体内循环系统的时间，因而有利于肝脾以外组织和器官的靶向作用。

② EPR效应：Enhanced permeability and retention effect，用于肿瘤血管不同于正常组织，表现为血管生长迅速，外膜细胞缺乏，基底膜变形，淋巴管道回流系统缺损，大量血管渗透性调节剂生成，导致肿瘤血管对大分子物质渗透性增加以及大分子物质滞留蓄积于肿瘤的增加，即EPR效应。因此

人重组肿瘤坏死因子-PEG偶联物可能借助EPR效应将药物聚集到肿瘤细胞中，一旦人重组肿瘤坏死因子-PEG偶联物内吞进入细胞，有可能在核内低pH的环境或蛋白酶的作用下，人重组肿瘤坏死因子-PEG偶联物降解，释放人重组肿瘤坏死因子，发挥作用。

3. 答：

口服定时释药系统可通过选择疾病发作的重要时刻，在预定的时间内自动快速释出有效治疗剂量的药物，从而保证疗效，减少毒副作用，同时给药次数的减少还可大大增加病人的顺应性。

目前某些口服择时释药系统制备技术已取得了突破性进展，口服择时释药系统及与之有关的研究成果和技术包括：

① 渗透泵定时给药系统：脉冲渗透泵片。

② 包衣脉冲系统：膜包衣定时爆释系统；薄膜包衣片；

压制包衣技术（半渗透型、溶蚀型、膨胀型）

③ 柱塞型定时释药胶囊。

4. 答：

① 药物剂量：剂量要小、药理作用强，日剂量最好 <5mg，一般日剂量 $10\sim15$mg。

② 物理化学性质：分子量小于500；油水分配系数对数 $1\sim2$；熔点小于200℃；

药物在液状石蜡与水中的溶解度均应大于1mg/ml；饱和水溶液的pH值 $5\sim9$；分子中的氢键受体或供体小于2个等。

③ 药理学性质：生物半衰期短，对皮肤无刺激，不发生过敏反应的药物。

六、计算题（5分）

答：

片重 = 主药含量/颗粒中药物含量

A：片重 = 58/0.143 = 405.6 mg　　95% ~ 105%：385.3 ~ 425.9 mg

B：片重 = 136/0.347 = 391.6 mg　　95% ~ 105%：372.3 ~ 411.5 mg

C：片重 = 58/0.082 = 407.3 mg　　90% ~ 110%：366.6 ~ 448.0 mg

理论片重范围应为385.3 ~ 425.9 mg。

七、设计题（5分）

答：1. 胰岛素滴鼻剂

由于胰岛素为多肽类药物，一方面稳定性较差，易受酸碱、酶的破坏，另一方面黏膜渗透性较差。

鼻黏膜上有很多绒毛，可以增加药物吸收的有效面积；而且鼻黏膜血管丰富、膜壁薄、细胞间隙大，同时易于黏附药液和颗粒，因此有利于吸收。对于胰岛素这样剂量小，而活性强并易受胃肠道蛋白水解酶破坏的多肽类药物，鼻腔给药是一种很有发展前途的给药途径。

处方：PEG1000 35%，丙二醇15%，甘油10%，氮酮1%，油酸0.5%，薄荷醇0.2%，胰岛素10%。

制备方法：将PEG1000加热熔化，将其他辅料依次加入，混合均匀放冷后用磷酸调节pH4.0备用，用时将胰岛素先用少量0.01mol/L盐酸溶解后再加入到上数基质中充分混匀，现用现配。

处方说明：PEG1000为基质，同时起稳定作用；氮酮、油酸、丙二醇作为吸收促进剂；甘油为保湿剂；薄荷醇降低刺激性。

2. 胰岛素肺部给药喷雾剂（略）。

3. 口服胰岛素纳米给药系统（略）。

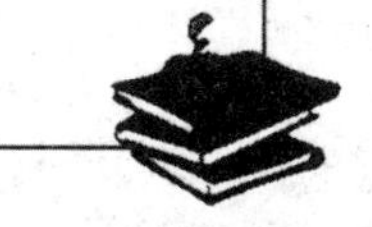

模拟试题－2

（沈阳药科大学提供）

一、翻译并解释下列各词与术语（每题1分，共计10分）

1. 药剂学
2. 昙点
3. 超临界流体
4. 热原
5. 等张溶液
6. 临界相对湿度
7. 助溶
8. F_0
9. 絮凝度
10. 特性溶解度

二、填空题（每空0.5分，共计20分）

1. 药剂学的分支包括（　　）、（　　）、（　　）、（　　）和（　　）。
2. 蒸馏法制备注射用水是利用热原的（　　）性质。
3. 对于吸入型气雾剂，应控制其粒径范围为（　　）。
4. 输液剂生产中常出现的问题包括（　　）、（　　）和（　　）。
5. 制备软胶囊常用的方法是（　　），软胶囊壳的组成及其比例是（　　）。
6. 制备片剂的前提条件包括（　　）、（　　）和（　　）。
7. 普通片剂的脆碎度应小于（　　）%，普通片的崩解时限为（　　），糖衣片的崩解时限为（　　），肠溶衣片的崩解时限测定方法为（　　）。
8. 对于容易氧化的药物，为了增加药物注射剂的稳定性，通常采取的抗氧措施包括（　　）、（　　）、（　　）。
9. 如果两种表面活性剂的 HLB 值分别为 8.0 和 12.0，当二者以 3:1 混合时，混合物的 HLB 值为（　　）。
10. 脂质体的主要组成成分是（　　）和（　　）。
11. 盐酸在 0.9% NaCl 溶液中的溶解度小于其在水中的溶解度，主要是因为（　　）。
12. 一种眼用溶液剂，初始浓度为 5 mg/ml，药物的降解符合一级动力学，降解速度常数为 0.005/day，则 120 天后药物的剩余浓度为（　　）mg/ml，它的降解半衰期为（　　）天。
13. 在中国，药用筛的标准有两种：一种是（　　），另一种是（　　）。“目”的含义是（　　）。
14. 在药剂学中，环糊精可用于制备包合物主要是因为（　　）。
15. 写出下列辅料在药剂学中的主要用途

SDS（　　）　　PEG（　　）

PVPP（　　）　　CAP（　　）

CMS－Na（　　）　　PVA（　　）

HPMC (　　　)　　　　　　EC (　　　)

三、判断是非题（正确○，错误 ×，每题1分，共计10分）

1. 能增加难溶性药物溶解度的物质是表面活性剂。(　　)
2. 苯甲酸在酸性条件下有较好的抗真菌作用，而苯甲酸钠在碱性条件下作用较强。(　　)
3. 蒸馏水和注射用水的主要区别是是否含有热原。(　　)
4. 片剂的抗张强度与片剂的直径有关。(　　)
5. 基于粒子之间的吸引力和排斥力，DLVO 理论主要用于解释在胶体分散系统中聚合物的稳定理论。(　　)
6. 基于大量的实验数据，Arrhenius 建立了溶出速度常数和温度之间的关系式，这就是著名的 Arrhenius 方程：

$$K = Ae^{-E/RT}$$ (　　)

7. 固体制剂的润湿性会对其崩解和溶出产生很大影响。固体制剂的润湿性可用 CRH 表示。(　　)
8. 很多药物存在多晶型，不同的晶型具有不同的物理性质，稳定晶型不仅具有较高的熔点而且溶解度较大。(　　)
9. 在灭菌过程中，参数 D 值可用于描述微生物数量下降 10% 所需要的时间。(　　)
10. 在片剂中加入润滑剂可能会降低片剂的机械强度。(　　)

四、单项选择题（共计10分）

1. 下列不属于非均相液体制剂的是（　　）
   A. 溶胶　B. W/O 型乳剂　C. 混悬剂　D. 高分子溶液　E. O/W 型乳剂
2. 在薄膜包衣的处方中，聚乙二醇主要被用作（　　）
   A. 润湿剂　B. 增塑剂　C. 溶剂　D. 致孔剂　E. 表面活性剂
3. 下列参数中可预测难溶性药物口服后体内吸收特性的是（　　）
   A. 硬度　B. 崩解时间　C. 溶出速度　D. 重量差异　E. 脆碎度
4. 下列物质中可用于固体分散体中延缓药物释放速度的是（　　）
   A. PEG6000　B. 山梨醇　C. EC　D. PVP　E. Poloxamer 188
5. 枸橼酸和蔗糖的临界相对湿度分别为 70% 和 84.5%，根据 Elder 假说，则 5g 枸橼酸和 50g 蔗糖的混合物的临界相度湿度为（　　）
   A. 29.5%　B. 59.2%　C. 15.4%　D. 75.5%　E. 84.5%
6. 下列方程中能描述药物溶液滤过过程中影响因素的是（　　）
   A. Stock's 方程　B. Arrhenius 方程　C. Noyes - Whitney 方程
   D. Van't Hoff 方程　E. Poiseuile 方程
7. 下列因素中不影响混合过程的是（　　）
   A. 各组分的比例　B. 组分的堆密度　C. 组分的颜色
   D. 是否含有液体或吸湿性组分　E. 组分对容器的吸附性和带电性
8. 以下制备注射用水的流程哪个最合理（　　）
   A. 自来水—>滤过—>电渗析—>蒸馏—>离子交换—>注射用水
   B. 自来水—>滤过—>离子交换—>电渗析—>蒸馏—>注射用水
   C. 自来水—>滤过—>电渗析—>离子交换—>蒸馏—>注射用水
   D. 自来水—>离子交换—>滤过—>电渗析—>蒸馏—>注射用水
   E. 自来水—>电渗析—>离子交换—>滤过—>注射用水

9. 以下关于输液灭菌的叙述哪一项是错误的（　　）

A. 输液从配制到灭菌以不超过 12 小时为宜

B. 输液灭菌时一般应预热 15 ~ 30 分钟

C. 输液灭菌时一定要排除空气

D. 输液灭菌时间应确证达到灭菌温度后计算

E. 输液灭菌完毕要放出蒸汽，待压力降至“0”后稍停片刻再缓缓的打开灭菌器门

10. 下列关于热原的叙述正确的是（　　）

A. 热原是一种微生物

B. 热原的主要成分是脂多糖

C. 热原在灭菌过程可以全部被破坏

D. 不同滤器均可以滤除热原

E. 蒸馏法制备注射用水主要是利用热原的水溶性

五、多项选择题（共计 10 分）

1. 热原会通过以下哪些途径进入产品中（　　）

A. 从原料　B. 从溶剂中　C. 从包装材料中

D. 从制备过程中　E. 从输液器中

2. 关于粉碎，下列叙述正确的是（　　）

A. 在粉碎过程中物料之间的凝聚力被机械力所破坏

B. 球磨机不能用于无菌粉碎

C. 流能磨适用于对热不稳定和低熔点物料的粉碎

D. 球磨机可用于毒性和贵重物料的粉碎

E. 流能磨可用于无菌粉末的粉碎

3. 下列属于主动靶向制剂的是（　　）

A. 纳米球　B. pH 敏感脂质体　C. 磁性微球

D. 抗体修饰的脂质体　E. 免疫脂质体

4. 关于透皮给药制剂，下列描述正确的是（　　）

A. 药物的油水分配系数是影响其吸收的重要参数

B. 适用于日剂量较大的药物

C. 可避免药物的肝脏首过作用

D. 可提高患者的顺应性，患者可自行用药

E. 可用于急症的治疗

5. 影响药物眼部吸收的因素包括（　　）

A. 每滴的体积　B. pH　C. 黏度　D. 表面张力　E. 刺激性

6. 在片剂的制备过程中，为避免片剂顶裂/分层，可采用的措施包括（　　）

A. 使用塑性材料　B. 减少细粉　C. 增加粘合剂的量

D. 增加润滑剂用量　E. 控制水分含量

7. 在制粒过程中，可形成固体桥的情况包括（　　）

A. 低熔点物质的熔融　B. 黏合剂的硬化　C. 在物料混合过程中

D. 已溶解物质的重结晶　E. 润滑剂的加入

8. 关于浸出操作的叙述正确的是（　　）

A. 浸渍法适用于黏性无组织结构的药材

B. 渗漉法的浸出效率低于浸渍法

C. 超临界流体作为一种溶剂其溶解能力与温度、压力和密度等有关

D. 超临界 CO_2 萃取技术适合于热敏性及挥发性物质的提取和分离

E. 药材的粉碎需有适当的限度，过细的粉末并不利于浸出

9. 下列关于灭菌的叙述，正确的是（　　）

A. 是指采用物理或化学方法将所有致病和非致病的微生物繁殖体和芽胞全部杀灭的技术

B. 物料经过灭菌后可达到绝对无菌状态

C. 药剂学中选择灭菌方法时，既要考虑除去或杀灭微生物，又要保证药物的稳定性、治疗作用及用药安全

D. 粉针的无菌瓶的干燥常采用干热灭菌法

E. 湿热灭菌法是在过饱和蒸气中进行灭菌的方法

10. 关于渗透泵型控释制剂，正确的叙述为（　　）

A. 渗透泵型片剂释药机理与包衣片很相似，只是在包衣片剂的一端用激光开一细孔，药物由细孔流出

B. 渗透泵片剂的释药速度与 pH 无关，在胃内与肠内的释药速度相等

C. 半渗透膜的厚度、渗透性、片芯的处方、释药小孔的直径是制备渗透泵的关键

D. 渗透泵型片剂以零级释药，为控释制剂

E. 渗透泵型片剂片芯的吸水速度取决于膜的渗透性能和片芯的渗透压

六、计算题（每题 5 分，共计 10 分）

1. 如要调整下述处方为等渗溶液，需要加入氯化钠的克数是多少？(1% 普鲁卡因溶液，EDTA－2Na，硼酸和氯化钠的冰点降低值分别为 0.12，0.12，0.28 和 0.58℃)。(5 分)

处方：

普鲁卡因	30 g
EDTA－2Na	3 g
硼酸	6 g
氯化钠	适量
注射用水	加至 3000 ml

2. 在制备茶碱沙丁胺醇复方片时，在压片前颗粒中茶碱和沙丁胺醇的含量分别为 33.6% 和 0.68%。在每片中茶碱的标示量为 100 mg，沙丁胺醇为 2 mg，含量为标示量的 90% ~100% 为符合规定。请计算片剂的理论片重。(5 分)

七、处方题（每题 5 分，共计 10 分）

分析下列处方，说明：

(1) 该处方可制备何种剂型。

(2) 处方中各个成分的作用是什么？

(3) 请描述该处方的具体制备工艺过程。

处方 1（5 分）

鱼肝油	500ml
西黄蓍胶	7 g

杏仁油	1 ml
阿拉伯胶	125 g
尼泊金乙酯	0.5 g
阿司帕坦	0.1 g
蒸馏水	加至 1000 ml

处方 2（5 分）

阿米替林	50mg
枸橼酸	10mg
HPMC（K4M）	160mg
乳糖	180mg
硬脂酸镁	2mg

八、简答题（每题 5 分，共计 20 分）

1. 请说明药剂学的主要任务是什么？剂型的重要性表现在哪些方面？（5 分）

2. 应用 Noyes - Whitney 方程解释影响药物溶出的因素。基于该方程，可采用哪些策略制备缓控释制剂？（5 分）

3. 请说明气雾剂的优点；在制备混悬型气雾剂时应控制哪些参数？（5 分）

4. 某药物的熔点为 133℃，溶于乙醇而几乎不溶于水。

（1）如果选择 PVP 作为载体材料制备固体分散体，应选择哪种制备方法？

（2）请描述具体的制备工艺过程。

（3）请列出至少两种固体分散体的鉴别方法。（5 分）

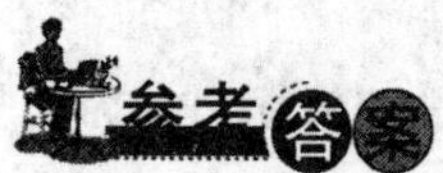

一、翻译并解释下列各词与术语（每题 1 分，共计 10 分）

1. 药剂学：药剂学是研究药物制剂的基本理论、处方设计、制备工艺、质量控制和合理使用等内容的综合性应用技术科学。

2. 昙点：对聚氧乙烯型非离子表面活性剂，温度升高使溶液发生混浊的现象称为起昙，此时的温度称为浊点或昙点（cloud point）。

3. 超临界流体：超临界流体是超过临界温度和临界压力的非凝缩性高密度流体，它的性质介于气体和液体之间，兼有两者的优点。

4. 热原：热原是微生物的一种内毒素，存在于细菌的细胞膜和固体膜之间，由磷脂、脂多糖和蛋白质的复合物组成。

5. 等张溶液：系指与红细胞膜张力相等的溶液，属于生物学概念。

6. 临界相对湿度：水溶性药物，在相对湿度较低条件下，几乎不吸湿，而相对湿度增大到一定值时，吸湿量急剧增加，把吸湿量开始急剧增加时的湿度称为临界相对湿度。

7. 助溶：指难溶性药物与加入的第三种物质在溶剂中形成可溶性络合物、复盐或缔合物等，以增加药物在溶剂中的溶解度的方法。

8. F_0：为一定灭菌温度（T），Z 为 10℃所产生的灭菌效果与 121℃，Z 值为 10℃所产生的灭菌效力相同时所相当的时间（min）。

9. 絮凝度：是比较混悬剂絮凝程度的重要参数，表示由絮凝引起的沉降物容积增加的倍数。

10. 特性溶解度：是指药物不含任何杂质，在溶剂中不发生解离或缔合，也不发生相互作用时所形成的饱和溶液的浓度。

二、填空题（每空 0.5 分，共计 20 分）

1. （物理药剂学）、（工业药剂学）、（生物药剂学和药物动力学）、（药用高分子材料学）、（临床药剂学）
2. （不挥发）
3. （0.5 ~ 5 μm）
4. （染菌、热原、澄明度）
5. （压制法）（明胶/增塑剂/水 1:0.4 ~ 0.6:1）
6. （流动性）、（可压性）、（润滑性）
7. （0.8%），（15min），（60min），（在人工胃液中 2h 内不崩解不破裂；再在 pH6.8 磷酸盐缓冲液中检查：1h 内全部崩解）
8. （加入抗氧剂），（加入金属离子络合剂），（通入惰性气体）
9. （9.0）
10. （磷脂）（胆固醇）
11. （同离子效应）
12. （4.71mg/ml），（138.3）
13. （药典筛），（工业筛），每英寸上的孔数
14. （环糊精具有环状中空圆桶形结构）
15. 写出下列辅料在药剂学中的主要用途

SDS （增溶，乳化，润湿）
PEG （溶剂，片剂润滑剂，栓剂、软膏基质，致孔剂等）
PVPP （片剂崩解剂）
CAP （肠溶衣包衣材料）
CMS - Na （片剂崩解剂）
PVA （膜剂成膜材料）
HPMC （增稠剂，黏合剂，凝胶骨架片材料）
EC （不溶性骨架材料，缓释包衣材料）

三、判断是非题（正确○，错误 ×，每题 1 分，共计 10 分）

1. × 2. × 3. × 4. ○ 5. ○ 6. × 7. × 8. × 9. × 10. ○

四、单项选择题（每题 1 分，共计 10 分）

1. D 2. D 3. C 4. C 5. B 6. E 7. C 8. C 9. A 10. B

五、多项选择题（每题 1 分，共计 10 分）

1. ABCDE 2. ACDE 3. DE 4. ACD 5. ABCDE
6. ABCE 7. ABD 8. ACDE 9. ACD 10. BCDE

六、计算题（每题 5 分，共计 10 分）

1. 答：$W = [0.52 - (1\times0.12 + 0.2\times0.12 + 0.2\times0.28)] / 0.58 = 0.5517\%$

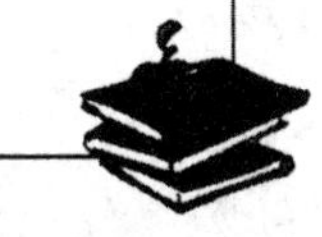

$W \times 3000 = 16.55$（g）

2. 以茶碱计，片重应为 100/33.6% =298mg　　片重范围为 268～298mg

以沙丁胺醇计，片重应为 2/0.68% =294mg　　片重范围为 265～294mg

复方片的片重范围为 268～294mg。

七、处方题（每题 5 分，共计 10 分）

处方 1

鱼肝油	500ml	（主药）
西黄蓍胶	7g	（辅助乳化剂）
杏仁油	1ml	（矫味剂）
阿拉伯胶	125 g	（乳化剂）
尼泊金乙酯	0.5 g	（防腐剂）
阿司帕坦	0.1 g	（甜味剂）
蒸馏水	加至 1000ml	（溶剂）

要点：为 O/W 型鱼肝油乳剂的处方，采用干胶法（4:2:1）法制备。

处方 2

阿米替林	50mg	（主药）
枸橼酸	10mg	（稳定剂）
HPMC（K4M）	160mg	（骨架材料）
乳糖	180mg	（填充剂）
硬脂酸镁	2mg	（润滑剂）

要点：为亲水凝胶骨架片，可采用湿法制粒压片法制备。

八、简答题（每题 5 分，共计 20 分）

1. 答：

药剂学的主要任务：研究药剂学的基本理论与生产技术，开发新剂型和新制剂，开发药用新辅料，整理与开发中药现代制剂，研究和开发新型制药机械和设备。

剂型的重要性表现在：

（1）不同剂型可改变药物的作用性质。

（2）不同剂型改变药物的作用速度。

（3）不同剂型改变药物的毒副作用。

（4）有些剂型可产生靶向作用。

（5）有些剂型可影响疗效。

2. 答：$\frac{dc}{dt} = \frac{DA\ (C_s - C)}{Vh}$

影响因素：未溶解固体的表面积、温度、溶出介质的体积、扩散系数、边界层厚度。

策略：

制备药物的盐或衍生物以改变其溶解度。

用缓慢溶解的材料包衣：可以包不同厚度的衣膜以调整药物释放速度。

选择缓慢溶蚀的骨架材料作为载体制备片剂。

3. 答：

① 具有速效和定位作用。

② 由于药物在容器内清洁无菌，且容器不透光、不透水，所以能增加药物的稳定性。
③ 使用方便，药物可避免胃肠道的破坏和肝脏首过作用。
④ 可以用定量阀门准确控制剂量。
⑤ 减少对创面的刺激性。
混悬型气雾剂的处方设计主要控制下述几个环节：
① 水分含量要极低，应在0.03%以下，通常控制在0.005%以下。
② 药物的粒度极小，应在5μm以下，不得超过10μm。
③ 在不影响生理活性的前提下，选用在抛射剂中溶解度最小的药物衍生物，以免在储存过程中药物微晶变粗。
④ 调节抛射剂和（或）混悬固体的密度，尽量使二者相等。
⑤ 添加适当的助悬剂。
4. 答：
(1) 溶剂法。
(2) 将药物和PVP共溶于乙醇溶液中，在真空状态下挥发乙醇，得固体分散体。
(3) 溶出速度测定，DSC，X-ray，红外光谱法等。

模拟试题 -3

（延边大学药学院提供）

一、单项选择题（每小题1分，共40分）

1. 将药材用适当溶剂在常温或温热下浸泡一定时间，使其有效成分浸出的方法称之为（　　）

A. 煎煮法　B. 浸渍法　C. 渗漉法　D. 回流法

2. 可在普通硬胶囊中填充的是（　　）

A. 易溶性药物　B. 易风化药物　C. 易吸潮药物　D. 具有臭味的药物

3. 气雾剂中抛射剂应具备的条件是（　　）

A. 不易燃　B. 有适宜黏度　C. 有适宜渗透压　D. 常温下蒸气压应小于大气压

4. 下列关于软膏剂的错误叙述为（　　）

A. 软膏剂按分散系统分为三类，即溶液型、混悬型和乳剂型

B. 常用基质主要有油脂性基质、乳剂型基质和亲水或水溶性基质

C. 凡士林常用于乳膏剂的制备

D. 羊毛脂可增加基质的吸水性与稳定性

5. 下列关于膜剂叙述错误的是（　　）

A. 膜剂系指药物与适宜成膜材料经加工制成的薄膜制剂

B. 根据膜剂的结构类型分类，有单层膜、多层膜（复合）与夹心膜等

C. 载药量大，适合于大剂量的药物

D. 膜剂成膜材料用量小，含量准确

6. 有关酊剂的说法不正确的是（　　）

A. 酊剂可用流浸膏稀释制得　B. 酊剂可以内服也可外用

C. 内服酊剂加矫味剂　D. 酊剂不易霉败

7. 硝苯地平胶丸是（　　）

A. 硬胶囊　B. 软胶囊　C. 肠溶胶囊　D. 滴丸

8. 含毒剧药的酊剂浓度要求是1ml 相当于原药材（　　）

A. 0 . 1g　B. 0. 2g　C. 1g　D. 10g

9. 以水溶性基质制备滴丸时应选用下列哪一种冷凝液（　　）

A. 水与醇的混合液　B. 液状石蜡

C. 乙醇与甘油的混合液　D. 液状石蜡与乙醇的混合液

10. 下列属于栓剂水溶性基质的有（　　）

A. 聚乙二醇类　B. 可可豆脂

C. 半合成椰子油酯　D. 半合成脂肪酸甘油酯

11. 全身作用的栓剂在直肠中最佳的用药部位在（　　）

A. 接近上直肠静脉　B. 接近中、上直肠静脉

C. 接近上、中、下直肠静脉　D. 接近下直肠静脉

12. 凝胶剂最常用的基质为（　　）

A. 甘油明胶　B. PEG　C. 卡波普　D. 羊毛脂

13. 下列是软膏油脂类基质的是（　　）

A. 甲基纤维素　B. 卡波普　C. 硅油　D. 甘油明胶

14. 关于气雾剂正确的表述是（　　）

A. 按气雾剂相组成可分为一相、二相和三相气雾剂

B. 二相气雾剂一般为混悬系统或乳剂系统

C. 按医疗用途可分为吸入气雾剂、皮肤和黏膜气雾剂及空间消毒用气雾剂

D. 气雾剂系指将药物封装于具有特制阀门系统的耐压密封容器中制成的制剂

15. 溶液型气雾剂的组成部分不包括（　　）

A. 抛射剂　B. 潜溶剂　C. 耐压容器　D. 润湿剂

16.《中华人民共和国药典》最早颁布的时间是（　　）

A. 1949 年　B. 1953 年　C. 1963 年　D. 1977 年

17. 下列方法中不能增加药物溶解度的是（　　）

A. 加助溶剂　B. 加助悬剂　C. 成盐

D. 改变溶剂　E. 加增溶剂

18. 以下属于均相的液体制剂是（　　）

A. 鱼肝油乳剂　B. 石灰搽剂　C. 复方硼酸溶液

D. 复方硫黄洗剂　E. 炉甘石洗剂

19. 有“万能溶剂”之称的是（　　）

A. 乙醇　B. 甘油　C. 液状石蜡

D. 二甲基亚砜　E. 油酸乙酯

20. 根据 Stoke's 定律，与混悬微粒沉降速度成正比的因素是（　　）

A. 混悬微粒的直径　B. 混悬微粒的粉碎度　C. 混悬微粒的半径平方

D. 混悬微粒的粒度　E. 混悬微粒的半径

21. 下列可作为液体制剂溶剂的是（　　）

A. PEG 2000　B. PEG 300 ~ 400　C. PEG 4000

D. PEG 6000　E. 四者均不可

22. 在苯甲酸钠的存在下，咖啡因溶解度由 1:50 增大至 1:12，苯甲酸钠的作用是（　　）

A. 增溶　B. 助溶　C. 防腐

D. 增大离子强度　E. 止痛

23. 配制溶液时，进行搅拌的目的是（　　）

A. 增加药物的溶解度　B. 增加药物的润湿性　C. 使溶液浓度均匀

D. 增加药物的溶解速率　E. 增加药物的稳定性

24. 下列有关注射剂的制备，正确的是（　　）

A. 精滤、灌封、灭菌在洁净区进行　B. 配制、精滤、灌封在洁净区进行

C. 灌封、灭菌在洁净区进行　D. 配制、灌封、灭菌在洁净区进行

E. 精滤、灌封、安瓿干燥灭菌后冷却在洁净区进行

25. 注射用抗生素粉末分装室要求洁净度为（　　）

A. 100 级　B. 300000 级　C. 10000 级　D. 100000 级　E. B、C 均可

26. 注射剂灭菌的方法，最可靠的是（　　）

A. 流通蒸汽灭菌法　B. 化学杀菌剂灭菌法　C. 干热灭菌法

D. 热压灭菌法　E. 紫外线灭菌法

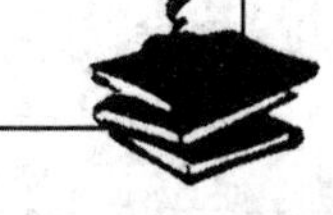

27. 静脉注入大量低渗溶液可导致（　　）

A. 红细胞死亡　B. 溶血　C. 血浆蛋白质沉淀

D. 红细胞聚集　E. 红细胞皱缩

28. 淀粉浆作粘合剂的常用浓度为（　　）

A. 8% ~15%　B. 5%以下　C. 5% ~10%　D. 20% ~40%　E. 50%以上

29. 湿法制粒的工艺流程为（　　）

A. 原辅料→粉碎→混合→制软材→制粒→整粒→压片

B. 原辅料→粉碎→混合→制软材→制粒→整粒→干燥→压片

C. 原辅料→粉碎→混合→制软材→制粒→干燥→整粒→压片

D. 原辅料→粉碎→混合→制软材→制粒→干燥→压片

E. 原辅料→混合→粉碎→制软材→制粒→干燥→压片

30. 湿法制粒压片工艺中制粒的目的是改善药物的（　　）

A. 可压性和流动性　B. 崩解性和溶出性　C. 防潮性和稳定性

D. 润滑性和抗黏着性　E. 抗静电性

31. 可在一台设备中实现混合、制粒、干燥工艺的有（　　）

A. 挤出造粒　B. 干法制粒　C. 流化制粒　D. 摇摆制粒　E. 液晶造粒

32. 下列辅料中，可作为片剂的水溶性润滑剂的是（　　）

A. 十二烷基硫酸钠　B. 淀粉　C. 羧甲基淀粉钠

D. 预胶化淀粉　E. 滑石粉

33. 下列关于污染热原的途径，错误的是（　　）

A. 灭菌不彻底　B. 从溶剂中带入　C. 从原料中带入

D. 从配液器具中带入　E. 在操作过程中污染

34. 冷冻干燥的工艺流程正确的为（　　）

A. 预冻→升华→干燥→测共熔点　B. 测共熔点→预冻→升华→干燥→升华

C. 预冻→测共熔点→升华→干燥　D. 预冻→测共熔点→干燥→升华

E. 测共熔点→预冻→干燥

35. 下列有关糖浆剂的含糖量（g/ml），正确的是（　　）

A. 65%以上　B. 70%以上　C. 75%以上　D. 80%以上　E. 85%以上

36. 下列关于乳剂的表述中，错误的是（　　）

A. 乳剂属于胶体制剂　B. 乳剂属于非均相液体制剂

C. 乳剂属于热力学不稳定体系　D. 制备乳剂时需加入适宜的乳化剂

E. 乳剂的分散度大，药物吸收迅速，生物利用度高

37. 制备液体制剂首选的溶剂应该是（　　）

A. 蒸馏水　B. PEG　C. 乙醇　D. 丙二醇　E. 植物油

38. 片剂辅料中既可以做填充剂又可做黏合剂与崩解剂的物质是（　　）

A. 糊精　B. 微晶纤维素　C. 羧甲基纤维素钠

D. 微粉硅胶　E. 甘露醇

39. “轻握成团，轻压即散”是指片剂制备工艺中（　　）单元操作的标准

A. 压片　B. 粉末混合　C. 制软材　D. 包衣　E. 包糖衣

40. 热压灭菌所用的蒸汽应该是（　　）

A. 过饱和蒸汽　B. 过热蒸汽　C. 流通蒸汽　D. 126℃蒸汽　E. 饱和蒸汽

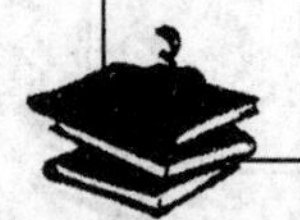

二、多项选择题（每小题1分，共10分）

1. 下列关于眼膏剂的正确叙述为（　　）
   A. 常用基质是凡士林:液状石蜡:羊毛脂为8:1:1
   B. 眼膏基质需采用干法灭菌　C. 眼膏基质需采用热压灭菌
   D. 眼膏剂应在避菌条件下制备　E. 眼膏剂应进行无菌检查
2. 超声提取技术的原理包括（　　）
   A. 机械效应　B. 空化效应　C. 热效应　D. 空间效应　E. 溶剂效应
3. 胶囊剂应进行的质量检查项目有（　　）
   A. 外观　B. 装量差异　C. 崩解时限　D. 溶出度　E. 澄明度
4. 软膏与栓剂的共同点有（　　）
   A. 皆由药物与基质组成　B. 皆具有局部、全身作用　C. 皆可口服给药
   D. 皆属于灭菌制剂　E. 皆可通过皮肤给药产生全身作用
5. 气雾剂的主要质量检查项目有（　　）
   A. 安全与泄漏检查　B. 每揿主药含量与总揿次检查　C. 喷射速率测定
   D. 粒度测定　E. 热原检查
6. 下列片剂应进行含量均匀度检查的是（　　）
   A. 主药含量小于10 mg　B. 主药含量小于5mg
   C. 主药含量小于2mg　D. 主药含量小于每片片重的5%
   E. 主药含量小于每片片重的10%
7. 注射用冷冻干燥制品的特点是（　　）
   A. 含水量低
   B. 产品剂量不易准确、外观不佳
   C. 可避免药品因高热而分解变质
   D. 可随意选择溶剂以制备某种特殊药品
   E. 所得产品质地疏松，加水后迅速溶解恢复药液原有特性
8. 输液的灭菌应注意（　　）
   A. 从配液到灭菌在4小时内完成　B. 经100℃、30分钟流通蒸汽灭菌
   C. 从配液到灭菌在12小时内完成　D. 从配液到灭菌在6小时内完成
   E. 经115℃、30分钟热压灭菌
9. 压片过程中片剂重量差异不合格的原因可能是（　　）
   A. 颗粒流动性不好　B. 颗粒内的细粉太多
   C. 颗粒的大小相差悬殊　D. 颗粒硬度过大
   E. 加料斗内颗粒物料的量不固定
10. 粉末制粒的目的是（　　）
    A. 改善物料的流动性　B. 改善物料的可压性
    C. 防止各组分间的离析　D. 减少原料粉尘飞扬和损失
    E. 有利于片剂的崩解

三、名词解释（每小题1分，共10分）

1. 超临界流体　3. 乳膏剂
2. 膜剂　4. 凝胶剂

5. 抛射剂
6. 处方药
7. 溶胶剂
8. 酯剂
9. F_0 值
10. 黏合剂

四、简答题（每小题3分，共21分）

1. 中药剂型的改革应遵循什么原则？
2. 热熔法制备栓剂时药物应如何前处理？
3. 目前常用的浸出方法有哪些？主要特点是什么？
4. 制备汤剂时需注意哪些事项？
5. 酯剂和芳香水剂有何异同？
6. 哪些情况下考虑将药物制成混悬液型液体制剂？
7. 注射液配制方法有哪些，各适用于何种情况？

五、分析题（每小题4分，共12分）

1. 根据处方回答问题

芸香油滴丸

处方：	芸香油	200ml
	硬脂酸钠	21g
	虫蜡	8.4g
	纯化水	8.4ml
	1%硫酸	适量

（1）说明处方中各组分的作用。

（2）该剂型的特点是什么？

2. 根据处方回答问题

醋酸氟氢松软膏

醋酸氟氢松	0.25	十六醇、十八醇	120g
液状石蜡	60g	对羟基苯甲酸乙酯	1g
二甲基亚砜	15ml	白凡士林	100g
月桂醇硫酸钠	10g	甘油	50g
蒸馏水	加至1000g		

（1）说明处方中各组分的作用。

（2）此软膏基质属何种类型？

（3）可否用于渗出性患处，为什么？

3. 根据处方回答问题

橙皮糖浆

处方：	橙皮酊	50ml
	枸橼酸	5g
	滑石粉	15g
	蔗糖	820g
	蒸馏水	加至1000ml

讨论：

（1）说出本糖浆剂的类型，并分析其组成。

（2）应如何制备?（可简述其制法）

六、计算题（共7分）

1. 欲制备苦参栓1000枚，每枚栓剂含药1.1g，以甘油明胶为基质：

（1）取甘油明胶20g用熔融法制成栓剂10枚；

（2）精密称重，空白栓剂平均重量（G）为1.80g；

（3）再精密称取15.0g药物和15.0g甘油明胶混匀，用熔融法制成栓剂10枚；

（4）精密称重，含药栓剂的平均重量（M）为2.0g。

根据以上操作及结果计算基质投料量。（4分）

2. 下列处方配制2000ml，计算氯化钠的量。（3分）

		1%冰点下降值	氯化钠等渗当量
硼酸	0.67g	0.28	0.47
氯化钾	0.33g	0.44	0.78
氯化钠	适量		
注射用水	加至100ml		

一、单项选择题（每小题1分，共40分）

1. B　2. D　3. A　4. C　5. C　6. C　7. B　8. A　9. B　10. A
11. D　12. C　13. C　14. C　15. D　16. B　17. B　18. C　19. D　20. C
21. B　22. B　23. D　24. E　25. A　26. D　27. B　28. A　29. C　30. A
31. C　32. A　33. A　34. B　35. A　36. A　37. A　38. B　39. C　40. E

二、多项选择题（每小题1分，共40分）

1. ABDE　2. ABC　3. ABC　4. AB　5. ABCD
6. AD　7. ACE　8. AE　9. ABCE　10. ABCD

三、名词解释（每小题1分，共10分）

1. 超临界流体：系指在操作压力和温度均高于临界点时（0.5分），其密度接近液体，黏度接近气体，性质介于气体和液体之间的流体（0.5分）。

2. 膜剂：是指药物与适宜的成膜材料（0.5分）经加工制成的膜状制剂（0.5分）。

3. 乳膏剂：药物与乳状液型基质（0.5分）混合制成的均匀的半固体外用制剂（0.5分）。

4. 凝胶剂：系指药物与能形成凝胶的辅料（0.5分）制成均匀、混悬或乳状液型的稠厚液体或半固体制剂（0.5分）。

5. 抛射剂：是气雾剂喷射药物的动力（0.5分），有时兼作药物溶剂或稀释剂（0.5分）。

6. 处方药：凡必须凭执业医师或执业助理医师处方才可配制、购买和使用的药品称处方药。

7. 溶胶剂（疏水性胶体溶液）：固体药物的微细粒子（D1～100nm）分散在水中形成的非均相分散体系，属于热力学不稳定体系。

8. 酊剂：系指挥发性药物的浓乙醇溶液。可供外用或内服。

9. F_0值：在一定灭菌温度（T）、Z值为10℃所产生的灭菌效果与121℃、Z值为10℃所产生的

灭菌效果相同时所相当的时间（min）。

10. 黏合剂：系指对无黏性或黏性不足的物料给予黏性，从而使物料聚结成粒的辅料。

四、简答题（每小题3分，共21分）

1. 答：

（1）在中医药理论指导下进行剂型改革。

（2）提高疗效。

（3）符合“三效、三小、五方便”。

（4）以治疗急重症为重点。

（5）制定完善的质量标准。

（答出任意3条即给3分）

2. 答：

油溶性——可直接混入已溶化的油脂性基质中。

水溶性——可直接与已溶化的水溶性基质混合；配成浓水溶液，以适量羊毛脂吸收。

不溶性——研细过六号筛。

干浸膏——可与适量甘油研成糊状。

挥发油——加入已溶化的油脂性基质中混匀或以少量乙醇溶解后加入水溶性基质中混匀。

（答出任意3条即给3分）

3. 答：

（1）煎煮法（0.5分）：适用于有效成分溶于水，对湿、热稳定；问题是杂质多、易霉变。

（2）浸渍法（0.5分）：无须浓缩、时间长、效率差；不适合贵重、含量低药材。

（3）渗漉法：浓度梯度大，浸出效果好，溶剂用量少；适合贵重、含量低的药材。

（4）回流法：挥发性、水溶性差的。

（5）超临界流体萃取技术：在临界点附近，SF对组分的溶解能力随体系的压力和温度发生连续变化，可方便地调节组分的溶解度和溶剂的选择性。

（6）超声提取技术：提取过程不需要加热，适用于热敏物质；提取过程为物理过程；有效成分的提取率高；溶剂用量少；提取物有效成分含量高。

（3、4、5、6答出任何一条均给1分）

4. 答：

（1）煎器的选择。

（2）药材的加工。

（3）药材的加水量。

（4）饮片浸泡时间和煎煮时间、煎煮次数。

（5）药物的加入顺序与特别处理。

（答出任意3条即给3分）

5. 答：

两者均为挥发性药物的液体制剂，均可用作芳香矫味剂使用，均可用溶解法及蒸馏法制备。但芳香水剂以水为溶剂，制剂浓度较低，尚可用稀释法制备；而酯剂以乙醇为溶剂，药物浓度高于芳香水剂，除内服外亦可外用。

6. 答：

以下情况下考虑将药物制成混悬型液体制剂：

①难溶性药物需制成液体制剂。

②药物剂量超过溶解度而不能以溶液剂形式应用时。

③两种溶液混合时药物溶解度降低而析出固体药物。

④使药物产生缓释作用。

7. 答：

注射剂的配制方法有稀配法与浓配法。稀配法适用于质量好的原料药。原料药质量较差时可用浓配法，此法可将溶解度较小的杂质除去，且可节省滤过时间。

五、分析题（每小题4分，共12分）

1. 答：

（1）处方：

芸香油	200ml（主药）
硬脂酸钠	21g（基质）
虫蜡	8.4g（肠溶材料）
纯化水	8.4ml（调节剂）
1%硫酸	适量（冷却剂）

（2）滴丸剂与其他剂型相比，质量易控制；发挥药效迅速、生物利用度高、副作用小；液体药剂可制成固体剂型，便于携带和服用；生产设备简单、操作易行。

2. 答：

（1）醋酸氟氢松为主药，十八醇为辅助乳化剂，液状石蜡为润滑剂，对羟基苯甲酸乙酯为防腐剂，二甲基亚砜为促渗剂，白凡士林为油性基质，月桂醇硫酸钠为乳化剂（O/W），甘油为保湿剂，蒸馏水为水相。

（2）O/W 型。

（3）不可用于渗出性患处，因 O/W 型乳剂可吸收分泌物重新进入皮肤而使炎症恶化（反向吸收）。

3. 答：

（1）是芳香糖浆，滑石粉为分散剂和助滤剂，蔗糖为单糖浆。

（2）用冷溶法制备，即取橙皮酊、滑石粉、枸橼酸，加部分蒸馏水搅拌，过滤至澄明，滤液内加蔗糖，溶解后用纱布过滤，自滤器上加蒸馏水至全量。

六、计算题（共7分）

1. 解：

置换价为：$DV = W/[G-(M-W)]$　　（1分）

$DV = 2.0\times 50\%/[1.80-(2.0-2.0\times 50\%)] = 1.25$　　（1分）

制备每枚栓剂所需基质的理论用量为：

$X = G-(y/DV)$

$X = 1.8-(1.1/1.25) = 0.92$ (g)

1000 枚栓剂机制用量为920g　　（2分）

2. 解：

$W = [0.52-(0.28\times 0.67 + 0.44\times 0.33)]/0.58\times 2000/100 = 6.44$ g

或 $W = [0.9-(0.47\times 0.67+0.78\times 0.33)]\times 2000/100 = 6.54$g

模拟试题-4

（四川大学华西药学院提供）

一、翻译并解释下列各词与术语

1. transdermal drug delivery systems：
2. microemulsions：
3. oral suspensions：
4. sieving：
5. injections：
6. sustained－release preparations：
7. diluents：
8. liposome：
9. cloud point：
10. suppository：

二、判断是非题（正确○，错误×）

1. 主动靶向制剂一般是指具有主动寻靶功能的药物制剂，包括经过修饰的药物微粒载体及前体药物两大类。（　　）
2. 脂质体渗漏率表示脂质体在液态介质中贮存期间包封率的变化，是贮藏一定时间后脂质体中的药量与原包封的药量的比值百分率。（　　）
3. 热原是由磷脂、脂多糖及蛋白质组成的有机高分子复合物，也称内毒素。其中脂多糖是内毒素的主要成分，具有极强的热原活性。（　　）
4. 药筛的孔径大小用筛号表示。《中华人民共和国药典》标准筛分1～9号九种规格，筛号越大，筛孔内径越大。（　　）
5. 目前常用的治疗基因传递系统分为病毒传递系统和非病毒传递系统。（　　）
6. 中药制剂的常用浸出方法有煎煮法、浸渍法、渗漉法和蒸馏法。（　　）
7. 亲水凝胶骨架片中水溶性药物的释放以骨架溶蚀为主，难溶性药物则以药物扩散为主。（　　）
8. 乳剂的类型主要由乳化剂的种类和HLB值决定，亲水性强的乳化剂易形成W/O型乳剂，亲油性强的乳化剂易形成O/W乳剂。（　　）
9. 散剂属固体制剂溶出最慢的剂型。（　　）
10. 抛射剂是喷雾剂喷射药物的动力，并可兼作药物的溶剂或稀释剂。（　　）

三、选择题

1. 口服迟释制剂的制备目的是（　　）。
   A. 改善药物在胃肠道的吸收　B. 治疗胃肠局部疾病　C. 避免肝脏的首过作用
   D. 避免缓释、控释制剂在胃肠道吸收不完全，个体差异大的不足　E. 矫味
2. 不属于被动靶向的制剂是（　　）
   A. 乳剂　B. 前体药物　C. 纳米球　D. 阿霉素微球　E. 单抗偶联药物
3. 有关湿热灭菌法叙述正确的是（　　）
   A. 湿热灭菌法包括热压灭菌、低温间歇式灭菌、流通蒸汽灭菌和煮沸灭菌等
   B. 湿热灭菌效果可靠，灭菌效果与注射剂灭菌前微生物污染过程无关
   C. 用于热压灭菌的蒸汽要求是饱和蒸汽
   D. 湿热灭菌法不仅适用于真溶液型注射剂灭菌，也适用于供注射用无菌粉末的灭菌

E. 湿热灭菌为热力灭菌，在注射剂灭菌时，温度越高，时间越长，则对注射剂质量和生产越有利

4. 下列哪些是滴眼剂常用附加剂（　　）

A. pH 调节剂　　B. 助悬剂和增稠剂　　C. 乳化剂

D. 抗氧剂　　E. 稀释剂

5. 下列是片剂湿法制粒的工艺流程，哪条流程是正确的（　　）

A. 原料→粉碎→混合→制软材→制粒→干燥→压片

B. 原料→混合→粉碎→制软材→制粒→干燥→压片

C. 原料→制软材→混合→制粒→干燥→压片

D. 原料→粉碎→制软材→干燥→混合→制粒压片

E. 原料→粉碎→制粒→干燥→混合→制软材→干燥→制粒→压片

6. 口腔贴片应做的质量控制检查项目是（　　）

A. 分散均匀性　　B. 崩解时限检查　　C. 释放度检查

D. 溶变时限检查　　E. 发泡量检查

7. 不作为栓剂质量检查的项目是（　　）

A. 溶点范围测定　　B. 溶变时限测定　　C. 重量差异测定

D. 稠度检查　　E. 药物溶出速度

8. 有关气雾剂叙述中错误的是（　　）

A. 可避免药物在胃肠道中降解，无首过作用

B. 药物呈微粒状，在肺部吸收完全

C. 使用剂量小，药物的副作用也小

D. 气雾剂可发挥全身治疗或某些局部治疗作用

E. 常用的抛射剂氟里昂对环保有害，今后将逐步被取代

9. 下面关于注射液的描述中正确的是（　　）

A. 注射剂安瓶中含锆玻璃，化学性质最稳定，既能盛装碱性药液又能盛装酸性药液

B. 注射液配制方法有稀配法和浓配法，葡萄糖常用浓配法制备

C. 注射液中常加入螯合剂，以便和药物形成稳定的复合物

D. 因高渗刺激性较大，输液应为低渗或等渗

E. 静脉注射用乳剂既有 O/W 型又有 W/O 型

10. 下列关于固体分散体的描述中正确的是（　　）

A. 固体分散体既可速释又可缓释，速释与缓释取决于药物的分散状态

B. X 射线粉末衍射可用于固体分散体的鉴别，其主要特征为药物的晶体衍射峰变弱或消失

C. 熔融法适用于对热稳定的药物和载体，滴丸的制备即使用了熔融法制备固体分散体

D. 药物和载体强力持久的研磨也能形成固体分散体

E. 固体分散体是一种化合物

11. GMP 的全称是（　　）

A. 药品经营质量管理规范　　B. 药品安全试验规范

C. 药品临床试验规范　　D. 药品生产质量管理规范

E. 操作规范

12. 输液从配液到灭菌不超过（　　）小时为宜

A. 4 小时　　B. 6 小时　　C. 8 小时　　D. 12 小时　　E. 2 小时

13. 对液体制剂质量要求错误的为（　　）

A. 溶液型药剂应澄明　　B. 应有一定的防腐能力，故分散介质最好用乙醇

C. 有效成分浓度应准确稳定　　D. 乳浊液型药剂应保证其分散相小而均匀

E. 应无菌

14. 下列不属于表面活性剂类别的为（　　）

A. 脱水山梨醇脂肪酸酯类　　B. 聚氧乙烯脱水山梨醇脂肪酸酯类

C. 聚氧乙烯脂肪酸酯类　　D. 聚氧乙烯

E. 卵磷脂

15. 注射剂车间空气洁净度最高的级别是（　　）

A. 100 级　　B. 10000 级　　C. 100000 级　　D. 300000 级　　E. 600000 级

四、问答题

1. 吸湿性与润湿性的区别?
2. 简述注射用冷冻干燥产品的制备原理及特点。
3. 简述空心胶囊的规格情况及制备胶囊剂时如何选用空心胶囊。
4. 简述表面活性剂在制剂中的应用。
5. 气雾剂和喷雾剂的区别有哪些?
6. 简述防腐剂在注射剂中如何应用。
7. 片剂包衣的目的是什么?
8. 影响药物经皮吸收的主要因素有哪些?
9. 如何根据结肠的生理特点设计结肠定位给药系统?
10. 根据 Noyes - Whitney 方程分析如何改善固体制剂的药物溶出速度。

五、处方分析与设计

1. 根据下列已知条件回答问题。

（1）药物性质：

维生素 C：白色结晶粉末，味酸，无臭，易溶于水；酸碱中不稳定，水溶液中的最佳 pH 为 5.8 ~ 6.5；氧化剂、光、热、核黄素、微量铜、铁离子等能加速其失效；与三氯叔丁醇配伍亦失效。

（2）要求：

①剂量：0.1g/2ml，每支 2ml；

②拟定合理处方，并对处方进行分析，说明理由；

③写出可行的制备工艺。

2. 请在横线上写出制剂名称和处方中画线成分的作用

鱼肝油	250ml
阿拉伯胶	62g
西黄蓍胶	3.4g ________
羟苯乙酯	1.0g ________
纯化水	加至 1000ml

制剂名称________

3. 请在横线上写出制剂名称和处方中画线成分的作用

联苯双酯	1.5g	3.75g
聚乙二醇 6000	13.35 g	33.375 g ________
吐温 80	0.15 g	0.375 g ________

共制成　　　　　1000 粒　　　1000 粒

制剂名称__________

4. 现需要乳化凡士林 1000g，乳化凡士林所需 HLB 值为 10.5（O/W 型），请正确选择乳化剂用量。（聚山梨酯 80 HLB = 15.0，油酸山梨坦 HLB = 4.3，乳化剂总量为 50g）。

5. 指出画线部分的作用，并简述制备方法。

硫酸阿托品　　　　1.0g

1% 胭脂红乳糖　　0.05g __________

乳糖　　　　　　　99.85g

一、翻译并解释下列各词与术语

1. transdermal drug delivery systems：经皮给药系统，指药物应用于皮肤，并扩散通过皮肤，由毛细血管吸收进入体循环而发挥全身疗效的给药系统。

2. microemulsions：微乳，是一种由适当比例的表面活性剂、助表面活性剂、水和油自发形成的各向同性、外观透明或半透明、热力学稳定的分散体系。

3. oral suspensions：口服混悬剂，难溶性固体药物以微粒状态分散于液体介质中而形成的供口服的非均相液体制剂。

4. sieving：筛分，借助于筛网将不同粒度大小的药物分离开来的操作过程。

5. injections：注射剂，系指药物制成的供注入体内的灭菌溶液、混悬液、乳浊液以及供临用前配成溶液或混悬液的无菌粉末或浓缩液。

6. sustained - release preparations：缓释制剂，药物在规定释放介质中，缓慢地非恒速释放，与相应的普通制剂比较，每 24 小时用药次数，从 3 ~ 4 次减少至 1 ~ 2 次的制剂。

7. diluents：稀释剂，用于增加片剂的质量与体积，以利于成型和分剂量的辅料。

8. liposome：脂质体，将药物包封于磷脂和胆固醇组成类脂质双分子层内而形成的微型囊泡。

9. cloud point：浊点或昙点，表面活性剂的溶解度通常随温度的升高而增大，但某些含聚氧乙烯基的非离子型表面活性剂的溶解度，开始随温度的升高而增大，但到达某一温度后，其溶解度急剧下降，使溶液变为混浊，甚至产生分层，而当温度低于此温度时又可恢复澄明，这种由澄清变为混浊的现象称为“起昙”，又称“起浊”，此温度为浊点或昙点。

10. suppository：栓剂，系指药物与适宜基质制成供腔道给药的固体制剂。

二、判断是非题（正确○，错误 ×）

1. ○　2. ×　3. ○　4. ×　5. ○　6. ○　7. ×　8. ×　9. ×　10. ×

三、选择题

1. ABD　2. BE　3. AC　4. ABD　5. A

6. C　7. D　8. B　9. AB　10. BCD

11. D　12. A　13. B　14. D　15. A

四、问答题

1. 答：粉体在贮存的过程可吸收环境中水分的特性称为吸湿性。吸湿性是粉体的固有性质，其本身是物理过程。润湿是指粉体表面吸附的空气被液体置换的现象，这种液—气交换的性质称为润湿性。粉体润湿性的大小通常用接触角（θ）来描述。

2. 答：注射用冷冻干燥产品具有以下优点：①可避免药品因灭菌高热而分解变质；②所得产品质地疏松，加水后迅速溶解恢复药液原有的特性；③含水量低，一般在1%～3%范围内，同时干燥在真空中进行，故不易氧化，有利于产品长期贮存；④产品中的微粒物质比直接分装生产者少；⑤产品剂量准确，外观优良。冷冻干燥产品不足之处在于溶剂不能随意选择；有时某些产品重新溶解时出现浑浊；此外，本法需特殊设备，成本较高。

根据平衡曲线，当压力低于610.38 Pa时，对于冰，升高温度或降低压力都可打破气固平衡，使整个系统朝着冰转变为气的方向进行，这样就可以除去通过冷冻将溶液转变为固体后中的水分子，从而得到固体产品。冷冻干燥就是根据这个原理进行的。

3. 答：空心胶囊的规格从大到小分为：000，00，0，1，2，3，4，5号共8种，0～5号为常用。

胶囊规格的选择一般通过试装或凭经验来确定。通常选用一个剂量使胶囊装满的最小规格，亦可从空心胶囊规格与体积关系图中找到所需空胶囊的号码。如果已知药物的堆密度（ρ）和重量（g），在密度和重量的刻度值之间作虚线连接，该虚线与斜线相交点所对应的胶囊号即为应选择的规格。

4. 答：增溶剂、润湿剂、乳化剂、起泡剂与消泡剂、去污剂。

5. 答：喷雾剂不含抛射剂，借助手动的压力将内容物以雾状等形态；非加压包装；雾粒粒径较大，不适用于肺部吸入，多用于舌下、鼻腔黏膜给药。

6. 答：一般多剂量包装的注射剂宜加抑菌剂，但对于注射量超过5ml的注射剂添加抑菌剂必须特别慎重，供静脉或椎管注射用的注射剂均不得添加抑菌剂。

7. 答：改善片剂的外观；增强药物的稳定性；掩盖药物的不良嗅味；控制药物的释放部位；将两种有配伍禁忌的药物分别置于片芯和衣层。

8. 答：药物性质的影响包括分子大小、溶解度和分配系数等；生理因素皮肤的影响如皮肤可透度、水化、疾病等；基质的影响如亲和力等。

9. 答：结肠生理的特点有：药物在口服后5～12小时到达结肠；结肠液pH值6.5～7.5或更高；结肠内有大量的细菌。根据这些特点，可以设计成以下类型的结肠定位给药系统：时滞型，pH敏感型，酶解型。

10. 答：溶出速率是指药物在一定溶出条件下，单位时间从片剂或其分散的小粒中溶解进入介质的量。药物的溶出可用Noyes－Whitney溶出速率方程表示：$\frac{dC}{dt}=\frac{SD}{Vh}(C_s-C)$ 式中，S——药物的表面积，D——药物的扩散系数，V——溶出介质的体积，h——扩散层厚度，C_s——药物的饱和浓度，C——时间t时介质中的药物浓度。由上式可见，通过①减小药物的粒径，增大药物的总表面积S；②加快搅拌速度减小扩散层厚度h，缩短药物分子从饱和层向溶液内部扩散的距离；③升高温度加快药物分子通过扩散层的速度，使扩散系数D增大；④保持漏槽状态，减小溶液中浓度C等方法都可以改善固体制剂的药物溶出速度。

五、处方分析与设计

1. 答：

处方：维生素C　10.0g，　$NaHCO_3$　4.66g，　焦亚硫酸钠　0.4g，注射用水加至200ml

以上各成分的作用分别为调节pH，抗氧剂。加入的原因为维生素C水溶液中的最佳pH为5.8～6.5；氧化剂、光、热、核黄素等能加速其失效，加入上述附加剂以保证药物的稳定性。

制备方法：按配方取配制量80%的新注射用水，通入经处理的CO_2至饱和，加入EDTA－2Na并

使其溶解，加入维生素 C 使溶解，在缓缓加入 $NaHCO_3$ 并不断搅拌至无气泡产生，待完全溶解后，加入焦亚硫酸钠溶解，调节 pH 至 5.8 ~ 6.2，添加经 CO_2 饱和的注射用水至足量，用 G3 垂熔漏斗预滤，再用 0.22 μm 孔径的微孔滤膜精滤，灌注入 2ml 安瓿中，并在安瓿空间注入 CO_2 后立即熔封。于 100℃或煮沸灭菌 15min，检漏，质检，包装。

2. 答：

鱼肝油	250 ml
阿拉伯胶	62 g
西黄蓍胶	3.4 g 乳化剂
羟苯乙酯	1.0 g 防腐剂
纯化水	加至 1000 ml

制剂名称：鱼肝油乳剂

3. 答：

联苯双酯	1.5 g	3.75 g
聚乙二醇 6000	13.35 g	33.375 g 基质
吐温 80	0.15 g	0.375 g 润湿剂
共制成	1000 粒	1000 粒

制剂名称：联苯双酯滴丸

4. 答：$[15X + 4.3(50-X)]/50 = 10.5$

聚山梨酯 80：$X = 29$ g

油酸山梨坦：50 g − 29 g = 21 g

5. 答：

硫酸阿托品	1.0 g
1% 胭脂红乳糖	0.05 g 稀释剂、工艺辅料
乳糖	99.85g

制法：先研磨乳糖使研钵内壁饱和后倾出，将硫酸阿托品和胭脂红乳糖置研钵中研合均匀，再按等量递加混合法逐渐加入所需的乳糖，充分研合，待全部色泽均匀即得。

1% 胭脂红乳糖的制法：取胭脂红于研钵中，加 90% 乙醇 1.0 ~ 2.0ml，搅拌，再加入少量的乳糖研磨均匀，至全部加入混匀，并置 50 ~ 60℃干燥，过筛即得。

模拟试题－5

（上海交通大学药学院提供）

一、翻译并解释下列名词与术语

1. emulsions：
2. dripping pills：
3. dissolution and dissolution rate：
4. isoosmotic solution and isotonic solution：
5. hydrotropy agent：
6. sustained release capsules：
7. gels：
8. propellants：
9. fluid extracts：
10. critical micelle concentration：

二、判断是非题（用○或×表示）

1. 固体分散体中药物分散状态的稳定性高，久贮不易产生老化现象。（　　）
2. PEG 用于增加某些药物的溶出速率，提高药物的生物利用度。（　　）
3. 作为固体分散体载体材料的表面活性剂大多含聚氧乙烯基，是较理想的缓释载体材料。（　　）
4. 在α、β、γ三种 CD 中，β－CD 水中溶解度最小。（　　）
5. 薄荷油β－CD 中，薄荷油是主分子。（　　）
6. 纳米乳经热压灭菌或离心均不能使之分层。（　　）
7. 非离子型的乳化剂口服一般认为没有毒性，静脉给药有一定毒性。（　　）
8. 气雾剂处方中主要包括三种成分：抛射剂、药物和氧化剂。（　　）
9. 难溶性药物的粒径对药物溶解度影响不大。（　　）
10. 制剂稳定性与包装材料无关。（　　）

三、单项选择题

1. 作为增溶剂的表面活性剂 HLB 值在（　　）

   A. 3～6　　B. 8～18　　C. 13～18　　D. 7－9　　E. 1～3

2. 粉体可以自由流动的休止角为（　　）

   A. ≤30°　　B. ≤40°　　C. ≤50°　　D. ≤60°　　E. ≤45°

3. 药物由于化学结构的不同，其降解反应也不一样，药物降解的主要途径是（　　）

   A. 水解　　B. 异构化　　C. 聚合　　D. 脱羧　　E. 外消旋化

4. 纳米乳和亚微乳中药物的含量测定一般采用（　　）

   A. 熔融法　　B. 溶剂提取法　　C. 饱和水溶液法　　D. 乳化法　　E. 逆相蒸发法

5. 难溶性药物以微粒状态分散于分散介质中形成的非均匀液体制剂是（　　）

   A. 溶胶剂　　B. 溶液剂　　C. 混悬剂　　D. 乳剂　　E. 合剂

6. 下列制剂中不属于速效制剂的是（　　）

   A. 异丙肾上腺素气雾剂　　B. 硝苯地平控释微丸　　C. 肾上腺素注射剂

   D. 硝酸甘油舌下片　　E. 盐酸氨溴索口腔崩解片

7. 苯甲酸在液体制剂中一般用量为（　　）

   A. 0.03%～0.1%　　B. 0.1%～0.2%　　C. 0.2%～0.4%

   D. 1%～2%　　E. 0.8%～1.2%

8. CRH 可用于评价粉体的（　　）

A. 润湿性　B. 吸湿性　C. 压缩性　D. 流动性　E. 聚集性

9. 对软膏剂的质量要求，错误的叙述是（　　）

A. 均匀细腻，无粗糙感　B. 软膏剂是半固体制剂，药物与基质必须是互溶的

C. 软膏剂稠度应适宜，易于涂布　D. 应符合卫生学要求

E. 应无刺激性

10. 栓剂质量评定中与生物利用度关系最密切的测定指标是（　　）

A. 融变时限　B. 体外溶出试验　C. 硬度测定

D. 体内吸收试验　E. 重量差异性

11. 最适宜制备成缓释控释制剂的药物半衰期为（　　）

A. 1～12h　B. 1～24h　C. 2～8h　D. 0.5～1h　E. 12～24h

12. 生产注射剂时常加入适当活性炭，其作用不包括（　　）

A. 吸附热源　B. 助滤　C. 脱盐　D. 提高澄明度　E. 吸附杂质

13. 下列属于半极性溶剂的是（　　）

A. 水　B. 二甲基亚砜　C. 乙醇　D. 脂肪油　E. 液状石蜡

14. 下列哪一种称为剂型（　　）

A. 矫味剂　B. 输液　C. 微囊

D. β-环糊精包合物　E. 阿司匹林片

15. β-环糊精包合物是由（　　）葡萄糖分子环合而成

A. 4 个　B. 5 个　C. 6 个　D. 7 个　E. 8 个

四、问答题

1. 常用的包合技术有哪些，通常采用哪些方法进行验证？
2. 请说明乳液、纳米乳和胶束的异同？
3. 请说出输液中存在的问题及解决办法。
4. 表面活性剂对药物的吸收有何影响？
5. 中药剂型改革的原则是什么？

五、分析下列处方中各组分的作用

处方 1

成分	含量	作用
左旋多巴	100 g	（　　）
酒石酸	50 g	（　　）
碳酸氢钠	56 g	（　　）
羧甲基纤维素钠	20 g	（　　）
微晶纤维素	30 g	（　　）
滑石粉	6 g	（　　）

处方 2

成分	含量	作用
水杨酸	50g	（　　）
硬脂酸甘油酯	70g	（　　）
硬脂酸	100g	（　　）

三乙醇胺	16 g	(　　)
白凡士林	120g	(　　)
液状石蜡	100g	(　　)
甘油	120g	(　　)
十二烷基硫酸钠	10g	(　　)
羟苯乙酯	1g	(　　)
蒸馏水	480ml	(　　)

六、设计题

莪术油具有微溶于水、容易挥发、生物利用度差、味苦、不易于口服的缺点。请设计莪术挥发油纳米乳的处方和制备工艺，并对其进行评价。

一、翻译并解释下列名词与术语

1. emulsions：乳剂，系指互不相溶的两种液体混合，其中一相液体以液滴状态分散于另一相液体中形成的非均相液体分散体。

2. dripping pills：滴丸，系指固体或液体药物与适当物质加热熔化混匀后，滴入不相混溶的冷凝液中、收缩冷凝而制成的小丸状制剂，主要供口服使用。

3. dissolution and dissolution rate：溶出度与溶出速度，溶出度系指药物从片剂或胶囊剂等固体制剂在规定条件下溶出的速率和程度。溶出速度是指固体药物制剂（片剂、丸剂、散剂、胶囊剂等）中有效成分在特定的溶解介质中的溶解速度和程度。

4. isoosmotic solution and isotonic solution：等渗溶液与等张溶液，等渗溶液系指与血浆渗透压相等的溶液，属于物理化学概念。等张溶液系指渗透压与红细胞膜张力相等的溶液，属于生物学概念。

5. hydrotropy agent：助溶剂，系指难溶性药物与加入的第三种物质在溶剂中形成可溶性络合物、复盐或缔合物等，以增加药物在溶剂中的溶解度，这第三种物质称为助溶剂。

6. sustained release capsules：缓释胶囊，系指用药后能在较长时间内持续释放药物以达到长效作用的胶囊剂。

7. gels：凝胶剂，系指药物与能形成凝胶的辅料制成均一、混悬或乳状液型的稠厚液体或半固体制剂。

8. propellants：抛射剂，是气雾剂中喷射药物的动力，有时兼有药物的溶剂作用。可分为氟氯烷烃、碳氢化合物及压缩气体三类。

9. fluid extracts：流浸膏剂，系指药材用适宜的溶剂提取，蒸去部分溶剂，调整至规定浓度而成的液体制剂。

10. critical micelle concentration：临界胶束浓度，表面活性剂分子缔合形成胶束的最低浓度。

二、判断是非题（用○或×表示）

1. ×　2. ○　3. ×　4. ×　5. ×　6. ○　7. ○　8. ×　9. ×　10. ×

三、单项选择题

1. C　2. A　3. A　4. B　5. C　6. B　7. A　8. B　9. B　10. D

11. C　12. C　13. C　14. B　15. C

四、问答题

1. 答：常用的包合技术有饱和水溶液法、研磨法、冷冻干燥法、喷雾干燥法、超声法等。验证方法有X射线衍射法、红外光谱法、核磁共振法、荧光光度法、圆二色谱法、热分析法、薄层色谱法、紫外分光光度法、溶出速率法。

2. 答：乳液是互不相溶的两种液体混合，其中一相液体以液滴状态分散于另一相液体中形成的非均相液体分散体。乳滴粒子小于100nm的称为纳米乳，属热力学稳定体系。胶束是表面活性剂分子自身依靠范德华力相互聚集，形成亲油基向内、亲水基向外，在水中稳定分散，大小在胶体粒子范围内的缔合体，属热力学稳定体系。

3. 答：主要存在三个问题：澄明度、染菌和热源问题。严格控制原辅料的质量、注意输液容器与附件、严格遵守标准作业程序（SOP）、安置终端过滤器可解决澄明度问题，减少制备生产过程中的污染、严格灭菌条件、严格包装是解决染菌最根本方法，在使用过程中污染热原占83%左右，尽量使用全套或一次性的输液器，可为避免热原污染创造有利条件。

4. 答：表面活性剂的存在可能增进药物的吸收也可能降低药物的吸收，取决于多种因素的影响如药物在胶束中的扩散、对生物膜通透性的改变、对胃排空速率的影响、黏度。

5. 答：坚持中医中药理论体系，突出中医药的特点。提高药效，改革后的中药新剂型，必须比原有剂型在疗效上保持或有所提高。

五、分析下列处方中各组分的作用

处方1

成分	含量	作用
左旋多巴	100 g	（主药）
酒石酸	50 g	（崩解剂）
碳酸氢钠	56 g	（崩解剂）
羧甲基纤维素钠	20 g	（粘合剂）
微晶纤维素	30 g	（稀释剂）
滑石粉	6 g	（润滑剂）

【处方2】

成分	含量	作用
水杨酸	50g	（主药）
硬脂酸甘油酯	70g	（乳化剂）
硬脂酸	100g	（油相）
三乙醇胺	16 g	（与部分硬脂酸反应 生成O/W型乳化剂）
白凡士林	120g	（油相）
液状石蜡	100g	（油相）
甘油	120g	（保湿剂）
十二烷基硫酸钠	10g	（乳化剂）
羟苯乙酯	1g	（防腐剂）
蒸馏水	480ml	（水相）

六、设计题

用伪三元相图法制备莪术油纳米乳。方法：选油莪术油为油相，吐温 80 为表面活性剂，正丁醇为助表面活性剂。取莪术挥发油置于锥形瓶中，加入吐温 80 搅拌使其混匀，加入水、正丁醇，即得到澄明的纳米乳液。

评价：乳滴粒径及其分布、药物含量、稳定性。

模拟试题－6

（广东药学院提供）

一、翻译并解释下列各词与术语（10分）

1. CRH
2. displacement value
3. dosage form
4. liposomes
5. cloud point

二、单项选择题（15分）

1. 下列关于将同一药物制成不同剂型的叙述中，错误的是（　　）
   A. 为了提高药物的生物利用度　　B. 为了使药理作用完全相同
   C. 为了适应药物性质的要求　　D. 药理作用可能发生改变
   E. 为了降低毒副反应
2. 配制碘液时加入碘化钾，其溶解机制属于（　　）
   A. 潜溶　　B. 增溶　　C. 助溶
   D. 在结构中引入亲水基团　　E. 碘化钾溶解后温度升高使碘溶解
3. 下列各组中，可作为静脉注射用乳化剂的是（　　）
   A. 泊洛沙姆188，司盘80　　B. 吐温80，卵磷脂
   C. 十二烷基硫酸钠，吐温80　　D. 卵磷脂，泊洛沙姆188
   E. 卵磷脂，苯扎溴铵
4. 为增加混悬液的物理稳定性，加入适量电解质的作用是（　　）
   A. 调节等渗作用　　B. 絮凝作用　　C. 助悬作用
   D. 润湿作用　　E. 抗氧作用
5. 一般注射液的pH应为（　　）
   A. 3~8　　B. 3~9　　C. 4~9　　D. 4~10　　E. 5~10
6. 下列不属于物理灭菌法的是（　　）
   A. 热压灭菌　　B. 环氧乙烷灭菌　　C. 紫外线灭菌
   D. 微波灭菌　　E. γ射线灭菌
7. 某试制的注射液使用后有溶血现象，可进行如下改进（　　）
   A. 适当增加水的用量　　B. 适当增大一些酸性　　C. 酌情加入抑菌剂
   D. 适当增大一些碱性　　E. 适当增加氯化钠的用量
8. 下列关于胶囊剂的叙述中，错误的是（　　）
   A. 胶囊剂可以提高对光敏感的药物的稳定性
   B. 含有乙醇的药物溶液不能制成软胶囊剂
   C. 含油量高的药物可以制成胶囊剂
   D. 中国药典规定，硬胶囊剂应在15min内全部崩解

E. 肠溶胶囊剂是指其囊壳不溶于胃液，但能在肠液中崩解而释放药物

9. 湿法制粒压片的工艺流程是（　　）

A. 混合→粉碎→制软材→制粒→干燥→ 整粒→压片

B. 粉碎→制软材→制粒→干燥→整粒→混合→压片

C. 混合→过筛→制软材→制粒→干燥→整粒→压片

D. 制软材→制粒→粉碎→过筛→整粒→混合→压片

E. 粉碎→过筛→混合→制软材→制粒→干燥→整粒→压片

10. 下列各组辅料中，同时具有稀释剂、干燥黏合剂作用的是（　　）

A. 淀粉、糊精　　B. 乳糖、PVP　　C. MCC、糊精

D. CMC－Na、微粉硅胶　　E. CMS－Na、甲基纤维素

11. 下列片剂中，不必做崩解时限检查的是（　　）

A. 咀嚼片　　B. 舌下片　　C. 含片　　D. 泡腾片　　E. 糖衣片

12. 下列关于栓剂的叙述中，错误的是（　　）

A. 栓剂通常供腔道给药，发挥局部或全身治疗作用

B. 栓剂基质可分为脂肪性基质、水溶性及亲水性基质

C. 栓剂大多采用热熔法制备

D. 栓剂可以避免药物在胃肠道中的降解

E. 肛门栓使用时塞得越深，生物利用度好

13. 气雾剂的组成不包括（　　）

A. 阀门系统　　B. 雾化器　　C. 抛射剂　　D. 附加剂　　E. 耐压容器

14. 渗透泵片控释的基本原理是（　　）

A. 减少药物溶出速率

B. 减慢药物扩散速率

C. 片剂膜内渗透压大于膜外，将药物从释药孔压出

D. 药物由控释膜的微孔恒速释放

E. 片外渗透压大于片内，将片内药物压出

15. 下列关于透皮吸收制剂特点的叙述中，错误的是（　　）

A. 避免药物的肝首过作用及在胃肠道的破坏

B. 根据治疗要求可随时中断用药

C. 通常使药物透过皮肤吸收发挥全身治疗作用

D. 药物释放较平稳

E. 多数药物可经皮吸收达到良好疗效

三、多项选择题（5 分）

1. 下列关于表面活性剂的叙述中，正确的是（　　）

A. 在结构上为长链有机化合物，分子中含有亲水基团和亲油基团

B. 低浓度时可显著降低表面张力，表面浓度大于内部浓度

C. 表面活性剂均有 Krafft 点，吐温类的 Krafft 点较司盘类高

D. 浓度达到 CMC 时，表面张力达到最低；形成胶束后，当浓度继续增加，则分子缔合数继续增加

E. 表面活性剂的增溶作用可促进药物的吸收，不会降低药物的吸收

2. 热原是微生物的代谢产物，具有以下性质（　　）

A. 不挥发性　　B. 水溶性　　C. 不耐强酸强碱

D. 不易被吸附　　E. 115℃、30min 灭菌可彻底破坏

3. 葡萄糖注射液中经常出现澄明度合格率低的问题，可以采取以下措施解决（　　）

A. 采用浓配法　　B. 加入适量的盐酸

C. 加入适量 NaOH　　D. 加入适量糊精

E. 加入 0.1%（g/ml）的针用活性炭，加热煮沸 20min，过滤脱炭

4. 片剂包衣的目的有（　　）

A. 避免肝脏的首过作用　　B. 减轻药物对胃肠道的刺激

C. 提高药物的生物利用度　　D. 提高药物的稳定性

E. 掩盖药物的不良气味

5. 不适宜制成缓、控释制剂的药物是（　　）

A. 体内吸收比较规则的药物　　B. 生物半衰期短的药物（$t_{1/2}<1h$）

C. 生物半衰期长的药物（$t_{1/2}>24h$）　　D. 剂量较大的药物

E. 作用剧烈的药物

四、判断是非题（正确○，错误 ×，每题 1 分，共 10 分）

1. GMP 是一个国家记载药品规格、标准的法典。（　　）
2. 表面活性剂由于在油水界面定向排列而起增溶作用。（　　）
3. 亲水凝胶骨架片是以减小扩散速度为原理制成的缓释制剂。（　　）
4. 吐温 80 是乳剂中常用的 O/W 型乳化剂。（　　）
5. 药物溶解度与药物粒子大小无关。（　　）
6. 吸入气雾剂的药物雾滴粒径越细越好。（　　）
7. 输液为无菌制剂，故制成输液时必须加抑菌剂。（　　）
8. 离子强度对药物制剂的稳定性有影响，通常离子强度增加，分解反应速度加快。（　　）
9. 粉体的休止角越大，其流动性越好。（　　）
10. 混合密度差异大的组分时，应将密度小者先放入混合容器中，再放入密度大的。（　　）

五、处方分析与制法（25 分）

1. 分析下列复方氢氧化铝混悬剂处方（7 分）

处方：

① 氢氧化铝　　4.0g

② 三硅酸镁　　8.0g

③ 羧甲基纤维素钠　　0.16g

④ 羟苯甲酯　　0.15g

⑤ 苯甲酸钠　　0.2g

⑥ 柠檬香精　　0.4ml

⑦ 蒸馏水　　加至 100ml

2. 分析下列盐酸肾上腺素注射剂处方并写出制法（9 分）

处方：

① 肾上腺素　　10g

② 盐酸　　约 5.47ml

③ 氯化钠　　88g

④ 焦亚硫酸钠 2g

⑤ EDTA-2Na 2g

⑥ 注射用水 加至10000ml

3. 分析下列硝酸咪康唑乳膏处方并写出制法（9分）

处方：

① 硝酸咪康唑 20g

② 单硬脂酸甘油酯 120g

③ 硬脂醇 50g

④ 液状石蜡 50g

⑤ 聚山梨酯80 30g

⑥ 羟苯乙酯 1g

⑦ 丙二醇 150g

⑧ 蒸馏水 加至1000g

六、简答题（25分，每题5分）

1. 药材浸出过程包括哪几个阶段，可采取什么措施提高药材的浸出效率？

2. 为什么以水溶性载体材料制备的固体分散体能提高难溶性药物溶出速率？

3. 影响制剂稳定性的外界因素有哪些？相应可采取哪些稳定化措施？

4. 片剂产生裂片的主要原因及解决方法是什么？

5. 写出β-CD、EC、Eudragit E、PVP、Carbomer的中文名称及主要用途。

七、设计题（10分）

盐酸维拉帕米能溶于水，常用剂量是40mg，每天3次，消除半衰期约4h，口服易吸收，请设计一天给药一次的缓释或控释制剂，写出处方、处方中各组分的作用。

一、翻译并解释下列各词与术语（10分）

1. CRH：水溶性药物在相对湿度较低的环境下，几乎不吸湿，而当相对湿度增大到一定值时，吸湿量急剧增加，此时的相对湿度称为临界相对湿度（CRH）。

2. displacement value：置换价系指栓剂中药物的重量与同体积基质重量的比值。

3. dosage form：药物剂型（简称剂型）系指药物制成适合于诊断、治疗或预防应用的给药形式。

4. liposomes：脂质体系由磷脂（或含有附加剂）为膜材制成的具有脂质双分子层结构的小囊。

5. cloud point：含有聚氧乙烯基的非离子型表面活性剂的溶解度随温度升高而增大，到达一定温度后，溶解度反而下降，使溶液变混浊，冷却后又可恢复澄明，这种现象称为起昙，此时的温度称为昙点（或浊点）。

二、单项选择题（15分）

1. B 2. C 3. D 4. B 5. C 6. A 7. E 8. D 9. E 10. C

11. A 12. E 13. B 14. C 15. E

三、多项选择题（5分）

1. ABD　　2. ABC　　3. ABE　　4. BDE　　5. BCDE

四、判断是非题（正确○，错误 ×，每题1分，共10分）

1. ×　　2. ×　　3. ×　　4. ○　　5. ×　　6. ×　　7. ×　　8. ×　　9. ×　　10. ○

五、处方分析与制法（25分）

1. 答：

处方：

① 氢氧化铝	4.0g	（主药）
② 三硅酸镁	8.0g	（主药）
③ 羧甲基纤维素钠	0.16g	（助悬剂）
④ 羟苯甲酯	0.15g	（防腐剂）
⑤ 苯甲酸钠	0.2g	（防腐剂）
⑥ 柠檬香精	0.4ml	（矫味剂）
⑦ 蒸馏水	加至100ml	（分散介质）

2. 答：

处方：

① 肾上腺素	10g	（主药）
② 盐酸	约5.47ml	（与主药成盐使之溶解）
③ 氯化钠	88g	（等渗调节剂）
④ 焦亚硫酸钠	2g	（抗氧剂）
⑤ 依地酸二钠	2g	（金属离子络合剂）
⑥ 注射用水	加至10000ml	（溶剂）

制法：将氯化钠、依地酸二钠、焦亚硫酸钠溶于二氧化碳饱和的注射用水中。另将肾上腺素置于少量二氧化碳饱和的注射用水中，搅拌下加入盐酸使之完全溶解，再与上述溶液合并混匀，用二氧化碳饱和的注射用水稀释至全量。用盐酸调节药液pH为3.6~4.0，在二氧化碳气流下过滤，安瓿内充二氧化碳，灌装，安瓿空间再冲二氧化碳，封口，100℃流通蒸汽灭菌15min。

3. 分析下列硝酸咪康唑乳膏处方并写出制法（9分）

处方：

① 硝酸咪康唑	20g	（主药）
② 单硬脂酸甘油酯	120g	（辅助乳化、稳定剂）
③ 硬脂醇	50g	（油相，稳定剂）
④ 液状石蜡	50g	（油相，调节稠度）
⑤ 聚山梨酯80	30g	（O/W型乳化剂）
⑥ 羟苯乙酯	1g	（防腐剂）
⑦ 丙二醇	150g	（保湿剂）
⑧ 蒸馏水	加至1000g	（水相）

制法：取硝酸咪康唑，与适量丙二醇研成糊状，备用。将单硬脂酸甘油酯、硬脂醇、液状石蜡在水浴上加热至75℃左右使熔化（油相）；另将聚山梨酯80、丙二醇、羟苯乙酯溶于水，加热至与油相温度相近（水相），不断搅拌下，将水相加入油相中，制成乳剂型基质。加入上述糊状物，搅匀即得。

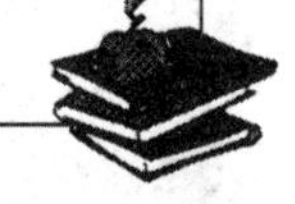

六、简答题（25 分，每题 5 分）

1. 答：药材浸出的过程及提高药材浸出效率的措施：

药材浸出过程包括：浸润与渗透、解吸与溶解、扩散、置换。

提高药材的浸出效率的措施有：①加大浓度差；②适当升高温度；③选择适宜溶媒；④适当粉碎药材；⑤选择浸出达平衡的时间；⑥ 提高浸出压力。

2. 答：水溶性载体材料制备的固体分散体提高难溶性药物溶出速率的原因：①药物在载体材料中形成高能状态，②载体材料保证了药物的高度分散性，③载体材料可提高药物的可润湿性，④载体材料对药物有抑晶作用

3. 答：影响药物制剂稳定性的外界因素及相应的稳定化措施有：温度（避免高温）、光线（避光）、空气（加入抗氧剂、驱除氧气或通入惰性气体）、湿度和水分（防止吸潮）、金属离子（加入金属离子络合剂）及包装材料（选用防潮性好的包装材料）。

4. 答：

片剂产生裂片的原因：压力分布的不均匀和物料的压缩成形性差是主要原因；另外，黏合剂黏性较弱或用量不足、颗粒中细粉太多、颗粒过干、片剂过厚以及加压过快也可造成裂片。

解决裂片的主要措施：使用弹性小、塑性大的辅料。

5. 答：各辅料的中文名称及主要用途如下：

① β-CD：β-环糊精，制备包合物的包合材料。

② EC：乙基纤维素，片剂黏合剂、缓释包衣材料。

③ Eudragit E：优特奇 E，相当于国内的聚丙烯酸酯 IV 号，胃溶型薄膜包衣材料。

④ PVP：聚维酮，片剂黏合剂、固体分散体载体材料。

⑤ Carbomer：卡波姆，凝胶剂基质、生物黏附材料。

六、设计题（10 分）

答：设计成渗透泵片。

片芯处方：

盐酸维拉帕米	120mg	主药
甘露醇		渗透压活性物质
聚氧乙烯		推进剂
聚维酮		黏合剂
乙醇		溶剂（溶解黏合剂）
硬脂酸		润滑剂

包衣液处方：

醋酸纤维素	半透膜材料
羟丙基纤维素	膜通透性调节剂
聚乙二醇 3350	增塑剂
二氯甲烷	溶剂
甲醇	溶剂

必须打释药小孔。

此外，还可设计成以下制剂：

（1）亲水凝胶骨架片剂：选用亲水凝胶骨架材料（HPMC、MC、CMC-Na 等），此外还可包括黏合剂、润滑剂、调节释药物质等。

（2）溶蚀性骨架片：选用蜡质类骨架材料（硬脂酸、单硬脂酸甘油脂、十八醇等），此外还包括黏合剂、润滑剂、释药调节物质等。

（3）缓、控释颗粒、微丸或微囊压片或装胶囊。

（4）不溶性膜材包衣片：不溶性膜材（醋酸纤维素、EC、渗透型丙烯酸树脂等）包衣。

模拟试题－7

（中山大学药学院提供）

一、翻译并解释下列各词与术语（每题2分，共5题，10分）

1. dosage form：
2. solubilization：
3. F_0 value：
4. Stokes law：
5. sustained release preparation：

二、单项选择题（每题只有一个最佳答案。每题1分，共20题，20分）

1. 胰岛素常设计为注射剂，原因是（　　）
   A. 肝脏首过作用严重　　B. 在胃酸中分解并刺激性较大
   C. 易在胃肠道中受到酶破坏而被分解　　D. 在胃肠道中难吸收
2. 已知1%头孢唑啉钠的冰点降低值为0.12，现配制2.5%头孢唑啉钠注射液1000ml，用氯化钠调节等渗，需加入氯化钠的量为（　　）
   A. 3.48g　　B. 4.28g　　C. 3.79g　　D. 1.58g
3. 不进行崩解度控制的片剂是（　　）
   A. 包衣片　　B. 分散片　　C. 含片　　D. 多层片
4. 属于肠溶薄膜衣材的辅料是（　　）
   A. CAP　　B. EC　　C. HPMC　　D. HEC
5. 易溶的刺激性药物不宜制成的制剂是（　　）
   A. 胃漂浮片　　B. 口服液　　C. 胶囊　　D. 渗透泵片
6. 在皮肤的结构中，药物经皮吸收的主要屏障是（　　）
   A. 活性表皮　　B. 真皮　　C. 角质层　　D. 皮下脂肪组织
7. 下列有关骨架片的叙述中错误的是（　　）
   A. 骨架片可分为亲水凝胶骨架、不溶性骨架和溶蚀性骨架三种类型
   B. 药物自骨架中的释放速度低于普通片
   C. 骨架片通过释放度检查，不需要通过崩解度检查
   D. 骨架片中药物均按零级速度方式释药
8. 下列微囊、微球的制备方法中属于相分离法的是（　　）
   A. 喷雾干燥法　　B. 界面缩聚法　　C. 流化床包衣法　　D. 复凝聚法
9. 下列关于固体分散体的叙述中错误的是（　　）
   A. 药物在固态溶液中是以分子状态分散的
   B. 共沉淀物中的药物是以稳定晶型存在的
   C. 药物在简单低共熔混合物中仅以较细微的晶体形式分散于载体中
   D. 固体分散体可能呈粉末状态
10. 两种水溶性药物分别重15g和20g，其CRH值分别为78%和60%，两者物理混合物的CRH值为（　　）

A. 66%　　B. 46.8%　　C. 52%　　D. 85%

11. 维生素 E 增溶所需的 HLB 值为 10.31，现用 Tween 60（HLB = 14.9）和 Span 60（HLB = 4.7）混合表面活性剂进行增溶，两者的比例为（　　）

A. 11:9　　B. 5:4　　C. 6:7　　D. 8:5

12. 当药物本身产生的饱和蒸气压低于环境的水蒸气分压时，将产生（　　）

A. 吸湿　　B. 蒸发　　C. 干燥　　D. 风化

13. 粉体的流动性评价参数为（　　）

A. 接触角　　B. 休止角　　C. 吸湿性　　D. 释放速度

14. 加速试验要求在（　　）条件下放置 6 个月。

A. 40℃，RH75%　　B. 50℃，RH75%　　C. 40℃，RH60%　　D. 50℃，RH60%

15. 加入表面活性剂会（　　）

A. 降低表面张力　　B. 提高表面张力

C. 使表面张力维持稳定　　D. 与表面张力无关

16.《中国药典》规定的注射用水应为（　　）

A. 纯水　　B. 蒸馏水　　C. 无热原的重蒸馏水　　D. 去离子水

17. 下列方法不能增加药物溶解度的是（　　）

A. 加助溶剂　　B. 加助悬剂　　C. 成盐　　D. 改变溶剂

18. 下列关于气雾剂的优点错误的是（　　）

A. 具有速效和定位作用

B. 可避免胃肠道的破坏和肝脏首过作用

C. 由于容器不透光、不透水，所以能增加药物的稳定性

D. 由于起效快，可以治疗心脏疾病

19. 脂肪性栓剂的脱模剂不含（　　）

A. 软肥皂　　B. 甘油　　C. 95% 乙醇　　D. 液状石蜡

20. 属于主动靶向的制剂是（　　）

A. 紫杉醇长循环脂质体　　B. 阿霉素微球

C. 氟尿嘧啶免疫纳米球　　D. 喜树碱脂质体

三、多项选择题（每题 1 分，共 10 题，10 分）

1. 不同剂型在发挥药效时可有如下作用（　　）

A. 改变作用强度　　B. 改变作用速度　　C. 改变作用性质

D. 使具靶向作用　　E. 降低毒副作用

2. 下列辅料中，液体制剂常用的防腐剂有（　　）

A. 苯甲酸　　B. 苯甲酸钠　　C. 阿拉伯胶　　D. 山梨酸　　E. 山梨醇

3. 下列可以除去热原的方法有（　　）

A. 高温 250℃，60min　　B. 活性炭等吸附除去

C. 用超滤装置除去　　D. 用 0.22μm 的微孔滤膜除去

E. 用强氧化剂破坏

4. 常用的等渗调节剂有（　　）

A. 碳酸氢钠　　B. 氯化钠　　C. 葡萄糖　　D. 苯甲醇　　E. 硫酸钠

5. 片剂常用的辅料有（　　）

A. 填充剂　　B. 崩解剂　　C. 润滑剂　　D. 助溶剂　　E. 黏合剂

6. 制粒的目的是（　　）

A. 改善流动性　　B. 防止各成分的离析　　C. 防止粉尘飞扬

D. 改善堆密度　　E. 改善片剂生产中压力的均匀传递

7. 胶囊剂具有的特点是（　　）

A. 能掩盖药物不良嗅味，提高稳定性　　B. 可弥补其他固体剂型的不足

C. 液态药物的固形化　　D. 可延缓药物的释放和定位释药

E. 生产自动化程度较片剂高，成本低

8. 选择下列哪些乳化剂可制备 O/W 型乳剂型基质（　　）

A. 新生钠皂　　B. 新生铵皂　　C. 多价钙皂

D. 聚山梨酯 80　　E. 十二烷基硫酸钠

9. 提高易氧化药物注射剂的稳定性的方法是（　　）

A. 处方中加入适宜的抗氧剂　　B. 加入金属离子络合剂作辅助抗氧剂

C. 处方设计时选择适宜的 pH　　D. 制备时充入 CO_2 等惰性气体

E. 生产和存放的过程中避免高温

10. 关于粉体的性质叙述正确的是（　　）

A. CRH 为评价粉体流动性大小的指标

B. 粉体的润湿性对片剂、颗粒剂等固体制剂的崩解性、溶解性等具有重要意义

C. 固体的润湿性由接触角表示，接触角越大润湿性越好

D. 粉体粒子大小是粉体基本性质，对粉体的溶解性、可压性、流动性均有显著影响

E. 粉体的休止角越大，物料的流动性越好

四、简述题（每题 5 分，共 4 题，20 分）

1. 简述 Noyes - Whitney 方程，并说明其在药剂学上的应用。
2. 简述片剂制备中可能发生问题及解决方法。
3. 简述增加药物溶解度的方法。
4. 简述湿热灭菌方法的分类及应用。

五、处方分析（要求写出下列处方各成分的作用及制成何种剂型，并写出简要的制备工艺；每题 5 分，共 4 题，20 分）

1. 处方

硝酸咪康唑	10g
十六醇	120g
液状石蜡	100g
对羟基苯甲酸乙酯	1g
丙二醇	15ml
白凡士林	50g
月桂醇硫酸钠	10g
甘油	100g
蒸馏水	加至 1000g

2. 处方

第一部分

红霉素　1 亿单位　淀粉 57.5g　淀粉浆 10% 适量　硬脂酸镁 0.5%

第二部分

Ⅱ号丙烯酸树脂 28g　蓖麻油 16.8g　85% 乙醇 560ml　邻苯二甲酸二乙酯 5.6g

3. 处方

夏桑菊浸膏	105g
碳酸氢钠	7g
乳糖	145g
淀粉糊 10%	适量
酒石酸	10g
淀粉	43g
硬脂酸镁	0.5%

4. 处方

维生素 C	104g
碳酸氢钠	49g
亚硫酸氢钠	0.05g
依地酸二钠	2g
注射用水	加至 1000ml

六、处方设计（每题 10 分，共 2 题，20 分）

1. 5－氨基水杨酸（5－ASA）为结肠炎的有效治疗药物，但由于其在胃中水解有水杨酸的产物，长期使用易诱发或加重胃肠道溃疡。请你运用所掌握的药剂学知识，根据药物的性质，设计新处方或新技术，选择合理的剂型和给药方式，使其符合临床用药目的并降低副作用的发生。（要求设计处方，标明辅料并写出简要的制备工艺）

2. 欲将双氯芬酸钠制成每片标示量 75mg 的亲水凝胶骨架片，现有下列辅料，请从中选择若干辅料设计处方，并写出简要的制备过程。

羟丙基甲基纤维素　聚氯乙烯　乙基纤维素　糖粉　淀粉　滑石粉　聚乙二醇　硬脂酸镁

一、翻译并解释下列各词与术语

1. dosage form：剂型，是适合于疾病的诊断、治疗或预防的需要而制备的不同给药形式。

2. solubilization：增溶，某些难溶性药物在表面活性剂的作用下，在溶剂中溶解度增大并形成澄清溶液的过程。

3. F_0 value：F_0 值，在一定灭菌温度（T），Z 值为 10℃所产生的灭菌效果与 121℃，Z 值为 10℃所产生的灭菌效果相同时所相当的时间（min）。

4. Stokes law：Stokes 定律，$V=\frac{2r^2(\rho_1-\rho_2)}{9\eta}$，其中 V 沉降速度，r－微粒半径，$\rho_1$ 和 ρ_2 分别为微粒和介质的密度，g－重力加速度，η－分散介质的粘度。用来描述混悬剂沉降速度与微粒半径．微粒和介质密度，分散介质的粘度的关系式。

5. sustained release preparation：缓释制剂，系指在规定的释放介质中，按要求缓慢地非恒速释放药物，其与相应的普通制剂比较，给药频率比普通制剂减少一半或给药频率与普通制剂有所减少，且能显著增加患者的顺应性的制剂。

二、单项选择题

1. C　2. C　3. C　4. A　5. C　6. C　7. D　8. D　9. B　10. B
11. A　12. A　13. B　14. A　15. A　16. C　17. B　18. D　19. D　20. C

三、多项选择题

1. ABCDE　2. ABD　3. ABCE　4. BC　5. ABCE
6. ABCDE　7. ABCD　8. ABDE　9. ABCDE　10. BD

四、简述题

1. 答：(1) Noyes - Whitney 方程为，$\frac{dc}{dt}=\frac{DS}{V\delta}(C_s-C)$，$WK=\frac{D}{V\delta}$，是描述固体药物溶出速度的方程，其中 dc/dt - 药物的溶出速度；K - 溶出速度常数；D - 药物的扩散系数；δ - 扩散边界层厚；V - 溶出介质的量；S - 溶出界面面积。

(2) Noyes - Whitney 方程解释影响药物溶出速率的因素，表明药物从固体剂型中的溶出速度与溶出速度常数 K、药物粒子的表面积 S、药物的溶解度 C_s 成正比。

(3) 利用 Noyes - Whitney 方程，可采取以下措施来改善药物的溶出速度：①增大药物的溶出面积：通过粉碎减小粒径、崩解等措施；②增大溶解速度常数：加强搅拌，以减少药物扩散边界层厚度或提高药物的扩散系数；③提高药物的溶解度：提高温度，改变晶型，支撑固体分散物等。

(4) 利用 Noyes - Whitney 方程，可采取以下措施来降低药物的溶出速度，达到长效作用：减小药物的溶解度，增大药物的粒径等。

2. 答：(1) 片剂制备过程中可能发生以下问题：裂片、松片、黏冲、片重差异超限、崩解迟缓、溶出度超限及片剂中的药物含量不均匀等。

(2) 针对片剂制备过程中发生的具体问题进行分析和解决。

① 裂片的解决方法主要有选用弹性小、塑性大的辅料，选用适宜制粒方法，选用适宜压片机和操作参数等整体上提高物料的压缩成形性，降低弹性复原率。

② 松片的解决方法有增加黏合剂的用量、提高压片力等。黏冲的解决方法主要有控制颗粒或物料的含水量、控制环境的湿度选择合适的润滑剂种类及用量、更换新冲头等。

③ 片重差异超限的解决方法主要有改善物料的流动性、控制颗粒粒度的均匀性、保证加料斗里颗粒的适当填充量等。

④ 崩解迟缓的主要解决办法为适当降低压片力及选择合适的黏合剂等。

⑤ 溶出超限的解决办法主要有适当降低压片力、选择合适的黏合剂及改善药物的溶解度等。

⑥ 片剂中药物含量不均匀的主要解决办法是混合均匀及控制颗粒干燥过程中水溶性成分的迁移。

3. 答：增加药物溶解度的方法主要有：成盐、引入亲水性基团、减小药物的粒径、助溶、增溶、潜溶等。其中：①成盐：有机弱酸弱碱药物制成可溶性盐可增加药物溶解度；②难溶性药物分子中引入亲水基团可增加药物在水中的溶解度；③难溶性药物微粉化至一定粒度可增加溶解度；④难溶性药物与加入的第三种物质在溶剂中形成可溶性络合物、复盐或缔合物等，以增加药物的溶解度(助溶)；⑤加入表面活性剂使药物的溶解度增大（增溶）；⑥采用能与水以任意比例混合、与水分子能以氢键结合的溶剂与水形成混合溶剂以增加药物的溶解度（潜溶）。

4. 答：(1) 湿热灭菌法系指用饱和蒸汽、沸水或流通蒸汽进行灭菌的方法，可分热压灭菌法、流通蒸汽灭菌法、煮沸灭菌法和低温间歇灭菌法。

（2）热压灭菌法系指用饱和水蒸气加热杀灭微生物的方法，主要适用于耐高温和耐高压蒸汽的所有药物制剂、玻璃容器、金属容器、瓷器、橡胶塞、滤膜过滤器等。流通蒸汽灭菌法系指在常压下，采用100℃流通蒸汽加热杀灭微生物的方法。主要适用于消毒及不耐高热制剂的灭菌。煮沸灭菌法系指将待灭菌的物品放入沸水中加热灭菌的方法，常用于注射器、注射针等器皿的消毒。低温间歇灭菌法系指将待灭菌物质60～80℃的水或流通蒸汽中加热60min，杀灭微生物繁殖体后，在室温条件下放置24h，让待灭菌物中的芽孢发育成繁殖体，再次加热灭菌放置，反复多次，直至杀灭所有芽孢，该法适合于不耐高温、热敏感物料和制剂的灭菌。

五、处方分析

1. 答：（1）处方中各成分的作用：硝酸咪康唑，主药；十六醇，油相；液状石蜡，油相；对羟基苯甲酸乙酯，防腐剂；丙二醇，溶剂；白凡士林，油相；月桂醇硫酸钠，乳化剂；甘油，保湿剂，水相；蒸馏水，水相。

（2）剂型为O/W乳剂型软膏剂。

（3）制备工艺：①将硝酸咪康唑溶于丙二醇中备用；②取十六醇、液状石蜡、白凡士林加热熔化为油相；另将甘油及蒸馏水加热至70～90℃，再加入十二烷基硫酸钠及羟苯乙酯溶解为水相，然后将水相缓缓倒入油相中，边加边搅拌，直至冷凝，即得乳剂型基质；③将溶解好的硝酸咪康唑加入上述基质中，搅拌均匀即得。

2. 答：（1）处方中各成分的作用：红霉素，主药；淀粉：填充剂及崩解剂；淀粉浆，黏合剂；硬脂酸镁，润滑剂；Ⅱ号丙烯酸树脂，肠溶包衣材料；蓖麻油和邻苯二甲酸二乙酯，增塑剂；85%乙醇，溶剂。

（2）剂型为肠溶包衣片剂。

（3）制备工艺：①将淀粉和红霉素混匀，加淀粉浆制成软材，用14目筛制粒后，置70～80℃中干燥后12目筛整粒，加入硬脂酸镁混匀后，压片，得片芯；②将Ⅱ号丙烯酸树脂、蓖麻油、邻苯二甲酸二乙酯溶于85%乙醇中，得包衣液；③将片芯置于包衣锅内，进行薄膜包衣，即得。

3. 答：（1）处方中各成分的作用：夏桑菊浸膏，主药；乳糖，填充剂；碳酸氢钠，泡腾的碱源；淀粉糊，黏合剂；酒石酸，泡腾的酸源；淀粉，崩解剂；硬脂酸镁，润滑剂。

（2）剂型为泡腾片剂。

（3）制备工艺：①取夏桑菊浸膏、碳酸氢钠细粉、部分乳糖混匀，加入适量淀粉糊制成软材，过筛，制粒，干燥，整粒，得碱颗粒，备用；②取酒石酸、淀粉加适量淀粉浆制成软材，过筛，制粒，干燥，整粒，得酸颗粒，备用；③将碱颗粒、酸颗粒及硬脂酸镁混合均匀，压片，即得。

4. 答：（1）处方中各成分的作用：维生素C，主药；碳酸氢钠，pH值调节剂；亚硫酸氢钠，抗氧剂；依地酸二钠，金属离子络合剂；注射用水，溶剂。

（2）剂型为注射剂。

（3）制备工艺：在配制容器中，加处方量80%的注射用水，通二氧化碳至饱和，加维生素C溶解后，分次缓缓加入碳酸氢钠，搅拌使完全溶解，加入预先配制好的依地酸二钠和亚硫酸钠溶液，搅拌均匀，调节pH 6.0～6.2，添加二氧化碳饱和的注射用水至足量，用垂熔玻璃滤器与膜滤器过滤，溶液中通二氧化碳，并在二氧化碳气流下灌封，最后于100℃流通蒸汽15min灭菌。

六、处方设计

1. 答：此题答案不唯一。

（1）可设计为口服结肠靶向给药或栓剂等，也可利用前体药物技术设计5－ASA的前体药物。

（2）不同的剂型或新技术的运用，需根据具体剂型或技术的特点、处方设计及制备过程。

2. 答：可选择辅料羟丙基甲基纤维素作为亲水凝胶骨架材料。淀粉可部分冲浆作黏合剂，同时部分作为崩解剂，滑石粉和硬脂酸镁作为润滑剂。简要的制备过程为：取双氯芬酸钠和羟丙基纤维素混匀，加入少量淀粉浆制软材，过筛制湿颗粒，干燥，过筛整粒，然后加入淀粉、滑石粉及硬脂酸镁混匀，压片，即得。

模拟试题 -8

（浙江大学药学院提供）

一、判断是非题（正确○，错误 ×，每题 1 分，共 10 分）

1. 药物的临界相对湿度越大，表明该药物容易吸湿。（　　）
2. 稳定性加速试验是对采用上市包装的药物制剂放置在 40°C，RH 75% 环境中试验。（　　）
3. 硫代硫酸钠适用于偏酸性的溶液中作为抗氧剂使用。（　　）
4. 山梨酸在水中溶解度较小，在碱性溶液中溶解度可增加，因此适合于在碱性溶液中作为防腐剂使用。（　　）
5. 同系列表面活性剂，亲油基越大，CMC 越小。（　　）
6. 粉体的流动性可以用休止角来衡量，休止角越小，流动性越好。（　　）
7. 混悬型气雾剂和乳剂型气雾剂均属于二相气雾剂。（　　）
8. 微乳是粒径为 10 ~ 100nm 的乳滴分散在另一种液体中形成的胶体分散体系，因此属于热力学不稳定体系。（　　）
9. 药材粉碎度越高，比表面积越大，有利于有效成分的浸出，因此在药材浸出前需先粉碎成细粉。（　　）
10. 注射剂的 pH 要求与血液相等或接近，一般控制在 4 ~ 9 的范围内。（　　）

二、单项选择题（15 分）

1. 下列方法中不能增加药物溶解度的方法是（　　）
   A. 加助溶剂　B. 加助悬剂　C. 成盐　D. 改变溶剂　E. 加增溶剂
2. 下列关于乳剂的表述中错误的是（　　）
   A. 乳剂属于胶体制剂　B. 乳剂属于非均相液体制剂
   C. 乳剂属于热力学不稳定体系　D. 制备乳剂时需加入适宜的乳化剂
   E. 乳剂的分散度大，药物吸收迅速，生物利用度高
3. 下列关于苯甲酸与苯甲酸钠防腐剂的表述中错误的是（　　）
   A. 在酸性条件下抑菌效果较好，最佳 pH 值为 4
   B. 分子态的苯甲酸抑菌作用强
   C. 相同浓度的苯甲酸与苯甲酸钠盐其抑菌作用相同
   D. pH 增高，苯甲酸解离度增大，抑菌活性下降
   E. 苯甲酸与羟苯酯类防腐剂合用具有防霉与防发酵作用
4. 低分子溶液剂质点的直径是（　　）
   A. > 1nm　B. >1μm　C. < 1μm　D. < 1nm　E. < 10μm
5. 在注射剂中，氯化钠等渗当量是指（　　）
   A. 氯化钠与药物的重量各占 50%　B. 与 100g 药物成等渗的氯化钠的重量
   C. 与 10g 药物成等渗的氯化钠的重量　D. 与 1g 氯化钠成等渗的药物的重量
   E. 与 1g 药物成等渗的氯化钠的重量
6. 不允许加入抑菌剂的注射剂是（　　）
   A. 肌内注射用注射剂　B. 静脉注射用注射剂　C. 脊椎腔注射用注射剂

D. A 和 B　　E. B 和 C

7. 以下可作为软胶囊内容物的是（　　）

A. 药物的油溶液　　B. 药物的水溶液　　C. 药物的水混悬液

D. O/W 型乳剂　　E. 药物的稀醇溶液

8. 下列关于胶囊剂的叙述中不正确的是（　　）

A. 可将液态药物制成固体剂型　B. 可提高药物的稳定性

C. 可避免肝的首过作用　　D. 可掩盖药物的不良嗅味

E. 可以掩盖内容物的苦味

9. 片剂辅料中既可以做填充剂又可做黏合剂与崩解剂的物质是（　　）

A. 糊精　　B. 微晶纤维素　　C. 羧甲基纤维素钠

D. 微粉硅胶　　E. 甘露醇

10. 丙烯酸树脂Ⅲ号为药用辅料，在片剂中的主要用途为（　　）

A. 胃溶包衣　　B. 肠胃都溶型包衣　　C. 肠溶包衣

D. 糖衣　　E. 水溶衣

11. 下列关于软膏基质的叙述中，错误的是（　　）

A. 油脂性基质润滑性好　　B. 油脂性基质释药性好

C. 乳剂型基质穿透性好　　D. 水溶性基质吸水性好

E. 水溶性基质易洗除

12. 下列关于溶液型气雾剂的叙述错误的是（　　）

A. 常选择乙醇、丙二醇作潜溶剂

B. 抛射剂气化产生的压力使药液形成气雾

C. 药物可溶于抛射剂（或加入潜溶剂）时，常配制成溶液型气雾剂

D. 常用的抛射剂为 CO_2 气体

E. 应根据药物的性质选择适宜的附加剂

13. 下列关于混悬型气雾剂的叙述错误的是（　　）

A. 可选择加入适宜的润湿剂与助悬剂

B. 药物在抛射剂中的溶解度越小越好

C. 混悬药物微粒粒径应在 5μm 以下，不得超过 10μm

D. 可采用混合抛射剂调节适宜的密度与蒸气压

E. 抛射剂与混悬固体药物的密度差大，有利于制剂稳定

14. 下列具有起昙现象的表面活性剂是（　　）

A. 硫酸化物　　B. 磺酸化物　　C. 脂肪酸山梨坦类

D. 聚山梨酯类　　E. 肥皂类

15. 固体分散体中药物溶出速率快慢顺序正确的是（　　）

A. 无定形 > 微晶态 > 分子状态　　B. 分子状态 > 微晶态 > 无定形

C. 微晶态 > 分子状态 > 无定形　　D. 分子状态 > 无定形 > 微晶态

E. 微晶态 > 无定形 > 分子状态

三、多项选择题（10 分）

1. 有关药剂学概念的正确表述有（　　）

A. 药剂学所研究的对象是药物制剂

B. 药剂学所研究的内容包括基本理论、处方设计和合理应用

C. 药剂学所研究的内容包括基本理论、处方设计和制备工艺

D. 药剂学所研究的内容包括基本理论、处方设计、制备工艺、质量控制和合理应用

E. 药剂学是一门综合性技术科学

2. 在药剂学中，甘油可作为（　　）

A. 保湿剂　B. 促渗剂　C. 助悬剂　D. 增塑剂　E. 极性溶剂

3. 输液目前存在的主要问题有（　　）

A. 澄明度问题　B. 刺激性问题　C. 剂量问题　D. 染菌　E. 热原反应

4. 对散剂特点的错误表述是（　　）

A. 比表面积大、易分散、奏效快　B. 便于小儿服用

C. 制备简单、剂量易控制　D. 外用覆盖面积大，但不具保护、收敛作用

E. 制备工艺复杂

5. 粉末制粒的目的是（　　）

A. 改善物料的流动性　B. 改善物料的可压性

C. 防止各组分间的离析　D. 减少原料粉尘飞扬和损失

E. 有利于片剂的崩解

6. 主要作肠溶包衣材料的是（　　）

A. Eudragit L　B. HPMC　C. HPMCP　D. CAP　E. PVP

7. 表面活性剂在药剂上的应用有（　　）

A. 作为湿润剂　B. 作为乳化剂　C. 作为防腐剂

D. 作为洗涤剂　E. 作为助溶剂

8. 下列可用作 W/O 型乳剂的乳化剂为（　　）

A. 司盘类　B. 海藻酸钠　C. 脂肪酸甘油酯类

D. 季铵化物　E. 普朗尼克

9. PEG 6000 在药剂学中可用作（　　）

A. 胶囊中增塑剂　B. 固体分散体载体　C. 栓剂基质

D. 微囊材料　E. 片剂润滑剂

10. 根据 Noyes - Whitney 方程原理，制备缓控释制剂可采用的方法有（　　）

A. 控制药物的粒子大小　B. 将药物制成溶解度小的盐或酯

C. 将药物包藏于不溶性骨架中　D. 包衣

E. 增加制剂的黏度

四、简答题（25 分）

1. 简述热原的性质及去除的方法。
2. 表面活性剂按照解离情况分为哪几类，并各举一例说明。
3. 增加药物溶解度的方法有哪些？
4. 简述缓控释制剂的设计原理。
5. 简述复凝聚法制备微囊的工艺。

五、处方分析与制备（写出下列处方中各成分的作用，并拟订制备过程）（20 分）

处方 1（7 分）

氟轻松　　0.25g

三乙醇胺	20g
甘油	50g
硬脂酸	150g
羊毛脂	20g
白凡士林	250g
羟苯乙酯	1g
蒸馏水	适量
制成	1000g

处方2（7分）

扑热息痛	250g
扑尔敏	2.0g
咖啡因	15.0g
人工牛黄	10.0g
10%淀粉浆	适量
微晶纤维素	25.0g
L-HPC	15.0g
滑石粉	12.0g
制成	1000片

处方3（6分）

维生素C	50g
碳酸氢钠	约24g
焦亚硫酸钠	2g
EDTA-2Na	0.05g
注射用水	加至1000ml

六、问答题（20分）

1. 硝苯地平为常用的抗高血压药物，能溶于乙醇，$t_{1/2}$为2小时。口服剂量为一日3次，每次5~10mg，请设计一日给药一次的口服长效制剂，写出处方组成、制备方法及长效机制。

2. 阿霉素为一种糖苷类抗生素，抗瘤谱广，为临床常用肿瘤化学治疗药物，但本品对心肌有毒性，为减小药物的毒性，增加用药安全性，请设计阿霉素靶向给药系统，并说明靶向机制。

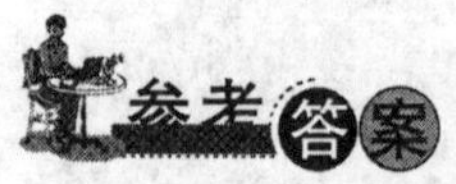

一、判断是非题

1. ×　2. ○　3. ○　4. ×　5. ○　6. ○　7. ×　8. ×　9. ×　10. ○

二、单项选择题

1. B　2. A　3. C　4. D　5. E　6. E　7. A　8. C　9. B　10. C
11. B　12. D　13. E　14. D　15. D

三、多项选择题

1. ADE　2. ACDE　3. ADE　4. DE　5. ABCD
6. ACD　7. ABD　8. AC　9. BCE　10. AB

四、简答题

1. 答：热原的性质：过滤性、耐热性、水溶性、不挥发性、可被化学试剂破坏、易被吸附性。除去方法：高温法、酸碱法、吸附法、蒸馏法、超滤法、离子交换法、凝胶过滤法、反渗透法。

2. 答：阳离子表面活性剂：苯扎溴铵（新洁尔灭）。
阴离子表面活性剂：十二烷基硫酸钠。
两性离子表面活性剂：卵磷脂。
非离子表面活性剂：吐温80。

3. 答：增加药物溶解度的方法有：成盐、使用增溶剂、使用助溶剂、使用潜溶剂、形成包合物。

4. 答：根据溶出原理、扩散原理、溶蚀与扩散相结合原理、渗透压、离子交换作用原理设计。（也可这样回答：骨架技术（不溶性骨架、溶蚀性骨架、亲水凝胶骨架）、膜控释、渗透泵技术、药树脂。）

5. 答：明胶和阿拉伯胶配成2.5%的溶液。药物混悬或乳化于其中，调节pH至4.5，加水稀释，加入戊二醛固化，调节pH至9，使固化完全，离心分离囊。

五、处方分析与制备

处方1

成分	含量	作用
氟轻松	0.25g	（主药）
三乙醇胺	20g	（与硬脂酸皂化作为乳化剂）
甘油	50g	（保湿剂）
硬脂酸	150g	（部分与三乙醇胺形成肥皂作乳化剂，调节稠度）
羊毛脂	20g	（基质的油相，调节稠度与吸水性）
白凡士林	250g	（基质的油相）
羟苯乙酯	1g	（防腐剂）
蒸馏水	加至适量	（基质的水相）

制备：硬脂酸、羊毛脂、白凡士林加热熔化；三乙醇胺、甘油溶于处方量的水中，加入羟苯乙酯溶解。两相加热至70～80℃，将水相倒入油相中，搅拌至冷；取处方量的药物与基质研匀即得。

处方2

成分	含量	作用
扑热息痛	250g	（主药）
扑尔敏	2.0g	（主药）
咖啡因	15.0g	（主药）
人工牛黄	10.0g	（主药）
10%淀粉浆	适量	（粘合剂）
微晶纤维素	25.0g	（填充剂）
L－HPC	15.0g	（崩解剂）

滑石粉	12.0g	（润滑剂）

制备：取扑热息痛、扑尔敏、咖啡因、人工牛黄、微晶纤维素混合均匀，用10%淀粉浆制软材，过16目筛，得到湿颗粒，干燥，整粒，加入L-HPC和滑石粉，混合均匀，压片。

处方3

成分	含量	作用
维生素C	50g	（主药）
碳酸氢钠	约24g	（pH调节剂）
焦亚硫酸钠	2g	（抗氧剂）
EDTA-2Na	0.05g	（稳定剂，络合金属离子）
注射用水	加至1000ml	（溶剂）

制备：取维生素C溶解于处方量约80%的水中，缓缓加入碳酸氢钠溶解，待气泡完全消失后，加入焦亚硫酸钠和EDTA-2Na溶解，加注射用水至全量，灌装、熔封、100℃ 15min灭菌。

六、问答题

1. 处方组成

成分	作用
硝苯地平	（主药）
HPMC	（亲水凝胶骨架）
2% PVP溶液	（黏合剂）
硬脂酸镁	（润滑剂）

制备：取硝苯地平、HPMC混合均匀，加2% PVP溶液湿法制粒、干燥，加硬脂酸镁混合均匀压片。

缓释机制：通过HPMC遇水后形成亲水凝胶骨架，阻滞药物的扩散。

（也可设计溶蚀性骨架、渗透泵片、膜控释片等。）

2. 可制成阿霉素脂质体

处方组成：

成分	作用
阿霉素	（主　　药）
卵磷脂	（脂质体材料）
胆固醇	（脂质体材料）
注射用水	（溶　　剂）

制备：薄膜分散法或逆向蒸发法。

靶向机理：被动靶向，利用脂质体在进入血液循环后易被巨噬细胞作为外来异物所吞噬而在巨噬细胞丰富的脏器分布比较多（肝、脾、肺）。

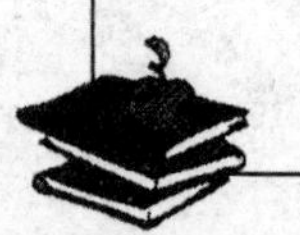

模拟试题 -9

（苏州大学药学院提供）

一、单项选择题（每小题1分，共25分）

1. 关于药典的描述错误的是（　　）

A. 由政府颁布执行，具有法律约束力　　B. 一般由国家药典委员会编撰

C. 国家记载药品标准、规格的法典　　D. 药典的增补本暂不具法律约束力

E. 收载的品种具有疗效确切、副作用小、质量稳定的常用药品及其制剂

2. 溶于水但在水溶液中不稳定的药物，可制成（　　）注射剂

A. 溶液型　B. 无菌粉末　C. 乳剂型　D. 混悬型　E. 复方

3. 下列辅料中可作为混悬液助悬剂的是（　　）

A. 枸橼酸钠　B. 羧甲基纤维素钠　C. 三氯化铝

D. 苯扎溴铵　E. 羟苯乙酯

4. 下列方法中不属于物理灭菌法的是（　　）

A. 干热灭菌法　B. 湿热灭菌法　C. 射线灭菌法

D. 气体灭菌法　E. 过滤除菌法

5. 注射剂制备时常用等渗调节剂是（　　）

A. NaCl　B. $NaHCO_3$　C. $CaCl_2$　D. EDTA - 2Na　E. $MgCl_2$

6. 可用于静脉注射乳剂的乳化剂是（　　）

A. Tween 80　B. Span 80　C. SDS - Na

D. 单硬脂酸甘油酯　E. Poloxamer 188

7.《中国药典》规定的注射用水应是（　　）

A. 矿泉水　B. 纯净水　C. 蒸馏水或去离子水再经蒸馏而制得的水

D. 去离子水　E. 纯净水进行灭菌后所得的水

8. 以下说法中正确的是（　　）

A. 等张溶液即等渗　B. 等渗溶液即等张　C. 等张溶液不一定等渗

D. 等张溶液一定不等渗　E. 等渗溶液一定不等张

9. 以下性质中不属于热原性质的是（　　）

A. 过滤性　B. 耐热性　C. 水溶性

D. 不挥发性　E. 不易被强酸强碱破坏

10. 下列因素中，不属于造成裂片的原因的是（　　）

A. 物料中细粉过多　B. 润滑剂不足　C. 易脆碎和弹性变形的物料过多

D. 压片速度过快　E. 片剂表面呈凸面

11. 如果润滑剂用量过少或不当，颗粒含湿量偏高，则会导致片剂（　　）

A. 裂片　B. 黏冲　C. 片重差异超限

D. 崩解迟缓　E. 溶出度超限

12. 下列方法中不能用于增加药物溶解度的是（　　）

A. 加入吐温类表面活性剂　B. 制备固体分散体

C. 应用潜溶剂　D. 加入 HPMC

E. 制备β-环糊精包合物

13. 溶出度超限常导致药物生物利用度下降，不属于影响溶出度的因素的是（　　）

A. 片剂崩解迟缓　　B. 颗粒过硬

C. 药物的溶解度差　　D. 包衣层厚度不符合要求

E. 可溶性成分在颗粒之间发生迁移

14. 下列剂型中含有抛射剂的是（　　）

A. 溶液型喷雾剂　　B. 吸入粉雾剂　　C. 乳浊状喷雾剂

D. 混悬型气雾剂　　E. 儿科用吸入剂

15. 不属于软膏剂油脂性基质的是（　　）

A. Sodium lauryl sulfate　　B. Liquid Paraffin　　C. Wool fat

D. Beeswax　　E. Vaselin

16. 下列叙述中，与葡萄糖输液制备无关的内容是（　　）

A. 取处方量葡萄糖投入煮沸的注射用水中，配制浓溶液（50%～70%）

B. 用盐酸调节 pH 至 3.8～4.0

C. 加入 0.1％（g/ml）的活性炭，煮沸 20min

D. 测定 pH 及含量，合格后过滤至澄明，灌装封口

E. 100℃条件下，流通蒸汽灭菌 60 min，质检、包装，即得成品。

17. 属于非离子表面活性剂的是（　　）

A. 卵磷脂　　B. 聚氧乙烯脱水山梨醇单油酸酯　　C. 鲸蜡醇硫酸钠

D. 苯扎溴铵　　E. 硬脂酸三乙醇胺

18. 药物稳定性预测的主要理论依据是（　　）

A. Fick's 扩散定律　　B. Arrhenius 方程　　C. Noyes－Whitney 方程

D. Stokes 定律　　E. Higuchi 方程

19. 下列药物中，不易水解的药物是（　　）

A. 盐酸普鲁卡因　　B. 氯霉素　　C. 氨苄西林

D. 利多卡因　　E. 头孢唑啉钠

20. 以下可用于粒径测定的方法是（　　）

A. 库尔特计数法　　B. 气体透过法　　C. 液浸法

D. 气体吸附法　　E. 压力比较法

21. 属于水溶性固体分散体载体材料的是（　　）

A. EC、Eudragit RS　　B. CAP、HPMCP　　C. PEG、PVP

D. Eudragit E100、Eudragit L　　E. Lecithin、Cholesterol

22. 形成脂质体的双分子层膜材为（　　）

A. 磷脂与胆固醇　　B. 蛋白质与胆固醇　　C. 多糖与脂质

D. 聚乳酸—羟基乙酸　E. 蛋白质与核酸

23. 不宜制成口服缓释、控释制剂的药物是（　　）

A. 治疗指数较窄的药物　　B. 半衰期为 2 h～8 h 的药物

C. 剂量大（dose >1g）和半衰期足够短（$t_{1/2}$ <1h）的药物

D. 消化道内吸收没有部位特异性药物　　E. BCS 分类中属于 I 类的药物

24. 下列属于被动靶向制剂的是（　　）

A. 前体药物　　B. 免疫纳米球　　C. 隐形脂质体

D. 药物大分子复合物　　E. 脂质体

25. 与脂质体在体内作用机制无关的是（　　）

A. 扩散与溶出　B. 脂质交换　C. 物理吸附　D. 内吞　E. 融合

二、多项选择题（每小题 2 分，共 20 分）

1. 浸出制剂的特点包括（　　）

A. 药材各浸出成分的综合作用，有利于发挥某些成分的多效性

B. 作用缓和持久，毒性较低　C. 提取工艺不易控制，但疗效可明显增强

D. 稳定性下降，应注意保存　E. 提高有效成分的浓度，减少剂量，便于服用

2. 包合物的制备方法有（　　）

A. 熔融法　B. 乳化法　C. 饱和水溶液法　D. 研磨法　E. 液中干燥法

3. 栓剂的处方设计应考虑（　　）

A. 根据用药目的，确定局部作用还是全身作用　B. 主药的药理作用和理化性质

C. 缓释栓剂可降低肝脏的首过作用　D. 基质的种类和性质

E. 选择口服生物利用度差的难溶性药物或易解离型的药物

4. 常用的经皮吸收促透剂有（　　）

A. 表面活性剂　B. 壳聚糖　C. 氮酮类化合物

D. HPMC　E. 二甲基亚砜及其类似物

5. 根据流变学性质，可将非牛顿流体的流动分为（　　）

A. 塑性流动　B. 黏弹性流动　C. 胀性流动

D. 假塑性流动　E. 触变性流动

6. 片剂崩解剂的作用机制包括（　　）

A. 溶出作用　B. 毛细管作用　C. 凝聚作用

D. 膨胀作用　E. 润湿热与产气作用

7. 常用水性凝胶基质有（　　）

A. 卡波普 940　B. CMC－Na　C. PEG400

D. 蜂蜡　E. 交联型聚丙烯酸钠（SDB－L－400）

8. 改善粉体流动性的主要措施有（　　）

A. 增大粒子大小　B. 降低微粒表面粗糙度　C. 适当干燥

D. 加入大量助流剂　E. 改善压缩性能

9. 根据制备技术的不同，可将口服定时释药系统分为（　　）

A. 胃漂浮型释药系统　B. 渗透泵定时释药系统

C. 柱塞型定时释药胶囊　D. pH 敏感性结肠定位给药系统

E. 包衣脉冲式系统

10. 下列制剂中属于蛋白质类药物的新型给药系统的有（　　）

A. 控释微球制剂　B. 脉冲式给药系统　C. 鼻腔给药系统

D. 口腔黏膜给药系统　E. 肺部给药系统

三、判断是非题（正确○，错误 ×，每小题 1 分，共 10 分）

1. 采用某一物理、化学方法杀灭或除去所有活的微生物繁殖体和芽孢的一类药物制剂称为无菌制剂。（　　）

2. 用聚乙二醇修饰的脂质体，有利于其靶向作用的原因是易于被网状内皮系统吞噬。（　　）

3. 难溶性药物微粉化的目的是减少对胃肠道的刺激和改善制剂的口感。（　　）

4. 青霉素普鲁卡因的药物作用时间比青霉素钾显著延长，其原理是因为药物的半衰期增加。(　　)

5. 通过包衣达到缓释、控释作用，系主要基于减缓或控制扩散的原理。(　　)

6. 泡腾颗粒剂中酸与碱遇水后，可发生反应，并产生大量氧气，使崩解加快。(　　)

7. 单凝聚法制备微囊时，强亲水性电解质硫酸钠作为凝聚剂，降低明胶的溶解度使其析出成凝聚囊。(　　)

8. pH 对药物制剂稳定性影响可用 pH 分配假说来定量描述。(　　)

9. 在皮肤的基本生理结构中，药物透皮吸收的主要屏障是活性表皮。(　　)

10. 当用渗漉法进行提取时，药材粉碎得越细，则由于扩散面积增加，有利于提高浸出效率。(　　)

四、问答题（每小题 5 分，共 25 分）

1. 简述物理化学靶向制剂的类型。
2. 简述片剂包衣的目的。
3. 简述表面活性剂在药剂学中的应用。
4. 简述输液生产中主要存在的问题及解决方法。
5. 简述蛋白质类药物的常用稳定剂有哪些?

五、处方分析题（每小题 5 分，共 10 分）

1. 分析下列处方组成，给出可能的剂型及制备方法。

处方组成	用量（g）	作用
替硝唑	0.2	(　　)
氧氟沙星	0.5	(　　)
聚乙烯醇（PVA17－88）	3.0	(　　)
羧甲基纤维素钠	1.5	(　　)
甘油	2.5	(　　)
糖精钠	0.05	(　　)
蒸馏水加至	100	(　　)

2. 分析下面处方组成，给出可能的剂型及制备方法。

处方组成	用量（g）	作用
磺胺甲基异噁唑（SMZ）	400	(　　)
三甲氧苄氨嘧啶（TMP）	80	(　　)
淀粉	40	(　　)
10%淀粉浆	24	(　　)
干淀粉	23	(　　)
硬脂酸镁	3	(　　)

六、计算题（每小题 5 分，共 10 分）

1. 下列处方欲配制成等渗溶液，求所需氯化钠的加入量。

硼酸	0.67g
氯化钾	0.33g
氯化钠	适量

注射用水　　　　　　加至100ml

已知：1%（g/ml）下列水溶液的冰点下降值如下：硼酸0.28℃，氯化钾0.44℃，氯化钠0.58℃。

2. 已知苯巴比妥的置换价为0.81，可可豆脂基质栓重1.5g，现欲制备含药0.15g的相同大小的可可豆脂栓10枚，所需要的基质用量是多少？

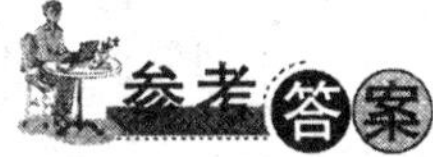

一、单项选择题（每小题1分，共25分）

1. D　2. B　3. B　4. D　5. A　6. E　7. C　8. C　9. E　10. B
11. B　12. D　13. E　14. D　15. A　16. E　17. B　18. B　19. D　20. A
21. C　22. A　23. C　24. E　25. A

二、多项选择题（每小题2分，共20分）

1. ABE　2. CD　3. ABD　4. ACE　5. ACDE
6. BDE　7. ABE　8. ABC　9. BCE　10. ABCDE

三、判断是非题（正确○，错误 ×，每小题1分，共10分）

1. ×　2. ×　3. ×　4. ×　5. ○　6. ×　7. ○　8. ×　9. ×　10. ×

四、问答题（每小题5分，共25分）

1. 答：磁性靶向制剂、栓塞靶向制剂、热敏性靶向制剂、pH敏感性靶向制剂等。

2. 答：①提高药物的稳定性；②遮盖药物的不良气味，增加患者的顺应性；③隔离配伍禁忌成分；④增加药物的识别能力，增加用药的安全性；⑤提高美观度；⑥改变药物释放的位置及速度，如胃溶、肠溶、缓控释等。

3. 答：①增溶剂；②乳化剂；③润湿剂；④起泡剂和消泡剂；⑤去污剂；⑥消毒剂和杀菌剂。

4. 答①澄明度——原料来源与附加剂（控制原辅料的质量），输液容器与附件，生产工艺及操作（严格遵守SOP），医院输液操作及装置等（安置终端过滤器）；②染菌——尽量减少污染，严格灭菌条件与包装；③热原反应——避免热原污染，尽量使用全套或一次性输液器。

5. 答：缓冲液系统、非离子型表面活性剂、糖和多元醇、低浓度盐类、聚乙二醇类、大分子化合物、氨基酸类、金属离子等。

五、处方分析题（每小题5分，共10分）

1. 答：

处方组成	用量	作用
替硝唑	0.2g	（主药）
氧氟沙星	0.5g	（主药）
聚乙烯醇（PVA17－88）	3.0g	（膜材）
羧甲基纤维素钠	1.5g	（调整释放速度）
甘油	2.5g	（保湿剂）
糖精钠	0.05g	（调味剂）

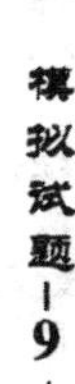

蒸馏水	加至100g	（溶媒）

剂型：膜剂。

制备方法：将PVA17－88，CMC－Na分别浸泡过夜，溶解。将替硝唑溶于15ml热蒸馏水中，氧氟沙星加适量稀醋酸溶解后加入，加糖精钠、蒸馏水补至足量。放置，待气泡除尽后，涂膜，干燥分格即可。

2. 答：

处方组成	用量（g）	作用
磺胺甲基异噁唑（SMZ）	400	（主药）
三甲氧苄氨嘧啶（TMP）	80	（主药）
淀粉	40	（稀释剂）
10%淀粉浆	24	（黏合剂）
干淀粉	23	（崩解剂）
硬脂酸镁	3	（润滑剂）

剂型：片剂。

制备方法：将SMZ、TMP过80目筛，与淀粉混匀，加淀粉浆制成软材，以14目筛制粒后，置70～80℃干燥后于12目筛整粒，加入干淀粉及硬脂酸镁混匀后，压片，即得。

六、计算题（每小题5分，共10分）

1. 答：$W=\frac{0.52-a}{b}$；$W=\frac{0.52-(0.33\times0.44+0.67\times0.28)}{0.58}$

$W=0.323\%$，故需要加入0.323g NaCl。

2. 答：$x=(G-\frac{\gamma}{DV})\times n$；$x=(1.5-\frac{0.15}{0.81})\times10$；$x=13.15$ g。

模拟试题－10

（第二军医大学药学院提供）

一、单项选择题（共15分）

1. 下列关于浸出制剂的提取方法中错误的是（　　）
   A. 药材的浸出过程为浸润、溶解、扩散、置换
   B. 基本浸出方法即煎煮法、浸渍法、渗漉法，其中以浸渍法浸出效率最高
   C. 流浸膏剂除特别规定外，一般每毫升相当于2.5克原药材
   D. 煎膏剂系用水煎煮而成，故应加防腐剂
   E. 基本浸出方法即煎煮法、浸渍法、渗漉法，其中以渗漉法浸出效率最高
2. 下列关于苯甲酸叙述正误的编组中正确的组合是（　　）
   A. 苯甲酸为一种常用防腐剂，一般用量为0.1%～0.25%
   B. 苯甲酸与苯甲酸钠的作用机制相同
   C. 苯甲酸与苯甲酸钠的抑菌能力相同
   D. 本品在高于pH4的溶液中作用更好
   E. 本品在低于pH4的溶液中作用更好

	a	b	c	d	e
A.	正	正	误	误	正
B.	正	正	误	正	误
C.	正	误	正	误	正
D.	正	误	误	正	误
E.	正	正	误	误	误

3. 下列材料中可用于包片剂肠溶衣的是（　　）
   A. EVA　B. HPC　C. Eudragit E　D. CAP　E. HPMC
4. 下列液体药剂分散相质点的大小中属于真溶液范围的是（　　）
   A. ＞1nm　B. ＜1nm　C. ＞1μm　D. ＜1μm　E. ＜1mm
5. 固体药物分解时若出现平衡现象，则应用下列哪个公式来处理（　　）
   A. Arrhenius 方程　B. Vant Hoff 方程　C. Stock's 定律
   D. Raoult 定律　E. Fick's 定律
6. 白蛋白注射剂的适宜的灭菌法是（　　）
   A. 热压灭菌法　B. 化学灭菌法　C. 流通蒸汽灭菌法
   D. 三者均可　E. 三者均不可
7. 注射剂是采用注射手段将药物注射入体内的一类制剂，所以该剂型（　　）是无菌或灭菌制剂。
   A. 均　B. 通常　C. 除生物制品外
   D. 除抗生素外　E. 除中药制剂外
8. 有关灭菌法的论述中错误的是（　　）
   A. 热压灭菌法可使葡萄糖注射液的pH降低
   B. 煮沸灭菌是化学灭菌法的一种
   C. 所谓灭菌是杀灭或除去物质中的一切微生物
   D. 辐射灭菌是物理灭菌法的一种
   E. 凡是对热稳定的产品应该热压灭菌
9. 下列有关注射剂的质量要求的相关叙述中错误的是（　　）
   A. 静脉用注射剂多为水溶液，油溶液和一般混悬液及乳浊液不宜采用静注途径
   B. 使用于脊椎管的注射剂为一次剂量在10 ml以下的等张溶液

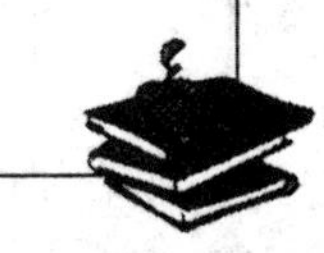

C. 供皮内注射的注射剂常用作皮试，其一次剂量应在0.2 ml以下

D. 供肌内注射的注射剂的一次剂量为1~2 ml的水溶液、油溶液、混悬液

E. 静脉用注射剂最好是等渗或高渗

10. 脂质体结构原理与胶团不同，主要是因为（　　）

A. 胶团的粒径小于脂质体

B. 脂质体是由类脂质组成，而胶团是由表面活性剂组成

C. 胶团为单分子层结构，而脂质体是由类脂质组成的双分子层结构

D. 两者包蔽的药物量不同

E. 以上均不是

11. 下列哪一项不是片剂处方中润滑剂的作用（　　）

A. 增加颗粒流动性　B. 防止颗粒黏附在冲头、冲模上

C. 促进片剂在胃中的润湿　D. 减少冲头、冲模的磨损

E. 使片剂易于从冲模中顶出

12. 下列制备脂质体的方法中不需要有机溶剂的是（　　）

A. 薄膜分散法　B. 注入法　C. 熔融法

D. 超声波分散法　E. 逆相蒸发法

13. 气雾剂中抛射剂的作用是（　　）

A. 药物稳定剂　B. 在O/W型乳浊型气雾剂中作乳剂的外相

C. 阀门打开时为喷射药物的动力　D. 助悬剂

E. 湿润剂

14. 经典恒温法的理论依据是（　　）

A. Arrhenius 公式　B. Vant Hoff 规则　C. Fick's 扩散定律

D. 三者均是　E. 三者均不是

15. 下列片剂辅料中不宜作润滑剂的是（　　）

A. 硬脂酸镁　B. 硬脂酸　C. 硼酸

D. 轻质氧化镁　E. 滑石粉

二、多项选择题（共5分）

1. 在我国具有法律约束力的包括（　　）

A.《中国药典》　B.《美国药典》　C.《国际药典》

D. 国家药品监督管理局药品标准　E. 中华人民共和国药品管理法

2. 混悬剂常用的助悬剂有（　　）

A. 甘油　B. 甲基纤维素　C. SiO_2　D. 羧甲基纤维素钠　E. 乙醇

3. 除去热原的方法包括（　　）

A. 电渗析法　B. 酸碱法　C. 吸附法　D. 离子交换法　E. 凝胶滤过法

4. 压片过程中造成片重差异超限的原因包括（　　）

A. 颗粒流动性差　B. 压力过大　C. 加料斗内颗粒过少

D. 黏合剂用量过大　E. 颗粒干燥不足

5. 软膏剂的类脂类基质包括（　　）

A. 凡士林　B. 羊毛脂　C. 石蜡　D. 蜂蜡　E. 硅酮

三、填空题（每格 1 分，共 30 分）

1. 散剂制备的混合过程中，当两组分比例量相差悬殊时，应采用________混合法。
2. 表面活性剂在药剂学中常用作________，________，________和________。
3. 散剂制备中常用的粉碎器械有________、________、________。
4. Stock's 定律在液体药剂中具有理论指导意义，其公式为____________。
5. 药物与赋形剂有无相互作用，较实用的实验方法有________、________和________。
6. 药物制剂稳定性实验中活化能表示________，其值越大，说明反应就________。
7. 硫酸钡混悬剂中，CMC 为________。
8. 增溶剂增溶原理为________。
9. 滴眼剂 pH 值应在_____范围内，滴眼剂的 pH 值应兼顾药物的_____、_____和_____。
10. 药剂灭菌和微生物灭菌方法的区别在于________。
11. 注射剂常采用________方法灭菌，它的特点是________、________和________。
12. 注射用溶媒的选择从________、________、________和________等几个角度考虑。
13. 一般散剂中药物，除另有规定外，均应粉碎后通过________号筛，儿科或外科用散剂应通过________号筛。

四、名词解释（每题 2 分，共 10 分）

1. 空白颗粒法
2. target delivery system
3. transdermal therapeutic system
4. liposome
5. 助溶剂

五、论述题（共 40 分）

1. 分析下列处方，说明属于何种类型的乳剂基质并拟定配制过程（10 分）

处方组成	用量（g）	作用
尿素	150	（　）
单硬脂酸甘油酯	120	（　）
石蜡	50	（　）
蜂蜡	50	（　）
白凡士林	50	（　）
液状石蜡	250	（　）
司盘 80	20	（　）
吐温 80	10	（　）
对羟基苯甲酸乙酯	1	（　）
蒸馏水	加至 1000	（　）

2. 依据缓控释制剂的释药原理简述其制备工艺。（8 分）
3. 简述注射剂分类以及制备流程。（8 分）
4. 简述药物载体中乳剂和脂质体的区别。（7 分）
5. 请写出软膏剂基质的种类并各举一例。（7 分）

一、单项选择题（共 10 分）

1. B　2. A　3. D　4. B　5. B　6. E　7. A　8. B　9. D　10. C
11. C　12. C　13. C　14. A　15. E

二、多项选择题（共 5 分）

1. ADE　2. ABCD　3. BCDE　4. AC　5. BDE

三、填空题（每格 1 分，共 30 分）

1. 等量递加
2. 增溶剂 、乳化剂、润湿剂和起泡消泡剂。
3. 研钵、球磨机、粉碎机。
4. $V=2r^2\ (\rho_1-\rho_2)\ g/9\eta$。
5. 差示热分析（DTA）法、差示扫描量热（DSC）法和热重分析（TG）法。
6. 药物分解反应的速度和程度，越困难。
7. 反絮凝剂。
8. 表面活性剂分子在水中形成胶团。
9. 5～9，溶解度、刺激性。
10. 在达灭菌的同时还应保持药物的稳定性。
11. 热压，灭菌效果强、灭菌可靠和可杀灭所有的细菌繁殖体和芽孢。
12. 溶解性、刺激性、稳定性和毒性
13. 6 号筛，7 号筛。

四、名词解释（每题 2 分，共 10 分）

1. 空白颗粒法：如果片剂处方中主药的剂量很小或对湿、热很不稳定，则可先制成不含药的空白颗粒，然后加入主药，这种方法称为空白颗粒法。

2. target delivery system：能把药物直接定位于靶区，或给药后药物浓集于靶区，使靶区药物高于正常组织的制剂称为靶向制剂。

3. transdermal therapeutic system：是指药物经皮肤吸收进入全身血液循环并达到有效血药浓度，实现疾病治疗或预防的一类制剂。

4. liposome：是将药物包封于类脂质双分子层薄膜中间所形成的超微型球状载体制剂 。

5. 助溶剂：指难溶性药物与加入的第三种物质在溶剂中形成可溶性络合物、复盐或缔合物等，以增加药物在溶剂中的溶解度，这第三种物质称为助溶剂。

五、论述题（共 40 分）

1. 答：

该处方为油包水型乳剂型软膏基质处方。

处方组成	用量（g）	作用
尿素	150	（主药）

单硬脂酸甘油酯	120	（油相，增加稠度）
石蜡	50	（油相，增加稠度）
蜂蜡	50	（油相，增加稠度）
白凡士林	50	（油相）
液状石蜡	250	（油相，调节稠度）
司盘 80	20	（W/O 型乳化剂）
吐温 80	10	（O/W 型乳化剂，辅助乳化剂）
对羟基苯甲酸乙酯	1	（防腐剂）
蒸馏水	加至 1000	（水相）

油相成分（单硬脂酸甘油酯、石蜡、蜂蜡、白凡士林、液状石蜡）和油溶性表面活性剂司盘 80 以及水相（对羟基苯甲酸乙酯、蒸馏水）和水溶性表面活性剂吐温 80 分别溶解或熔融在两个不同的容器中，均加热至 80°C，将水相加入到油相中，边加边搅拌至冷凝即得。

2. 答：

（1）以减少溶出速度为主要原理的工艺

① 制成溶解度小的盐或酯；

② 与高分子化合物形成难溶性盐或酯；

③ 控制粒子大小；

④ 将药物包藏于溶蚀性骨架中；

⑤ 将药物包藏于亲水性胶体物质中。

（2）以减小扩散速度为原理的工艺

① 包衣；

② 制成微囊；

③ 制成不溶性骨架片；

④ 增加黏度以减小扩散速度；

⑤ 制成植入剂；

⑥ 制成乳剂。

3. 答：

分类：注射剂按分散系统可分为溶液型注射剂、注射用无菌粉末、混悬型注射剂和乳剂型注射剂。

制备流程：注射液容器的处理、注射液的配制、注射液的滤过、注射液的灌封、注射液的灭菌检漏、注射液的质量检查和印字包装等。

4. 答：

（1）结构不同，乳剂是由油相、水相和表面活性剂组成；而脂质体是由脂质材料在水中形成的具有油性和水性空间的双分子层结构。

（2）包封药物的类型不同，每一种类型的乳剂只能包封一种类型药物，而脂质体可以同时包封水溶性和脂溶性药物。

（3）体内分布和代谢途径不同，乳剂多为外用和普通口服或注射，而脂质体由于具有脂质双分子层结构，在促进透皮吸收，增加淋巴组织分布等靶向性方面具有自己的特色。

5. 答：

软膏剂基质共分为三个大的类型：油脂性基质、乳剂性基质和水溶性基质。油脂性基质又分为烃类如凡士林，类脂类如羊毛脂和油脂类如动植物油；乳剂性基质分为水包油和油包水两类；水溶性基质如聚乙二醇等。

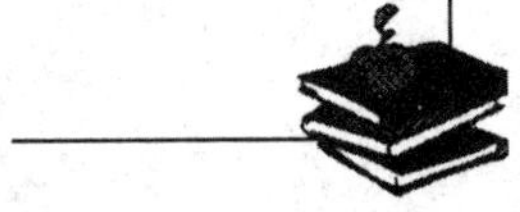